全国普通高等医学院校护理学专业规划教材

五官科护理学

供护理学（专科起点升本科）及相关专业使用

主 编 陈 娜 卢 虹

中国协和医科大学出版社

北 京

内容提要

本教材是"全国普通高等医学院校护理学专业规划教材"之一,系根据本套教材的编写指导思想和原则要求,结合专业培养目标和本课程要求的教学目标编写而成。内容涵盖了眼、耳、鼻、咽喉、口腔科护理学涉及的应用解剖及生理、病因与发病机制、护理评估、治疗要点、护理诊断、护理措施及措施依据等多方面知识,还涵盖了常见病、多发病及急危重症患者的护理技术和方法。具有理论联系实际运用护理程序方法的整体护理理念,反映最新护理知识和技术,体现五官科护理学的专业特色。此外,本教材还增加了教学课件、思维导图、能力测试等数字资源,丰富了教材内容,增强了线上和线下教学的联动性,以提升学生学习的主动性和积极性。

本教材主要供护理学(专科起点升本科)及相关专业使用,还可作为护理人员继续教育、护理学研究、医疗机构护理培训以及公众健康教育使用的参考书。

图书在版编目(CIP)数据

五官科护理学 / 陈娜,卢虹主编. -- 北京:中国协和医科大学出版社,2024.9
全国普通高等医学院校护理学专业规划教材
ISBN 978 - 7 - 5679 - 2395 - 9

Ⅰ.①五…　Ⅱ.①陈…②卢…　Ⅲ.①五官科学 - 护理学 - 医学院校 - 教材
Ⅳ.①R473.76

中国国家版本馆 CIP 数据核字(2024)第 092221 号

主　编	陈　娜　卢　虹	
策划编辑	沈紫薇	
责任编辑	陈　卓	
封面设计	邱晓俐	
责任校对	张　麓	
责任印制	黄艳霞	
出版发行	中国协和医科大学出版社	
	(北京市东城区东单三条9号　邮编100730　电话010 - 65260431)	
网　　址	www. pumcp. com	
印　　刷	三河市龙大印装有限公司	
开　　本	889mm×1194mm　　1/16	
印　　张	27.75	
字　　数	690 千字	
印　　次	2024 年 9 月第 1 版	
版　　次	2024 年 9 月第 1 次印刷	
定　　价	118.00 元	

周谊霞（贵州中医药大学）

郑琳琳（辽东学院）

孟红英（江苏大学）

赵　冰（沈阳医学院）

赵丽萍（中南大学）

姜兆权（锦州医科大学）

韩　琳（兰州大学）

裘秀月（浙江中医药大学）

臧　爽（中国医科大学）

全国普通高等医学院校护理学专业规划教材
评审委员会

编者名单

主　编　陈　娜　卢　虹

副主编　蔡　郁　李桂杰

编　者（按姓氏笔画排序）

王彩霞（吉林大学白求恩第二医院）

卢　虹（贵州医科大学附属口腔医院）

刘　曼（辽宁中医药大学）

李　静（天津医科大学口腔医院）

李桂杰（吉林大学中日联谊医院）

陈　娜（锦州医科大学附属第一医院）

陈　晨（天津医科大学眼科医院）

陈惠莲（浙江大学医学院附属第二医院）

徐惠双（温州医科大学附属第二医院）

高　磊（沈阳医学院附属中心医院）

唐　红（贵州医科大学附属口腔医院）

桓清秀（吉林大学中日联谊医院）

储　蕴（锦州医科大学附属第一医院）

蔡　郁（吉林大学白求恩第二医院）

党的二十大报告提出，"推进健康中国建设""把保障人民健康放在优先发展的战略位置"。在这一发展战略下，护理工作的范畴从个体向群体，从医院向家庭、社区、健康服务机构扩展，促进健康、预防疾病、协助康复、康养照护已成为护理专业实践的目标。专业实践领域的扩展和社会需求的源动力，驱动了人才培养的提速。20 多年来，高等护理教育的规模迅速扩大，为了不断满足基层医疗卫生机构对高水平、高素质应用型人才的需求，我国大幅提升了护理学专业专升本招生规模。人才培养规模的快速提升，使得依托高质量、有权威的教材对教学活动进行规范，成为现阶段护理学专业专升本教育最为现实的需求。

教材是体现教学内容和方法的载体，在人才培养中起着至关重要的作用。加快推进护理学专业专升本教材体系建设，全面提升教材建设水平，是推动护理学专业建设、护理教育高质量发展的重要基础，是进一步深化护理教育教学改革、提高人才培养质量的重要环节。

为打造适应时代要求的精品教材，中国协和医科大学出版社联合全国 40 多所医学院校和医疗单位，开创性地组织了本套全国普通高等医学院校护理学专业规划教材（专科起点升本科）的编写工作。来自全国医学院校和医疗单位的 300 余名从事护理教育教学的教师、学者和临床一线护理工作者、管理者，秉承着护理学专业教材应体现终身教育的理念，在教材建设中对标一流，结合相关国家政策、行业标准，同时，立足当前国内护理学发展实际，紧密结合并充分体现当今护理事业及相关产业发展水平，融合思政内容，进行探索研究，悉心编撰。

本套教材涵盖护理学专业专升本课程共计 24 门，定位清晰、特色鲜明，具有如下特点。

一、全国首套成体系的护理学专业专升本教材

本套教材作为全国首套针对普通高等医学院校护理学专业（专科起点升本科）的规划教材，坚持"系统思维，明理致用"的编写理念，结合护理学专业专升本人才培养目标定位，找准教材重点、亮点和突破点，特色鲜明。

二、与时俱进，紧紧围绕需求导向

经过长期发展，高等护理学专业教材建设形成了鲜明的专业特色和质量品牌，在教材编写过程中，我们努力做到既遵循教学规律，又适应行业对人才的要求，主动对标健康中国战略需求，突出时代性与先进性，充分满足社会发展对护理学专业人才素质与能力的要求。

三、坚持立德树人，融入课程思政

把立德树人贯穿于教材编写的全过程、全方面，发挥中医药文化育人的优势，指导学生树立正确的世界观、人生观、价值观。

四、突出"三基五性"，注重内容严谨准确

遵循教材编写的"三基五性"原则。三基，即基本知识、基本理论、基本技能；五性，即思想性、科学性、先进性、启发性和实用性。教材编写充分考虑学科间的交叉与融合，注重理论与实践的结合，突出护理学专业专升本特点。

五、加强数字化建设，丰富拓展教材内容

发挥信息化技术的优势，数字赋能教材，以适应现代教育的需求。在纸质教材的基础上，强化数字化教材开发建设，融入更多实用的数字化教学素材，如教学课件、简述题、案例题及自测题等，丰富拓展教材内容。

在编写过程中，我们得到了教材建设指导委员会和教材评审委员会的大力支持和指导帮助，各位编者充分地展现了认真负责的精神，不辞辛劳，在宏大的护理学专业体系中梳理关键知识点，以帮助学生更快、更好地掌握护理学专业核心知识，在此，出版社深表谢忱！教材编写力求概念准确、内容新颖完整、理论联系实际，尽管力臻完善，但难免有不足与疏漏之处，请广大读者批评指正，使教材日臻完善。

为适应我国护理学教育改革，以及眼、耳、鼻、咽喉、口腔学科的飞速发展，满足临床护理专科护士的工作需求与专升本护理人才培养要求，对接眼耳鼻咽喉口腔科专科护理行业标准和岗位需求，以护理学专业培养目标为导向，以满足临床岗位需求、学生学习需求和社会需求为原则，在全国卫生健康职业教育教学指导委员会指导下，根据教材评审委员会和主编人会议精神，编写本套教材。本教材以"三基、五性、三特定"为基本要求，将纸质教材与数字资源充分融合，旨在构建网络化、数字化教材。本教材编写积极吸收了新兴的护理学知识、新技术和新方法，强调培养学生的创新能力、信息获取技能和终身学习的能力，注重教材的启发性。本套教材以实用为主，突出临床特色，强调政治性、科学性、先进性、规范性、指导性。

本教材内容能够满足职业岗位需求和眼、耳、鼻、咽喉、口腔学科领域工作岗位的知识、技能、素质和心理需求，有助于学生全面理解工作岗位，培养科学的临床思维和学习方式，每个疾病的护理是以病因及发病机制、护理评估、治疗要点、护理诊断、护理措施和健康教育的顺序进行编写的。护理措施与护理诊断一一对应，保证护理措施的实用性和可行性，与临床护理工作紧密接轨。

全书共分为26章，其中眼科部分16章，耳鼻咽喉部分7章，口腔科部分3章。注重知识更新和疾病谱的变化，既有眼科、耳鼻咽喉科、口腔科的临床常见病、多发病的护理，又有专科的新技术、新理论、新药知识的相关内容。对专科护理技术操作内容进行了更新，调整了临床常用护理操作内容。

为使学生学习目标更加贴合临床实际应用的需要，方便学生对知识点理解和掌握，每章前设有知识目标、能力目标和素质目标，提出本章学习要求掌握、熟悉和了解的内容；同时对学生的护理技能和职业道德、专业素养方面也有所要求，力求在教学的同时培养学生良好的职业道德和职业情操。每章后设有本章小结，是重要知识点的归纳，有利于学生由短时记忆进入长时记忆，可以避免遗忘，通过思维导图对知识进行再现，利于学生牢固掌握，章末还设有思考题，帮助学生复习和梳理重要知识点。

为了方便学生对所学的知识融会贯通，对本专业前沿知识的掌握，本教材增设了知识拓展模块，其内容包括思政教育、指南更新、专家共识、科普知识及护理创新项目等，以拓宽学生的视野和知识面。

本教材借助现代科技发展，引入现代化数字信息技术，使教学内容呈现的方式更加多样化。从教学课件到思维导图均纳入教材中，使学习内容容易理解，成为丰富多彩的立体教材，增加了学生学习的途径和乐趣，丰富了教师的教学形式，期望这些改变能让读者耳目一新，提高教材的受欢迎度。本教材主要供护理学（专科起点升本科）及相关专业使用，还可作为护理人员继续教育、护理学研究、医疗机构护理培训及公众健康教育使用的参考书。

本教材是团队合作和集体智慧的结晶，感谢每一位编者在编写过程中认真、细致的工作，辛勤的付出和无私的奉献。本教材在编写过程中得到了编者所在院校领导的大力支持，以及所有支持和帮助本教材出版的幕后工作者，在此一并表示诚挚的感谢。尽管力臻完善，但教材难免有不妥之处，敬请读者批评指正。

编　者

2024 年 5 月

目 录

第一章　眼的应用解剖和生理

教学课件

学习目标

1. 素质目标

（1）耐心引导学生进行眼科学基础知识及眼解剖相关知识的学习和讨论，强调医务工作者对眼疾病人群的关注。

（2）学生根据自身对本章节的理解，记忆各解剖生理特点，触发对临床护理工作的探究，奠定学习临床眼科护理的基础。

2. 知识目标

（1）掌握：眼球、眼附属器的解剖和生理特点，以及组织学角膜分层和房水循环知识。

（2）熟悉：视路、眼部血管。

（3）了解：眼部神经。

3. 能力目标

（1）能将眼的解剖和生理知识与各章节疾病融会贯通。

（2）能运用眼的解剖和生理知识对患者进行评估和健康宣教。

案例

【案例导入】

　　患者，男，50岁。右眼外伤后视力下降1月余，伴眼红、眼痛、畏光流泪。当时予急诊行右眼角结膜裂伤清创缝合术，术后患者自觉恢复效果不佳，为进一步诊疗收入院。专科检查：右眼视力0.1，左眼视力1.0，眼压：右眼未检，左眼20mmHg。角膜大片上皮缺损伴局部浸润。

【请思考】

　　1. 该患者发生疾病的部位在哪里？

　　2. 什么原因导致该患者出现视力下降？

【案例分析】

第一节　眼的应用解剖

眼是人体最精密的感觉器官，出生时，眼球已较大，此后眼球较身体其他部分增长得少。3 岁以前，特别是在出生后第 1 年内眼球增长较快。出生时，眼球矢状径为 17mm，3 岁时平均增长至 22.5 ~ 23.0mm，眼球的前后径为 16mm，3 岁时增长至 23mm，3 ~ 14 岁只增长约 1mm。眼球近似球形，眼球前后的直径平均为 24mm，水平方向的直径（宽度）为 23.5mm，垂直径（高度）为 23mm。

一、眼球

眼球（eye ball）近似球形，其前面是透明的角膜，其余大部分为乳白色的巩膜，后面有视神经与颅内视路及视觉中枢连接。眼球向前方平视时，一般突出于外侧眶缘 12 ~ 14mm，故易受外伤。

眼球由眼球壁和眼球内容物两部分组成（图 1 - 1）。

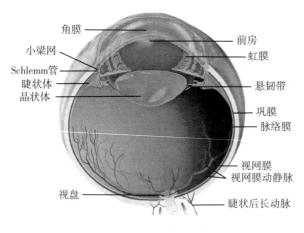

图 1 - 1　眼球解剖图

（一）眼球壁

1. 外层　为纤维膜，前 1/6 为角膜，后 5/6 为巩膜。

（1）角膜（cornea）：是重要的屈光系统构成部分，横径为 11.5 ~ 12.0mm，垂直径为 10.5 ~ 11.0mm。

角膜组织学上从前向后分为：①上皮细胞层（corneal epithelium），厚约 35μm，再生能力强，损伤后再生较快，不会遗留瘢痕。②前弹力层（bowman layer），厚约 12μm，无再生能力。③基质层（corneal stroma），厚约 500μm，损伤后不能再生，留有瘢痕。④后弹力层

（descemet membrane），成人厚为 10～12μm，可再生。⑤内皮细胞层（corneal endothelium），厚 5μm，不能再生（图 1-2）。

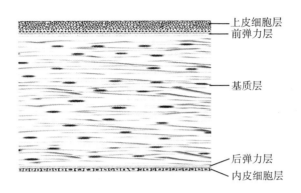

图 1-2　角膜的组织学结构图

（2）巩膜（sclera）：质地坚韧，呈乳白色，主要由致密而相互交错的胶原纤维组成。表面被眼球筋膜（tenon capsule）包裹，前面又被球结膜覆盖，角膜缘处角膜、巩膜和结膜、筋膜在此相互融合附着。

（3）角膜缘（limbus）：是角膜和巩膜的移行区。解剖结构上是前房角及房水引流系统的所在部位，组织学上还是角膜干细胞所在之处，临床上又是许多内眼手术切口的标志部位。

（4）前房角（anterior chamber angle）：位于周边角膜与虹膜根部的连接处，是房水排出眼球的主要通道。在前房角内可见到以下结构：从前外至后内依次为前界线（Schwalbe线）、小梁网、巩膜静脉窦（Schlemm 管）、巩膜突、睫状带和虹膜根部。

2. 中层　为葡萄膜（uvea），又称血管膜、色素膜，富含黑色素和血管。由前到后为虹膜、睫状体和脉络膜。在巩膜突、巩膜导水管出口和视神经 3 个部位与巩膜牢固附着，其余处均为潜在腔隙，称为睫状体脉络膜上腔。

（1）虹膜（iris）：为一圆盘状膜，自睫状体伸展到晶状体前面，将眼球前部腔隙隔成前房与后房。虹膜悬在房水中，中央有一个 2.5～4.0mm 的圆孔称为瞳孔（pupil）。虹膜周边与睫状体连接处为虹膜根部，此部很薄，当眼球受钝挫伤时，易从睫状体上离断。

（2）睫状体（ciliary body）：为位于虹膜根部与脉络膜之间宽为 6～7mm 的环状组织。睫状体前 1/3 较肥厚称为睫状冠（pars plicata），宽约 2mm，富含血管，内表面有 70～80 个纵行放射状嵴样皱褶称为睫状突（ciliary processes），后 2/3 薄而平坦称为睫状体扁平部（pars plana），为视网膜玻璃体手术进入眼内的切口部位。

（3）脉络膜（choroid）：前起锯齿缘，后止于视盘周围，介于视网膜与巩膜之间。有丰富的血管和黑色素细胞。

3. 内层　为视网膜，是一层透明的膜，位于脉络膜的内侧。由内层的神经上皮和外层的色素上皮组成，两者之间有潜在间隙，临床上视网膜脱离即是由此处分离。

（1）黄斑（macula）：解剖上称为中心凹（fovea），由于该区含有丰富的黄色素而得名。其中央有一小凹，解剖上称为中心小凹（foveola），临床上称为黄斑中心凹（fovea centralis），是视网膜上视觉最敏锐的部位。

（2）视盘（optic disc）：又称视乳头（optic papillae），是距黄斑鼻侧约 3mm，大小约为

1.5mm×1.75mm，境界清楚的橙红色略呈竖椭圆形的盘状结构，是视网膜上神经节细胞轴突纤维汇集组成视神经，向视觉中枢传递穿出眼球的部位。视盘中央有小凹陷区，称为视杯或杯凹（optic cup）（图1-3）。

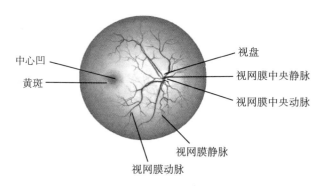

图1-3　眼底示意图

（二）眼球内容物

1. 房水（aqueous humor）　为眼内透明液体，充满前房与后房。前房（anterior chamber）指角膜后面与虹膜和瞳孔区晶状体前面之间的眼球内腔，容积约0.2ml。后房（posterior chamber）为虹膜后面、睫状体内侧、晶状体悬韧带前面和晶状体前侧面的环形间隙，容积约0.06ml。房水总量约占眼球内容积的4%，处于动态循环中。

2. 晶状体（lens）　形如双凸透镜，直径约9mm，富有弹性。其位于瞳孔和虹膜后面、玻璃体前面，由晶状体悬韧带与睫状体的冠部联系固定。

3. 玻璃体（vitreous body）　为透明的胶质体，充满于玻璃体腔内，占眼球内容积的4/5，约4.5ml。

二、眼附属器

（一）眼眶

眼眶（orbit）为四边锥形的骨窝。成人眼眶深为40～50mm，容积为25～28ml。眼眶外侧壁较厚，其他3个壁骨质较薄，较易受外力作用而发生骨折。

（二）眼睑

眼睑（eye lid）位于眼眶前部，覆盖于眼球表面，分上睑和下睑，其游离缘称为睑缘（palpebral margin）。上、下睑缘间的裂隙称为睑裂（palpebral fissure），其内外连结处分别称为内眦和外眦，内眦处有一小的肉样隆起称为泪阜，上、下睑缘的内侧端各有一乳头状突起，其上有一小孔称为泪点。正常平视时睑裂高度约8mm，上睑遮盖角膜上部1～2mm。

（三）结膜

结膜（conjunctiva）是一层薄的半透明黏膜，柔软光滑且富有弹性，覆盖于眼睑后面（睑结膜）、部分眼球表面（球结膜）及睑部到球部的返折部分（穹结膜）。这3部分结膜形成一个以睑裂为开口的囊状间隙，称为结膜囊（conjunctival sac）。近年的研究认为，穹窿部结膜及睑缘部结膜可能是结膜干细胞所在之处。

（四）泪器

泪器（lacrimal apparatus）包括泪腺和泪道两部分（图1–4）。

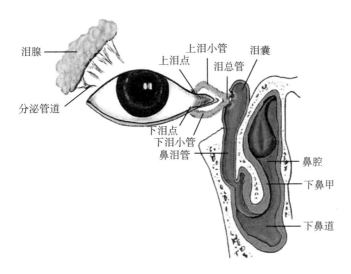

图1–4　泪器示意图

1. 泪腺（lacrimal gland）　位于眼眶外上方的泪腺窝内，为外分泌腺，产生浆液。长约20mm，宽12mm，借结缔组织固定于眶骨膜上，正常时从眼睑不能触及。泪腺的排出管10~12根，开口于外侧上穹窿结膜。

2. 泪道（lacrimal passage）　是泪液的排出通道，包括上、下睑的泪点、泪小管、泪囊和鼻泪管。

（五）眼外肌

眼外肌（extraocular muscles）是司眼球运动的肌肉。每眼有6条眼外肌，即4条直肌和2条斜肌。4条直肌为上直肌、下直肌、内直肌和外直肌。外直肌的主要功能使眼球外转，内直肌的主要功能使眼球下转，次要功能内转、外旋。上斜肌的主要功能使眼球内旋，次要功能下转、外转，下斜肌的主要功能使眼球外旋，次要功能上转、外转（图1–5）。

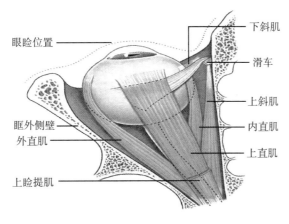

图1–5　眼外肌示意图

三、视路

视路（visual pathway）是视觉信息从视网膜光感受器开始到大脑枕叶视中枢的传导路径。临床上通常指从视神经开始，经视交叉、视束、外侧膝状体、视放射到枕叶视中枢的神经传导通路（图1-6）。

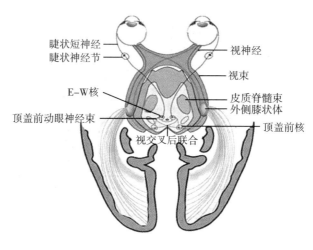

图1-6　视路示意图

（一）视神经

视神经（optic nerve）是中枢神经系统的一部分。从视盘起至视交叉前脚这段神经称为视神经，全长平均约40mm。按其部位划分为：眼内段、眶内段、管内段和颅内段4部分。

（二）视交叉

视交叉（optic chiasm）是两侧视神经交汇处，呈长方形，约为横径12mm、前后径8mm、厚4mm的神经组织。

（三）视束

视束（optic tract）为视神经纤维经视交叉后位置重新排列的一段神经束。

（四）外侧膝状体

外侧膝状体（lateral geniculate body）位于大脑脚外侧，呈卵圆形，由视网膜神经节细胞发出的神经纤维约70%在此与外侧膝状体的节细胞形成突触，换神经元（视路的第四级神经元）后再进入视放射。

（五）视放射

视放射（optic radiation）是联系外侧膝状体和枕叶皮质的神经纤维结构。

（六）视皮质

视皮质位于两侧大脑枕叶后部内侧的纹状区，是视觉的最高中枢。每侧与双眼同侧一半的视网膜相关联，如左侧视皮质与左眼颞侧和右眼鼻侧视网膜相关。

四、眼部血管和神经

（一）血管

1. 视网膜中央动脉（central retinal artery，CRA）　为眼动脉眶内段的分支，在眼球后 9～12mm 处从内下或下方进入视神经结膜血管中央，再经视盘穿出。

2. 睫状血管　按部位和走行分为睫状后短动脉、睫状后长动脉和睫状前动脉。

3. 视网膜中央静脉（central retinal vein，CRV）　与同名动脉伴行，经眼上静脉或直接回流到海绵窦。

4. 涡静脉（vortex vein）　位于眼球赤道部后方，汇集脉络膜及部分虹膜、睫状体的血液，经眼上静脉、眼下静脉回流到海绵窦。

5. 睫状前静脉（anterior ciliary vein）　收集虹膜、睫状体的血液，进入颈外静脉。

（二）神经

眼部的神经支配丰富，与眼相关的脑神经共有 6 对：第Ⅱ对脑神经——视神经；第Ⅲ对脑神经——动眼神经；第Ⅳ对脑神经——滑车神经；第Ⅴ对脑神经——三叉神经；第Ⅵ对脑神经——展神经；第Ⅶ对脑神经——面神经。

第二节　眼的生理

一、泪膜

泪膜（tear film）是覆盖于眼球前表面的一层液体，为眼表结构的重要组成部分。泪膜分为 3 层：①表面的脂质层。②中间的水液层。③底部的黏蛋白层。

生理作用是润滑眼球表面，防止角膜、结膜干燥，保持角膜光学特性，供给角膜氧气及冲洗、抵御眼球表面异物和微生物。

二、角膜

角膜的生理特点：①透明，角膜组织结构排列非常规则有序，具有透明性。②无血管，代谢缓慢，其营养物质主要来自房水、泪膜和角膜缘血管网，故损伤时修复较慢。③弯曲度规则，使角膜每条径线或每部分的屈折力基本相等，进入眼内的光线屈折后，聚焦在视网膜上形成清晰物象。④感觉敏锐，角膜有丰富的三叉神经末梢分布，知觉敏感。

三、虹膜和睫状体

1. 虹膜的主要功能　①瞳孔括约肌：副交感神经支配，司缩瞳作用。②瞳孔开大肌：交感神经支配，司散瞳作用。

2. 睫状体的主要功能　①调节功能：通过其收缩和舒张可以松弛或拉紧悬韧带从而调节晶状体的厚度。②分泌功能：睫状突上皮细胞分泌房水。

四、房水

房水的主要功能有营养角膜、晶状体、玻璃体和维持正常眼压。房水循环途径：睫状体产生，进入后房，越过瞳孔到达前房，再从前房角的小梁网进入 Schlemm 管，然后通过集合管和房水静脉，汇入巩膜表面的睫状前静脉，回流到血循环。另有少部分从房角的睫状带经由葡萄膜巩膜途径引流（占 10%~20%）和通过虹膜表面隐窝吸收（约占 5%）。

五、脉络膜

脉络膜血管丰富，血容量大，约占眼球血液总量的 65%，有眼部温度调节作用；含丰富的黑色素，起到眼球遮光和暗房的作用。

六、晶状体

晶状体无血管，营养来自房水和玻璃体，主要通过无氧糖酵解途径来获取能量。晶状体是眼屈光介质的重要部分，相当于约 19D 的凸透镜，具有独特的屈光通透和折射功能，且可滤去部分紫外线，对视网膜有保护作用。

七、玻璃体

玻璃体是眼屈光介质的组成部分，并对晶状体、视网膜等周围组织有支持、减震和代谢作用，屈光指数为 1.336。玻璃体含有 98% 的水和 0.15% 的大分子。外伤或手术造成玻璃体丢失时其空间由房水填满。正常状况下的玻璃体呈凝胶状态，代谢缓慢，不能再生，具有渗透性、黏弹性和透明性。

八、视网膜

视网膜的功能是既要捕捉外界的光，又要对光所引起的刺激进行处理。视信息在视网膜内形成视觉神经冲动，以三级神经元传递，即光感受器—双极细胞—神经节细胞轴突即神经纤维沿视路将视信息传递到外侧膝状体（第四级神经元），换元后再传向视中枢形成视觉。

🔲 知识拓展

"十四五" 全国眼健康规划（2021—2025 年）

国家卫生健康委员会在我国《"十四五"全国眼健康规划（2021—2025 年）》中指出，眼健康是国民健康的重要组成部分，很多全身疾病都可能出现眼部症状和体征，甚至特征性表现，涉及全年龄段人群生命期。此规划包括盲在内的视觉损伤严重影响人民群众身心健康和生活质量，加重家庭和社会负担，是涉及民生福利的公共卫生问题和社会问题。作为医务人员，需要时刻关注患者的视觉需求，提供全方位的治疗和服务。同时，还需要不断学习和探索新的治疗方法，提高自己的专业水平，积极创建健康服务模式，加强人文关怀，为人民群众提供更加优质高效的健康服务，共同推进健康中国建设。

本章小结

思考题

更多练习

　　1. 眼泪膜、虹膜、睫状体、房水、脉络膜、晶状体、玻璃体、视网膜主要生理功能有哪些？

　　2. 眼球手术切口和重要通道有哪些？

（陈惠莲）

第二章　眼科患者护理概述

教学课件

学习目标

1. 素质目标

（1）评估患者时具有整体观念，既要从局部考虑到全身，又要从全身联系到局部，将两者密切联系起来。

（2）学生根据自身对本章的理解，进一步深入眼科患者护理的探究，激发眼科临床预判能力和护理操作能力。

2. 知识目标

（1）掌握：眼科患者护理评估的内容和常见护理诊断、专科常见症状、常见护理操作技术的操作步骤与注意事项，以及对操作结果进行正常/异常的判断、术前及术后护理常规。

（2）熟悉：眼科常用药物的原理、作用和不良反应。

（3）了解：眼科常用制剂和注射途径。

3. 能力目标

（1）能归纳并识别眼科常见病的症状和体征。

（2）能正确演示眼科常见的护理操作技术，包括滴眼药水、涂眼膏、泪道冲洗、结膜囊冲洗、测视力等。

（3）能说出眼科患者全身状况与眼部疾病的关系。

案例

【案例导入】

患者，女性，47岁。主诉2天前情绪激动后出现右眼胀痛，伴头痛、恶心、呕吐。专科检查：右眼视力手动/眼前，左眼视力0.05；右眼眼压45mmHg，左眼眼压10mmHg。急诊以"双眼急性闭角型青光眼（右眼急性发作期，左眼临床前期）"收入院。入院后遵医嘱给予降眼压治疗，拟于局麻下行右眼小梁切除术。

【请思考】

1. 该患者的护理评估要点有哪些？

2. 该患者的主要护理问题是什么？

3. 应为该患者提供哪些护理措施？

【案例分析】

第一节　眼科患者的护理评估

眼睛为五官之首，心灵之窗，小小的眼球有着极其复杂的解剖结构和生理功能。而它的解剖结构和生理功能与疾病又有着千丝万缕的联系，所以，一旦眼部患病往往可伴有多个器官的损害或全身症状。因此，临床上，在治疗眼部疾病的同时，还要注意全身症状和变化，标本同治。

全面准确的护理评估是护理程序的第一步，也是围手术期护理管理的基础，其目的是通过针对性、计划性、系统性的收集资料，发现和确认患者的健康问题，通过护理评估提出护理诊断，对眼科患者围手术期的护理风险进行预测和防控。

一、全身状况评估

（一）患病经过

了解患病原因和发病时主要症状与体征，包括发病部位、性质、程度、持续时间和缓解的规律等。

（二）既往史

评估患者有无高血压、糖尿病、营养不良等相关疾病。许多眼病可由全身性疾病引起，而有些眼病本身就是全身性疾病的局部表现，如高血压可引起眼底出血；糖尿病可引起并发性白内障、糖尿病性视网膜病变等；颅内占位性病变可引起视盘水肿等；甲状腺功能亢进可引起凸眼等；重症肌无力可引起上睑下垂、复视等。

（三）个人史

个人史包括出生地、生活地、年龄、职业等情况，有无疫源地、传染病接触史。

（四）工作环境与职业

如长时间在暗室环境工作，容易诱发青光眼。

（五）生活方式

生活方式包括学习、工作、情绪、活动、休息、睡眠、进食和排便等。

（六）饮食习惯

饮食习惯包括平时饮食的种类、数量，有无特殊爱好。

（七）家族遗传史

如视网膜色素变性是较常见的遗传性致盲眼病之一。

（八）药物史

许多药物可引起眼部疾病，如长期应用糖皮质激素可引起慢性开角型青光眼和白内障；长期服用洋地黄后可引起视物模糊及视物变色。

（九）发病诱因

如情绪激动、过度疲劳、局部或全身应用抗胆碱药物等可诱发急性闭角型青光眼的发作。

（十）辅助检查

辅助检查可帮助护理人员进一步明确患者的疾病和阳性体征。

二、眼科专科常见症状评估

（一）视力障碍

1. 视力下降　一般指中心视力下降，评估时应了解其发展速度、程度及伴随症状。

（1）一过性视力丧失：常于 1 小时内恢复。①一过性黑矇、直立性低血压、短暂性脑缺血发作、视网膜中央或分支动脉痉挛等。②不常见的有缺血性视神经病变、眼缺血综合征、青光眼等。

（2）视力丧失数小时以上。①视网膜中央动脉、静脉阻塞，玻璃体积血，视网膜出血，视网膜脱离等。②急性闭角型青光眼发作期、急性视神经炎、各种眼外伤、葡萄膜炎等。

（3）功能性视觉丧失：①偏头痛。②过度疲劳、饥饿、精神刺激。③癔症。④伪盲。

2. 视野缺损　指眼向前固视某一点时，黄斑区中心凹以外视网膜感光细胞所能到的范围。

（1）向心性视野缩小（管状视野）：常见于视网膜色素变性、青光眼、偏盲等。

（2）周边视野缺损：常见于黄斑变性、中心性浆液性脉络膜视网膜病变、视神经炎等。

3. 视物变形　指视物变大或变小或直线变弯、物象失真。常见于黄斑病变、视网膜脱离、视网膜脉络膜肿瘤等。

4. 眼前黑影　眼前固定性黑影常见于晶状体混浊等，飘动性黑影（飞蚊症）多见于玻璃体病变等。

5. 复视　指双眼同时或单眼注视同一目标时出现双重影像。

（1）单眼复视：比较少见。①屈光不正，近视、散光。②虹膜根部离断，晶体半脱位。③斜视矫正术后。④生理性，由于晶状体三棱镜效应所致。

（2）双眼复视：见于斜视、异常视网膜对应、眼球运动障碍、融合障碍、眼镜的三棱镜效应及生理性。另外，眼球突出也可出现复视。

6. 夜盲　指夜间或黑暗环境中视力严重下降、视物模糊、对弱光敏感度下降。

（1）眼部病变：见于视网膜色素变性、视网膜视杆细胞功能不良、视神经萎缩、严重的青光眼、高度近视、全视网膜光凝后。

（2）全身病变：见于维生素 A 缺乏症。

7. 幻视　又称闪光幻视、闪光感。视网膜脱离、玻璃体后脱离、脉络膜视网膜炎和玻璃体机化牵拉，是眼部器质性病变刺激视网膜所致，还可因脑神经疾病引起幻视。

8. 虹视　指视物时围绕光源出现色彩鲜明的色环，见于青光眼、Fuchs 角膜上皮营养不良、角膜水肿等。

9. 视物变形　指所看见的物体发生形态的扭曲、变大或变小。

（1）黄斑疾病：中心性浆液性脉络膜视网膜病变，年龄相关性黄斑变性，高度近视黄斑病变。

（2）视网膜脱离。

（3）角膜不规则散光。

（二）感觉异常

感觉异常表现为眼干、眼痒、眼烧灼感、异物感、眼痛、流泪等。

1. 眼干、眼痒、眼烧灼感和异物感　眼痒为最突出症状，常见于春季卡他性结膜炎和过敏性结膜炎。

2. 眼痛　是反映病情的重要信息，多见于眼部炎症。

（1）眼眶痛：见于眶上神经痛、鼻窦炎、眶蜂窝织炎。

（2）眼睑痛：见于睑腺炎、眼睑脓肿、眼睑疱疹。

（3）眼球痛：见于虹膜睫状体炎、角膜炎、电光性眼炎、眼内炎、青光眼、眼球萎缩、视力疲劳。

（4）眼球后痛：球后视神经炎、眼眶肿瘤。

（5）伴头痛的眼痛：见于急性闭角型青光眼、急性虹膜睫状体炎、交感性眼炎。还可见于其他原因所致的血管神经性头痛、偏头痛、中毒等。

3. 流泪　结膜炎、角膜炎、虹膜睫状体及泪腺疾病等。

（三）外观异常

外观异常包括眼红、充血，眼睑肿胀和结膜水肿，眼部分泌物增多，眼球突出，流泪和溢泪、白瞳、低眼压等，也可为全身性疾病的眼部表现。

1. 眼红、充血　是眼科最常见的症状之一。

（1）充血性红眼：①结膜充血，见于结膜炎症、眼睑炎症、干眼症。②睫状充血或混合充血，见于角膜炎、虹膜睫状体炎、巩膜炎、角膜异物、青光眼、全眼球炎、眼外伤等。

（2）结膜下出血：见于眼外伤、炎症。

（3）新生血管：见于结膜、角膜损伤或炎症病变后，眼化学伤、热灼伤。

2. 眼睑肿胀和结膜水肿　眼睑皮肤为全身皮肤最薄的部位，皮下组织疏松且血管丰富，易发生水肿、血肿和气肿。

（1）眼睑水肿：眼睑炎性水肿多伴有不同程度的眼睑充血，非炎性水肿多无充血表现，常见于肾炎、心力衰竭等全身疾病。

（2）眼睑血肿：为皮下出血，呈暗红色或青紫色皮下肿胀，见于眼部挫伤、眼眶或颅底骨折。

（3）眼睑气肿：为组织肿胀，压之有捻发音，擤鼻时尤为明显，见于眶内侧筛板骨折。

（4）球结膜水肿：呈透明水疱状，严重时暴露于睑裂外，见于结膜、眼前部组织炎症和眼眶炎症，也可见于过敏和眼部术后反应等。

3. 眼部分泌物增多　是感染性病重要的症状和体征。

（1）脓性分泌物提示有细菌感染的可能。

（2）水样或浆液样分泌物提示病毒感染。

（3）黏稠丝状分泌物提示变态反应。

4. 眼球突出　角膜顶点超出眶外缘冠状面的距离称为眼球突出度。单侧突出见于眼眶蜂窝织炎、海绵窦栓塞、眶内肿瘤。双侧眼球突出见于甲状腺相关眼病。

（1）炎症性：见于 Graves 眼病、眶蜂窝织炎、全眼球炎、急性鼻窦炎、眶炎性假瘤。

（2）外伤性：见于眶内出血、眶内异物、挫伤。

（3）占位性：见于眼眶肿瘤、颈动脉海绵窦瘘。

（4）神经麻痹性：见于第Ⅲ、Ⅳ、Ⅵ对脑神经麻痹所致眼外肌麻痹，Foix 综合征（海绵窦综合征），神经纤维瘤病。

（5）先天性：见于脑积水、眶脑膜膨出等。

三、心理－社会状况评估

（一）疾病知识

对疾病的原因、性质、过程、预后、治疗、预防、自我护理等方面的了解掌握程度。

（二）心理状态评估

心理状态评估主要包括评估患者的自我观念、认知水平、情绪、情感、角色适应行为、压力应对方式、教育水平、生活方式等。视功能状态、视觉敏锐度下降患者极易出现恐惧、焦虑、失眠、悲观、情绪波动明显等心理问题。

（三）社会状况评估

社会状况评估主要包括评估患者的人际关系处理方式、特殊习俗、家庭结构、家庭功能、家庭关系、家庭成员的健康状况、经济、文化和教育背景等；家人对患者所患疾病的认识和理解程度，给予患者的重视程度、关爱、支持程度。

四、危险因素评估

（一）感染危险因素的评估

评估眼科患者手术后切口的愈合、清洁干燥等状态，评估眼外伤后伤口的清洁程度及是否有异物进入眼内；评估患者体温情况。

（二）潜在并发症的评估

1. 眼压升高　青光眼、内眼手术等易引起眼压升高。评估患者是否存在眼胀痛、头痛、恶心、呕吐等症状。

2. 视网膜中央动脉阻塞　有高血压、糖尿病、心脏病、颈动脉粥样硬化的老年人容易出现视网膜中央动脉阻塞，评估患者是否存在突然发生的眼无痛性完全失明、患眼瞳孔直接对光反射及间接对光反射存在与否。

3. 出血　①内眼手术中或手术后可能出现驱逐性出血。评估患者是否患有高血压、凝血功能障碍等疾病，术前评估患者的血压情况；评估患者是否服用氯吡格雷等抗凝药、手术前是否停药及停药时间等。②眼外伤后易引起前房积血。

4. 眼内炎　如外伤性感染性眼内炎的发生与伤口位置、伤口是否及时缝合、眼内异物性质及是否存留、晶状体是否破裂及致病微生物毒力等因素高度相关。

（三）跌倒危险因素的评估

评估眼科患者视力下降、视物变形、视野缩小、复视的程度，眼前黑影飘动的大小；是否为双盲/双眼包扎患者，散瞳/低视力，近 3 个月有无跌倒，是否多于一个疾病诊断，步行是否需要帮助，是否静脉治疗使用跌倒高风险药，步态/移动是否正常，精神状态是否正常，环境是否安全等。

（四）坠床危险因素的评估

评估眼科患者是否处于面向下体位或俯卧位，如硅油注入手术后；患者年龄是否≤2 岁或≥75 岁、是否有陪护/陪护体能、是否为精神障碍或躁动的患者、患者体态是否肥胖/活动无耐力、头晕等。

（五）烫伤危险因素的评估

评估眼科患者视力下降、视物变形、视野缩小、复视的程度，眼前黑影飘动的大小；环境、年龄、意识、皮肤感觉、热疗方法、热疗时间镇静药/麻醉药使用情况。

（六）碰伤危险因素的评估

评估视力障碍的程度及是否同时存在听力障碍等；所处环境是否存在障碍物或所处环境是否安全；患者如为儿童或行动不便的老年人，是否存在照顾者角色障碍或家庭应对无效。

（七）揉伤危险因素的评估

评估是否为眼科手术后或眼部外伤后患者，是否存在使用眼部表面麻醉药的情况，是否存在认知和交流障碍，如聋哑的眼科患者、幼儿或老年人、精神障碍或躁动的患者。

（八）皮肤受损危险的评估

评估眼科患者是否处于面向下体位或俯卧位状态，患者是否有糖尿病、脑梗死、循环障碍、水肿、高龄、行动不便或自理能力受限、身材瘦弱等。

五、护理诊断和护理措施

护理诊断是关于个人、家庭或社区对现存的或潜在的健康问题或生命过程所产生的反应的一种临床判断。护理措施是将定好的护理计划付诸实现。

眼科患者常见的护理诊断和护理措施见表 2-1。

表 2-1　眼科患者常见的护理诊断和护理措施

常见护理诊断/护理问题	护理措施	措施依据
知识缺乏	1. 讲解眼部疾病的治疗与保健知识，疾病的发生、发展、转归	提供信息支持，保持患者情绪稳定，解除焦虑和紧张心理
	2. 指导正确滴用眼药	为眼局部治疗主要手段，患者必须掌握的自我护理技能
	3. 指导饮食、体位、休息、随访，讲解如何避免疾病复发的诱因	患者必须掌握的自我护理技能
有受伤的危险：感知觉紊乱	1. 双侧护栏保护，呼叫铃放于患者身边	从环境、设备、人全方位落实防跌措施
	2. 影子陪护措施	
	3. 确保周围环境安全	
急性疼痛：眼压升高、外伤、手术	1. 评估疼痛程度，听取主诉，必要时根据医嘱行预防性镇痛、按时镇痛、多模式镇痛	及时发现及处理各类不适症状，降低术后患者的疼痛程度，减轻疼痛引起的相关应激及并发症发生
	2. 指导患者正确使用缓解疼痛药物	降低术后患者的疼痛程度
焦虑	1. 提供医护和亲属共同支持	心理和社会支持可有效缓解患者的紧张和焦虑情绪
	2. 告知疾病恢复的治疗和护理目标	共同参与疾病恢复
	3. 保持乐观心态，积极配合治疗	减轻焦虑情绪
舒适度改变：眼干、眼痒、畏光流泪、强迫体位	1. 评估影响患者舒适度的局部和全身因素	最大限度地增进患者的舒适度
	2. 遵医嘱对症用药	控制炎症
	3. 保持环境温、湿度适宜	减少泪液蒸发
潜在并发症：出血、感染	1. 观察伤口敷料、出血范围、性状	了解病情变化
	2. 监测体温、脉搏、呼吸、血压变化	生命体征最能反映病情变化
	3. 按医嘱进行眼部和全身用药护理	药物有控制出血、感染的作用

第二节　眼科常用护理操作技术

一、剪睫毛法

（一）目的

眼部手术前常规清洁，有利于术区更彻底的消毒以保持术区的无菌，减少术后感染发生率。

（二）操作前准备

1. 用物　治疗盘、眼科剪刀、金霉素眼膏、无菌纱布、干棉签、一次性检查手套。

2. 护士　按要求着装，规范洗手，戴口罩。

3. 患者　取舒适体位。

4. 环境　清洁、光线明亮。

（三）操作流程

操作流程见图2-1。

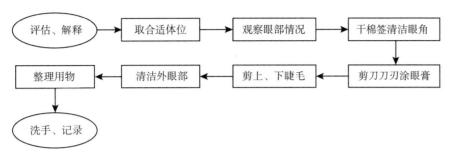

图2-1　剪睫毛操作流程

（四）操作步骤

1. 核对患者姓名、病案号、医嘱、眼别和手术方式。

2. 评估患者全身情况和眼部情况，了解合作程度。

3. 向患者解释操作目的、方法、注意事项，取得配合。

4. 患者取合适的坐位或仰卧位，坐位时头靠在检查椅背部。

5. 观察眼部情况，用干棉签拭去患者眼部分泌物，如有倒睫、眼红等异常情况汇报医生。

6. 将适量金霉素眼膏分别涂于剪刀两片刀刃上。

7. 固定患者头部，操作者左手持无菌纱布轻轻按压住上睑皮肤，使睑缘稍外翻，嘱患者睁眼向下看，右手持剪刀沿着上睫毛根部轻轻剪去睫毛。

8. 用纱布擦拭刀刃上剪下的睫毛，再次在刀刃上涂金霉素眼膏。

9. 固定患者头部，操作者左手持无菌纱布轻轻按压住下睑皮肤，使下睑轻度外翻，嘱患者睁眼向上看，右手持剪刀沿着下睫毛根部轻轻剪去睫毛。

10. 用纱布擦拭刀刃上剪下的睫毛，将刀刃上剩余眼膏擦拭干净。

11. 用无菌纱布轻轻擦拭患者眼部残余眼膏，保证外眼清洁。

12. 整理用物，洗手，记录。

（五）注意事项

1. 操作时必须将头部固定妥当，以保证安全。

2. 不合作的患儿需全麻后剪睫毛。

3. 剪睫毛尽量一次性剪到位，禁忌重复修剪，以免睫毛碎屑落入眼内擦伤角膜。

4. 动作轻柔，防止剪伤眼睑皮肤，剪刀弯头面向操作者，避免戳伤眼睛。

5. 剪下的睫毛用纱布擦拭干净，避免落入结膜囊内。

6. 操作中注意倾听患者主诉，保持充分的沟通，剪刀尽量避开瞳孔，减少刺激，减轻患者紧张心理。

7. 操作完毕做好宣教，嘱患者轻轻闭眼或眨眼，以减少睫毛根部对眼睑的刺激。

二、滴眼药法

（一）目的

1. 通过滴眼药进行眼部疾病的预防与治疗。

2. 滴用表面麻醉药、散瞳药、缩瞳药等进行眼科检查。

（二）操作前准备

1. 用物　治疗盘、滴眼液、干棉签。

2. 护士　按要求着装，规范洗手，戴口罩。

3. 患者　取舒适体位。

4. 环境　清洁、光线明亮。

（三）操作流程

操作流程见图 2 - 2。

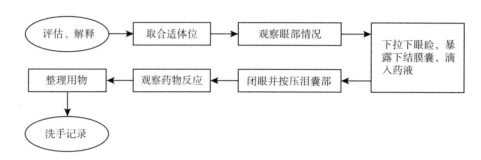

图 2 - 2　滴眼药操作流程

（四）操作步骤

1. 核对医嘱、药物，确认患者身份及眼别。

2. 评估患者全身情况和眼部情况，了解合作程度，有无药物过敏史。

3. 告知操作目的及配合事项。

4. 患者取合适的坐位或仰卧位，头向后仰，略偏向用药一侧，眼向上方注视。

5. 操作者站于患者床旁，用干棉签拭去患者眼部分泌物。

6. 操作者左手下拉患者下眼睑，暴露下结膜囊。

7. 操作者右手持滴眼液瓶，弃去第一滴滴眼液，挤出一滴滴眼液，距眼 2 ~ 3cm 处将药液滴入下穹隆结膜囊内，嘱患者轻轻闭眼 2 ~ 3 分钟，按压泪囊部 3 ~ 5 分钟。

8. 观察药物反应。

9. 整理用物，洗手，记录。

（五）注意事项

1. 滴眼药前仔细核对药名、剂量、浓度、时间、方法，液体制剂有无沉淀、变色等现象。

2. 滴眼时，滴眼液瓶口距离眼部 2 ~ 3cm，不能碰到眼睑和睫毛，以免污染瓶口和滴眼液。

3. 角膜感觉灵敏，应避免药液直接滴在角膜上。尤其是有角膜溃疡及伤口者，以免引起角膜刺激症状。

4. 毒性药物如阿托品，滴眼后用棉签按压泪囊区 3 ~ 5 分钟，以免药液流入鼻腔时，被鼻黏膜过多吸收产生毒性反应。

5. 滴眼液每次滴眼 1~2 滴即可，以免药液外溢造成浪费。

6. 如使用两种以上滴眼液时，一般间隔时间为 5 分钟以上，滴眼液与眼膏同时使用时，先滴滴眼液后涂眼膏。

7. 操作时动作轻巧，勿压迫眼球。

8. 散瞳药、缩瞳药需分开放置，患者一眼使用散瞳药，另一眼使用缩瞳药时，需双人核对，避免滴错滴眼液或眼别，造成不良后果。

三、涂眼药膏法

（一）目的

1. 眼部检查。

2. 通过涂眼膏进行眼部疾病的预防与治疗。

3. 用于眼睑闭合不全，保护角膜。

（二）操作前准备

1. 用物　治疗盘、眼膏、干棉签。

2. 护士　按要求着装，规范洗手，戴口罩。

3. 患者　取舒适体位。

4. 环境　清洁、光线明亮。

（三）操作流程

操作流程见图 2-3。

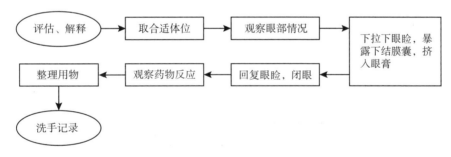

图 2-3　涂眼药膏操作流程

（四）操作步骤

1. 核对医嘱、药物，确认患者身份及眼别。

2. 评估患者全身情况和眼部情况，了解合作程度，有无药物过敏史。

3. 向患者解释操作目的、方法、注意事项。

4. 患者取合适的坐位或仰卧位，头向后仰，眼向上方注视。

5. 操作者站于患者床旁，观察眼部情况，用干棉签拭去患者眼部分泌物。

6. 取棉签，挤出少量眼膏于棉签上，用后弃之。

7. 操作者左手下拉患者下眼睑，暴露下结膜囊。

8. 操作者右手持眼膏与睑裂平行将眼膏挤入下穹窿部，嘱患者轻轻闭眼 3~5 分钟，回复下睑。

9. 观察药物反应。

10. 整理用物，洗手，记录。

（五）注意事项

1. 涂眼膏前仔细核对药名、剂量、浓度、时间、方法。

2. 涂眼膏时，操作者持眼膏与睑裂平行将眼药膏挤入下穹窿部，眼膏管口应距离角膜 1~2cm，以不触碰到角膜为宜。同时避免触碰到眼睑及睫毛而引起感染。

3. 对于角膜溃疡、眼球破裂伤患者，动作轻柔，切勿按摩和对眼球加压，以防造成角膜穿孔等严重后果。

四、结膜囊冲洗法

（一）目的

1. 清除结膜囊异物、酸碱化学物质。

2. 清除分泌物和脱落的坏死组织。

3. 眼科手术前清洁结膜囊。

（二）操作前准备

1. **用物**　眼部冲洗液、受水器、冲洗用输液器、棉签、垫巾、手套、纱布、表面麻醉药、抗生素滴眼液。

2. **护士**　按要求着装，规范洗手，戴口罩。

3. **患者**　取舒适体位。

4. **环境**　清洁、光线明亮。

（三）操作流程

操作流程见图 2-4。

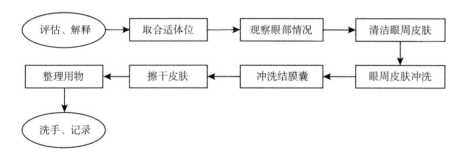

图 2-4　结膜囊冲洗操作流程

（四）操作步骤

1. 核对医嘱及冲洗液，确认患者身份、眼别和手术方式。

2. 评估患者年龄、病情、眼部情况及合作程度，视情况使用表面麻醉药。

3. 告知患者结膜囊冲洗的目的和方法，患者取坐位或仰卧位，头偏向冲洗侧，暴露前额避免遮挡，洗眼侧肩膀铺垫巾。

4. 指导患者手持受水器紧贴冲洗侧颊部，以接受冲洗液。

5. 先试冲洗眼睑及周围皮肤，让患者适应冲洗温度。

6. 术前结膜囊冲洗需先清洁眼周皮肤。眼周皮肤冲洗方法：嘱患者闭眼，先冲洗睫毛及眼睑、眉毛，然后以眼为中心从内往外冲洗，一边冲洗，一边用棉签擦拭，冲洗液量根据皮肤清洁程度而定，一般不少于150ml。皮肤冲洗完毕后再冲洗结膜囊。冲洗结膜囊方法：用拇指、示指轻轻分开上、下眼睑，着力于上、下眶缘，充分暴露结膜囊，冲洗液出水口距离眼部3～4cm，边冲洗边嘱患者分别向上、下、左、右方向转动眼球。嘱患者向下看，轻轻翻转上眼睑，用示指着力于上眶缘，拇指轻轻下拉下眼睑，着力于下眶缘，充分冲洗结膜各部位后，回复上、下眼睑，冲洗液一般不少于150ml。

7. 如化学伤冲洗，冲洗前后测pH并记录，冲洗液量一般要2000ml以上，冲洗液出水口距离眼部5～6cm为宜，冲力要大。如眼部有固体物质，先用镊子取出后再冲洗，冲洗完再检查有无异物残留在结膜或角膜上。

8. 用棉签擦干眼睑及周围皮肤。

9. 遵医嘱使用抗感染滴眼液。

10. 用物处理、洗手。

（五）注意事项

1. 冲洗液温度以32～37℃为宜。

2. 如眼部涂有眼膏或有分泌物时，冲洗前先用干棉签清除后再进行冲洗。

3. 翻转眼睑动作轻柔，切勿加压眼球，冲洗距离3～4cm为宜。

4. 冲洗液不可直射角膜，冲洗器出口不能触及眼睑或睫毛，以防污染或碰伤眼部。

5. 角膜溃疡、眼球破裂伤患者，冲洗时切勿压迫眼球，避免翻眼睑，以防眼内容物被压出。

6. 冲洗传染性结膜炎患眼时，应避免冲洗液流入健眼，以免交叉感染。

五、泪道冲洗法

（一）目的

1. 内眼或泪道手术前常规准备。

2. 用于检查泪道是否通畅，为诊断提供依据。

（二）操作前准备

1. 用物　治疗盘、冲洗液（常用生理盐水，治疗用可选左氧氟沙星滴眼液）、一次性2ml注射器、泪点扩张器、一次性无菌冲洗针、无菌纱布、棉签、一次性手套。

2. 护士　按要求着装，规范洗手，戴口罩。

3. 患者　取舒适体位。

4. 环境　清洁、光线明亮。

（三）操作流程

操作流程见图2－5。

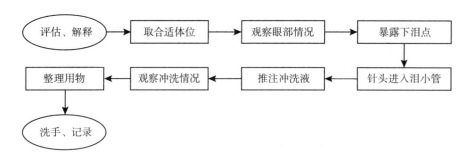

图 2 - 5　泪道冲洗操作流程

（四）操作步骤

1. 核对患者姓名、病案号、医嘱，确定眼别和手术方式。

2. 评估患者眼部有无分泌物、溢泪，结膜有无充血，泪囊区有无红肿，泪点是否完整、狭小；患者的心理状态及合作程度；有无药物过敏史。

3. 告知泪道冲洗的目的、操作过程，指导患者配合，若有水到咽喉可吞下。

4. 患者取合适的坐位或仰卧位，坐位时头靠在检查椅背部。

5. 观察眼部情况，用干棉签拭去患者眼部分泌物。

6. 滴表面麻醉药，充分麻醉泪点。

7. 若泪点狭小，先用泪点扩张器扩张泪点后再进行冲洗。

8. 固定针栓，排气。

9. 固定患者头部，左手持无菌纱布轻轻按压住下睑，暴露下泪点，嘱患者向上方注视。

10. 右手持已吸有冲洗液的注射器，将针尖垂直插入泪点 1～2mm，再转水平方向，向鼻侧沿下泪小管方向推进 5～6mm。

11. 左手固定针头，右手将冲洗液缓慢推注入泪道。

12. 观察泪点有无冲洗液溢出及有无分泌物反流，以及色、量、性状。推注冲洗液时有无阻力。

13. 询问患者鼻腔或口腔是否有水，如有则指导患者将水咽下，缓慢退出针头。

14. 整理用物，洗手。

15. 记录冲洗结果：①冲洗液顺利进入鼻腔或咽部，患者有吞咽动作，表示泪道通畅。②冲洗液完全从注入原路返回，为泪小管阻塞。③冲洗液自下泪点注入，液体由上泪点反流，提示泪总管阻塞。④冲洗有阻力，冲洗液部分流入鼻腔、部分反流，提示鼻泪管狭窄。⑤冲洗液自上泪点反流，同时有黏液脓性分泌物，提示鼻泪管阻塞合并慢性泪囊炎。

（五）注意事项

1. 操作要轻、稳、准，以免损伤角膜、结膜，进针遇到阻力时，不可暴力推进，以防损伤泪道。

2. 推注冲洗液时，如出现皮下肿胀，说明针头误入皮下，应停止冲洗，并按医嘱给予抗生素治疗，以防发生局部感染。

3. 冲洗过程注意观察患者的情况，有无出现面色苍白、出冷汗、晕厥等。

4. 急性结膜炎、急性泪囊炎、慢性泪囊炎急性发作期、眼球穿通伤等患者禁止冲洗泪道。

六、视力测试法

（一）目的

了解双眼视力情况。

（二）操作前准备

1. 用物　国际标准视力表、挡眼板、测视力棒。

2. 护士　按要求着装，规范洗手，戴口罩。

3. 患者　取舒适体位。

4. 环境　清洁、光线明亮。

（三）操作流程

操作流程见图 2 – 6。

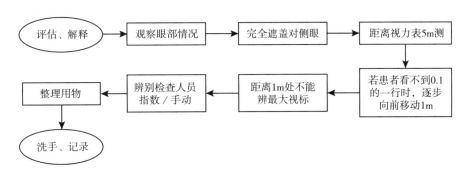

图 2 – 6　测视力操作流程

（四）操作步骤

1. 核对患者姓名、病案号。

2. 评估患者眼部情况及合作程度，向患者解释测远视力目的及注意事项。

3. 检查时嘱患者用挡眼板将一只眼完全遮盖，常规先查右眼，后查左眼，先健眼后患眼。如受检者戴眼镜，应先查裸眼视力再查戴镜视力。

4. 被检者距离视力表 5m，视线与 1.0 的一行平行。

5. 检查时，能看清第 1 行者记录为 0.1，看清第 10 行者记录为 1.0。若患者看不到 0.1 的一行时，逐步向前移动 1m，直到能看到 0.1 为止，其视力则是"0.1 × 被检者与视力表的距离（m）/5"。

6. 如患者在距离 1m 处仍不能辨出视力表上的最大视标，应嘱患者辨别检查人员手指数目，记录能辨认指数的最远距离。如 5cm 处仍不能辨认指数，则检查者在受检者眼前摆手，记录能辨认手动的最远距离，如手动/厘米。

7. 对视力手动或光感的患者，应在暗室中检查光感及光定位。

8. 整理用物，洗手记录。

（五）注意事项

1. 每个字母辨认时间为 2 ~ 3 秒。

2. 挡眼板不能压迫眼球，但必须完全遮盖。

3. 头位要正，切忌歪头、眯眼或用另一只眼偷看。

第三节　眼科用药护理

眼部存在血－眼屏障（包括血－房水屏障和血－视网膜屏障）等特殊的组织解剖结构，大多数眼病的有效药物治疗途径是局部给药，药物直接作用于眼部病变部位，提高药物的生物利用度，同时减少全身不良反应。眼科护士在眼部药物治疗中扮演着重要的角色，提高患者的用药依从性，共同维护患者的眼部健康。

一、眼局部的药物动力学

药物由眼球表面进入眼球内组织是一个复杂的过程，其中经角膜转运是主要的途径。药物首先分布到泪膜，在泪膜中溶解后，通过角膜上皮细胞间的微孔或间隙进入角膜组织。角膜组织具有一定的通透性，允许药物分子透过并继续向眼球内转运。药物在角膜内的转运受到多种因素的影响，包括药物的浓度、溶解度、黏滞性、脂溶性和表面活性等。药物要在眼局部作用部位达到有效浓度和发挥治疗作用，与给药的剂量、药物吸收率、循环药量、组织之间的转运、生物转化、排泄等因素有关。

二、常用眼药剂型及给药方式

（一）滴眼液

滴眼液（eyedrop）是最常用的眼药剂型，通常滴入下方结膜囊内。一般滴眼液每滴为 $25 \sim 30\mu l$，而结膜囊泪液容量最多为 $10\mu l$。因此，常规治疗每次只需滴 1 滴滴眼液即可。正常状况下，泪液以每分钟约 16% 的速率更新，滴眼 4 分钟后只有 50% 的药液仍留在泪液中，10 分钟后则只剩 17%，所以嘱患者再滴滴眼液的最短间隔时间应为 5 分钟。滴药后按压泪囊部及轻轻闭眼睑 2 ~ 3 分钟可以减少药物从泪道的排泄，增加眼部吸收和减少全身不良反应。

（二）眼膏

眼膏（ointment）不仅能增加眼药与眼表结构的接触时间，在眼表病损如角膜上皮缺损时，还可起润滑和衬垫作用，减缓眼刺激症状。

（三）眼周注射

眼周注射（periocular injection）即围绕眼球周围的注射，包括球结膜下注射、球筋膜（Tenon 囊）下注射（球旁注射）和球后注射等，其共同的特点是避开了角膜上皮对药物吸收的屏障作用，一次用药量较大（常为 0.5 ~ 1.0ml），可在眼局部达到较高药物浓度，尤其适用于低脂溶性药物。

（四）眼内注射

眼内注射（intraocular injection）即眼球内注射，最大的优点在于可立即将有效浓度的药物注送到作用部位，所需药物的剂量和浓度均很小且疗效较好，主要适用于眼内炎症、感染、视网膜黄斑疾病等的治疗。

（五）眼药新剂型

新剂型眼药具有广阔前景，为眼科药物治疗带来了方便应用、持续疗效、不良反应少的优势。

三、眼科常用药物及护理

（一）眼科抗感染药及护理

眼科抗感染药包括抗细菌药物、抗病毒药物和抗真菌药物。用药前要评估患者的药物过敏史。

（二）眼部抗炎、抗过敏类药物及护理

眼部抗炎药物可分为糖皮质激素、非甾体抗炎药，抗过敏类药物有抗组胺药、组胺释放抑制剂。

1. 糖皮质激素 眼部滴用、结膜下、球后或眼内注射给药。一般不于病毒性、细菌性、真菌性和阿米巴原虫眼部感染，会加重病情，导致角膜溃疡损伤视力。用药期间要观察患者的眼压情况，对激素敏感患者，眼局部应用糖皮质激素可能会使眼压升高，继发糖皮质激素性青光眼。

2. 非甾体抗炎药 不良反应较激素类少，也具有良好的抗炎效果。用药时要观察患者胃部有无刺激症状和出血。

3. 眼部滴用抗过敏药 临床常用的过敏性结膜炎治疗药物是抗组胺药和肥大细胞稳定剂。

（三）表面麻醉药及护理

滴入结膜囊内的表面麻醉药能麻醉结膜的感觉神经末梢。用药前要评估患者的药物过敏史，用药后指导患者不要揉搓眼睛。

（四）散瞳药和睫状肌麻痹药及护理

使用散瞳药和睫状肌麻痹药主要是为散大瞳孔，便于进行眼底检查及麻痹睫状肌进行屈光检查，还用于葡萄膜炎和恶性青光眼的治疗。用药前要评估患者的全身及局部情况，配合程度，有无药物过敏史。散瞳前应先测量眼压，并询问患者有无青光眼病史或家族史，对于浅前房和窄房角眼应慎用散瞳药。滴眼后需立即压迫泪囊区 2 ~ 3 分钟，防止药物从鼻黏膜吸收后产生全身不良反应。

（五）青光眼用药及护理

1. 拟胆碱作用药物 常用 1% 毛果芸香碱滴眼液，其降眼压机制是增加小梁途径的房水引流。该药副作用可引起眉弓疼痛、视物发暗、近视加深等，偶可出现胃肠道反应、头痛、眩晕、脉速、气喘、流涎、多汗等全身中毒症状。

2. α受体激动药 常用酒石酸溴莫尼定滴眼液，通过抑制房水生成和增加房水经葡萄膜巩膜途径外流而降低眼压。注意用药后观察有无口干、疲劳、眼部充血、异物感等不良反应。从事危险作业者会出现精神集中下降的可能性，应慎用；有心血管疾病者应密切观察生命体征变化。

3. β受体拮抗药　常用药有卡替洛尔滴眼液、噻吗洛尔滴眼液、倍他洛尔滴眼液等，通过抑制房水生成降低眼压。使用时注意观察心率、脉率，心率小于60次/分时，停止使用。窦性心动过缓或房室传导阻滞患者慎用，有支气管哮喘、肺源性心脏病、心力衰竭病史的患者禁用。

4. β受体激动药　常用地匹福林滴眼液，使小梁网房水流出阻力降低，以及增加葡萄膜巩膜途径房水外流。

5. 前列腺素衍生物　常用药有曲伏前列素、贝美前列素拉、坦前列素、他氟前列素等，主要是增加葡萄膜巩膜途径房水引流的药物。眼部不良反应主要有局部充血、角膜点状浸润、虹膜颜色加深及睫毛长粗、变长。

6. 碳酸酐酶抑制药　常用布林佐胺滴眼液、乙酰唑胺或醋甲唑胺等，通过减少房水生成来降低眼压。口服，应少量多次饮水，与碳酸氢钠（小苏打）同服，密切观察药物不良反应如唇麻痹、手足有蚁爬行感，部分患者可能出现血尿、肾绞痛，有泌尿系统结石的患者慎用。有磺胺过敏史的患者禁用。

7. 高渗液　常用20%甘露醇静脉快速滴注，异山梨醇溶液口服。应注意观察尿量及有无电解质紊乱，心、肾功能不全者慎用。口服异山梨醇口服溶液后不宜多喝水，可用温开水漱口，注意观察胃肠道的不良反应。

第四节　眼科手术患者护理常规

一、手术前护理常规

1. 全面评估患者，介绍手术前后注意事项，有针对性地制订护理计划，做好患者的心理护理，减轻患者对手术和预后的担心，积极应对手术。

2. 检查各项检验报告是否齐全，结果是否正常，包括血、尿、便常规，凝血功能、血生化、术前四项、心电图等，并根据拟行的手术方式，检查各项必要的眼科辅助检查资料是否齐全。掌握患者既往史，有无手术禁忌证，精准评估患者生命体征和与此次住院目的密切相关的指标等。

3. 内眼手术需冲洗泪道，如遇泪道冲洗不通畅、脓性分泌物等异常情况及时通知医生处理。

4. 术前遵医嘱滴抗生素滴眼液及做好瞳孔准备。

5. 局麻下手术需训练患者眼球向各方向转动和固视，以利于手术中的配合。

6. 全麻术前禁食常规。禁清饮料2小时，禁母乳4小时，禁其他清淡普食（包括牛奶等含奶粉类饮料）6小时，禁高脂类及油炸食物等8小时，最后一餐进食以半流质、流质及易消化和不过饱为原则（或遵麻醉科医嘱）。若患者术前有因其他系统疾病常规口服药物的情况，应评估是否需要继续服用，如确需口服的，可用少量水（成人50ml以内清水）送服。局麻下手术患者术前一餐饮食不宜过饱。

7. 指导患者做好个人清洁，如沐浴、洗头、清洗眼部及周围皮肤保持眼部清洁，剪指甲、更换干净手术衣裤，取掉活动义齿和首饰。

8. 术前测量生命体征、瞳孔大小，有异常及时与医生沟通。

9. 遵医嘱正确使用术前药物。

10. 确保术前准备完善，有特殊情况在手术交接单上记录，并与手术室工作人员交接。

二、手术后常规护理

1. 需特殊体位的患者，根据病情和医嘱给予体位护理。若无特殊体位要求，可选择半卧位或自由卧位以舒适、避免术眼受压为宜。

2. 嘱患者减少头部活动、卧床闭目休息。

3. 遵医嘱准确用药，做好药物宣教，动态观察药物疗效和副作用等。

4. 做好伤口护理，观察术眼敷料有无松脱、渗血、渗液情况，观察绷带包扎的松紧情况。

5. 做好疼痛护理，动态评估疼痛部位、性质、持续时间等，及时汇报医生处理。

6. 做好饮食护理，给予蔬菜、水果等易消化饮食，保持大便通畅，嘱患者勿过度使用腹压，有基础疾病患者饮食遵从特殊要求。

7. 出院时评估患者疾病相关护理知识掌握程度，确保患者能正确滴用滴眼液、伤口护理、异常情况及时就医等。

8. 做好延续护理，指导关注"互联网＋"护理、公众号等资源，减少患者线下跑动。

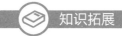 知识拓展 ●●

结膜充血与睫状充血

结膜充血与睫状充血的鉴别要点见表 2-2。

表 2-2　结膜充血与睫状充血的鉴别要点

鉴别要点	结膜充血	睫状充血
血管来源	结膜血管	角膜缘深层血管网
位置	浅	深
充血部位	近穹窿部充血明显	近角膜缘充血明显
颜色	鲜红色	暗红色或深红色
形态	血管呈网状、树枝状	血管呈放射状或轮廓不清
移动性	推动球结膜时，随之移动	推动球结膜时，不移动
充血原因	结膜疾病	角膜炎、虹膜睫状体炎及青光眼
0.1% 肾上腺素	消失	不消失

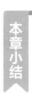
本章小结

思考题

1. 眼科患者泪道冲洗的注意事项有哪些?

2. 滴眼药法的注意事项有哪些?

更多练习

（陈惠莲）

第三章 眼睑及泪器疾病患者的护理

教学课件

学习目标

1. 素质目标

（1）耐心引导学生进行眼睑和泪器疾病相关知识拓展的阅读和讨论，强调医务工作者对眼部疾病人群的理解和关注，体现人文关怀。

（2）学生根据自身对本章节的理解，阅读本章节的案例，触发对临床工作的探究，激发决策和创新能力。

2. 知识目标

（1）掌握：睑腺炎、睑板腺囊肿、急性泪囊炎、慢性泪囊炎的护理评估、主要护理诊断和护理措施。

（2）熟悉：慢性泪囊炎与急性泪囊炎在护理评估、治疗要点、护理措施上的区别，泪道狭窄或阻塞的护理评估和护理措施。

（3）了解：睑缘炎、睑内翻、睑外翻患者的身体状况的评估、治疗要点、护理措施。

3. 能力目标

（1）能运用睑腺炎、睑板腺囊肿、泪囊炎的理论知识对患者进行健康宣教。

（2）能运用所学习的知识制订睑腺炎及急性泪囊炎患者的护理计划。

案例

【案例导入】

患儿，男，5岁。平时喜欢用手揉眼睛。前天上眼睑长出一个红色包块，今晨发现包块变大，自觉疼痛。

【请思考】

1. 根据该患儿情况做出诊断，并提出护理问题及护理措施。

2. 针对该患儿情况如何进行健康指导？

【案例分析】

第一节　眼睑炎患者的护理

一、睑腺炎

睑腺炎（hordeolum）是眼睑腺体的急性化脓性炎症，又称麦粒肿。多发生于儿童及青年人。眼睑富含各种腺体，易受外伤、微生物和理化物质的侵袭，出现炎性反应。眼睑皮肤薄，皮下组织疏松，炎症时易出现充血、水肿。睑板腺感染，称为内睑腺炎；睫毛毛囊或其附属皮脂腺、汗腺感染，称为外睑腺炎。

（一）病因及发病机制

细菌通过睑缘睑板腺开口沿腺管上行而引起感染。致病菌多为葡萄球菌，特别是金黄色葡萄球菌。

（二）护理评估

1. 健康史　了解患者是否患有慢性消耗性疾病，如糖尿病等，既往有无睑缘炎等疾病史。了解患者眼睑疼痛的时间、部位、肿胀的程度，有无高热、寒战，是否自行挤压或用针挑破。了解患者药物使用情况及用眼卫生情况。

2. 身体状况　睑腺炎患者通常患侧眼睑出现红、肿、热、痛等炎症表现。有的患者可有同侧耳前淋巴结肿大。小儿、老年人或患慢性消耗性疾病的患者，因抵抗力差，当致病菌毒性大时，炎症在眼睑皮下扩散，出现眼睑蜂窝织炎，患者眼睑红肿累及同侧面部，并出现寒战、高热、头痛等症状。如处理不当，可并发海绵窦血栓形成或败血症，危及患者生命。

（1）外睑腺炎：表现在睑缘处。开始时红肿范围比较大，能触及压痛明显的硬结。感染多发生在外眦部，出现反应性球结膜水肿。炎症出现2～3天后，眼睑皮肤有黄色脓点，硬结软化后破溃于皮肤面。

（2）内睑腺炎：发生于睑板腺内，睑结膜面出现充血、肿胀，肿胀局限，有硬结，疼痛和压痛比外睑腺炎严重，病程长。脓点破溃位于睑结膜面。

3. 辅助检查　必要时行分泌物细菌培养及药物敏感试验，但临床应用较少。

4. 心理－社会状况　睑腺炎发病急，患者自感疼痛，影响外观，脓肿未破溃时，患者常自行挤压或用针挑破，护士需要了解患者对疾病的认知程度。

（三）治疗要点

早期治疗可以选用局部热敷，也可使用抗生素滴眼液或眼药膏。反复发作伴有全身反应的患者，可以口服抗生素。脓肿未形成的不易切开，脓肿已形成的可切开排脓。睑腺炎感染扩散可以导致眼部蜂窝织炎，海绵窦脓毒血栓或败血症危及患者生命。出现这种情况时，需早期足量全身使用广谱抗生素。还需对脓液或血液进行细菌培养和药敏试验以选择敏感抗生素。

（四）护理诊断和护理措施

睑腺炎患者的护理诊断和护理措施见表 3 - 1。

表 3 - 1　睑腺炎患者的护理诊断和护理措施

常见护理诊断/护理问题	护理措施	措施依据
疼痛	1. 评估患者疼痛的时间及程度，解释疼痛的原因。指导放松技巧，如听音乐等分散注意力缓解疼痛	患者情绪稳定，焦虑、恐惧情绪缓解，疼痛减轻
	2. 指导患者进行热敷。注意热敷温度，防止出现烫伤 （1）气热敷法：将保温杯装满开水，嘱患者眼部靠近杯口，使热气集中于眼部患病处。温度以患者能接受为宜。每日 3 次，每次 10 ~ 20 分钟 （2）干性热敷法：将热水袋裹上毛巾，将裹好毛巾的热水袋置于患眼。温度一般在 40℃ 左右。每日 2 ~ 3 次，每次 15 ~ 20 分钟 （3）湿性热敷法：嘱患者闭上眼睛，患眼涂凡士林，再将消毒的湿热纱布拧干覆盖于患眼。温度以患者能接受为宜。每 5 ~ 10 分钟更换 1 次，每次更换 2 ~ 4 遍，每日 2 ~ 3 次	热敷可以促进局部血液循环，炎症早期可减轻疼痛、促进炎症消散，晚期可利于脓肿形成
	3. 掌握脓肿切开引流术的指征。脓肿成熟后，如未破溃或者脓肿引流不畅，可行脓肿切开术利于排脓。外睑腺炎在皮肤表面切开，切口与睑缘平行。内睑腺炎则在结膜面切开，切口与睑缘垂直	告知患者勿挤压或用针挑破，防止细菌经眼静脉进入海绵窦，出现颅内感染及全身感染等严重并发症
	4. 根据医嘱正确使用抗生素滴眼液。一般每天 4 ~ 6 次	感染控制后疼痛可减轻
潜在并发症：颅内或全身感染	1. 局部症状明显并伴有全身症状，或反复发作的患者，可遵医嘱全身应用抗菌药物	积极预防及治疗全身感染等严重并发症
	2. 测体温、查血常规，做脓液或血液的细菌培养及药物敏感试验	
	3. 糖尿病患者应严格控制血糖。反复复发或抵抗力低下的患者，应给予营养支持治疗，增强机体抵抗力	增强机体抵抗力
知识缺乏	1. 养成良好的卫生习惯，保持眼部清洁，不用脏手或不洁手帕揉眼睛	提高疾病的认知，预防疾病的发生
	2. 讲解积极治疗原发病的重要性，慢性结膜炎、睑缘炎或屈光不正者应及时治疗或矫正	

二、睑板腺囊肿

睑板腺囊肿（chalazion），又称霰粒肿，是因睑板腺分泌物储留引起的特发性无菌性慢性肉芽肿性炎症。它由纤维结缔组织包囊，包囊内含有睑板腺分泌物及包括巨细胞在内的慢性炎症细胞浸润。睑板腺囊肿是常见的眼睑部炎症。多发生在青少年及中壮年，与其睑板腺分泌旺盛有关。

（一）病因及发病机制

慢性结膜炎或睑缘炎使睑板腺排出口阻塞，分泌物潴留在睑板腺内，刺激周围组织而引起。

（二）护理评估

1. 健康史　了解患者的年龄，肿块的大小、部位及发生的时间，是否反复发作，是否有病理检查结果。青少年和中壮年可因睑板腺分泌旺盛而导致该病发病率高。

2. 身体状况　睑板腺囊肿进展缓慢，小囊肿常无明显症状，多因异物感或无痛性肿块就医。多见于上眼睑，常单个发生，也可上、下眼睑或双眼同时多个发生，部分患者反复发作。大囊肿可见眼睑皮肤出现圆形隆起，大小不等，不与皮肤粘连。与肿块对应的睑结膜面局限性充血，颜色紫红或灰红，微微隆起。部分患者开始时有触痛，但没有急性炎症表现。小囊肿无须处理可自行吸收，大多数睑板腺囊肿长时间不变或逐渐长大。部分囊肿可导致结膜面破溃，排出脂肪样物质形成肉芽肿，出现摩擦感。睑板腺囊肿继发感染与内睑腺炎相似，但症状比内睑腺炎轻，切开后排出脓性物质。

3. 辅助检查　老年人或反复发作的睑板腺囊肿，应做病理检查以排除睑板腺癌。

4. 心理－社会状况　评估患者情绪状况。观察反复发作者是否情绪低落，对治疗缺乏信心。了解患者和家属对疾病的认识情况。

（三）治疗要点

小囊肿无须处理可自行吸收。大囊肿热敷或向囊肿腔内注射糖皮质激素，促进囊肿吸收。对于长期不消退的囊肿，可行睑板腺囊肿刮除术。继发感染者给予抗感染治疗，炎症控制后才可以行睑板腺囊肿刮除术。

（四）护理诊断和护理措施

睑板腺囊肿患者的护理诊断和护理措施见表 3－2。

表 3－2　睑板腺囊肿患者的护理诊断和护理措施

常见护理诊断/护理问题	护理措施	措施依据
有感染的危险	1. 指导患者保持良好的卫生习惯，避免自行挤压或用针挑破	防止病情加重及感染的发生
	2. 指导患者进行正确的热敷，注意热敷温度，防止烫伤	早期有助于减轻疼痛和促进炎症消散，晚期有利于脓肿形成
	3. 遵医嘱用药，先控制炎症，再手术刮除囊肿	抗感染治疗
	4. 睑板腺囊肿刮除术护理 （1）按眼科手术常规准备：滴抗生素滴眼液、查血常规及凝血功能、做好面部皮肤准备等 （2）在睑结膜面做与睑缘垂直的切口，将囊肿完整摘除 （3）术后用手压迫术眼 10～15 分钟，观察局部有无出血、肿胀 （4）注意老年人或复发性囊肿，需做病理检查 （5）术后涂抗生素眼膏，覆盖眼垫	
知识缺乏	术后按时换药及门诊随访	了解疾病相关知识

三、睑缘炎

睑缘炎（blepharitis）指睑缘表面、睫毛毛囊及其腺体组织在各种致病因素作用下引起的亚急性或慢性炎症。其主要分为鳞屑性睑缘炎（squamous blepharitis）、溃疡性睑缘炎（ulcerative blepharitis）、眦部睑缘炎（angular blepharitis）3 种。

（一）病因及发病机制

1. 鳞屑性睑缘炎 睑缘皮质溢出造成的慢性炎症，局部可发现卵圆皮屑芽孢菌。常见诱因有屈光不正、视疲劳、营养不良和长期使用劣质化妆品等。

2. 溃疡性睑缘炎 睫毛毛囊及其附属腺体的慢性或亚急性化脓性炎症。致病菌为金黄色葡萄球菌，也可由鳞屑性睑缘炎感染转变而来。

3. 眦部睑缘炎 主要因莫 - 阿双杆菌感染引起，或与维生素 B_2 缺乏有关。

（二）护理评估

1. 健康史 评估患者有无屈光不正、视疲劳和营养不良。了解患者最近是否使用劣质化妆品及平时的卫生习惯等。

2. 身体状况 睑缘炎患者眼部干痒、刺痛或有烧灼感。

（1）鳞屑性睑缘炎：表现为眼睑去除痂皮后可见睑缘充血，但没有溃疡或脓点。睫毛易脱落可再生。如长时间睑缘增生、肥厚，后唇钝圆，可因泪点肿胀、外翻而导致溢泪。

（2）溃疡性睑缘炎：与鳞屑性睑缘炎相似，但症状比鳞屑性睑缘炎重。溃疡性睑缘炎皮脂分泌旺盛，睫毛根部有小脓疱，覆盖痂皮，睫毛因干痂粘结成束。去除痂皮有浅小溃疡。炎症感染可破坏睫毛毛囊，睫毛不能再生，形成秃睫。溃疡治愈后，瘢痕收缩使睫毛生长方向改变，形成睫毛乱生，损伤角膜。此病治疗不当可引起慢性结膜炎和睑缘肥厚变形，导致睑缘外翻、泪点肿胀或阻塞，引起溢泪。

（3）眦部睑缘炎：多发于外眦部，常为双侧。睑缘和皮肤充血、肿胀，并有浸润糜烂。邻近结膜常伴有慢性炎症，出现充血、肥厚及黏性分泌物。

3. 心理 - 社会状况 了解患者心理状况，疾病是否对患者的工作、学习和生活造成影响，以及患者对疾病的认知程度。

（三）治疗要点

消除病因和诱因，清洁睑缘，去除鳞屑，使用抗生素眼膏，及时矫正屈光不正。

1. 鳞屑性睑缘炎 应用生理盐水或 3% 硼酸水清洁睑缘，拭去鳞屑，涂抗生素眼膏，每日 2~3 次。痊愈后也需要每日 1 次，坚持 2 周，防止疾病复发。

2. 溃疡性睑缘炎 先用生理盐水清洁睑缘，去除脓液、脓痂和已经松脱的睫毛，擦净毛囊内的脓液，涂抗生素眼膏。炎症消退后，需再坚持用药至少 2~3 周，以防复发。

3. 眦部睑缘炎 白天滴 0.25%~0.5% 硫酸锌滴眼液，晚上涂抗生素眼膏，连续用药 7~10 天。口服 B 族维生素。

（四）护理诊断和护理措施

睑缘炎和睑皮炎患者的护理诊断和护理措施见表 3-3。

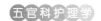

表 3 – 3　睑缘炎和睑皮炎患者的护理诊断和护理措施

常见护理诊断/护理问题	护理措施	措施依据
舒适度受损：眼部干痒、刺痛	1. 用生理盐水或 3% 硼酸溶液清洁睑缘分泌物，拭去鳞屑	使患者能睁开眼睛，减少不适
	2. 遵医嘱选用敏感抗生素眼膏，每日 2～3 次。痊愈后改每日 1 次，至少坚持用药 2 周，以防复发	
潜在并发症	1. 观察泪点肿胀、阻塞情况，出现畏光、流泪、异物感、结膜充血等症状，及时就诊	观察患者症状，减少和预防并发症
	2. 寻找并去除睑缘炎的病因和诱因，及时治疗屈光不正、慢性结膜炎及全身慢性疾病等	
知识缺乏	保持良好的用眼卫生，避免视疲劳。注意个人卫生，不用脏手或不洁毛巾擦眼。不使用劣质化妆品。减少烟酒刺激，饮食清淡，避免辛辣刺激性食物，保持大便通畅。指导患者平时注意营养和体育锻炼，增强机体抵抗力	了解疾病的相关知识

第二节　眼睑功能、位置和先天异常患者的护理

一、睑内翻和倒睫

睑内翻（entropion）指睑缘向眼球方向内卷，部分或全部睫毛倒向眼球的一种眼睑位置异常。倒睫（trichiasis）是睑缘位置正常，睫毛倒向眼球，刺激角膜和球结膜而引起的一系列角膜、结膜继发改变的睫毛位置异常。睑内翻常与倒睫常同时存在。

（一）病因及发病机制

1. 瘢痕性睑内翻　常见于沙眼患者，上下眼睑均可发生，与睑结膜与睑板瘢痕性收缩有关。

2. 痉挛性睑内翻　见于老年人，常发生于下睑，又称老年性睑内翻。眼睑皮肤和皮下组织萎缩变薄，导致下睑缩肌无力使牵制眼轮匝肌失去收缩作用，出现下睑上部向内翻卷。如果因炎症刺激引起眼轮匝肌反射性痉挛，称为急性痉挛性睑内翻。

3. 先天性睑内翻　多见于婴幼儿，女性多于男性。内眦赘皮牵拉使眼轮匝肌过度发育及睑板发育不良所致。

以上引起睑内翻的各种原因及睑腺炎症等，均可造成倒睫。

（二）护理评估

1. 健康史　了解患者眼部疾病史，如沙眼、白喉性结膜炎、结膜天疱疮，有无外伤史及手术史。婴幼儿出生时应检查有无睑内翻。

2. 身体状况　先天性睑内翻多为双侧，痉挛性和瘢痕性睑内翻多为单侧。患者常出现异物感、摩擦感、刺痛、畏光、流泪、眼睑痉挛。睑缘可卷向眼球，使睫毛倒向眼球，刺激角膜和结膜。严重者继发角膜溃疡。迁延不愈者可出现角膜新生血管、云翳或斑翳，影响视力。

3. 心理－社会状况 评估患者是否有因眼部异物感、刺痛、畏光、流泪、眼睑痉挛等不适引起的心理变化，以及疾病对患者工作、学习和生活的影响。

（三）治疗要点

1. 倒睫 根据倒睫情况选择治疗方法。1~2 根倒睫可用睫毛镊子拔除。如需要彻底治疗，可使用电解方法破坏倒睫的毛囊。倒睫较多时，可选择手术矫正。

2. 睑内翻 瘢痕性睑内翻可选用睑板部分切除术、睑板切断术及缝线术。轻型先天性睑内翻可随着年龄增长逐渐改善，先不进行手术，到 5~6 岁如果睫毛仍内翻、倒睫，可行穹窿部眼睑皮肤穿线术。痉挛性睑内翻局部注射肉毒毒素，如无效果可手术切除松弛皮肤和切断部分眼轮匝肌纤维。

（四）护理诊断和护理措施

睑内翻和倒睫患者的护理诊断和护理措施见表 3－4。

表 3－4 睑内翻和倒睫患者的护理诊断和护理措施

常见护理诊断/护理问题	护理措施	措施依据
舒适度受损：异物感、刺痛、流泪	1. 做好心理护理，讲解患者疼痛原因，缓解患者焦虑心理	根据患者倒睫严重程度，采取不同的处理措施
	2. 去除疼痛原因，1~2 根倒睫可用镊子拔除；倒睫较多或采用彻底治疗的方法，如睫毛电解法	
	3. 睑内翻症状明显，可用胶布法或缝线法在患者眼睑皮肤面牵引，使睑缘向外复位	
	4. 手术护理 （1）术前：按眼科手术常规准备，滴抗生素滴眼液、查血常规及凝血功能、清洁面部皮肤 （2）术后：保持眼部卫生，避免用手或不洁毛巾揉擦伤口	
潜在并发症	1. 观察有无因倒睫造成的角膜损伤	预防和治疗角膜炎等并发症
	2. 遵医嘱给予抗生素滴眼液，预防角膜炎发生	

二、睑外翻

睑外翻（ectropion）指睑缘向外翻转离开眼球，睑结膜常不同程度地暴露在外，常合并睑裂闭合不全。睑裂闭合不全（lagophthalmus），又称"兔眼"，指上、下眼睑不能完全闭合，导致部分眼球暴露。

（一）病因及发病机制

1. 睑外翻 可分为 3 类。

（1）瘢痕性睑外翻：眼睑皮肤面瘢痕性收缩，因眼部创伤、烧伤或睑部手术等引起。

（2）老年性睑外翻：发生于下睑，下眼睑皮肤松弛及外眦韧带、眼轮匝肌纤维变性或松弛使睑缘不能紧贴眼球所致。

（3）麻痹性睑外翻：发生于下睑，由面神经麻痹导致眼轮匝肌失去张力，下睑因重力而下垂出现睑外翻。

2. 睑裂闭合不全　常见于麻痹性睑外翻，其次是瘢痕性睑外翻，也可见于眼球大小与眼眶容积比例失调，如甲状腺相关性眼病、先天性青光眼等疾病引起的眼球突出，还可见于全身麻醉或昏迷患者。

（二）护理评估

1. 健康史　了解患者眼部创伤、烧伤、化学伤等眼部外伤史及手术史，是否有面神经炎等神经系统疾病病史，老年人要注意有无向下擦拭眼泪的习惯。

2. 身体状况　常有疼痛、畏光、溢泪等症状。轻度患者常常出现溢泪，严重者由于睑结膜不同程度地长时间暴露在外，可引起结膜充血、干燥、肥厚及角化，出现角膜上皮脱落、溃疡，角膜新生血管及角膜瘢痕形成，从而影响视力。

3. 心理 – 社会状况　患者常因外观受影响而不愿与他人交往，产生自卑心理。创伤、烧伤等导致瘢痕性睑外翻者，可出现因患者不能接受而产生焦虑、恐惧，甚至绝望的心理。护士需要了解患者的心理状况，以及对患者工作、学习和生活造成的影响。

（三）治疗要点

手术矫正，保证睑缘功能位，避免暴露结膜。

1. 瘢痕性睑外翻　游离植皮手术，增加眼睑前层皮肤的垂直长度。

2. 老年性睑外翻　睑板楔状切除睑缘缩短术。

3. 麻痹性睑外翻　去除病因，治疗面神经炎，如果仍不能修复可用外眦部睑缘缝合缩短睑裂。

（四）护理诊断和护理措施

睑外翻和眼睑闭合不全患者的护理诊断和护理措施见表 3 – 5。

表 3 – 5　睑外翻和眼睑闭合不全患者的护理诊断和护理措施

常见护理诊断/ 护理问题	护理措施	措施依据
潜在并发症	1. 遵医嘱滴抗生素滴眼液，防止角膜炎症	角膜长期暴露在外，容易出现炎症，应预防角膜炎症的出现
	2. 保持眼部湿润。合并睑裂闭合不全者，结膜囊内涂大量抗生素眼膏并覆盖眼垫。严重睑裂闭合不全者，可用"湿房"即用透明塑料片或胶片做成锥形空灶覆盖眼上，周围空隙用胶布密封，利用蒸发的泪液保持眼球湿润；佩戴软性角膜接触镜；行暂时性睑缘缝合术保护角膜	
舒适度受损	指导患者正确的拭泪方法，用手帕由下眼睑向上擦拭	长期向下擦拭可加重睑外翻
自我形象紊乱	睑外翻患者因容貌受损，产生自卑心理，护士应评估患者的心理状态，进行心理疏导，使患者积极配合治疗	加强心理护理

三、上睑下垂

上睑下垂（ptosis）指由于上睑提肌和 Müller 肌功能不全或丧失，导致的上睑部分或全部下垂。自然睁眼向前平视时，上睑缘遮盖角膜超过 2mm，甚至部分或全部遮盖瞳孔而影响视力发育。

（一）病因及发病机制

1. 先天性上睑下垂 是一种常染色体显性遗传病，由提上睑肌本身或支配提上睑肌的动眼神经上支发育不良所致。

2. 获得性上睑下垂 原因比较多，如动眼神经麻痹、提上睑肌损伤、交感神经疾病、重症肌无力、机械性开睑运动障碍、上睑炎症肿胀或肿瘤等。

（二）护理评估

1. 健康史 了解患者神经系统疾病病史和家族遗传史。

2. 身体状况

（1）先天性上睑下垂：一般双睑同时发生，但两侧不一定对称，有时也可以是单侧发生。患者出生时睑裂不能睁开到正常大小，伴有弱视及视力障碍。瞳孔因被眼睑覆盖，患者常常为克服视力障碍，收缩额肌以抬高上睑缘位置，出现仰头视物。还经常伴有内眦赘皮、内眦过宽、睑裂变小、鼻梁矮平、眼球震颤等。

（2）获得性上睑下垂：常为单侧发生。动眼神经麻痹常伴有眼外肌麻痹；眼睑上肌损伤可有外伤史；交感神经损伤可有霍纳（Horner）综合征；重症肌无力引起的上睑下垂可出现晨轻夜重的特点，频繁眨眼后上睑下垂加重，注射新斯的明后症状减轻。

3. 心理－社会状况 患者常因容貌受损，产生自卑心理。了解患者的心理状况，获得社会的支持情况。

（三）治疗要点

先天性上睑下垂需及早手术；获得性上睑下垂可先选用病因或药物治疗，如无效考虑手术，可行提上睑肌缩短术和额肌悬吊术。

（四）护理诊断和护理措施

上睑下垂患者的护理诊断和护理措施见表3－6。

表3－6 上睑下垂患者的护理诊断和护理措施

常见护理诊断/护理问题	护理措施	措施依据
知识缺乏	1. 按眼科手术常规护理。如果进行额肌悬吊术，需要剃眉毛	了解疾病相关知识
	2. 术后应注意有无缝线和睫毛刺激角膜、眼睑闭合状态、角膜暴露程度及穹隆部结膜脱垂情况等。保持创口干燥，加压包扎24小时，术后7天拆线	
自我形象紊乱	进行心理护理，进行心理疏导，鼓励患者表达自己的想法，消除自卑心理。协调亲朋好友对患者的关爱和支持	社会支持可改善患者自卑心理

第三节 泪液排出系统障碍患者的护理

泪器（lacrimal apparatus）在结构和功能上可分为两部分：泪液分泌系统和泪液排出系统。泪液分泌系统包括泪腺、副泪腺、睑板腺和结膜杯状细胞等。泪液排出系统则由上下泪点和上下泪小管、泪总管、泪囊及鼻泪管组成。

泪液可以湿润结膜，冲洗和清洁结膜囊，营养角膜，在角膜表面形成液体膜，起到保护角膜作用。正常泪器功能有赖于泪液生成和排出的平衡。泪器功能异常在临床上较常见，可影响患者的视功能和生活质量，甚至引起眼部并发症。

一、泪道阻塞或狭窄

泪道阻塞或狭窄（dacryostenosis dacryagogatresia）指泪道的各部位如泪点、泪小管、泪总管、鼻泪管等，因先天或外伤、炎症、肿瘤和异物等因素引起管径狭窄、阻塞，泪液不能流入鼻腔而致溢泪。

（一）病因及发病机制

1. 眼睑及泪点位置异常，泪点外翻不能接触泪湖。

2. 泪点异常，泪液不能进入泪道，包括泪点狭窄、闭塞或缺如。

3. 泪小管至鼻泪管的阻塞或狭窄，导致泪液不能排出，包括先天性闭锁、炎症、肿瘤、外伤、异物、药物毒性作用等各种因素引起的泪道结构或功能不全。

4. 其他原因，如鼻阻塞等。

（二）护理评估

1. 健康史　老年患者是否有沙眼的并发症，如倒睫及睑内翻、瘢痕等；了解患者有无泪道疾病，如泪道外伤、炎症等；有无鼻部疾病，如慢性鼻炎、鼻窦炎、鼻甲肥大、鼻息肉、鼻中隔偏曲等。青年患者是否有泪道外伤史。新生儿是否有先天性泪道闭锁。

2. 身体状况　泪道阻塞或狭窄的表现为溢泪，寒冷或刮风时症状可加重。长时间泪液浸渍，可出现慢性刺激性结膜炎、下睑和面颊部湿疹性皮炎；长时间不断擦拭泪液，可引起下睑松弛和外翻，加重溢泪症状。溢泪分为功能性和器质性两种。

（1）功能性溢泪：无明显的泪道阻塞，泪道冲洗通畅。发生溢泪的原因是眼轮匝肌松弛，泪液泵作用减弱或消失，泪液排出障碍。

（2）器质性溢泪：由泪道阻塞或狭窄引起。

3. 辅助检查

（1）染料试验：双眼滴2%荧光素钠，5分钟后观察泪膜中荧光素消退情况。正常情况下，滴后2分钟，用棉棒擦拭下鼻道可有黄绿色，说明泪道通畅或没有完全阻塞。如一侧眼泪膜中荧光素较多，说明此侧泪道可能有相对性阻塞。

（2）泪道冲洗术：从泪点注入生理盐水，根据液体流向可以判断是否有泪道阻塞及阻塞部位（图3-1）：①冲洗无阻力，液体流入鼻腔或咽部，说明泪道通畅。②冲洗液全部从注入泪点反流，说明泪小管阻塞。③上泪点注入的冲洗液由下泪点反流，或下泪点注入由上泪点反流，说明泪总管、泪囊或鼻泪管阻塞。④冲洗若有阻力，部分从注入泪点反流，部分流入鼻腔，说明鼻泪管狭窄。⑤如反流液伴有黏性或脓性分泌物，说明鼻泪管阻塞合并慢性泪囊炎。

（3）泪道探通术：具有诊断和治疗作用。诊断性泪道探通，明确泪点、泪小管和泪囊的阻塞部位；治疗性泪道探通，用于婴幼儿泪道阻塞。

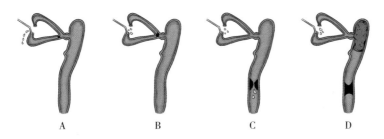

图 3 - 1　泪道阻塞及阻塞部位

注：A. 泪小管阻塞，泪道冲洗液全部从注入泪点反流；B. 泪总管阻塞，泪道冲洗液反流（下泪小管冲洗可由上泪小管反流，上泪小管冲洗可由下泪小管反流）；C. 鼻泪管狭窄，泪道冲洗液部分反流；D. 慢性泪囊炎，泪道冲洗液伴有脓性分泌物反流。

（4）影像学检查：X 线碘油造影、CT 泪囊造影，用以了解泪囊大小、阻塞的部位及泪道狭窄的程度。

4. 心理 – 社会状况　了解患者的心理状态，对疾病的认知程度。疾病对患者工作、学习及生活造成的影响等。

（三）治疗要点

1. 功能性溢泪　选用硫酸锌及肾上腺素溶液滴眼，收缩泪囊黏膜。

2. 器质性溢泪　根据部位不同选择相应的治疗方法。①泪点狭窄、鼻塞或缺如：使用泪点扩张器扩张泪点或进行泪道探通治疗。②睑外翻泪点位置异常：手术矫正。③泪小管狭窄或阻塞：泪小管狭窄者，行泪道置管术并留置硅胶软管于泪道内 3 ~ 6 个月；泪小管阻塞者，在内镜直视下可以进行激光、微钻、环切等方法再通泪小管或泪总管，术后置管 3 ~ 6 个月。④鼻泪管狭窄或阻塞：鼻泪管狭窄用泪道探通加置管术，鼻泪管阻塞行内镜内境下泪囊鼻腔吻合术。

（四）护理诊断和护理措施

泪道阻塞或狭窄患者的护理诊断和护理措施见表 3 – 7。

表 3 – 7　泪道阻塞或狭窄患者的护理诊断和护理措施

常见护理诊断/护理问题	护理措施	措施依据
舒适度受损：溢泪	1. 查找原因，检查阻塞部位和程度。通过泪道冲洗了解泪道是否阻塞，根据液体流向判断泪道阻塞部位	泪道冲洗方法：从泪点注入生理盐水，液体顺利进入鼻腔或咽部，无阻力感，表示泪道通畅
	2. 向患者说明积极治疗原发病的重要性	
潜在并发症：出血、感染	1. 泪囊鼻腔吻合术的术前护理。①解释手术过程。泪囊鼻腔吻合术是将泪囊和中鼻道黏膜，通过一个人造骨孔吻合起来，使泪液经吻合孔流入中鼻道。②术前 3 天用抗生素滴眼液，并进行泪道冲洗。③术前 1 天用1% 麻黄碱液滴鼻收缩鼻黏膜，利于引流和预防感染。④行鼻内镜下泪囊鼻腔吻合者，术前清洁鼻腔、剪除鼻毛。⑤评估患者心理状态及对疾病认知程度，加强沟通、疏导，树立信心，积极配合治疗	术前做好充分准备，如抗生素滴眼液、麻黄碱滴眼液等，减少和预防术后感染等并发症

续　表

常见护理诊断/护理问题	护理措施	措施依据
潜在并发症：出血、感染	2. 泪囊鼻腔吻合术的术后护理。①术后安置患者半坐卧位，利于伤口积血的引流，减少出血量；出血量较多者，可行面颊部冷敷。②保持鼻腔填塞物的位置正确，以达到压迫伤口止血的目的，嘱患者勿牵拉填塞物及用力擤鼻。③用1%麻黄碱液滴鼻，收敛鼻腔黏膜，利于引流。④术后当天不要进过热饮食。⑤术后第3天开始连续进行泪道冲洗，并注意保持泪道通畅。⑥行鼻内镜下泪囊鼻腔吻合术者，术后注意眶周淤血、复视等并发症	观察出血、眶周淤血等并发症，并及时采取措施

二、慢性泪囊炎

慢性泪囊炎（chronic dacryocystitis）是泪囊黏膜的慢性炎症，是常见类型的泪囊病变，中老年女性占70%~80%，尤其是绝经期妇女；多为单侧发病。

（一）病因及发病机制

鼻泪管狭窄或阻塞，泪液滞留于泪囊内，细菌在泪囊内大量繁殖并刺激泪囊内壁黏膜导致感染。多由肺炎链球菌和白念珠菌引起。与沙眼、泪道外伤、鼻炎、鼻中隔偏曲、下鼻甲肥大等因素有关。

（二）护理评估

1. 健康史　了解患者的病情、发病史、治疗经过和治疗效果，是否有沙眼、泪道外伤、鼻炎等疾病。

2. 身体状况　主要症状是溢泪，挤压泪囊区泪点有黏液性或脓性分泌物流出。冲洗泪道时，泪点反流液伴有黏液性或脓性分泌物，出现结膜充血、内眦皮肤浸渍、糜烂、粗糙、肥厚及湿疹。

3. 辅助检查　行X线泪道造影以了解泪囊的大小及阻塞部位，分泌物培养确定致病菌和选择有效抗生素。

4. 心理－社会状况　了解患者生活、工作情况，对疾病的认知程度。慢性泪囊炎的反复发作，常使患者失去治疗信心。

（三）治疗要点

1. 药物治疗　抗生素滴眼液。

2. 手术治疗　泪囊鼻腔吻合术，或鼻内镜下鼻腔泪囊造口术、鼻泪管支架植入术。对于无法进行上述手术者可行泪囊摘除术，去除病灶，但患者溢泪症状仍然存在。

（四）护理诊断和护理措施

慢性泪囊炎患者的护理诊断和护理措施见表3-8。

表 3 - 8　慢性泪囊炎患者的护理诊断和护理措施

常见护理诊断/护理问题	护理措施	措施依据
舒适度受损：溢泪、内眦部皮肤糜烂	1. 指导患者正确使用滴眼液，每日 4~6 次，用药前，先按压泪囊区或行泪道冲洗，以排空泪囊内的分泌物，利于药物吸收	抗生素滴眼液滴眼和泪道冲洗，可以使泪道通畅、泪液流出通畅，减少溢泪现象
	2. 用生理盐水加抗生素冲洗泪道，每周 1~2 次	
	3. 指导患者用湿毛巾清洗内眦部，禁用香皂、洗面奶等，以免刺激皮肤	
	4. 行泪囊鼻腔吻合或鼻内镜下鼻腔泪囊造口术者，做好术前护理。如患者进行泪囊摘除术，应向患者及家属说明，手术可以消除病灶，但溢泪症状仍然可能存在	
潜在并发症：角膜炎和眼内炎	1. 观察患者畏光、流泪、眼部分泌物、视力等情况，注意角膜炎和眼内炎等并发症	积极治疗原发性疾病，预防并发症的发生
	2. 治疗沙眼、鼻炎、鼻中隔偏曲等疾病，预防慢性泪囊炎	
	3. 解释及时治疗慢性泪囊炎及相关疾病的重要性。慢性泪囊炎使结膜囊处于带菌状态，眼外伤或眼部手术时易引起化脓性感染，导致角膜炎、角膜溃疡和眼内炎	

三、急性泪囊炎

急性泪囊炎（acute dacryocystitis）是泪囊黏膜的急性卡他性或化脓性炎症。

（一）病因及发病机制

急性泪囊炎与侵入细菌毒力强或机体抵抗力低有关，多发生在慢性泪囊炎的基础上，由金黄色葡萄球菌或溶血性链球菌引起。儿童常因流行性感冒嗜血杆菌感染引起。

（二）护理评估

1. 健康史　了解患者是否有慢性泪囊炎的病史。

2. 身体状况　患眼结膜充血、流泪，伴脓性分泌物。泪囊区疼痛，皮肤红肿、坚实。如治疗不当可引起眶蜂窝织炎，伴耳前淋巴结肿大。严重者可有畏寒、发热等表现。红肿局限可出现脓点，破溃后可排出脓液，炎症减轻。

3. 辅助检查　血常规检查中性粒细胞升高。

4. 心理-社会状况　本病起病急，症状重，疼痛明显，患者常常出现焦虑心理。

（三）治疗要点

早期采用热敷和超短波治疗，应用足量有效抗生素。炎症控制后行泪囊鼻腔吻合术、鼻内镜下鼻腔泪囊造口术或泪囊摘除术等。

（四）护理诊断和护理措施

急性泪囊炎患者的护理诊断和护理措施见表 3 - 9。

表 3 – 9　急性泪囊炎患者的护理诊断和护理措施

常见护理诊断/ 护理问题	护理措施	措施依据
急性疼痛	1. 指导患者进行热敷和超短波物理治疗，以缓解疼痛	热敷和超短波物理治疗可以缓解疼痛
	2. 遵医嘱足量应用有效抗生素，观察药物的不良反应	
	3. 急性期禁忌泪道探通或泪道冲洗，以免引起感染扩散，导致眶蜂窝织炎	
知识缺乏	嘱患者切忌挤压，尽量保持泪囊壁完整，待炎症消除后行手术治疗	对患者进行健康教育，使其掌握相关知识

本章小结

思考题

1. 睑腺炎热敷护理的方法有哪些?

2. 睑板腺囊肿刮除术的护理措施有哪些?

更多练习

（高　磊）

第四章　眼表疾病患者的护理

教学课件

学习目标

1. 素质目标

（1）耐心引导学生进行眼表疾病及人文关怀相关知识拓展的阅读和讨论。

（2）学生根据自身对本章节的理解，阅读本章节的案例，触发对临床工作的探究，激发决策和创新能力。

2. 知识目标

（1）掌握：干眼症患者及睑板腺功能障碍患者的典型症状、治疗要点、主要护理诊断及护理措施。

（2）熟悉：干眼症的定义、处理措施、相关辅助检查。

（3）了解：睑板腺功能障碍的病因及发病机制。

3. 能力目标

（1）能运用干眼症的理论知识对患者进行健康宣教。

（2）能运用睑板腺功能障碍的相关知识对患者实施护理措施。

案例

【案例导入】

　　患者，男性，42岁，电脑公司程序员。经常加班至深夜，由于天气炎热，一直开着空调。近期自觉双眼疲劳、干涩。滴人工泪液后症状有所缓解，但很快又出现干涩症状。

【请思考】

　　1. 该患者眼睛干涩的原因是什么？

　　2. 护士应给予哪些护理措施？

【案例分析】

第一节　干眼症患者的护理

干眼症（xerophthalmia）又称角结膜干燥症（keratoconjunctivitis sicca，KCS），指任何原因引起的泪液质或量异常，或动力学异常导致的泪膜稳定性下降，并伴有眼部不适，和/或眼表组织损害为特征的多种疾病的总称。2007年，国际干眼症专题研究会强调了泪液渗透压升高和眼表炎症在干眼症发病中的作用及干眼对视觉功能的影响，调整了干眼症的定义，干眼症是泪液和眼球表面的多种因素疾病，能引起不适、视觉障碍和泪膜不稳定，可能损害眼表，伴有泪液渗透压升高和眼表炎症。

（一）病因及发病机制

泪膜指通过眼睑瞬目运动，将泪液均匀覆盖于角结膜表面形成的超薄膜。泪液中水占98%，还含有免疫球蛋白、葡萄糖、钠、钾、氯等。泪膜从外至内分别由脂质层、水样层、黏蛋白层构成（图4-1），任何一层结构的异常均可导致干眼症。

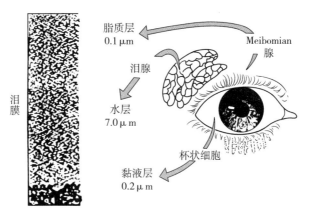

图4-1　泪膜的形成

干眼症病因很多，由泪腺、眼球表面（角膜、结膜和睑板腺）和眼睑，以及连接它们的感觉与运动神经构成了一个完整的功能单位，这个功能单位中任何因素发生改变，都可能引起干眼症。这些因素主要包括：各种眼表上皮改变、免疫性炎症、眼表或泪腺细胞凋亡、性激素水平降低以及外界环境因素的影响。干眼症病理过程复杂，目前认为，泪液渗透压升高是干眼症发病的核心机制，它可能引起眼表炎症，炎症介质释放入泪液中可能引起眼表上皮细胞损害，导致泪膜不稳定。但详细的发病机制尚未完全明了。

国际干眼症专题研究会将干眼症分为两种类型：泪液生成不足型和蒸发过强型。前者是由于泪腺疾病或者功能不良导致的干眼症，即水液缺乏性干眼症（aqueous tear deficiency，ATD），后者主要指睑板腺功能障碍（meibomiangland dysfunction，MGD）。

水液缺乏性干眼症根据发病原因又可分为干燥综合征（Sjögern syndrome，SS）所致的SS-ATD及非SS-ATD。根据缺乏的泪液成分的不同，又可将ATD分为以下5种类型：水液缺乏性干眼症、脂质缺乏性干眼症、黏蛋白缺乏性干眼症、泪液动力学异常性干眼症和混合性干眼症。混合性干眼症指上述因素的两种或以上同时存在，是最常见的一种类型。

（二）护理评估

1. 健康史　评估患者性别、年龄、职业，工作生活环境。了解患者有无长时间使用电脑、看电视的习惯，或长时间处于空调或烟尘环境；是否有沙眼、角膜接触镜佩戴史或眼部手术史等。

2. 身体状况　主要表现为眼部干涩、异物感、烧灼感、畏光、视物模糊和视疲劳。大部分患者无特别明显感觉，常感眼部不适。合并全身性疾病可出现口干、关节痛、皮肤病损等症状。

体征主要是球结膜血管扩张、球结膜增厚、皱褶而失去光泽，泪河可变窄或中断，部分患者在下穹窿处有微黄色黏丝状分泌物。睑裂区的角膜上皮出现不同程度的点状脱落，角膜上皮缺损区可有荧光染色。干眼症早期不影响或仅轻度影响视力，晚期角膜缘上皮细胞可出现功能障碍，出现丝状角膜炎、变薄、溃疡甚至穿孔，形成角膜瘢痕，影响视力。

3. 辅助检查

（1）泪河高度：正常高度为 0.3 ~ 0.5mm，是初步判断泪液分泌量的指标。

（2）泪液分泌试验：常用 Schirmer 试验。试验观察时间为 5 分钟，正常值为 10 ~ 15mm/5min，<10mm/5min 为低分泌，反复多次检查泪液分泌量 <5mm/5min 提示干眼症。

（3）泪膜稳定性检查：常用泪膜破裂时间（BUT），正常值为 10 ~ 45 秒。<10 秒表示泪膜不稳定。操作方法简单，适用于干眼症患者的初筛，检查结果易受年龄、种族、睑裂大小、温度、湿度等因素影响。

（4）眼表上皮活性染色：包括荧光素染色、虎红染色、丽丝胺绿染色。

（5）泪液的渗透压测定：直接反映眼表的干燥情况，因变异小，正常值标准，是干眼症诊断的"金标准"，大于 316mOsm/L 提示干眼症。

（6）眼表印迹细胞学检查：了解眼表上皮细胞的病变情况。检查有创伤，而且还可能影响其他干眼症检查的结果，一般不作为干眼症诊断的首选检查。

除上述检查外，泪液蕨类结晶试验、乳铁蛋白含量测定和角膜地形图检查也经常用于干眼症的诊断。一些新技术，如泪膜镜、光学相干断层成像（OCT）、泪液蒸发仪和睑板腺成像系统也在干眼症诊断上有其价值。

4. 心理–社会状况　干眼症需要长期干预，患者容易产生眼部不适，影响工作、学习和生活，了解患者情绪状况，给予应对方法。

（三）治疗要点

消除病因、缓解症状和保护视力。

干眼症是多种因素引起，如全身性疾病、工作生活环境（长时间使用电脑、空调，或处于烟尘中）、长期使用药物和化妆品等。干眼症治疗的最有效方法是消除病因，但大多数患者治疗的目的是缓解症状，可以根据干眼症类型选择不同的治疗方法。

1. 水液缺乏型干眼症

（1）泪液成分替代疗法：自体血清是最佳替代物，但来源受限。目前主要的治疗方法是人工泪液，可以保持眼表湿润、缓解症状。根据病因、病情、眼表损害程度选择人工泪液。

（2）延迟泪液在眼表停留的时间：使用硅胶眼罩、湿房镜、治疗性角膜接触镜等。中、

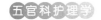

重度干眼症患者可使用泪点栓塞法，严重患者可以行永久性泪点闭塞。

（3）促进泪液分泌：口服溴己新、盐酸毛果芸香碱、新斯的明等药物促进泪液分泌。干燥综合征选择糖皮质激素或雄激素，可以抑制泪液的免疫性炎症，改善泪腺分泌功能。

（4）抗炎与免疫抑制治疗：炎症是干眼症发病机制的重要环节，对重度干眼症可以选择0.05%～0.1%环孢素A（CsA）滴眼液或0.05%他克莫司（FK506）滴眼液。

（5）手术治疗：严重干眼症而颌下腺功能正常者，可行颌下腺导管移植手术。

2. 睑板腺功能障碍所致干眼症　参见本章第二节。

（四）护理诊断和护理措施

干眼症患者的护理诊断和护理措施见表4-1。

表4-1　干眼症患者的护理诊断和护理措施

常见护理诊断/护理问题	护理措施	措施依据
舒适度受损：眼部干涩、异物感、烧灼感、视疲劳	1. 选用合适的人工泪液滴眼液，指导患者人工泪液的使用方法，并观察用药效果	泪液生成不足，补充泪液
	2. 教会患者硅胶眼罩、湿房镜或潜水镜、治疗性角膜接触镜（重症者不宜使用）的佩戴方法，鼓励患者常做瞬目动作，保持眼睛湿润	延迟泪液在眼表的停留时间
	3. 室内要保持通风，使用空调时应增加环境湿度，避免长时间停留在烟雾、风尘环境中，选择合适的灯源	减少泪液的蒸发
	4. 避免长时间看电视、电脑、手机，眼与屏幕距离40～70cm，一般1～2小时后休息10～15分钟，经常进行眼部按摩	放松眼部肌肉，避免出现视疲劳
	5. 调整显示器的高度与亮度，避免光线过强造成视神经高度紧张或减退，佩戴防护眼镜减少屏幕对眼睛的刺激	
	6. 屈光不正者，应佩戴合适度数的眼镜	
知识缺乏	1. 向患者讲解本病的相关知识	提高患者对疾病的认知度，改变认知的误区，注意防范
	2. 合理膳食，多吃胡萝卜、柑橘、动物肝脏等富含维生素A的食物，忌辛辣刺激性食物	促进角膜上皮修复

第二节　睑板腺功能障碍患者的护理

睑板腺功能障碍（MGD）是睑板腺的慢性、非特异性炎症，以睑板腺导管的阻塞或睑板腺分泌物异常为特征，是蒸发过强型干眼的主要原因。

（一）病因及发病机制

发病机制未完全明确，与睑板腺的退行性改变有关。酒渣鼻、脂溢性皮炎、特应性皮炎、银屑病和红斑狼疮等与睑板腺功能障碍发病关系密切。睑板腺分泌成分异常，胆固醇酯和游离脂肪酸酯升高，刺激金黄色葡萄球菌的生长，可引起睑缘炎。凝固酶阴性葡萄球菌、丙酸杆菌和金黄色葡萄球菌所产生的酯酶和酯酶能分解睑板腺分泌的脂质，导致脂肪酸和甘油酯释放入泪液中影响泪膜稳定，也可刺激睑缘加重眼部不适。晚期可出现睑板腺萎缩，腺泡消失，睑板腺导管角化和瘢痕化。

根据睑板腺的分泌状态可分为低排放型和高排放型，低排放型又分为睑板腺分泌不足和排出障碍两型。大多数患者为排出障碍型。

（二）护理评估

1. 健康史　评估患者性别、年龄、工作及生活环境，有无长时间使用手机、电脑、电视的习惯，有无沙眼、睑缘炎及眼部手术史等。

2. 身体状况　老年人多发，常见于油性皮肤，多伴有睑缘炎。寒冷地区发病率高于温暖地区。主要症状有眼红、烧灼感、异物感、干燥感、刺激感、视疲劳等。患者睑缘充血，不规则，出现增厚或钝圆，睑板腺口周围毛细血管扩张，凸出位移、闭锁、边缘不清、数量减少，黄色固态分泌物阻塞睑板腺口。还可发生睑板腺囊肿、结膜充血、乳头增生，角膜点状着色，睑板腺囊肿和结膜结石，严重者可出现角膜血管翳、角膜溃疡、睑外翻。

3. 辅助检查

（1）阻塞和低分泌的患者：眼睑按摩试验可挤压出大量混浊、泡沫状、颗粒状或牙膏状的睑板腺分泌物。

（2）干眼症诊断试验：可出现泪液缺乏、泪膜不稳定、泪膜蒸发速率加快和泪液渗透压增加等。

4. 心理 – 社会状况　了解患者的认知程度及因眼部刺激征等不适引起的心理状况，对工作、生活、学习造成的影响。

（三）治疗要点

1. 注意眼睑卫生，热敷眼睑 5～10 分钟，以软化睑板腺分泌物，促进排出，也可按摩睑板腺促进分泌物排出。夜间眼睑分泌物堆积较多，晨起眼睑清洗更为有效。

2. 局部滴抗生素滴眼液、短期使用糖皮质激素滴眼液、不含防腐剂的人工泪液。

3. 口服多西环素，需连续服用数周才能起效，一般需维持治疗数月。本病常伴有干眼症，是引起不适的主要原因。治疗方法参见本章第一节。

（四）护理诊断和护理措施

睑板腺功能障碍患者的护理诊断和护理措施见表 4 – 2。

表 4 – 2　睑板腺功能障碍患者的护理诊断和护理措施

常见护理诊断/护理问题	护理措施	措施依据
舒适度受损：眼部干涩、异物感、烧灼感、视疲劳	1. 指导患者清洗睑缘，使用无刺激性的香波或专用药液，清晨清洗眼睑更有效	保持睑板腺通畅，促进分泌物排出
	2. 睑板腺堵塞时可先热敷眼睑10分钟，再用棉签顺着睑缘方向上下均匀地用力挤压腺管，排出分泌物。必要时在表面麻醉下用2ml注射器的针头斜面做刀刃，切开睑板腺管，清理阻塞物	
	3. 遵医嘱用药，并观察用药效果	治疗睑缘炎、酒渣鼻、脂溢性皮炎等
	4. 干眼症的护理	改善干眼症症状

续　表

常见护理诊断/护理问题	护理措施	措施依据
知识缺乏	1. 向患者讲解本病的相关知识	提高患者对疾病的认知度，改变认知的误区，注意防范
	2. 合理膳食，多吃胡萝卜、柑橘、动物肝脏等富含维生素 A 的食物，忌辛辣刺激性食物	促进角膜上皮修复

 知识拓展

泪膜的主要生理功能

泪膜非常薄，厚度约 7μm，总量约 7.4μl，以每分钟 12% ~16% 速度更新，pH 为 6.5 ~7.6，渗透压 296 ~308mOsm/L。泪膜从外至内分别是脂质层、水样层、黏蛋白层，该 3 层并没有清晰的界限。

泪膜的主要生理功能包括：①改善眼的屈光系统，没有泪膜的角膜是不光滑的，泪膜使角膜形成光滑的光学折射面，提供良好的光学介质。②泪膜可以防止水样的泪液直接空气接触而减少蒸发，湿润眼球前表面，防止角膜、结膜干燥。③向角膜提供必需的营养物质，包括氧气等。④通过机械的冲刷及其抗菌成分抑制眼球表面异物和微生物生长，保护角膜。

泪膜的成分改变、眼球表面的不规则及眼睑与眼球间的解剖位置、运动不协调均可导致泪膜质或量的异常，从而造成泪膜功能障碍。

本章小结

思考题

1. 水液缺乏型干眼症的处理原则有哪些？

2. 干眼症患者的护理措施有哪些？

更多练习

（高　磊）

第五章　结膜病患者的护理

教学课件

学习目标

1. 素质目标

（1）耐心引导学生进行结膜病变及人文关怀相关知识拓展的阅读和讨论，强调医务工作者对结膜病患者的理解和关注。

（2）学生根据自身对本章内容的理解，阅读本章的案例，触发对临床工作的探究，激发决策和创新能力。

2. 知识目标

（1）掌握：细菌性结膜炎、病毒性结膜炎患者的典型症状、治疗要点、主要护理诊断和护理措施。

（2）熟悉：免疫性结膜炎、沙眼的护理评估、治疗要点和护理措施。

（3）了解：翼状胬肉的身体状况评估、治疗要点和护理措施。

3. 能力目标

（1）能熟练运用护理程序，对急性细菌性结膜炎、病毒性结膜炎患者进行护理评估，做出相应的护理诊断和采取正确的护理措施。

（2）能理解和认同急性结膜炎患者对传染性的担心和恐惧心理，并对其进行心理疏导。

案例

【案例导入】

患者，男性，15 岁。一天前与同学一起游泳后，出现右眼发红，今晨起后发现右眼无法睁开，有大量黄色黏稠分泌物黏住睫毛。因担心患"红眼病"会传染家人而到医院就诊。

【请思考】

1. 该患者护理诊断是什么？

2. 护士应提供的主要护理措施有哪些？

第一节　结膜炎患者的护理

结膜（conjunctiva）是一层薄的半透明的黏膜组织，其表面大部分暴露于外界环境中，易受环境中各种病原微生物侵袭和物理、化学因素的刺激。当全身或局部的防御能力减弱或致病因素过强时，将使结膜组织发生急性或慢性的炎症，统称为结膜炎（conjunctivitis）。结膜炎是眼科最常见的疾病之一，其致病原因可分为微生物性和非微生物性两大类。微生物性因素是结膜炎最常见的原因，主要是细菌和病毒感染。非微生物性因素主要是物理性刺激（如风沙、烟尘、紫外线等）和化学性损伤（如药物、酸碱和有毒气体等）。

结膜炎的分类。根据结膜炎发病的快慢分为超急性、急性或亚急性、慢性结膜炎。通常病程小于 3 周称为急性结膜炎，病程大于 3 周为慢性结膜炎。根据病因分为感染性、免疫性、化学性或刺激性、全身疾病相关性、继发性结膜炎等。根据病变结膜的主要形态分为乳头性、滤泡性、膜性或假膜性、瘢痕性和肉芽肿性结膜炎。

结膜炎症有异物感、烧灼感、痒、畏光、流泪。重要的体征有结膜充血、水肿、渗出物、乳头增生、滤泡、假膜和真膜、肉芽肿、假性上睑下垂、耳前淋巴结肿大等。

一、细菌性结膜炎

细菌性结膜炎（bacterial conjunctivitis）为细菌引起的结膜炎症的总称。结膜囊内在正常情况下存有细菌，这些细菌可通过释放抗生素样物质和代谢产物，减少其他致病菌的侵袭。当致病菌的侵害强于宿主的防御功能或宿主的防御功能下降时，可发生感染。按发病快慢可分为超急性（24 小时内）、急性或亚急性（几小时或几天）、慢性（数天至数周）。按病情的严重程度分为轻、中、重度。急性细菌性结膜炎通常有自限性，一般病程在 2 周左右，局部有效治疗可以减轻炎症缩短病程，应用抗生素治疗后几天内可痊愈。慢性结膜炎无自限性，治疗较棘手。

（一）病因及发病机制

1. 超急性细菌性结膜炎　潜伏期 24 小时，致病菌为淋病奈瑟菌、脑膜炎奈瑟菌，以淋病奈瑟菌性结膜炎最多见，淋病奈瑟菌性结膜炎患者主要通过生殖器 – 眼接触传播而感染，新生儿主要由患淋病奈瑟菌性阴道炎的母体产道感染。脑膜炎奈瑟菌性结膜炎主要由血源性播散感染，也可通过呼吸道分泌物传播。

2. 急性或亚急性细菌性结膜炎　又称"急性卡他性结膜炎"，俗称"红眼病"，传染性强，多见于春秋季节。潜伏期数小时至数天，主要致病菌为肺炎球菌、金黄色葡萄球菌和流感嗜血杆菌、表皮葡萄球菌等。金黄色葡萄球菌感染的结膜炎常伴有睑缘炎，流感嗜血杆菌是儿童结膜炎常见的病原体。

3. 慢性细菌性结膜炎 可由急性结膜炎演变而来，或毒力较弱的病原体感染所致，常见于鼻泪管阻塞或慢性泪囊炎患者，或慢性睑缘炎或睑板功能异常者。潜伏期数天至数周，表皮葡萄球菌、金黄色葡萄球菌和摩拉克菌是慢性细菌性结膜炎最常见的病原体。

（二）护理评估

1. 健康史 了解患者传染性眼病接触史，发病时间及眼卫生等。淋病奈瑟菌性结膜炎患者应了解有无淋病奈瑟菌性尿道炎病史，新生儿要了解母亲是否有淋病奈瑟菌性阴道炎。

2. 身体状况

（1）超急性细菌性结膜炎：①淋病奈瑟菌性结膜炎。潜伏期短、病程进展迅速、传染性强。新生儿在出生后2～5天发病者，一般为产道感染，在出生7天后发病者一般为产后感染。双眼同时受累，患者畏光、流泪、结膜充血、水肿，严重者球结膜突出于睑裂外，形成假膜，伴耳前淋巴结肿大和压痛。眼部浆液性分泌物迅速转化为脓性，不断从睑裂流出，又称"脓漏眼"，严重者可出现角膜溃疡，甚至眼内炎。婴儿的淋病奈瑟菌性结膜炎常并发其他部位的化脓性炎症，如关节炎、脑膜炎、肺炎、败血症等。成人淋病奈瑟菌性结膜炎潜伏期为10小时至2～3天，症状较婴儿轻。②脑膜炎奈瑟菌性结膜炎。双侧发病，多发生于儿童，临床表现类似于淋病奈瑟菌性结膜炎，严重者可引起化脓性脑膜炎而危及生命。常见血源性播散性感染，也可通过呼吸道传播，潜伏期为数小时至1天。

（2）急性或亚急性细菌性结膜炎：起病急，传染性强，可双眼同时或间隔1～2天发病，潜伏为1～3天，病程为2周左右。本病为自限性疾病，患者可有异物感、烧灼感、发痒、畏光、流泪等症状。患者结膜充血、水肿，严重者可有结膜下出血，眼部分泌物增多，为浆液性、黏液性或脓性，晨起时常因分泌物黏住睫毛出现睁眼困难。白喉棒状杆菌感染的结膜炎患者，睑结膜表面有假膜。

（3）慢性细菌性结膜炎：进展慢，持续时间长。患者有眼痒、烧灼感、干涩感、眼刺痛及视疲劳。结膜轻度充血，睑结膜增厚，乳头增生，多为黏液或白色泡沫样分泌物。

3. 辅助检查 结膜分泌物涂片和结膜刮片可见大量细菌及中性粒细胞，细菌培养和药物敏感试验可明确致病菌用以选择敏感抗生素。分泌物细菌培养和糖发酵试验是脑膜炎奈瑟菌性结膜炎的特异性诊断。有全身症状的患者需进行血培养。

4. 心理-社会状况 了解患者心理状况，疾病对患者工作、学习和生活造成的影响。疾病对外观的影响和接触隔离易使患者产生孤独、自卑的心理。

（三）治疗要点

本病的治疗原则是去除病因，抗感染。应用抗生素滴眼液，根据病情选择结膜囊冲洗、局部用药、全身用药或联合用药等。患眼禁忌包扎，但可佩戴太阳镜以减少光线刺激。超急性细菌性结膜炎在诊断标本收集后需立即进行治疗，减少角膜及全身感染的发生。成人一般选择滴眼液，儿童选择眼膏。慢性细菌性结膜炎需长期治疗。

（四）护理诊断和护理措施

细菌性结膜炎患者的护理诊断和护理措施见表5-1。

表 5 – 1 细菌性结膜炎患者的护理诊断和护理措施

常见护理诊断/护理问题	护理措施	措施依据
急性疼痛	1. 解释疼痛的原因及疾病过程，评估疼痛程度，认真倾听患者疼痛主诉，帮助患者放松，分散患者注意力，做好相应的护理	有助于减轻患者焦虑情绪，缓解疼痛
	2. 炎症较重者，为减轻充血、水肿、灼热感等不适，可局部冷敷，减轻充血、水肿、灼热感	冷敷可缓解疼痛
舒适度受损：分泌物、假膜	1. 生理盐水、3% 硼酸溶液冲洗结膜囊，淋病奈瑟菌感染用1：5000 的青霉素溶液冲洗。冲洗时患者取患侧卧位，以免冲洗液流入健眼，冲洗动作轻柔，避免损伤角膜。如有假膜形成，应先去假膜再冲洗	控制炎症，减少眼部分泌物，提高患者舒适度
	2. 患眼禁忌包扎，以免影响分泌物排出，不利于结膜囊清洁，反而有利于细菌生长、繁殖加剧炎症。佩戴太阳镜，健眼用透明眼罩保护	利于分泌物排出，减少刺激
有传播感染的危险	1. 告知患者本病为传染性疾病，注意手卫生常识及相关预防措施	防止疾病传播感染
	2. 必要时实行隔离。滴眼液单人单用，医务人员接触患者前后消毒双手	
	3. 接触过分泌物的仪器及用物彻底消毒。用过的敷料焚烧，加强传染源的管控	
潜在并发症：角膜炎症、溃疡和穿孔	1. 局部应用抗生素滴眼液，急性期每 10 ~ 30 分钟滴 1 次。临睡前应用抗生素眼膏	控制炎症，防止并发症的发生
	2. 对于严重的结膜炎、淋病奈瑟菌性结膜炎，可按医嘱全身应用抗生素	

二、病毒性结膜炎

病毒性结膜炎（viral conjunctivitis）是一种常见感染性眼病，具有起病快、传染性强、发病率高的特点，病变过程因个体免疫状况、病毒毒力大小不同而存在差异，通常有自限性。临床上按病程分为急性和慢性两类，急性病毒性结膜炎较常见，包括流行性角结膜炎、流行性出血性结膜炎、咽结膜热和单纯疱疹病毒性结膜炎等。慢性病毒性结膜炎包括传染性软疣性睑结膜炎、水痘 – 带状疱疹病毒性睑结膜炎和麻疹性角结膜炎等。传染性强，多发于夏秋季节。临床上以流行性角结膜炎、流行性出血性结膜炎最常见。

（一）病因及发病机制

流行性角结膜炎潜伏期5 ~ 7 天，由腺病毒8、19、29 和 37 型腺病毒引起，是一种强传染性的接触性传染病。多见于 20 ~ 40 岁的成人，传播方式主要是通过人与人之间的接触或污染。

流行性出血性结膜炎是由 70 型肠道病毒（偶由 A24 型柯萨奇病毒）引起的一种暴发流行的自限性眼部传染病，主要通过接触传播，传染性强，人群普遍易感，可造成大面积暴发流行。

（二）护理评估

1. 健康史　了解患者有无病毒性眼病接触史，近期是否去过病毒性眼病流行区域。了解患者发病时间及潜伏期，流行性角结膜炎潜伏期多为 5~7 天，流行性出血性结膜炎常为 18~48 小时。

2. 身体状况　本病起病急、症状重、双眼发病。患者表现为眼红、疼痛、畏光、异物感，伴水样分泌物。部分患者可有头痛、发热、咽痛等全身症状，伴有耳前淋巴结肿大和压痛。急性期结膜充血、眼睑水肿，48 小时内出现滤泡和结膜下出血。常侵犯角膜，荧光染色可见角膜点状上皮损害，流行性出血性结膜炎患者球结膜下呈点状或片状出血。

3. 辅助检查　结膜刮片可见大量单核细胞，并可分离到病毒。

4. 心理－社会状况　评估患者被实施接触性隔离后的心理状态，对患者工作、学习和生活的影响。了解患者对疾病的认知程度及患者家庭、朋友给予的支持情况。

（三）治疗要点

实行接触隔离，急性期使用抗病毒药，如干扰素滴眼液、0.1% 阿昔洛韦、0.15% 更昔洛韦等，每小时 1 次。合并细菌感染者加用抗生素滴眼液。充血、水肿严重时，可局部冷敷和使用血管收缩药，减轻局部症状。

（四）护理诊断和护理措施

病毒性结膜炎患者的护理诊断和护理措施见表 5-2。

表 5-2　病毒性结膜炎患者的护理诊断和护理措施

常见护理诊断/ 护理问题	护理措施	措施依据
急性疼痛	1. 向患者讲解疼痛的原因，评估疼痛程度，并做相应的处理，如眼局部冷敷等	有助于减轻患者焦虑，缓解疼痛
	2. 遵医嘱选择抗病毒滴眼液，每小时 1 次，合并角膜炎或混合感染者，使用抗生素滴眼液，角膜基质浸润者可酌情使用 0.02% 氟米龙等糖皮质激素	控制感染，减轻疼痛
	3. 遵医嘱给予人工泪液或促进上皮细胞修复的药物	修复角膜上皮，以减轻患者的疼痛
有传播感染的危险	1. 实行接触隔离，并按要求做好疫情报告	防止感染传播
	2. 做好消毒隔离及健康教育，勿去公共场所	
知识缺乏	1. 向患者讲解疾病的相关知识及预防措施，注意眼卫生及手卫生，做到一人一巾一盆，外出时可以佩戴有色眼镜或眼垫遮盖患眼等	提高患者依从性，防止疾病传播，减轻患者不适
	2. 加强营养，多食富含维生素的蔬菜、水果等	增强机体抵抗力，促进炎症减退

三、免疫性结膜炎

免疫性结膜炎（immunologic conjunctivitis），又称变态反应性结膜炎，是结膜对外界过敏原的一种超敏性免疫反应。临床上常见春季角膜炎和疱性角结膜炎两种。春季角结膜炎又名春季卡他性结膜炎，多在春夏季节发病，是反复发作的双侧慢性眼表疾病，有自限性。疱性角结膜炎是由微生物蛋白质引起的、以结膜角膜疱疹结节为特征的迟发型免疫反应性疾病，本病易复发。

（一）病因及发病机制

春季角膜结膜炎，病因尚不明确，通常认为和花粉、微生物、动物羽毛等敏感有关。春季角膜炎是体液免疫和细胞免疫均参与的超敏反应，即Ⅰ型超敏反应（速发型超敏反应）和Ⅳ型超敏反应（迟发型超敏反应）共同作用的结果。

疱性角结膜炎是结核分枝杆菌、金黄色葡萄球菌、白念球菌、球孢子菌数及沙眼衣原体等微生物蛋白引起的变态反应。

（二）护理评估

1. 健康史　评估患者疾病发作的特点，是否与季节有关，有无花粉、动物皮毛、烟尘等变应原接触史等。

2. 身体状况

（1）春季角结膜炎：主要表现为眼部奇痒，夜间症状重，出现畏光、流泪、异物感、疼痛、烧灼感，可有大量的黏液性分泌物。根据病变部位分为：①睑结膜型，睑结膜呈粉红色，上睑结膜呈铺路石样排列的巨大乳头，直径在 0.1～0.8mm，彼此相连。球结膜呈典型的暗红色。②角结膜缘型，上、下睑结膜均出现小乳头，角膜缘有黄褐色或污红色增厚的胶状物，多见于黑种人。③混合型，上述两种表现同时出现。

（2）疱性角结膜炎：可有轻微异物感。侵犯角膜出现刺痛、畏光、流泪及眼睑痉挛等角膜刺激征。好发于女性、儿童及青少年。根据病变部位分为：①疱性结膜炎，在睑裂部球结膜上出现灰红色微小结节隆起，周围结膜有局限性充血，结节顶部易破溃形成浅表溃疡，愈合后不留瘢痕。②疱性角膜炎，角膜上有灰白色点状浸润，角膜基层受累，愈合后可遗留角膜薄翳。③疱性角结膜炎，角膜缘及附近球结膜可见单个或多个灰白色小结节，周围结膜充血。如有溃疡形成，愈合后可遗留浅淡瘢痕。

3. 辅助检查　春季角结膜炎患者的结膜刮片中可发现嗜酸性粒细胞或嗜酸性颗粒。

4. 心理－社会状况　评估患者对疾病的认知度及反复发作对患者工作生活的影响。

（三）治疗要点

1. 春季角结膜炎　是自限性疾病，以对症治疗为主，可使用非甾体抗炎药、抗组胺药和肥大细胞稳定剂。急性期使用糖皮质激素间歇治疗，先局部频滴，5～7 天后迅速降低滴眼频次。顽固病例局部使用 2% 环孢素滴眼液控制症状。

2. 疱性角结膜炎　局部滴用糖皮质激素滴眼液，如 1% 地塞米松、0.5% 可的松滴眼液，一般 24 小时可缓解症状，48 小时病灶消失。严重者可在球结膜下注射地塞米松。如合并感染需选用抗感染药物治疗。治疗诱发此病的潜在疾病。

（四）护理诊断和护理措施

免疫性结膜炎患者的护理诊断和护理措施见表 5－3。

表 5 - 3　免疫性结膜炎患者的护理诊断和护理措施

常见护理诊断/护理问题	护理措施	措施依据
舒适度受损：奇痒、畏光、流泪等	1. 急性期选择激素间歇疗法：开始时眼部滴眼液每 2 小时 1 次，症状减轻后迅速降低滴眼频率，同时提醒患者不能随意使用和停用，告知其危害性	抑制变态反应，减轻不适症状。长期用药应警惕激素性青光眼和白内障等严重并发症
	2. 对于顽固性春季角结膜炎，可根据医嘱选用激素类药物治疗，并注意观察眼痛、头痛、眼压及视力变化	
	3. 局部应用非甾体抗炎药、抗组胺药和肥大细胞稳定剂等，并观察眼痒、结膜充血、流泪等症状和体征改善情况	控制炎症，减轻眼部不适症状
	4. 患眼红肿严重时局部冷敷，冷敷过程中注意观察局部情况，时间不宜过长，避免眼睑皮肤冻伤。分泌物较多时，可用生理盐水冲洗	冷敷可使局部毛细血管收缩，减轻眼部充血不适
潜在并发症：角膜炎	了解患者眼部有无刺痛、烧灼感，是否伴有视力下降和分泌物增加等，若发现异常立即通知医生及时处理	早期发现角膜炎初发症状并及时处理，有利于减少并发症的发生
知识缺乏	1. 讲解疾病的相关知识，告知患者避免接触过敏原，外出时佩戴墨镜以减少风沙的刺激	提高患者对疾病的认知度
	2. 补充维生素，加强营养。患病季节避免食用鱼、虾、蟹等易致敏的食物。戒烟戒酒	增强机体抵抗力，改善体质，避免食物过敏
	3. 本病有季节性，可提早就医，积极治疗邻近器官感染	预防疾病发作

第二节　翼状胬肉患者的护理

翼状胬肉（pterygium）是一种向角膜表面生长的与结膜相连的纤维血管样组织，常发生于鼻侧的睑裂区。翼状胬肉不仅影响美观，还会引起角膜散光导致视力下降，胬肉如遮盖视轴区，会严重影响患者的视力。

（一）病因及发病机制

确切病因及发病机制尚未完全清楚，流行病学显示紫外线可能是引起翼状胬肉的主要原因，长期紫外线照射可导致角膜缘干细胞受损失去屏障作用，多见于户外工作人群及热带地区居民。遗传也是其发病中不可忽视的因素，家族成员中有翼状胬肉病史的人较正常人更易发生翼状胬肉。结膜慢性炎症、风沙、粉尘等长期刺激使结膜组织变性及增生，也可导致翼状胬肉。局部泪液异常、Ⅰ型过敏反应、人乳头瘤病毒感染等都被认为与胬肉的发生有重要联系。

（二）护理评估

1. 健康史　评估患者生活及工作环境，是否有从事长时间被紫外线照射的户外工作经历及日常是否有预防措施，工作环境是否有风沙、粉尘等长期刺激。有无结膜慢性炎症，询问患者家中其他成员是否有同样病史。

2. 身体状况　早期无明显症状，偶有异物感，若胬肉侵及瞳孔区会影响视力。典型的胬肉可分为头、颈、体3部分，它们之间没有明显的分界。翼状胬肉的体部通常起自球结膜。在角巩膜缘翼状胬肉的体部转为颈部。翼状胬肉的头部指位于角膜的部分。此处的胬肉与下面的角膜紧密相连。胬肉外形上的不同常常提示病变发展的不同阶段，进展期胬肉的头部前端角膜灰色浸润，其颈部、体部充血肥厚；静止期胬肉头部前方角膜透明，颈部及体部色灰白，较薄，呈膜状。

3. 辅助检查　裂隙灯下可见睑裂区呈翼状的显微血管组织侵入角膜。

4. 心理－社会状况　评估患者的心理状态，生活习惯、工作环境等。了解患者对疾病的认知程度。

（三）治疗要点

小而静止的胬肉一般不须治疗，应避免风沙、阳光等长时间刺激。如胬肉侵袭瞳孔区影响视力，或因容貌需要，可手术治疗。胬肉单纯切除术或结膜下转移术、胬肉切除合并结膜瓣转移或羊膜转移术、胬肉切除联合角膜缘干细胞移植或羊膜移植术、板层角膜移植联合角膜缘干细胞移植或羊膜移植术等是常用的手术方法。

（四）护理诊断和护理措施

翼状胬肉患者的护理诊断和护理措施见表5－4。

表5－4　翼状胬肉患者的护理诊断和护理措施

常见护理诊断/护理问题	护理措施	措施依据
知识缺乏	1. 讲解本病的原因、预防措施和治疗要点。术前向患者讲解手术过程及配合方法，消除紧张心理，积极配合手术	提高患者对疾病的认知度
	2. 定期复诊和电话随访，告知患者避免风沙、粉尘及长时间的紫外线照射等	防止翼状胬肉复发
有感染的危险	1. 术前3天滴抗生素滴眼液	预防感染
	2. 一般术后7～10天拆除缝线，注意眼卫生，勿揉眼	
	3. 术后遵医嘱滴抗生素滴眼液	

 知识拓展

翼状胬肉、假性胬肉与睑裂斑的鉴别

（1）翼状胬肉：是一种与结膜相连的纤维血管样组织，呈三角形向角膜表面生长，进行性翼状胬肉可侵及瞳孔区而影响视力。

（2）假性胬肉：是因炎症或损伤而引起的结膜与角膜之间的粘连，没有清晰的头、体、尾的外形特点，生长在角膜缘区，一般比较小，表面呈灰白色。

（3）睑裂斑：发生在睑裂区角膜内侧的球结膜，微隆起于结膜，是一种黄白色的结膜变性性损害，三角形底向角膜缘，生长而不进入角膜，表面无血管。

思考题

1. 细菌性结膜炎患者的护理措施有哪些？

2. 免疫性结膜炎患者眼痒如何护理？

更多练习

（高　磊）

第六章 角膜病患者的护理

学习目标

1. 素质目标

(1) 耐心引导学生进行角膜病及人文关怀相关知识拓展的阅读和讨论,强调医务工作者对眼部疾病人群的理解和关注。

(2) 学生根据自身对本章内容的理解,阅读本章的案例,触发对临床工作的探究,激发决策和创新能力。

2. 知识目标

(1) 掌握:细菌性角膜炎、真菌性角膜炎、单纯疱疹病毒性角膜炎的护理评估和护理措施。

(2) 熟悉:角膜移植手术患者的护理要点。

(3) 了解:细菌性角膜炎、真菌性角膜炎、单纯疱疹病毒性角膜炎患者在病因护理、评估护理措施方面的异同点。

3. 能力目标

(1) 能熟练运用护理程序评价细菌性角膜炎、真菌性角膜炎、单纯疱疹病毒性角膜炎患者,并做出相应的护理诊断,采取正确的护理措施。

(2) 能理解和认同角膜炎患者及家属对疾病的焦虑心理,并进行心理疏导。

案例

【案例导入】

患者,男性,26岁。因近视佩戴角膜接触镜6年。2天前打篮球后出现右眼发红、眼痛、畏光、流泪,症状逐渐加重,出现视物模糊,分泌物增多,呈黄绿色,来医院就诊。

【请思考】

1. 根据该患者情况,其可能的临床诊断和护理诊断是什么?

2. 护士需采取哪些主要护理措施?

第一节　概　述

角膜病是我国的主要致盲眼病之一，对人们的视觉健康构成威胁。角膜疾病主要有炎症、外伤、先天性异常、变性、营养不良和肿瘤等。感染性角膜炎症是角膜病最常见的类型，不仅影响视力，严重者可摧毁眼球。除少数细菌（如链球菌、白喉杆菌等）能直接感染角膜外，其他均是由于角膜的局部防御机制被破坏或机体抵抗力下降时才致病。

角膜防御能力减弱，外界或内源性致病因素均可能引起角膜组织炎症发生，统称为角膜炎（keratitis），在角膜病中占有重要地位。角膜炎的分类多种多样，目前常见的分类方式主要是根据致病原因来划分，如感染性角膜炎和非感染性角膜炎。感染性角膜炎又可以根据具体的致病微生物不同，进一步细分为细菌性、病毒性、真菌性、赫阿米巴性、衣原体性等多种类型。

角膜炎的病因各异，其主要病理变化如下。

（1）浸润期：是角膜炎的初期阶段，患者出现刺激性疼痛、畏光、流泪等症状，视力也受到影响。此时患者有明显的眼部刺激症状伴有视力下降。治疗后浸润吸收，角膜可恢复透明。

（2）溃疡形成期：如果浸润期治疗效果不佳，病灶可进一步浸润发展，浸润区炎症向周围或深层扩张，可导致角膜上皮和基质坏死、脱落形成角膜溃疡。

（3）溃疡消退期：经过治疗，如果炎症得到控制，溃疡边缘的炎症会逐渐减轻，基质坏死脱落，病灶逐步消退。在这个阶段，患者的自觉症状可得到改善。

（4）愈合期：当致病因子得到有效控制后，角膜炎的病灶会逐渐吸收，溃疡凹面被增殖的结缔组织充填，形成瘢痕并逐渐痊愈。浅层的瘢痕性浑浊薄如云雾状，通过混浊部分仍能看清后面虹膜纹理者称为角膜薄翳（corneal nebula）；混浊较厚略呈白色，但仍可透见虹膜者称为角膜斑翳（corneal macula）；混浊很厚呈瓷白色，不能透见虹膜者称为角膜白斑（corneal leucoma）。如果角膜瘢痕组织中嵌有虹膜组织，便形成粘连性角膜白斑，提示角膜有穿孔史。若角膜白斑面积大，而虹膜又与之广泛粘连，则可能堵塞房角，使房水流出受阻，导致眼压升高，引起继发性青光眼。在高眼压作用下，混杂有虹膜组织的角膜瘢痕膨出形成紫黑色隆起，称为角膜葡萄肿（corneal staphyloma）。

第二节　角膜炎患者的护理

一、感染性角膜炎

细菌性角膜炎（bacterial keratitis）是由细菌感染引起的角膜上皮缺损及缺损区下角膜基

质坏死的化脓性炎症，又称为细菌性角膜溃疡。病情多较危重，发展迅速，感染如未及时控制，可发生角膜溃疡、穿孔，甚至眼内感染，最终眼球萎缩。即使药物能控制也残留广泛的角膜瘢痕、角膜新生血管或角膜葡萄肿及角膜脂质变性等后遗症，严重影响视力甚至导致失明。

（一）病因及发病机制

常见的致病菌有表皮葡萄球菌、金黄色葡萄球菌、肺炎球菌、链球菌、铜绿假单胞菌（绿脓杆菌）等。细菌性角膜炎的诱发因素可分为眼局部因素和全身因素。眼局部因素中，角膜外伤或剔除角膜异物是最常见的。这些操作若无菌操作不严格或使用污染的药品，如表面麻醉剂或荧光素，极易导致感染。此外，佩戴角膜接触镜和慢性泪囊炎也是重要的危险因素。角膜接触镜若清洁不当或长时间佩戴，可能导致细菌滋生并引发感染。慢性泪囊炎则可能导致泪液中含有细菌，进而感染角膜。干眼、眼局部长期使用皮质类固醇激素、患有某些眼表疾病或角膜上皮异常的疾病也是常见的局部因素。全身因素包括年老体弱、维生素 A 缺乏、糖尿病、免疫缺陷、酗酒等因素，都可能降低机体对致病菌的抵抗力，使角膜更容易受到感染。同时，这些因素还可能影响角膜的正常生理功能，增加其对致病菌的易感性。

（二）护理评估

1. 健康史　评估患者有无角膜外伤史、角膜异物剔除术史、佩戴角膜接触镜史，有无慢性泪囊炎、眼睑异常、倒睫病史等，有无营养不良、糖尿病病史，有无长期使用激素或免疫抑制剂，以及发病以来的用药情况，治疗效果等。

2. 身体状况　起病急，有明显的眼痛、畏光、流泪、异物感、视力障碍、眼睑痉挛等症状，伴有较多的脓性分泌物。常见体征为眼睑、球结膜肿胀，睫状充血或混合性充血，病变早期角膜上出现界限清楚的上皮溃疡，溃疡下有边界模糊、致密的浸润灶，周围组织水肿。随着病情的进展，浸润灶迅速扩大，继而形成溃疡，溃疡表面和结膜囊多有脓性分泌物。并发虹膜睫状体炎患者表现为角膜后沉着物（KP）、瞳孔缩小、虹膜后粘连及前方积脓，是由于毒素渗入前房所致。不同致病菌引发的特征不同。

（1）革兰阳性球菌角膜感染：主要为圆形或椭圆形局灶性脓肿，边界清楚，呈灰白基质浸润。匍行性角膜溃疡是典型的细菌性角膜溃疡，由金黄色葡萄球菌、肺炎球菌所致，可伴有前房积脓。

（2）革兰阴性球菌角膜感染：表现为快速发展的角膜液化性坏死。铜绿假单胞菌引起的感染具有特征性，起病急，发展迅速，疼痛剧烈，出现严重的睫状充血或混合性充血，眼睑及球结膜水肿，角膜溃疡浸润灶及分泌物略带黄绿色，前房积脓严重。如感染未及时控制，可导致角膜坏死穿孔、眼内容物脱出或全眼球炎。

3. 辅助检查　角膜病变区刮片可发现致病菌，微生物培养、药物敏感试验可明确病因和指导用药。

4. 心理－社会状况　评估患者的心理状况、个人卫生习惯，了解该疾病对患者工作、学习及生活的影响，以及患者家属对疾病的认知程度。

（三）治疗要点

积极控制感染，减轻炎症反应，促进溃疡愈合，减少瘢痕形成。

1. 药物治疗　局部使用抗生素是治疗细菌性角膜炎最有效的途径。急性期使用强化的局部抗生素给药模式，即高浓度的抗生素滴眼液频繁滴眼（第 1 个小时每 5～15 分钟滴 1 次，此后每小时 1 次），使角膜基质很快达到抗生素治疗浓度。局部药液还可以冲走眼表的细菌、有害毒素和酶。治疗前行常规角膜刮片、细菌培养和药物敏感试验。治疗过程中应根据细菌学检查结果及药物敏感试验结果，及时调整用药。并发虹膜睫状体炎者，使用 1% 阿托品滴眼液或眼膏散瞳。

2. 手术治疗　如药物治疗无效、溃疡不愈合，病情发展迅速，可能或已经导致角膜溃疡穿孔需行角膜移植术。

3. 支持治疗　局部使用依地酸二钠、半胱氨酸等胶原酶抑制剂，抑制溃疡发展。选用维生素 B_2、维生素 C、维生素 A、维生素 D 等药物有助于角膜溃疡的愈合。

（四）护理诊断和护理措施

细菌性角膜炎患者的护理诊断和护理措施见表 6-1。

表 6-1　细菌性角膜炎患者的护理诊断和护理措施

常见护理诊断/护理问题	护理措施	措施依据
急性疼痛	1. 评估患者疼痛的程度及引起疼痛的原因，嘱患者卧床休息，减少眼球转动，必要时给予镇痛药	减轻疼痛
	2. 充分麻醉后行球结膜下注射，并向患者做好解释工作	
	3. 虹膜睫状体炎时，使用散瞳药，防止虹膜后粘连及解除瞳孔括约肌痉挛和睫状肌痉挛	
有传播感染的危险	1. 告知患者床边隔离和手卫生的相关知识，严格执行消毒隔离制度	避免交叉感染，防止感染传播
	2. 严格执行无菌操作，检查、换药、滴眼前后要洗手	
	3. 滴眼液、眼膏单人单眼单用，器械应严格消毒灭菌	
焦虑	了解患者的心理状态，给予安慰，指导患者听音乐等分散注意力	心理疏导，可缓解焦虑
感知觉紊乱：视力障碍	评估患者的视力下降对生活的影响，做好安全教育和风险防范，防止跌倒，患者外出或检查时需有人陪同	降低视力障碍等带来受伤的风险
潜在并发症：角膜穿孔	1. 操作时动作轻柔，禁止翻转眼睑，避免加压眼球	避免角膜损伤，防止穿孔
	2. 患眼勿用手揉，并用眼罩保护，避免外物撞击	
	3. 给予清淡易消化、富含维生素、粗纤维食物，保持大便通畅，避免便秘，以防增加腹压	避免用力增加眼压，防止穿孔
	4. 减少头部活动，避免低头、咳嗽、打喷嚏	
	5. 遵医嘱使用散瞳药	防止虹膜后粘连而导致眼压升高
	6. 角膜后弹力层膨出，可用绷带加压包扎患眼，并全身应用降眼压药物	防止角膜穿孔

续　表

常见护理诊断/护理问题	护理措施	措施依据
知识缺乏	1. 评估患者对疾病的认知度，讲解疾病相关知识及用药方法，使患者积极配合治疗	提高患者对疾病的认知度，利于配合治疗，防止感染和受伤，促进康复
	2. 教会患者滴眼液、涂眼膏的正确方法	
	3. 养成良好的卫生习惯，不用手或不洁手帕揉眼	
	4. 避免角膜受伤，外出佩戴眼镜保护眼睛	
	5. 指导患者规范用药，定期复查。如感觉眼痛、畏光、流泪等病情变化，立即就医	

二、单纯疱疹病毒性角膜炎

单纯疱疹病毒性角膜炎（herpes simplex keratitis，HSK）是由单纯疱疹病毒（herpes simplex virus，HSV）引起的角膜感染。此病为最常见的角膜溃疡，在角膜病中致盲率占第一位。

（一）病因及发病机制

单纯疱疹病毒分为 I 型和 II 型两个血清型。大多数角膜病变由 I 型疱疹病毒引起，少数由 II 型引起。大多数患者因为单纯疱疹病毒原发感染后复发。原发感染后，单纯疱疹病毒潜伏在三叉神经节，当机体因各种原因如感冒等发热性疾病导致抵抗力下降，或者全身或局部使用激素、免疫抑制剂等，潜伏的病毒就可能被激活。一旦病毒被激活，它会沿着三叉神经到达角膜组织，从而引发单纯疱疹病毒性角膜炎。

（二）护理评估

1. 健康史　评估患者有无感冒、发热，是否全身或局部应用糖皮质激素、免疫抑制剂，有无过度疲劳、熬夜、饮酒、日光暴晒、月经来潮、角膜外伤等诱发疾病复发因素存在，有无疾病反复发作史，以及用药史和治疗效果等。

2. 身体状况

（1）原发感染：多发生于幼儿，可有发热，耳前淋巴结肿大，唇部或皮肤疱疹，眼部可有急性滤泡性结膜炎或假膜性结膜炎，眼睑皮肤疱疹，出现点状或树枝状角膜炎。疾病具有自限性。

（2）复发感染：主要由度疲劳、发热、熬夜、饮酒、日光暴晒、月经来潮、精神压力、角膜外伤及一些免疫缺陷病等引起，多为单侧，也有 4%～6% 为双侧发病。常见症状有眼痛、畏光、流泪、眼睑痉挛，中央角膜受累时视力下降明显。因角膜敏感性下降，患者早期自觉症状较轻，可能贻误就诊时机。

3. 辅助检查　角膜上皮刮片可见多核巨细胞或细胞核包涵体，角膜病灶可分离到单纯疱疹病毒，单克隆抗体组织化学染色可发现病毒抗原，分子生物学方法如 PCR 技术可检测角膜、房水、玻璃体及泪液中的病毒 DNA 和 RNA。

4. 心理－社会状况　评估患者的心理状况及个人卫生习惯，了解该疾病对患者工作、学习及生活的影响。单纯疱疹病毒性角膜炎病情反复发作，病程持续时间长，患者容易产生焦虑、抑郁、悲观心理，护士应了解患者的心理状况，了解患者及家属对疾病的认知度。

（三）治疗要点　治疗原则是抑制病毒在角膜里的复制，减轻炎症反应引起的角膜损害。

1. 病灶清除　刮除病灶区上皮，一般72小时即可修复，联合使用抗病毒药物可加速上皮愈合。

2. 药物治疗　常用药物有更昔洛伟、阿昔洛韦、三氟胸腺嘧啶核苷及重组人干扰素滴眼液。急性期每1~2小时滴眼1次，晚上涂眼药膏。感染严重者全身使用抗病毒药物。伴虹膜睫状体炎者，使用阿托品散瞳。

3. 手术治疗　已穿孔的患者需行角膜移植术，手术应在静止期进行。

4. 减少复发　单纯疱疹病毒性角膜炎容易复发，持续口服阿昔洛韦片1~2年可减少复发率。控制诱发因素对于降低复发率很重要。

（四）护理诊断和护理措施

单纯疱疹病毒性角膜炎患者的护理诊断和护理措施见表6-2。

表6-2　单纯疱疹病毒性角膜炎患者的护理诊断和护理措施

常见护理诊断/护理问题	护理措施	措施依据
舒适度受损：畏光、眼睑痉挛	环境安静舒适，适当遮光，减少光线刺激，根据病情包扎患眼，嘱患者卧床休息，减少眼球转动	减轻患者不适
焦虑	了解患者的心理状态，给予安慰，指导患者听音乐等分散注意力	心理疏导，可缓解焦虑
感知觉紊乱：视力障碍	评估患者的视力下降对生活的影响，做好安全教育和风险防范，防止跌倒，患者外出或检查时需有人陪同	降低视力障碍等带来受伤的风险
潜在并发症：角膜穿孔	1. 操作时动作轻柔，禁止翻转眼睑，避免加压眼球	避免角膜损伤，防止穿孔
	2. 患眼勿用手揉，并用眼罩保护，避免外物撞击	
	3. 给予清淡易消化、富含维生素、粗纤维食物，保持大便通畅，避免便秘，以防增加腹压	避免用力增加眼压，防止穿孔
	4. 减少头部活动，避免低头、咳嗽、打喷嚏	
	5. 遵医嘱使用散瞳药	防止虹膜后粘连而导致眼压升高
	6. 角膜后弹力层膨出，可用绷带加压包扎患眼，并全身应用降眼压药物	防止角膜穿孔
知识缺乏	1. 用药指导：①急性期每1~2小时滴眼1次，睡前涂眼膏。②使用糖皮质激素者要同时配合使用抗单纯疱疹病毒药物。停用时，要逐渐减量，防止发生细菌性及真菌性继发感染、角膜溶解和青光眼等。③全身使用抗病毒类药物，注意定期复查肝肾功能	使患者知晓如何正确用药，积极配合治疗
	2. 单纯疱疹性角膜炎易复发，指导患者坚持用药，定期复查。如感觉眼痛、畏光、流泪等病情变化，立即就医	防止复发
	3. 注意防寒保暖，预防感冒，加强营养，避免刺激性食物，避免疲劳，适当参加体育锻炼	增强体质，提高免疫力
	4. 保护双眼，避免用眼过度，外出佩戴眼镜。应用散瞳药者，外出时佩戴有色眼镜，以减少光线刺激	防止紫外线照射和避免角膜受伤

三、真菌性角膜炎

真菌性角膜炎（fungal keratitis）是一种由致病真菌引起的致盲率极高的感染性角膜病变。随着抗生素和糖皮质激素的广泛使用，以及对本病的认识和诊断水平的提高，其发病率不断提高。

（一）病因及发病机制

真菌性角膜炎在热带、亚热带发病率高，常见的致病真菌是镰孢属、弯孢属、曲霉属和念珠菌属四大类。镰孢属、弯孢属和曲霉属属于丝状真菌，这类真菌引起的角膜感染多见于农民或户外工作人群。这部分人群的工作和生活环境通常较为潮湿，为真菌的生长提供了有利条件。此外，外伤是丝状真菌性角膜炎的主要诱因，如植物性角膜创伤或其他角膜上皮缺陷。其他诱因还包括长期使用激素或抗生素，这些药物会改变眼表的免疫环境或导致菌群失调，从而增加感染的风险。过敏性结膜炎、佩戴角膜接触镜或角膜屈光手术等因素也可能导致丝状真菌性角膜炎的发生。念珠菌属则属于酵母菌，它引起的感染多继发于已有的眼表疾病，如干眼症、眼睑闭合不全、病毒性角膜炎等。此外，自身免疫性低下者，如糖尿病患者或接受免疫抑制治疗的人群，也更容易感染念珠菌属真菌性角膜炎。

（二）护理评估

1. 健康史　了解患者有无谷粒弹伤、植物汁液擦伤等植物外伤史，评估患者是否长期应用广谱抗生素和糖皮质激素药物，有无糖尿病或眼表疾病。

2. 身体状况　真菌性角膜炎的病程进展相对缓慢，通常呈现为亚急性过程。初期自觉症状较轻，仅表现为轻度眼痛、畏光、流泪等不适感，同时伴视力下降。随着病情的加重，眼部充血现象会变得明显，角膜浸润灶呈现出白色或灰白色的特征。表面微隆起，外观干燥且欠光滑，类似于牙膏样或苔垢样的表现。在溃疡周围，由于胶原的溶解，可能会形成浅沟，或者由于抗原－抗体反应而出现"免疫环"。有时在角膜感染病灶的旁边，还可以观察到"伪足"或"卫星样"的浸润病灶，这些都是真菌性角膜炎的典型体征。在疾病的进展过程中，角膜后可能会出现斑块状的沉着物。当前房出现积脓时，脓液通常呈现为灰白色，质地黏稠或呈糊状。真菌的穿透性较强，一旦进入前房或角膜发生穿破，很容易引发真菌性眼内炎，对患者的视力造成不可逆的损害。

3. 辅助检查　角膜病变区刮片革兰染色和吉姆萨（Giemsa）染色可发现真菌菌丝，是早期诊断最常见方法。病变区角膜组织活检，可提高培养和分离真菌带阳性率。角膜共焦显微镜检查角膜感染灶，可直接发现病灶内真菌病原体（菌体或菌丝）。

4. 心理－社会状况　评估患者的心理状况及个人卫生习惯，了解疾病对患者工作、学习及生活的影响及患者、家属对疾病的认知程度。

（三）治疗要点

（1）药物治疗：以抗真菌为主。常局部使用两性霉素B、那他霉素、咪康唑、氟康唑、氟胞嘧啶等。开始时0.5~1.0小时滴用1次，晚上涂抗真菌眼膏。感染明显控制后，逐渐减少使用次数。症状严重者可用0.2%氟康唑100mg或伏立康唑100mg静脉滴注。并发虹膜睫状体炎者，应使用1%阿托品滴眼液或眼膏散瞳。一般不使用糖皮质激素。

（2）手术治疗：角膜溃疡接近或已经导致穿孔者，可考虑行角膜移植术。以穿透性角膜移植为宜，板层角膜移植只适用于病灶可以板层切除干净的病例。术后选用敏感的、毒性较低的抗真菌药物治疗，以防止术后感染复发。

（四）护理诊断和护理措施　参见本章第二节。

四、角膜基层炎

角膜基质炎（intersitialkeratitis）是以细胞浸润和血管化为特点的角膜基质非化脓性炎症，通常不累及角膜上皮和内皮。

（一）病因及发病机制

机体对感染源的迟发性超敏反应与本病发病有关。先天梅毒为最常见的病因，结核、带状疱疹、麻风、腮腺炎等也可引起本病。

（二）护理评估

1. 健康史　了解患者有无先天梅毒、结核病、单纯疱疹、带状疱疹、麻风、腮腺炎等病史。

2. 身体状况　患者可有会出现眼痛、畏光、流泪等角膜刺激征，同时伴随视力下降。患者的角膜早期可以看到典型的扇形或弥漫性角膜炎症浸润，随着病情的进展，炎症会逐渐扩散到角膜中央，导致角膜出现混浊和水肿。

3. 辅助检查　血清学检查和特异性梅毒螺旋体抗体检测定有助于诊断。

4. 心理－社会状况　评估患者的心理状况，了解患者的职业、经济、文化、教育背景，以及疾病对患者的工作、学习和生活的影响。

（三）治疗要点　炎症急性期局部使用睫状肌麻痹药和糖皮质激素，以减轻炎症及预防虹膜后粘连、继发性青光眼等症状。角膜瘢痕形成而造成视力障碍者，可行角膜移植术。

（四）护理诊断和护理措施

角膜基质炎患者的护理诊断和护理措施见表6－3。

表6－3　角膜基质炎患者的护理诊断和护理措施

常见护理诊断/护理问题	护理措施	措施依据
感知觉紊乱：视力障碍	做好安全教育和风险防范，防止跌倒，患者外出或检查时需要有人陪同	降低视力障碍导致的受伤
舒适度受损：角膜刺激征	环境安静舒适，减少光线刺激，可佩戴深色眼镜。嘱患者卧床休息，减少眼球转动	减轻患者不适
知识缺乏	向患者讲述本病的特点，积极治疗原发病	提高患者对疾病的认知度，积极配合治疗

五、神经麻痹性角膜炎

神经麻痹性角膜炎（neuroparalytickeratitis）为三叉神经遭受外伤、手术、炎症或肿瘤等破坏时，引起角膜失去神经支配，从而失去知觉和反射性瞬目功能，角膜上皮出现干燥、脱离、缺损，继而形成溃疡。

（一）病因及发病机制

当三叉神经因外伤、手术、炎症或肿瘤等因素受到破坏时，会导致角膜失去神经支配，进而失去知觉和反射性瞬目功能。角膜可能出现营养障碍，对外界有害因素的防御功能也会减弱，使角膜上皮更容易变得干燥、缺损，并容易受到机械损伤。遗传因素也可能对角膜的健康产生影响。遗传性感觉神经缺失和家族性自主神经异常等遗传因素，可能导致角膜的感知和保护机制受损。这些遗传因素可能通过影响神经传导和感知过程，增加角膜受到损伤的风险。

（二）护理评估

1. 健康史　评估患者有无三叉神经遭受破坏的情况，以及有无遗传性感觉神经缺失和家族性自主神经异常的情况。

2. 身体状况　由于角膜知觉的丧失，患者可能无法感知到角膜炎症的严重程度，即使炎症加重，也没有明显的自觉症状。在病变的早期阶段，角膜上皮出现点状脱落。随着病情的进展，这些点状脱落会逐渐扩大，形成片状的上皮缺损，甚至可能出现大片无上皮覆盖的区域。上皮的缺损使得角膜更容易受到外界病原体的侵袭，从而引发感染。一旦继发感染，角膜的炎症会进一步加剧，形成化脓性角膜溃疡，导致角膜组织的严重破坏，还可能引发角膜穿孔，甚至眼球的完整性受到破坏，进而影响视力。由于角膜知觉的丧失，患眼的反射性瞬目（眨眼）动作会减少，这也进一步加剧了角膜的干燥和损伤。同时，患者还可能出现眼部充血、视力下降、分泌物增多等症状。

3. 辅助检查

（1）生化、血常规、结膜囊细菌培养、角膜上皮刮片等实验室检查。

（2）视力、眼压、裂隙灯显微镜、眼底等眼部专科检查。

4. 心理 - 社会状况　评估患者的心理状况，了解疾病对患者工作、学习和生活的影响，以及患者、家属对疾病的认知程度。

（三）治疗要点

去除病因是治疗的关键。积极治疗导致三叉神经损害的原发病，如颅脑外伤、肿瘤等。通过手术或药物治疗，消除对三叉神经的压迫和损害，有助于恢复神经的正常功能。使用不含防腐剂的人工泪液帮助缓解角膜的干燥和不适。根据病情需要，可以考虑行角膜移植术、睑缘缝合术等，以进一步保护角膜免受损伤。局部使用抗生素治疗，有助于预防和治疗角膜的继发感染，防止病情进一步恶化。如果局部用药效果不佳，必要时可以考虑全身用药。对于已经演变成化脓性角膜溃疡的患者，需要按照角膜溃疡的治疗原则进行处理。这可能包括使用更强效的抗生素、抗真菌药物或抗病毒药物，以及进行必要的手术治疗。如果角膜瘢痕形成导致视力障碍，可以考虑行角膜移植术来恢复视力。

（四）护理诊断和护理措施

神经麻痹性角膜炎患者的护理诊断和护理措施见表6-4。

表6-4　神经麻痹性角膜炎患者的护理诊断和护理措施

常见护理诊断/护理问题	护理措施	措施依据
感知觉紊乱：视力障碍	做好安全教育和风险防范，防止跌倒，患者外出或检查时需要有人陪同	降低视力障碍导致的受伤
舒适度受损：角膜刺激征	环境安静舒适，减少光线刺激，可佩戴深色眼镜。嘱患者卧床休息，减少眼球转动	减轻患者不适
知识缺乏	1. 向患者讲解疾病的相关知识	提高患者对疾病的认知度，利于其配合治疗
	2. 教会患者滴眼液的正确使用方法，注意手卫生，不用手或不洁毛布擦眼，洗头、洗澡时避免污水进入眼睛	预防继发感染
	3. 指导患者规律作息，保证充足的睡眠，营养均衡，禁食辛辣刺激性食物，保持排便通畅，防止疲劳用眼	增强机体抵抗力，促进康复

六、暴露性角膜炎

暴露性角膜炎（exposurekeratitis）是角膜失去眼睑的保护而暴露在空气中，引起干燥、上皮脱落进而继发感染的角膜炎症。

（一）病因及发病机制

眼睑缺损、眼球突出、睑外翻、手术源性上睑滞留或睑闭合不全等。面神经麻痹、深度麻醉或昏迷等也可引起暴露性角膜炎。

（二）护理评估

1. 健康史　了解患者有无眼睑缺损、眼球突出、睑外翻、手术源性上睑滞留或睑闭合不全等引起眼球暴露的情况，了解患者有无面神经麻痹等情况。

2. 身体状况　病变多位于角膜下1/3，初期角膜上皮干燥、点状糜烂，逐渐融合成大片的缺损，新生血管形成。继发感染则出现化脓性角膜溃疡的症状和体征。

3. 辅助检查　生化检查、血常规检查、结膜囊细菌培养、角膜上皮刮片检查等实验室检查。

视力检查、眼压检查、裂隙灯显微镜检查、眼底检查等相关专科检查。

4. 心理-社会状况　了解患者的职业、经济、文化、教育背景，以及疾病对患者工作、学习和生活的影响。评估患者的心理状况，以及患者、家属对疾病的认知度和重视度等。

（三）治疗要点

去除病因，积极治疗原发病，保护角膜上皮，维持眼表的湿润，夜间使用抗生素眼膏预防感染，或用人工湿房保护角膜。其他措施同神经麻痹性角膜炎。

（四）护理诊断和护理措施

参见本章第二节。

第三节　角膜移植术患者的护理

角膜移植手术（keratoplasty）是一种采用同种异体的透明角膜替代病变角膜的手术方法，以达到提高视力和治疗疾病的目的，同时达到美容的效果。手术方式有穿透性角膜移植术、板层角膜移植术、角膜内皮移植术等，近几年已研究出生物工程角膜。

一、术前护理

1. 术前评估　包括患者眼部情况、自理能力、身心状况、教育程度，患者及家属对角膜移植术相关知识的认知度，了解家庭及社会支持情况。

2. 术前准备

（1）完善术前相关检查，包括视功能、眼压、结膜、角膜、晶状体和玻璃体等。

（2）冲洗双眼泪道及术眼结膜囊、角膜溃疡后弹力层膨出和有角膜穿孔风险的患者，冲洗结膜囊时，不能翻转眼睑和加压眼球，冲洗时冲力不能过大。

（3）术前 1 小时用 1% 毛果芸香碱滴眼液 2~3 次，进行缩瞳。

（4）术前静脉滴注 20% 甘露醇 250ml，降低眼压，维持术中眼压稳定，保证手术顺利进行。

3. 护理诊断和护理措施　角膜移植术前患者的护理诊断和护理措施见表 6-5。

表 6-5　角膜移植术前患者的护理诊断和护理措施

常见护理诊断/护理问题	护理措施	措施依据
焦虑	评估患者心理状态，讲解手术相关知识，给予安慰，树立战胜疾病的信心	缓解焦虑情绪
知识缺乏	讲解术前准备的作用及角膜移植术的术中配合方法	提高患者术中配合

二、术后护理

1. 病情观察　术后注意观察患眼包扎的舒适度，敷料有无松脱、渗血、渗液，角膜移植上皮愈合情况，眼痛的情况，监测眼压的变化等。密切观察患者病情变化，特别是角膜感染和角膜排斥反应征象。

2. 药物治疗　术后静脉滴注糖皮质激素抗排斥反应，坚持足量、规则、缓慢停药的原则，观察药物的不良反应，观察患者有无消化道不适感或出血征象，注意患者的情绪和血压、体重、睡眠情况，局部使用糖皮质激素滴眼液、眼膏，密切观察眼压的变化。如角膜组织愈合不佳者，遵医嘱给予促进角膜上皮修复的药物。

3. 护理诊断和护理措施　角膜移植术后患者的护理诊断和护理措施见表6-6。

表6-6　角膜移植术后患者的护理诊断和护理措施

常见护理诊断/护理问题	护理措施	措施依据
焦虑	做好患者心理指导，消除紧张、焦虑心理，保持良好心态，可指导患者深呼吸、听音乐等	分散注意力，缓解焦虑
有感染的危险	1. 使用抗生素滴眼液，眼部敷料有渗血、渗液及时更换。保持眼周皮肤的清洁，用生理盐水清洁睑缘和眼睑皮肤	防止感染
	2. 讲解手卫生的重要性，避免用手或不洁毛巾擦眼，避免洗头、洗澡时水进入眼睛	
知识缺乏	1. 术后嘱患者闭目卧床休息，减少眼球运动和头部活动，角膜内皮移植术后需保持面朝上仰卧位4小时，并告知特殊体位的重要性	取得患者配合，避免角膜移植片脱落
	2. 术后角膜移植片知觉尚未恢复，指导患者保护术眼，避免剧烈运动及碰伤，外出佩戴防护眼镜，患眼不能热敷	
	3. 教会患者滴眼液的正确使用方法，按要求保存滴眼液。使用糖皮质激素者要逐渐减量，不能随意增加使用次数和停用，并告知其危害性。角膜缝线未拆除前嘱患者定期随访	
	4. 规律生活，保证充足睡眠，注意预防感冒，饮食清淡、易消化，多吃水果、蔬菜，忌食刺激性食物和饮酒，保持大便通畅，防止疲劳用眼	增强机体抵抗力，促进康复

 知识拓展

角膜接触镜

角膜接触镜，又称"隐形眼镜"，是一种佩戴在眼球角膜上达到矫正视力或保护眼睛的镜片，包括硬性、半硬性、软性3种。

角膜接触镜佩戴时间过长、夜间戴用、镜片透氧性差或压迫过紧是导致感染性角膜炎的危险因素。有研究表明，感染性角膜炎发病率约为0.63/10 000，而在角膜接触镜使用人群中发病率为3.4/10 000，最常见者为细菌性角膜炎。另外，角膜长期缺氧易导致角膜炎的相关并发症，如慢性角膜水肿、角膜新生血管等。

在佩戴角膜接触镜前一定先要做眼部检查，以确定是否适合佩戴角膜接触镜。在使用过程中，则要特别注意眼卫生。选用角膜接触镜时，应注意尽量去正规眼镜店或医院，选用含水量高、透氧率好、佩戴舒适的角膜接触镜。佩戴过程中一旦有不适，应及时去医院就诊，及时治疗。

思考题

1. 角膜炎患者如何预防角膜穿孔？

2. 角膜移植术后患者护理措施有哪些？

更多练习

（高　磊）

第七章 白内障患者的护理

教学课件

学习目标

1. 素质目标

（1）耐心引导学生进行白内障知识拓展的阅读和讨论，强调临床护理工作中关爱和理解白内障患者。

（2）学生根据自身对本章内容的理解，阅读本章的案例，触发对临床工作的探究，激发决策和创新能力。

2. 知识目标

（1）掌握：年龄相关性白内障、糖尿病性白内障患者的典型症状、治疗要点、主要护理诊断及护理措施。

（2）熟悉：年龄相关性白内障、糖尿病性白内障和先天性白内障患者的病因及发病机制。

（3）了解：先天性白内障患者的护理评估、治疗要点和护理措施。

3. 能力目标

（1）能运用年龄相关性白内障的理论知识对患者进行健康宣教。

（2）能运用糖尿病性白内障的护理措施对糖尿病性白内障患者进行干预。

案例

【案例导入】

患者，男性，62 岁。因"近 2 年双眼逐渐视物模糊，眼前有黑点，加重半个月"就诊。查体：体温 36.6℃，脉搏 90 次/分，呼吸 24 次/分，血压 130/80mmHg。眼部检查：双眼角膜透明，前房浅，可见虹膜投影；右眼视力 0.2，左眼视力 0.1；右眼眼压 16mmHg，左眼眼压 14mmHg，晶状体混浊。诊断：年龄相关性白内障。

【请思考】

1. 如何防止视力障碍患者受伤？

2. 该患者如进行手术治疗，那么应该如何防止术后感染的发生？

【案例分析】

第一节　概　述

晶状体为双凸面、有弹性、无血管的透明组织，具有复杂的代谢过程，房水和玻璃体是其营养的主要来源。正常情况下，晶状体可将光线聚焦于视网膜上，并通过调节作用看清物体，是眼屈光介质的重要组成部分。晶状体的主要病变为透明度改变，形成白内障；位置的改变，发生异位和脱位；先天性晶状体形成和形态异常。晶状体病变可导致明显的视力障碍。白内障是最常见的晶状体疾病，是全球和我国主要致盲原因之一。

（一）白内障的病因及发病机制

白内障（cataract）指晶状体透明度降低或者颜色改变所导致的光学质量下降的退行性改变。晶状体发病机制复杂，是由机体内外多种原因长期综合作用所导致。晶状体处于眼内液体环境中，老化、遗传、代谢异常、中毒、辐射、外伤、局部营养障碍、某些全身代谢性或免疫性疾病等影响眼内环境的因素，都可以直接或间接破坏晶状体的组织结构，干扰其正常代谢而使晶状体混浊。流行病学研究表明，紫外线照射、糖尿病、高血压、心血管疾病、机体外伤、过量饮酒及吸烟等，均与白内障的发生有关。

（二）白内障的分类

1. 按病因分类　分为年龄相关性、外伤性、代谢性、并发性、中毒性、辐射性、发育性和后发性白内障等。

2. 按发病时间分类　分为先天性和后天获得性白内障。

3. 按晶状体混浊部位分类　分为皮质性、核性、后囊膜下和混合型白内障等。

4. 按晶状体混浊形态分类　分为点状、冠状和绕核性白内障等。

5. 按晶状体混浊程度分类　分为初发期、膨胀期或未成熟期、成熟期和过熟期白内障。

（三）临床表现

1. 症状　①视力下降：是白内障最明显、最重要的症状。视力下降程度与晶状体的混浊部位和程度有关。晶状体周边部的轻度混浊多不影响视力；中央部的混浊，即使范围较小、程度较轻，也可严重影响视力。②对比敏感度下降：白内障患者在高空间频率上的对比敏感度下降最明显。③屈光改变：可产生核性近视和晶状体性散光。④单眼复视或多视。⑤眩光：因晶状体混浊使进入眼内的光线散射可发生眩光。⑥色觉敏感度下降。⑦视野缺损：晶状体混浊使白内障患者视野产生不同程度的缺损。

2. 体征　晶状体混浊可在肉眼、聚光灯或裂隙灯显微镜下观察测量。当晶状体混浊局限于周边部时，须散瞳后才能看到。

第二节　年龄相关性白内障患者的护理

年龄相关性白内障（age‑related cataract），又称老年性白内障（senile cataract），是最常见的白内障类型，多见于 50 岁以上的中、老年人，随着年龄增长，其发病率明显升高。

（一）病因及发病机制

年龄相关性白内障是晶状体老化后的退行性改变。年龄、性别、职业、紫外线辐射、糖尿病、高血压和营养不良是白内障的危险因素。在我国，西藏地区因紫外线辐射较多而导致白内障发病率最高。一般认为，氧化作用可导致白内障的最早期变化。

（二）护理评估

1. 健康史　评估患者的年龄、生活环境，有无家族史及糖尿病、高血压等全身疾病史；评估患者视力下降的时间、程度及发展的速度等。

2. 身体状况

（1）症状：常常双眼患病，但发病有先后，严重程度也不一致。主要症状为渐进性、无痛性视力下降，严重者只剩光感。早期患者眼前可出现固定不动的黑点，可伴有单眼复视或多视、虹视、眩光、屈光改变等表现。

（2）分类和分期：根据晶状体混浊开始出现的部位，年龄相关性白内障分为皮质性、核性及后囊膜下白内障，以皮质性白内障（cortical cataract）为最常见类型。根据病程，白内障可分为 4 期。

1）初发期（incipient stage）：在裂隙灯下，晶状体皮质内出现空泡、水隙、板层分离和轮辐状混浊，早期多不影响视力，发展缓慢，经数年才发展到下一期。

2）膨胀期（intumescent stage）或未成熟期（immature stage）：晶状体混浊加重，向中央发展，深入瞳孔区，呈灰白色混浊，视力明显下降。因渗透压改变，皮质吸收水分而肿胀，将虹膜推向前，使前房变浅，可诱发急性闭角型青光眼。因晶状体皮质层尚未完全混浊，虹膜瞳孔缘部与混浊的晶状体皮质之间尚有透明皮质。用斜照法检查时，光线投照侧的虹膜阴影投照在深层混浊皮质上形成新月形投影，称为虹膜投影，为此期的特有体征。

3）成熟期（mature stage）：前房深度恢复正常，虹膜投影消失。晶状体完全混浊，呈乳白色，视力降至光感或手动，眼底不能窥入。

4）过熟期（hypermatur stage）：晶状体内水分继续丢失，晶状体体积缩小，前房变深，虹膜震颤。晶状体纤维分解液化，晶状体核下沉，避开瞳孔区，视力有所提高；低头时，晶状体核上浮，遮挡瞳孔区，视力突然减退。过熟液化的皮质漏到晶状体囊膜外，可发生晶状体蛋白诱发的葡萄膜炎；晶状体皮质沉积于前房角，也可被巨噬细胞吞噬后堵塞前房角而引起晶状体溶解性青光眼。此期晶状体韧带变性，晶状体容易出现脱位或移位；晶状体囊膜可破裂，使晶状体核脱出，若脱位的晶状体或晶状体核堵塞瞳孔区，也可引起继发性青光眼。

3. 辅助检查

（1）眼部检查：检查患者的视力、眼压、视野等；裂隙灯显微镜检查，了解晶状体混浊情况；眼压；角膜曲率及眼轴长度测量，计算人工晶状体的度数；角膜内皮细胞；眼部 B

超等；视觉电生理检查、激光干涉仪检查等。

（2）全身检查：评估高血压患者血压控制和糖尿病患者血糖控制情况；心、肺、肝、肾等脏器功能检查。

（3）术前眼表环境评估：干眼问卷评估、泪膜破裂时间检查、角膜荧光素试验等。

4. 心理-社会状况　评估患者心理状态，了解视力障碍对患者日常活动、社交及自理能力的影响。

（三）治疗要点

目前尚无疗效肯定的药物，白内障影响工作和生活时，主要以手术治疗为主。目前常采用的是白内障超声乳化吸除术联合人工晶状体植入术、白内障囊外摘除联合人工晶状体植入术、飞秒激光辅助下白内障摘除术联合人工晶状体植入术。

（四）护理诊断和护理措施

1. 术前护理　年龄相关性白内障患者的术前护理诊断和护理措施见表7-1。

表7-1　年龄相关性白内障患者的术前护理诊断和护理措施

常见护理诊断/护理问题	护理措施	措施依据
感知觉紊乱：视力下降	1. 加强巡视，做好安全教育。根据患者自理能力，及时给予必要的帮助。患者生活物品定点放置，呼叫器置于患者身边，并教会患者使用。保障病房光线充足，通道无障碍物	帮助患者提高安全意识，提供安全的环境，防止跌倒等意外受伤，医护人员要关爱患者
	2. 患者入院时，详细介绍病房环境，特别是暗室、浴室等容易跌倒的地方。配备床栏及卫生间防滑垫、扶手等安全设施	帮助患者熟悉入院环境，防止意外发生
恐惧	1. 护士热情接待新入院患者，耐心解答患者疑问	建立良好的护患关系，缓解恐惧心理
	2. 评估患者的心理状况，给予心理疏导，嘱其保持情绪稳定	给予心理支持，缓解恐惧
	3. 向患者介绍手术的流程和原理，重视与患者家属的沟通交流	了解手术内容，树立手术治疗的信心
知识缺乏	1. 向患者介绍本病的特点、术前检查的注意事项等，注意与患者的互动	帮助患者配合手术，减轻思想顾虑
	2. 讲解术中配合的要点，告知抑制咳嗽、打喷嚏的方法，指导患者训练双眼固视	防止术中意外发生

2. 术后护理　年龄相关性白内障患者的术后护理诊断和护理措施见表7-2。

表7-2　年龄相关性白内障患者的术后护理诊断和护理措施

常见护理诊断/护理问题	护理措施	措施依据
有受伤的危险	1. 患者术后当日单眼包扎，做好安全教育，嘱患者注意防跌倒、坠床	增强患者安全意识，防止意外发生
	2. 患者到容易跌倒的地方如暗室检查、浴室等，应有人陪同	防止跌倒、外伤

续 表

常见护理诊断/护理问题	护理措施	措施依据
有感染的危险	1. 遵医嘱给予患者局部滴眼治疗，注意执行无菌操作	控制炎症，预防感染
	2. 观察患者术眼敷料渗血、渗液情况，更换敷料，保持其干燥	及时发现感染征象
	3. 保持眼卫生，不要揉术眼	避免污染术眼
知识缺乏	1. 指导患者术后当日宜取平卧位，1 天后可取自由体位	减轻炎症反应
	2. 术后半年避免重体力劳动和剧烈活动，防止人工晶状体移位。勿突然低头、弯腰，防止眼碰伤。注意保暖，预防感冒、咳嗽，戒烟戒酒，勿饮茶，勿食辛辣刺激性食物，防止便秘	避免眼压增高，造成晶状体脱位
	3. 教会患者及家属掌握正确滴眼方法	保证治疗效果
	4. 注意保护视力，不要长时间看书、看电视。外出时佩戴防护眼镜	增强自我保健意识
	5. 按时复诊，出现眼红、眼痛、眼胀、畏光、流泪、视力下降时应及时就诊	帮助患者及时发现并处理并发症
	6. 配镜指导：植入单焦人工晶体者，3 个月后屈光状态趋于稳定后，可予以验光配镜补充近视力或远视力	帮助患者获得最佳视觉效果，提高生活质量
	7. 有糖尿病、高血压、动脉硬化等全身疾病者应积极治疗	提高治疗效果，防止复发

知识拓展

白内障术后干眼症的护理

根据《中国白内障围手术期干眼防治专家共识（2021 年）》规定，白内障术前应对患者进行充分干眼症评估，对中、重度眼干燥症或睑板腺功能障碍（MGD）患者需先行系统性眼干燥症治疗。白内障术中选择切口，应尽量避免鼻侧或颞侧透明角膜切口，并尽可能保护 9：00 位和 3：00 位的角膜神经纤维。术中采用灌注液频繁滴眼或涂角膜保护剂，保持眼表湿润状态。白内障手术过程需尽可能缩短手术时间，动作轻柔，减少角结膜上皮细胞损伤和杯状细胞丢失。另外，避免围手术期过度使用药物，减少各种滴眼液的使用频率和时长，选择滴用次数较少的长效剂型，均可有效减少白内障术后干眼症。术后若患者出现干眼症，可逐步对患者进行干眼症系统治疗，尽可能保持泪膜稳定，缓解患者不适，提高患者术后视觉质量。

第三节 糖尿病性白内障患者的护理

糖尿病性白内障（diabetic cataract）是糖尿病的并发症之一，可分为真性糖尿病性白内障和糖尿病年龄相关性白内障两种。

（一）病因及发病机制

由于糖尿病患者血糖升高，晶状体内葡萄糖增多，醛糖还原酶的作用活化，葡萄糖转化为山梨醇。山梨醇不能透过晶状体囊膜，在晶状体内大量积聚，使晶状体内渗透压升高，吸收水分，纤维肿胀变性，导致晶状体混浊。

（二）护理评估

1. 健康史　询问患者糖尿病症状、治疗过程及血糖控制情况；评估视力下降的时间、程度等。

2. 身体状况

（1）糖尿病年龄相关性白内障多见，表现与无糖尿病年龄相关性白内障相似，但发生较早，进展较快，容易成熟。

（2）真性糖尿病性白内障多发生于 1 型糖尿病的青少年患者。多为双眼发病，进展迅速，晶状体可能在数天、数周或数月内全部混浊，短时间内发展为完全性白内障。可伴有屈光改变：当血糖升高时，血液中的无机盐含量下降，房水渗入晶状体内使之变凸，表现为近视；血糖降低时，晶状体内水分渗出，晶状体变扁平，表现为远视。

3. 辅助检查

（1）实验室检查：血糖升高、尿糖阳性。

（2）眼部检查：裂隙灯检查，了解晶状体混浊的程度。眼 A 型超声、B 型超声、角膜曲率及眼轴长度测量，计算人工晶体的度数。角膜内皮计数检查，了解角膜内皮细胞的状况。黄斑光学相干断层扫描（OCT）检查，了解黄斑区视网膜功能。眼电生理检查，了解视网膜和视神经功能。

4. 心理－社会状况　糖尿病性白内障发展速度较快，严重影响视功能，患者容易出现焦虑、恐惧，甚至有些患者对疾病失去信心，产生悲观、失望的心理。

（三）治疗要点

在糖尿病性白内障早期，积极治疗糖尿病，严格控制血糖，晶状体混浊可能会部分消退，视力有一定改善。当白内障致视力明显下降、影响工作和生活时，可在血糖控制良好的情况下行白内障摘除术。无糖尿病性视网膜病变时，可植入后房型人工晶状体。术后注意积极预防感染和出血。

（四）护理诊断和护理措施

1. 术前护理　参见本章第二节。

2. 术后护理　糖尿病性白内障患者的术后护理诊断和护理措施见表 7－3。

表 7－3　糖尿病性白内障患者的术后护理诊断和护理措施

常见护理诊断/护理问题	护理措施	措施依据
有受伤的危险	1. 患者术后当日术眼包扎，做好安全教育，嘱患者注意防跌倒、坠床	增强患者安全意识，防止意外发生
	2. 患者到容易跌倒的地方如暗室检查、浴室等，应有人陪同	防止跌倒、外伤

续　表

常见护理诊断/护理问题	护理措施	措施依据
潜在并发症：出血、感染、低血糖	1. 手术当日指导患者取平卧位，密切观察术眼外敷料有无渗血、渗液，发现异常及时通知医生	防止术后眼内出血
	2. 遵医嘱给予全身及局部抗炎治疗，遵循无菌原则，指导患者注意手卫生，勿揉术眼	增强疗效，防止眼内感染
	3. 巡视病房，注意监测血糖，提高患者及家属自我护理能力。预防低血糖发生，如患者出现心悸、饥饿感、出冷汗、头晕等情况，应立即告知医护人员，进食自备糖果、饼干等	教会患者认识低血糖症状，及时发现和处理
知识缺乏	1. 告知患者治疗原发病的重要性，讲解糖尿病的相关知识，如药物护理、饮食护理和运动疗法	讲解糖尿病的相关知识，避免本病的发生
	2. 嘱患者按时复查，定期检查眼底，及时发现和治疗糖尿病性视网膜病变，预防视网膜脱落及玻璃体积血，保护视功能	帮助患者及时发现并处理并发症
	3. 对于自理缺陷的患者，教会家属协助患者做好各种生活必需的项目，如进食、如厕、沐浴、穿衣等	减少和避免意外事故的发生

第四节　先天性白内障患儿的护理

先天性白内障（congenital cataract）指出生前后即存在，或出生后 1 年内逐渐形成的先天遗传或发育障碍导致的白内障。先天性白内障是一种常见的儿童眼病，是造成儿童失明和弱视的重要原因。本病可以是家族性或散发性，也可以是双眼或单眼发病，有时伴有眼部或全身其他先天性异常。

（一）病因及发病机制

先天性白内障的病因可分为遗传因素、环境因素及原因不明三大类。

1. 遗传因素　约 1/2 先天性白内障的发生与遗传有关。遗传性先天性白内障有 4 种不同的遗传方式：常染色体显性遗传（AD），常染色体隐性遗传（AR），X 连锁隐性遗传（XR）和线粒体 DNA 遗传，其中以 AD 型最为多见。

2. 环境因素

（1）病毒感染：风疹病毒、水痘 – 带状疱疹病毒、流感病毒、麻疹病毒、单纯疱疹病毒等感染可严重影响到胎儿晶状体上皮细胞的生长发育，同时又可使晶状体代谢受干扰和破坏，蛋白合成异常而致晶状体混浊。在众多致病病毒中，风疹病毒感染致胎儿先天性白内障最为常见。

（2）全身疾病：妊娠期心脏病、糖尿病、肾炎、贫血、甲状腺功能亢进症、手足搐搦症、维生素 D 缺乏等都可导致胎儿晶状体发育不良。胎儿宫内缺氧、早产也可引起先天性白内障。

（3）药物和放射线：盆腔受放射线照射，服用激素、大剂量四环素、抗凝药、水杨酸制剂等药物可引起先天性白内障。

3. 原因不明　多为散发病例，难以确定是遗传因素还是环境因素的影响。

（二）护理评估

1. 健康史　了解患儿有无家族史、白内障的发病情况。评估患儿母亲孕期是否曾有病毒感染、是否患全身疾病、接触放射线及有无服用药物等。

2. 身体状况　按晶状体混浊的形态、部位不同，先天性白内障可分为前极、后极、冠状、点状、绕核性、核性、膜性和全白内障，其中绕核性白内障为最常见的类型。

单眼或双眼发生，多数为静止性的，少数出生后继续发展。可因混浊发生的部位、形态和程度不同，视力障碍的程度各异，有的可不影响视力，有的视力下降明显，甚至只剩光感。因患儿年龄小，需依赖其父母观察才发现。许多先天性白内障患儿常合并斜视、眼球震颤、先天性小眼球等其他眼病等。

3. 辅助检查

（1）实验室检查：染色体、血糖、尿糖和酮体检查等。

（2）眼部检查：眼 A 型超声、B 型超声检查及眼底筛查。怀疑合并代谢病患者应进行血氨基酸水平测定。

4. 心理 – 社会状况　评估患儿父母的心理状况、文化层次、经济状况等。

（三）治疗要点

治疗目标是恢复视力，减少弱视和盲的发生。

1. 一般治疗　对视力影响不大者，一般无须治疗，定期随访。

2. 手术治疗　对明显影响视力者，应尽早手术摘除白内障。最佳时间为出生后 3 ~ 6 个月手术，最迟不超过 2 岁，以免发生形觉剥夺性弱视。但对于风疹病毒引起的先天性白内障不应过早手术，以免手术使仍潜伏在晶状体内的病毒释放而引起虹膜睫状体炎。

3. 屈光矫正和视功能训练　适用于无晶状体眼，以防止弱视，促进融合功能发育。屈光矫正方法有框架眼镜矫正、佩戴角膜接触镜、人工晶状体植入术。

（四）护理诊断和护理措施

先天性白内障患儿的护理诊断和护理措施见表 7 – 4。

表 7 – 4　先天性白内障患儿的护理诊断和护理措施

常见护理诊断/护理问题	护理措施	措施依据
有受伤的危险	1. 评估患儿视力及自理能力，加强巡视，做好家长的安全教育	增强家属安全意识
	2. 加床档，防止坠床	防止患儿发生意外
照顾者角色紧张	1. 向患儿或家长讲解本病的相关知识及手术前后的注意事项	便于家属理解，配合治疗
	2. 指导患儿家长保护患儿术眼，修剪指甲，防止抓伤眼睛。减少头部活动，避免碰伤及剧烈活动	防止人工晶体移位或脱位
	3. 保证充足睡眠，合理饮食，多食水果、蔬菜，避免辛辣刺激性食物	养成良好的生活习惯，缓解紧张情绪
	4. 注意用眼卫生，使用抗生素滴眼液，勿用手揉眼	防止眼部感染

续　表

常见护理诊断/护理问题	护理措施	措施依据
潜在并发症：形觉剥夺性弱视	1. 已发生弱视的患儿，应指导家长及时进行正确的弱视训练，如遮盖疗法、精细动作训练等	对发生并发症者康复训练，促进康复
	2. 嘱患儿家长术后带患儿复查验光，以镜片补充人工晶状体的不足，避免出现弱视，验光要每半年至 1 年进行一次，及时调整眼镜度数，以适应眼球发育带来的屈光变化	避免并发症发生
知识缺乏	1. 禁止近亲婚配是减少隐性遗传性白内障的重要措施	讲解疾病预防知识，避免本病发生
	2. 强调围产期保健，预防妊娠前 3 个月的病毒感染，以减少先天性白内障的发生	注重围产期保健，避免先天性白内障的发生
	3. 规范早产儿的吸氧措施，防止吸氧时间过长和浓度过高造成的新生儿视网膜损害	加强早产儿护理，避免视力损害

本章小结

思考题

1. 如何对年龄相关性白内障患者术后进行健康指导？

2. 糖尿病性白内障的症状和体征有哪些？

更多练习

（刘　曼）

第八章　青光眼患者的护理

学习目标

1. 素质目标

（1）耐心引导学生进行青光眼学习，激发学生利用专业知识进社区、服务社会，引发公众对青光眼的关注。

（2）学生通过自身对本章的案例思考分析，培养学生临床思维和创新能力，树立正确的职业观和价值观。

2. 知识目标

（1）掌握：青光眼的定义和分类，原发性闭角型青光眼和原发性开角型青光眼的护理评估、治疗要点和护理措施。

（2）熟悉：原发性闭角型青光眼和原发性开角型青光眼的病因及发病机制。

（3）了解：先天性青光眼患者的护理评估、治疗要点和护理措施。

3. 能力目标

（1）能运用青光眼的理论知识对患者进行健康指导。

（2）能运用青光眼的护理程序对青光眼患者制订和实施护理计划。

案例

【案例导入】

患者，女性，50 岁。因"右眼疼痛、肿胀 7 天"入院。查体：体温 36.3℃，脉搏 78 次/分，呼吸 20 次/分，血压 145/91mmHg。专科检查：右眼视力手动，左眼视力 1.0；右眼眼压 32mmHg，左眼眼压 22mmHg；右眼前房浅，瞳孔不规则散大，直接对光反射消失；左眼前房正常，瞳孔等大等圆，对光反应灵敏。诊断：急性闭角型青光眼。

【请思考】

1. 如何防止该视力障碍患者受伤？

2. 如何缓解患者的疼痛？

【案例分析】

第一节 概 述

一、青光眼的概念

青光眼（glaucoma）是以视神经萎缩和视野缺损为主要特征的疾病。主要危险因素为病理性眼压升高。青光眼是导致失明的主要眼病，具有不可逆性和遗传倾向。

二、眼压与青光眼

1. 眼压 指眼球内容物作用于眼球内壁的压力。正常眼压具有保持眼球固有形态、恒定角膜曲率、保证眼内液体正常循环和维持屈光间质透明性等作用。主要通过房水的产生和输出之间的平衡来维持眼压。房水循环的任何一个环节出现问题都可引起眼压的波动。正常眼压生理范围为 10～21mmHg，双眼眼压差不超过 5mmHg，24 小时眼压波动不应超过 8mmHg。

2. 高眼压症（ocular hypertension，OH） 指眼压超过统计学正常上限的患者，但经过长期观察，并未出现视神经损害和视野缺损。因此，并非所有眼压升高的患者都会发展为青光眼。

3. 正常眼压青光眼（normal tension glaucoma，NTG） 是眼压在正常范围内，却出现了青光眼典型的表现。因此正常眼压也有青光眼的可能性。有些患者在眼压控制后，视神经萎缩和视野缺损并未改善，仍然加重。说明青光眼的发生和发展是一个复杂的过程，除眼压外，还有遗传因素、眼部解剖结构异常、环境因素等其他多种因素在起作用。

三、青光眼的分类

1. 原发性青光眼（primary glaucoma） 多病因不明，分为原发性闭角型青光眼和原发性开角型青光眼。

2. 继发性青光眼（secondary glaucoma） 病因明确，由眼部或全身疾病引起的青光眼。

3. 先天性青光眼（congenital glaucoma） 是先天发育异常所引起的一类青光眼。

第二节 原发性青光眼患者的护理

原发性青光眼是主要的青光眼类型，一般双眼先后发病，根据前房解剖结构是否被周边虹膜堵塞，将原发性青光眼分为闭角型和开角型青光眼两大类，原发性闭角型青光眼是我国常见的青光眼类型。

一、原发性闭角型青光眼

原发性闭角型青光眼（primary angle – closure glaucoma，PACG）是由于前房角机械性阻塞导致房水流出受阻引起眼压升高。多发在 40 岁以上，女性多见。有急性和慢性之分，本节重点介绍急性闭角型青光眼。

（一）病因及发病机制

本病病因尚未明确。眼球局部的解剖结构异常，如眼轴短、小角膜、浅前房、房角狭窄等易使房水流出受阻，引发青光眼。此外，情绪激动、应用抗胆碱类药物、在黑暗处时间长、用眼疲劳、气候变化等，也可诱发本病发生。

（二）护理评估

1. 健康史　评估患者有无青光眼家族史，询问患者发病时间、诱发因素、发作次数及发病时的伴随症状。

2. 身体状况

（1）临床前期：一眼出现病变，另一眼很可能也存在潜在的风险，另一眼即使没有临床表现也可作出诊断。另外，部分患者在急性发作前虽然没有明显的自觉症状，但可出现前房变浅、房角狭窄等，可作为早期诊断依据，有助于发现青光眼潜在风险。

（2）先兆期：常表现为短暂或反复的小发作，傍晚时尤为明显。患者可能突感虹视或雾视，患侧额头疼痛或同侧鼻部有酸胀感、胀痛。这些症状经休息后可自行缓解，但眼压会显著升高，超过 40mmHg。小发作后，除了特征性的浅前房，通常不会造成永久性组织改变。

（3）急性发作期：此阶段多为单侧发病，但也可能双侧同时受累。症状严重，包括剧烈头痛、眼痛、畏光、流泪，视力急剧下降，甚至只能辨识指数或手动，常伴恶心、呕吐等全身不适。眼压急剧升高，常在 50mmHg 以上。患者眼睑水肿，睫状充血或混合充血明显；角膜可出现水肿，雾状混浊，并有色素沉着。房角完全关闭，色素沉着明显。瞳孔散大、变形，对光反射消失，并出现眼部刺激症状。前房极浅，周边部几乎消失。若虹膜严重缺血坏死，房水变混浊，有时可见絮状渗出物。眼底通常模糊不清，如可见视网膜中央动脉搏动明显。发作过后，瞳孔仍散大，虹膜可能出现脱色素或节段性萎缩，晶状体前囊下可见灰白色斑点状或粥斑样混浊，称为青光眼斑。

（4）间歇期：此期房角重新开放，小梁网损伤不重。在不用药或仅使用少量缩瞳剂的情况下，眼压保持稳定。因房角广泛粘连，由急性大发作进入间歇期的可能性较小。

（5）慢性期：房角广泛粘连，小梁网功能严重受损，眼压中度升高。眼底常出现青光眼性视盘凹陷，并伴有视野缺损。

（6）绝对期：高眼压持续时间长，视神经受损严重，视力严重下降甚至无光感，且无法恢复。患者可有剧烈疼痛，主要是眼压过高或角膜变性所致。

3. 辅助检查　房角镜、眼前段超声显微镜检查对观察和评价前房的结构，对诊断、用药及手术方式的选择有重要意义。暗室试验或暗室俯卧试验、视野检查、眼轴测量、OCT检查等能进一步明确诊断。

4. 心理－社会状况　原发性闭角型青光眼常急性发作，视力下降明显，且易反复发作，严重影响患者工作、学习及生活，导致患者容易产生紧张、焦虑心理。护士需了解患者性格特征、家庭支持系统及对疾病的认知情况。

（三）治疗要点

1. 药物治疗

（1）拟胆碱药物：收缩瞳孔括约肌，使周边虹膜离开房角前壁，开放房角，增加房水的排出。常用1%毛果芸香碱滴眼液频繁滴眼。

（2）β受体拮抗药：抑制房水生成降低眼压，常用0.25%～0.50%噻吗洛尔、盐酸左旋布诺洛尔和倍他洛尔等滴眼液。

（3）碳酸酐酶抑制剂：减少房水生成，降低眼压，常用1%布林佐胺滴眼液、2%多佐胺滴眼液、醋甲唑胺等。

（4）高渗剂：短期内提高血浆胶体渗透压，减少眼内容物体积降低眼压，常用50%甘油和20%甘露醇。

2. 手术治疗　一般临床前期或急性发作后房角又完全开放者，房角结构尚未受到严重损害，可行周边虹膜切除术或激光虹膜切开术；如房角已大部关闭有广泛粘连，应行滤过性手术。

 知识拓展

前房穿刺术

PACG急性发作时，由于眼压急剧升高，可导致眼内组织出现不同程度的损伤。且高眼压状态下虹膜组织缺血，瞳孔括约肌麻痹，此时药物治疗可能无效甚至加重瞳孔阻滞。前房穿刺术在PACG急性发作时可以迅速降低眼压，解除眼内组织的压迫，改善眼部循环。同时可加快房水循环，促进高眼压状态下前房内的炎症物质排出，减少眼部充血及炎症，减轻房角的炎症粘连，解除瞳孔阻滞，有助于开放急性关闭的房角。眼压降低为进一步手术创造了安全条件。前房穿刺对于急性原发性闭角型青光眼的眼压急剧升高是安全有效的，但术后仍需要辅助药物治疗。

（四）护理诊断和护理措施

1. 术前护理　急性闭角型青光眼患者的术前护理诊断和护理措施见表8-1。

表8-1　急性闭角型青光眼患者的术前护理诊断和护理措施

常见护理诊断/护理问题	护理措施	措施依据
急性疼痛	1. 积极配合医生使用降眼压药物降低眼压，并做好药物护理，讲解药物不良反应	药物降低眼压，减轻疼痛
	2. 将患者安置在安静、舒适的环境中，教会患者放松的方法，分散患者注意力	分散注意力，减轻疼痛

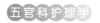

续　表

常见护理诊断/护理问题	护理措施	措施依据
感知觉紊乱：视力障碍	1. 物品放置应遵循方便使用原则；教会患者使用呼叫系统，鼓励患者表达需求，寻求帮助	保证环境安全，预防外伤
	2. 对有全身疾病及低视力的患者应做好跌倒风险评估，落实防跌倒的措施及健康教育	预防跌倒，做好安全教育
焦虑	1. 注意观察患者情绪反应的强度和紧张度，有无焦虑、情绪低落、易激惹等表现，做好心理疏导工作	心理疏导，缓解焦虑情绪
	2. 帮助患者了解疾病相关知识，掌握控制情绪和自我放松的方法，保持良好心态，正确面对疾病，积极配合治疗	帮助患者了解疾病相关知识，配合治疗
知识缺乏	1. 告知全身检查及眼科专科检查的目的、意义及配合注意事项	帮助患者积极配合手术
	2. 讲解术前准备的目的、手术治疗流程	

2. 术后护理　急性闭角型青光眼患者的术后护理诊断和护理措施见表 8 - 2。

表 8 - 2　急性闭角型青光眼患者的术后护理诊断和护理措施

常见护理诊断/护理问题	护理措施	措施依据
潜在并发症：浅前房、前房积血等	1. 加强巡视，注意观察术眼视力、眼压、眼痛等情况，保持敷料的清洁、干燥；非手术眼继续遵医嘱用药，观察眼压、视力、前房变化	避免并发症发生，一旦出现及时处理
	2. 提供安静、舒适的休息环境，对有前房积血者指导半卧位休息	
知识缺乏	1. 规律作息，保持乐观心态，避免情绪激动；避免到人流拥挤的地方，避免术眼受伤。避免在光线暗的环境中停留时间过长，看电视、使用电脑时要开灯	养成规律作息，避免术眼受伤
	2. 注意用眼卫生，遵医嘱正确滴用滴眼液。青光眼患者需长期用药，不得随意自行停药、换药	注意用眼卫生，遵医嘱用药，保证治疗效果
	3. 饮水应遵循少量多次原则，一次饮水不超过 300ml，每天不超过 2000ml，防止眼压升高。饮食宜清淡、易消化、富含维生素，避免大量高蛋白饮食，戒烟酒、浓茶、咖啡等刺激性食物，保持大便通畅	避免眼压增高，防止复发
	4. 行滤过手术的患者注意保护滤过泡，避免用力揉捏或碰撞术眼	保护滤泡，避免并发症发生
	5. 定期门诊随访，指导患者识别急性闭角型青光眼发作的征象：出现头痛、眼痛、恶心、呕吐等症状时，应及时就诊；对40岁以上有青光眼家族史的人群应进行定期检查，争取早发现、早诊断、早治疗	定期随访、检查，以减少盲的发生

二、原发性开角型青光眼

原发性开角型青光眼（primary open - angle glaucoma，POAG）是一种慢性眼病，其特点为至少一眼的眼压持续高于正常值（＞21mmHg），而房角保持开放状态，眼底出现特征性视神经损害和视野缺损。由于症状不明显，疾病进展往往较为隐匿，早期难以察觉。在我国，开角型青光眼相较于闭角型较为少见，但近年来发病率呈上升趋势。该病多见于 20 ～ 60 岁人群，且具有家族聚集性。该病的高危人群为甲状腺功能减退症、糖尿病、近视、心血管疾病和视网膜静脉阻塞等患者。

（一）病因及发病机制

病因尚未完全阐明。眼压升高主要为小梁网 – Schlemm 管系统受阻所致的房水循环障碍。这种受阻主要是由于小梁网的胶原纤维和弹力纤维发生变性，内皮细胞可能脱落或增生，小梁网增厚，其间隙变窄甚至消失。此外，小梁内皮及 Schlemm 管内壁还有细胞外基质沉着，Schlemm 管内皮细胞的空泡减少。

（二）护理评估

1. 健康史　评估患者发病情况，询问近视、视网膜静脉阻塞史，家族青光眼病史，以及糖尿病、甲状腺、心血管和血液流变学异常等情况。

2. 身体状况　POAG 多为双眼发病，但双眼发病时间不同，导致双眼眼压、视盘、视野改变及瞳孔对光反应呈现不对称性。

（1）症状：发病隐匿，多数无自觉症状。部分患者表现为近视，伴视疲劳；眼压波动大或眼压高时，患者会出现视物模糊、眼胀痛或头痛，出现虹视或雾视。晚期双眼视野缩小，行动不便和夜盲。中心视力多无碍，但视野渐缩。

（2）眼压：早期患者眼压波动较大，随病情发展眼压逐渐升高，但很少超过 60mmHg。

（3）眼前节：通常无显著异常，但双眼视神经损害程度不同时，可能出现相对性传入性瞳孔障碍。

（4）眼底：检查显示视盘凹陷呈进行性扩大和加深，杯盘比值增大，且双眼视盘凹陷可能不对称。此外，还可能出现视盘或其周围的浅表线状出血，以及视网膜神经纤维层缺损。

（5）视功能：是青光眼诊断和随访的关键，可发现典型的视野缺损，如旁中心暗点、鼻侧阶梯等，晚期可能仅剩管状视野。

（6）其他：青光眼还可能导致黄斑功能受损，表现为色觉障碍、视觉对比敏感度下降等。

3. 辅助检查

（1）24 小时眼压测定：可准确掌握眼压的波动范围及高峰值，对于高度近视患者，需采用压平式眼压计或校正眼压，确保测量准确。

（2）前房角及眼前段 UBM 检查：对于明确青光眼诊断、指导用药及选择手术方式具有重要意义。

（3）视野及 OCT 检查：是评估青光眼病情的关键，通过 Goldmann 视野计或计算机自动视野计，可早期发现视野缺损，而 OCT 检查能深入了解视神经损害情况，反映病变程度，为治疗提供有力依据。

4. 心理 – 社会状况　开角型青光眼对患者影响大，易引发焦虑、抑郁等情绪。需评估患者心理状态，了解其自理能力和对疾病的认知水平。

（三）治疗要点

1. 药物治疗　前列腺素类药物为一线用药。主要是增加房水经葡萄膜巩膜通道排出，也是目前治疗 POAG 的重要药物。常用 0.005% 拉坦前列素、0.004% 曲伏前列素、0.03% 贝美前列腺素、0.0015% 他氟前列素等。若单一药物眼压不能控制，可联合用药，两种药物滴眼应间隔 10 分钟以上。滴药后压迫泪囊区或闭合眼睑 1～2 分钟，以维持局部药物浓度，并减少全身吸收。

2. 激光治疗　如药物治疗不佳，目前推荐选择性激光小梁成形术。

3. 滤过性手术　常用的手术方式为小梁切除术。

（四）护理诊断和护理措施

1. 术前护理　急性开角型青光眼患者的术前护理诊断和护理措施见表 8 - 3。

表 8 - 3　急性开角型青光眼患者的术前护理诊断和护理措施

常见护理诊断/护理问题	护理措施	措施依据
感知觉紊乱：视野缺损	1. 遵医嘱给予降眼压药，监测眼压	药物降眼压，保护视功能
	2. 观察药物的不良反应：前列素衍生物主要是滴药后局部有短暂灼烧感、刺痛、痒感和结膜充血，长期用药可使虹膜色素增加、睫毛增长、眼周皮肤色素沉着	识别药物不良反应
有受伤的危险：与视力障碍有关	1. 室内光线充足，物品放置在患者可触及的地方，活动的空间不设置障碍物	保证环境安全，做好安全管理，预防跌倒
	2. 帮助患者了解预防跌倒的方法	
焦虑	1. 做好心理护理，积极倾听患者的感受，教患者分散注意力的方法，如深呼吸、听音乐等	消除紧张、焦虑心理
	2. 指导患者参加青光眼患者的俱乐部，加强同伴交流	病友之间相互交流病友的体验交流有助于减轻焦虑
知识缺乏	1. 向患者及家属讲解原发性开角型青光眼的相关知识，监测眼压、视力、视野缺损，定期复查	提高患者对疾病的认知程度
	2. 指导患者正确使用滴眼液和眼膏的方法，告知遵医嘱用药的重要性，提高患者的自我管理能力和随访依从性	提高患者自我管理能力
	3. 有青光眼家族史者应定期进行眼部检查	开角型青光眼有家族聚集性，应定期眼部检查
	4. 视野缺损者不宜骑自行车和驾驶车辆	做好安全教育

2. 术后护理　如需手术治疗，参见本章第一节。

第三节　先天性青光眼患者的护理

先天性青光眼（congenital glaucoma）是胎儿发育时前房角异常，导致小梁网 - Schlemm 管系统无法有效引流房水，进而引发眼压升高的青光眼。根据发病年龄，先天性青光眼可分为婴幼儿型青光眼和青少年型青光眼。

（一）病因及发病机制

婴幼儿型青光眼发病原因尚不明确，但与房角结构发育异常有关，其发育异常有单纯的小梁发育不良、虹膜小梁网发育不良、角膜小梁发育不良 3 种类型。青少年型青光眼发病与遗传相关。

（二）护理评估

1. 健康史 询问患者青光眼发病的时间、伴随症状及既往治疗情况，同时了解其母亲的妊娠史及家族中是否有青光眼病史。

2. 身体状况

（1）婴幼儿型青光眼：见于新生儿或婴幼儿时期，常表现为畏光、流泪和眼睑痉挛。角膜增大，前房加深，并可能出现角膜上皮水肿，使角膜外观呈毛玻璃样混浊。此外，患者还会有眼压升高、房角异常、青光眼性视盘凹陷及眼轴长度增加等症状。

（2）青少年型青光眼：发病年龄多在 6~30 岁，由于 3 岁以后眼球壁组织弹性减弱，通常早期无明显症状，但眼压会有较大波动，其临床表现基本同原发性开角型青光眼。

（3）伴有其他先天异常的青光眼：这类患者除了青光眼症状外，还可能合并角膜、虹膜、晶体、视网膜等先天异常，或伴有其他全身器官的发育异常。具体表现包括无虹膜性青光眼，伴有骨骼、心脏及晶体形态或位置异常的青光眼等。

3. 辅助检查 眼压的测量、前房角的检查，眼前段超声生物显微镜检查、眼轴长度均有助于本病的诊断。

4. 心理－社会状况 患儿和家长缺乏本病相关知识，担忧疾病预后及对患儿生活的影响，因此常常会产生焦虑情绪，特别是年龄较大的患儿易出现恐惧心理。

（三）治疗要点

婴幼儿型青光眼主要依赖手术治疗，约 80% 的病例可通过房角切开术或小梁切除术控制眼压，效果不理想时，可选用滤过性手术。青少年型青光眼在药物治疗无效时，需行小梁切开或小梁切除术。对于合并其他眼病或全身发育异常的先天性青光眼，手术治疗是主要手段。

（四）护理诊断和护理措施

先天性青光眼患者的护理诊断和护理措施见表 8－4。

表 8－4　先天性青光眼患者的护理诊断和护理措施

常见护理诊断/护理问题	护理措施	措施依据
有受伤的危险	1. 向家属及患者介绍病房环境，保持病房光线充足，物品放在触手可及的地方，活动的空间不设置障碍物；家长参与患者的安全管理	家长参与安全管理；预防跌倒、碰伤、防坠床
	2. 保证环境安全，床两边需有防护栏；向患者家长讲解安全防护措施，患者要有家长看护	
	3. 因患者好动、配合相对较差，为防止术后患眼抓伤和碰伤，术后应特别关注加盖保护眼罩，防止碰撞发生意外伤	

续　表

常见护理诊断/护理问题	护理措施	措施依据
舒适度受损：畏光、流泪、眼睑痉挛	1. 遵医嘱使用降眼压药，密切观察药物的疗效和不良反应，部分抗青光眼药物可引起全身症状	正确用药，缓解症状
	2. 指导家长看管好患者，流泪时可用干净的纸巾擦拭，勿用手揉眼	注意用眼卫生，遵医嘱用药，保证治疗效果
无能性家庭应对	1. 指导家长应多陪伴患者，倾听患者感受，保持积极乐观的心态，减轻患者的心理负担	注重心理护理，促进康复
	2. 告知患者家属定期监测眼压、视野等眼部情况，必要时可进行遗传基因的检查。当婴幼儿出现畏光、流泪、不愿睁眼、眼球和角膜明显增大时，应及时就诊治疗	向家属强调遵医嘱用药和按时复查、随访的重要性
	3. 优生优育，避免近亲结婚可降低遗传性疾病风险。女性在妊娠期间应增强保健意识，特别是妊娠早期，务必防范病毒感染，以免胚胎发育异常。此外，家长应细心观察眼睛注视力，及时监测视功能发育，以便早期发现眼部问题。同时，合理膳食、均衡营养也是预防营养缺乏导致眼部发育异常的关键	做好遗传性疾病相关知识教育

本章小结

思考题

1. 青光眼的分类有哪些？

2. 原发性闭角型青光眼急性发作期有何表现？

更多练习

（刘　曼）

第九章　葡萄膜炎患者的护理

教学课件

学习目标

1. 素质目标

（1）重视葡萄膜炎和全身病变的关系，认识该疾病易于复发和治疗困难等特点。

（2）具有敏锐的观察和处理紧急事件的能力。

2. 知识目标

（1）掌握：葡萄膜炎患者的临床表现、治疗原则、护理诊断和护理措施。

（2）熟悉：葡萄膜炎的护理评估内容。

（3）了解：葡萄膜炎的病因及发病机制。

3. 能力目标

（1）能运用本章所学的知识为前葡萄膜炎患者制订完善的护理方案。

（2）能正确执行临床常见的特殊葡萄膜炎患者的护理。

案例

【案例导入】

　　患者，女性，28 岁。2 天前开始出现左眼发红、胀痛、畏光、流泪和视物模糊。专科检查：右眼视力 1.0，左眼视力 0.3；右眼眼压 11.7mmHg，左眼眼压 15.2mmHg；左眼睫状充血，虹膜后粘连，前房内可见纤维素样渗出物，瞳孔极度缩小。

【请思考】

　　1. 该患者可能的临床诊断和护理诊断是什么？

　　2. 护士应为患者提供哪些护理措施？

【案例分析】

第一节　葡萄膜炎的护理

葡萄膜炎是累及葡萄膜、视网膜、视网膜血管及玻璃体的一组炎症性疾病，其病因复杂、种类繁多、治疗方法多样且缺乏恒定性，一些患者因未及时诊治可出现视力下降甚至丧失。此类疾病的致盲多为不可治盲，且多发于中青年，因此，在致盲眼病中占重要地位，已引起全世界的关注与重视。

（一）病因及分类

1. 病因

（1）感染因素：细菌、真菌、病毒、寄生虫等直接侵犯；诱发抗原抗体及补体复合物反应；病原体与人体或眼组织的交叉反应。

（2）自身免疫因素：机体免疫功能紊乱时，正常眼组织中的抗原被免疫系统识别。

（3）创伤及理化损伤：通过激活花生四烯酸代谢产物而引起。

（4）免疫遗传机制：多种类型的葡萄膜炎与特定的 HLA 抗原相关。

2. 分类

（1）病因分类：分为感染性和非感染性。

（2）临床和病理分类：分为肉芽肿性和非肉芽肿性葡萄膜炎。

（3）解剖位置分类：分为前葡萄膜炎、中间葡萄膜炎、后葡萄膜炎和全葡萄膜炎。

（二）护理评估

1. 健康史　评估家族史、有无全身相关性疾病、有无疾病反复发作史及治疗经过。询问本次发病时间，有无外伤或眼部感染史。

2. 身体状况

（1）症状：①眼部疼痛，炎症侵犯三叉神经末梢，以及睫状肌痉挛或继发性青光眼所致。②视力下降，角膜水肿，房水中炎症细胞、渗出物、色素沉积于角膜后表面。③畏光、流泪，炎症刺激，常与疼痛同步发生。

（2）体征：①睫状充血或混合充血（图 9 - 1），急性前葡萄膜炎常见表现。②角膜后沉着物：炎症细胞或色素沉积于角膜后表面。③房水闪辉：由于血 - 房水屏障功能破坏，急性炎症时房水闪光明显，严重时可见纤维素性、脓性渗出及前房积脓。④虹膜改变：部分或完全虹膜后粘连，引起眼部并发症，常见有并发性白内障，继发性青光眼等。⑤瞳孔改变：瞳孔缩小多见于急性前葡萄膜炎。慢性前葡萄膜炎引起瞳孔变形，如梨形瞳孔、心形瞳孔、梅花状、不规则形瞳孔。⑥晶状体改变：急性期有色素沉积于晶体表面，慢性期虹膜与晶体多有粘连。

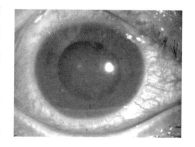

图 9 - 1　前葡萄膜炎

3. 辅助检查　了解患者的血常规、红细胞沉降率、HLA - 27 抗原分型等实验室检查，对怀疑病原体感染所致者进行相应的病原学检查。

4. 心理-社会状况　由于疾病反复发作的特点，并与全身病相关联，需要详细评估患者及家属心理状态，对疾病的了解程度及家庭和社会支持状况。评估患者职业、文化程度及生活环境。

（三）治疗要点

1. 前葡萄膜炎　主要给予局部点眼治疗，治疗原则是立即扩瞳以防止和拉开新鲜的虹膜后粘连，迅速抗炎以防止眼组织破坏和并发症的发生。

（1）睫状肌麻痹药：是治疗急性前葡萄膜炎的必需药物，应立即给药，其目的：①防止和拉开虹膜后粘连，避免并发症的发生。②解除睫状肌、瞳孔括约肌痉挛，以减轻充血、水肿及疼痛，促进炎症恢复和减轻患者痛苦。目前常用药物为1%阿托品凝胶等。

（2）非甾体抗炎药：主要通过阻断前列腺素、白三烯等花生四烯酸代谢产物而发挥其抗炎作用。目前常用药物为吲哚美辛、双氯芬酸钠等。

（3）糖皮质激素：具有抗炎和免疫抑制作用。目前常用药物为醋酸泼尼松龙、地塞米松、泼尼松等。

（4）全身免疫抑制剂：对伴有全身病变者可考虑给予糖皮质激素联合其他免疫抑制剂治疗。目前常用药物为环孢素、环磷酰胺等。

（5）抗感染治疗：对高度怀疑或确诊为病原体感染所致者，则应给予相应抗感染治疗。

（6）并发症治疗：①继发性青光眼，降眼压滴眼液局部滴用、口服和静脉滴注全身降眼压治疗，有瞳孔阻滞者在抗感染治疗下尽早手术。②并发性白内障，行白内障摘除联合人工晶体植入术。

2. 中间葡萄膜炎　应局部治疗联合全身治疗，对于有活动性炎症者应积极治疗。

（1）单眼受累：应给予糖皮质激素后 Tenon 囊下注射，可选用曲安西龙或醋酸泼尼松龙，一般注射量为 0.5ml。

（2）双侧受累：可选用泼尼松口服，随着病情好转逐渐减量，用药时间一般宜在半年以上。在炎症难以控制时则宜选用其他免疫抑制剂。

（3）药物治疗无效者：可行睫状体扁平部冷凝、激光光凝、玻璃体内注射抗血管内皮生长因子（VEGF）和玻璃体切割术。

3. 后葡萄膜炎　主要给予全身治疗，部分患者需联合玻璃体腔内或眼周注射治疗。

（1）确定为感染因素所致给予相应的抗感染治疗。

（2）由免疫因素引起的炎症主要使用免疫抑制剂治疗。

（3）单侧受累者可给予糖皮质激素后 Tenon 囊下注射治疗；双侧受累或单侧受累不宜行后 Tenon 囊下注射者，可口服糖皮质激素、苯丁酸氮芥、环磷酰胺或环孢素 A 等。

（4）视网膜新生血管或脉络膜新生血管患者可考虑给予激光光凝、抗 VEGF 等治疗。

4. 全葡萄膜炎　通常采用全身治疗联合局部治疗。由于葡萄膜炎病因多样性，需要进行个体化治疗。有的患者仅需眼局部用药，有的则需要全身治疗；有的需要应用糖皮质激素，有的还需要联合应用免疫抑制剂；有的仅需治疗数天或数周，有的则需治疗数月甚至数年。长期随诊及频繁有创注射对患者依从性提出了极大挑战，目前临床上通过玻璃体腔植入第四代强效缓释玻璃体内植入剂，其具有抗炎和免疫抑制作用，能精准直击患者眼部病灶，减少全身用药的不良反应，且持续缓慢释放 36 个月，使得患者用药的安全性和疗效性均得到了保障，希望医学的不断进步让葡萄膜炎治疗不再棘手。

（四）护理诊断和护理措施

葡萄膜炎患者的护理诊断和护理措施见表9-1。

表9-1　葡萄膜炎患者的护理诊断和护理措施

常见护理诊断/护理问题	护理措施	措施依据
急性疼痛：炎症侵犯三叉神经末梢，以及睫状肌痉挛或继发性青光眼所致	1. 耐心听取患者疼痛评分、性质、持续时间，解释疼痛的原因，给予支持与安慰，指导患者缓解疼痛的技巧	炎症细胞反应导致疼痛，心理护理能减轻焦虑、帮助减轻疼痛
	2. 指导患者正确使用抗炎药物和散瞳治疗	对症治疗，解除睫状肌及瞳孔括约肌痉挛，减轻炎症反应
	3. 指导患者热敷，注意温度，以防烫伤	促进血液循环、炎症消散，减轻疼痛
知识缺乏	1. 告知患者疾病相关知识	提高患者对疾病的认识、自我管理能力和遵医依从性
	2. 讲解葡萄膜炎需长期服药及复查的重要性	
	3. 生活规律，适度锻炼，劳逸结合，预防感冒；戒烟戒酒，饮食宜营养丰富	增强免疫力，预防复发
	4. 合理饮食，营养搭配均衡	
	5. 使用散瞳药物治疗时用药前，应先测量眼压，滴眼后需压迫泪囊区2~3分钟，如出现口干、头晕、烦躁不安、胡言乱语等症状要立即停药，并及时通知医生，让患者卧床，多饮水，注意保温，静脉补液。散瞳期间外出指导患者注意避光，避免强光直射，户外活动时注意佩戴太阳镜，保护眼睛，减轻眼部不适感	防止药物经鼻黏膜吸收致全身不良反应，提高自我管理能力
	6. 使用糖皮质激素，局部用药时常见不良反应如激素性青光眼、继发性白内障、角膜上皮毒性等。全身用药时，观察患者精神、食欲、体重等全身情况，定期检测眼压、血糖、血压等	及时发现药物不良反应，提高自我管理能力
	7. 使用免疫抑制剂，应注意药物的毒副作用，定期监测血常规、尿常规、血生化	及时发现药物不良反应
潜在并发症	观察视力、眼压变化，及时发现晶状体混浊、异常眼压及眼球萎缩等出现	葡萄膜炎可导致并发性白内障、继发性青光眼、低眼压及眼球萎缩的发生

第二节　几种常见的特殊葡萄膜炎患者的护理

一、交感性眼炎

交感性眼炎（sympatheticophthalmia）指发生于一眼穿孔伤或内眼手术后的双侧肉芽肿性葡萄膜炎，受伤眼称为诱发眼，另一眼称为交感眼。

1. **病因**　由外伤或手术造成眼内抗原暴露并激发自身免疫应答所致。

2. **临床表现**　可发生于外伤或手术后5天至56年内，但多发生于2周至2个月内。

3. 治疗　①对眼前段受累者，给予糖皮质激素滴眼药、睫状肌麻痹药治疗。②对表现为后葡萄膜炎或全葡萄膜炎者，给予糖皮质激素口服、免疫抑制剂治疗。

4. 预防　眼球穿孔伤后及时修复创口，避免葡萄膜嵌顿及预防感染对此病可能有预防作用。

二、急性视网膜坏死综合征

急性视网膜坏死综合征可能是由疱疹病毒感染引起，确切病因尚不完全清楚，表现为视网膜坏死、玻璃体混浊和后期的视网膜脱离等。多单眼受累，发生年龄以 15～75 岁多见，无明显性别差异。

（一）临床表现

1. 症状　多隐匿发病，出现眼红、眼痛或眶周疼痛，早期出现视物模糊、眼前黑影，可有严重视力下降。

2. 体征　眼前段可有轻至中度的炎症反应，易发生眼压升高。疾病早期可有玻璃体混浊。恢复期坏死区常形成多个视网膜裂孔，引起视网膜脱离。

（二）治疗

1. 抗病毒制剂　阿昔洛韦、丙氧鸟苷静脉滴注。

2. 糖皮质激素　泼尼松口服治疗。

3. 激光及手术光凝　对预防视网膜脱离可能有一定的作用。

 知识拓展

葡萄膜炎新型生物制剂治疗新进展

随着分子生物学的发展，新型生物制剂在治疗葡萄膜炎上取得了新的进展。常见药物有干扰素（IFN）、肿瘤坏死因子（TNF）、白细胞介素（IL）、利妥昔单抗及特异性拮抗 T 淋巴细胞的细胞因子 CD52 等，通过特异性针对某一种炎症介质产生作用，对临床治疗提供了更多选择。新型生物制剂的使用，应密切关注药物的不良反应，教会患者观察自觉症状。

本章小结

思考题

1. 前葡萄膜炎的治疗原则有哪些？
2. 如何对葡萄膜炎患者进行护理评估？

更多练习

（陈惠莲）

第十章 玻璃体和视网膜疾病患者的护理

教学课件

学习目标

1. 素质目标

（1）具有良好的护士职业素质，对视觉障碍患者有爱心、耐心和细心。

（2）培养学生树立整体护理观念，根据玻璃体和视网膜疾病的特点，充分评估患者的全身状况，制订周密的护理计划，给予患者全面的关心和照护。

2. 知识目标

（1）掌握：视网膜脱离的定义、分类，视网膜动脉阻塞的临床表现、治疗要点，糖尿病性视网膜病变的发病机制和临床分期。

（2）熟悉：玻璃体液化、玻璃体积血、视网膜静脉阻塞、糖尿病性视网膜病变、高血压性视网膜病变、视网膜脱离、年龄相关性黄斑变性及黄斑裂孔的临床表现和治疗要点。

（3）了解：玻璃体液化、玻璃体积血、视网膜动脉阻塞、视网膜静脉阻塞、高血压性视网膜病变、视网膜脱离、年龄相关性黄斑变性及黄斑裂孔的病因和发病机制。

3. 能力目标

（1）能运用所学知识为玻璃体和视网膜病患者进行身体状况评估。

（2）能通过护理干预提高玻璃体切割术后俯卧位患者的依从性。

案例

【案例导入】

患者，男性，16岁。1天前被足球砸中左眼，出现左眼眼前黑影，遮挡视力下降，有闪光感，无畏光、流泪和眼痛表现。患者主诉担心累及右眼而失明，影响今后学习和生活。

【请思考】

1. 该患者可能的临床诊断是什么？

2. 护士应为该患者提供哪些护理措施？

【案例分析】

第一节 玻璃体疾病患者的护理

一、玻璃体液化及后脱离

玻璃体液化（liquifaction）指凝胶状的玻璃体逐渐脱水收缩，水与胶原分离。玻璃体后脱离（posterior vitreous detachment，PVD）指玻璃体和视网膜内界膜的分离。

（一）病因及发病机制

玻璃体液化常见于高度近视的老年人，近视度数越大，发病年龄越早。40~50岁时，玻璃体内水的成分明显增多，同时胶状成分减少。玻璃体后脱离是在玻璃体液化的基础上发生，除年龄外，无晶状体眼、眼内炎症、玻璃体积血、长眼轴等多种状态会引起玻璃体后脱离。

（二）护理评估

1. 健康史 评估患者有无高度近视，询问患者有无晶状体眼、眼内炎症、玻璃体积血、长眼轴等病史。

2. 身体状况 玻璃体液化患者可无感觉或主诉眼前有黑影飘动。裂隙灯下可见膜样纤维光带浮动，在其上有时还可见许多细小的白色颗粒。玻璃体后脱离患者会注意到眼前有漂浮物，如点状物、飞蝇、环状物等，这是浓缩凝胶体漂浮到视野内造成的。如果脱离的玻璃体对视网膜构成牵引，患者视觉会有"闪电感"。玻璃体后脱离牵引导致血管破裂，可产生玻璃体积血，患者会出现"红色的烟雾"。过度的牵引导致视网膜裂孔形成和视网膜脱离时，视物有遮挡。

3. 辅助检查 散瞳后通过裂隙灯或检眼镜检查可见玻璃体中央有液化腔。玻璃体后脱离的患者通过检眼镜和裂隙灯显微镜检查可见玻璃体后界面呈破碎漂浮的云絮状，与视网膜内面充满液化玻璃体的腔隙，以及玻璃体后脱离可见视盘前方的环形混浊物（Weiss环）。

4. 心理-社会状况 轻度的玻璃体液化患者，心理问题不突出，病情较重或出现视网膜脱离者，会产生紧张或焦虑的心理。注意评估患者的年龄和文化层次。

（三）治疗要点

玻璃体液化无特殊治疗措施，如出现视网膜裂孔或脱离应及早手术治疗。

玻璃体后脱离无须特殊治疗，出现症状时应详细检查眼底，存在玻璃体积血时，要进行眼超声检查了解眼底情况，警惕视网膜裂孔的形成。

（四）护理诊断和护理措施

玻璃体液化及后脱离患者的护理诊断和护理措施见表10-1。

表 10 - 1　玻璃体液化及后脱离患者的护理诊断和护理措施

常见护理诊断/ 护理问题	护理措施	措施依据
感知觉紊乱： 视力障碍	1. 做好患者的心理护理，告知患者视觉改变的原因	让患者了解病情，增加患者配合度
	2. 增加与患者的沟通，缓解患者紧张情绪	取得患者的支持，配合治疗
焦虑	向患者讲解疾病的相关知识，减少不必要的担忧，树立其治疗的信心	帮助患者树立对疾病正确的认知，减轻患者焦虑、恐惧情绪
知识缺乏	告知患者如出现明显视力下降或部分视野缺失，应立即就诊	早预防、早发现、早处理
潜在并发症： 视网膜裂孔、 视网膜脱离	1. 仔细询问患者有无感觉眼前漂浮物、闪光感及黑影遮挡。散瞳检查眼底、超声检查并警惕视网膜裂孔的形成	及时了解玻璃体液化情况，并做出相应处理
	2. 告知患者减少活动，特别是剧烈震动及重体力劳动	防止过度牵拉视网膜导致视网膜脱离

二、玻璃体积血

玻璃体本身无血管，不发生出血。当眼内玻璃体附近组织或外伤造成视网膜、葡萄膜血管破裂出血进入玻璃体腔内时，称为玻璃体积血（vitreous hemorrhage，VH）。玻璃体积血量大时，会造成严重的视力障碍。

（一）病因及发病机制

玻璃体积血的原因很多，常见于视网膜血管性疾病伴缺血性改变，如增生性糖尿病性视网膜病变、高血压视网膜病变、视网膜中央静脉或分支静脉阻塞、视网膜静脉周围炎等；其他引起周边视网膜产生新生血管的疾病，如家族性渗出性玻璃体视网膜病变（familial exudative vitreoretinophy，FEV）、视网膜劈裂症；炎性疾病伴可能的缺血性改变，如视网膜血管炎、葡萄膜炎；其他疾病如视网膜裂孔、视网膜脱离、玻璃体后脱离、视网膜血管瘤、视网膜毛细血管扩张症、Terson 综合征（蛛网膜下腔玻璃体积血综合征），也可见于外伤或手术引起视网膜血管或新生血管破裂。

（二）护理评估

1. 健康史　评估患者有无视网膜血管性疾病，有无外伤及手术史，近来有无剧烈震动、咳嗽、重体力劳动、酗酒或热浴等。有无高血压、糖尿病病史。

2. 身体状况　少量玻璃体积血时，患者仅有飞蚊症状，或不同程度的视力障碍。大量玻璃体积血时，患者眼前可有完全遮挡感，视力仅存手动或光感。裂隙灯下，在前部玻璃体内可见大量红细胞或棕色尘状混浊或鲜红色凝血块。玻璃体积血牵拉视网膜，可导致牵拉性视网膜脱离，还可继发青光眼等。

3. 辅助检查　眼底检查见微弱的红光反射，甚至红光反射也消失。眼底不能窥见时应进行超声检查，排除视网膜脱离和眼内肿瘤。

4. 心理 - 社会状况　玻璃体少量积血、视力障碍程度不重的患者，心理症状不突出；玻璃体大量积血、视力障碍明显的患者，焦虑、恐惧的心理问题比较明显。

（三）治疗要点

1. 积血量少的患者可等待自行吸收。

2. 怀疑存在视网膜裂孔时，嘱患者卧床休息，待大部分血吸收后及时给予激光封孔或视网膜冷冻封孔。

3. 大量积血者吸收困难，未合并视网膜脱离和纤维血管膜的可以等待 3 个月，如积血仍不吸收，可进行玻璃体切割术。合并视网膜脱离或牵拉性视网膜脱离时，应及时进行玻璃体切割术。

（四）护理诊断和护理措施

玻璃体积血患者的护理诊断和护理措施见表 10 - 2。

表 10 - 2　玻璃体积血患者的护理诊断和护理措施

常见护理诊断/护理问题	护理措施	措施依据
感知觉紊乱：视力障碍	1. 告知患者视力下降或飞蚊症的原因	让患者了解病情和治疗过程，增加配合度
	2. 关心、体贴患者，聆听患者感受；讲解疾病相关知识	
焦虑	向患者讲解玻璃体积血的处理措施、预后等，消除紧张情绪，树立战胜疾病的信心	帮助患者树立对疾病的正确认知，有助于减轻其焦虑、恐惧情绪
知识缺乏	1. 指导出血患者限制活动，取半卧位，闭眼休息，勿碰伤眼睛	限制活动、半卧位休息、对症处理可减轻玻璃体积血程度、促进积血吸收
	2. 高血压、糖尿病患者需每日监测血压、血糖，按时服药	
潜在并发症：再出血、视网膜脱离、继发青光眼等	密切观察病情变化，告知患者如果视力突然下降、视野缺损、眼球肿胀疼痛等，应立即就诊	及时发现病情变化，减少并发症的发生和发展

知识拓展

玻璃体切割术的发展趋势

玻璃体切割术是治疗玻璃体视网膜疾病的重要手段。历经半个世纪的发展，玻璃体切割术实现了从开放式向微创的突破。微创玻璃体切割术具备适应证广、切割效率高等优势，极大限度提高了手术安全性和疗效，最大限度地减少了患者手术中创伤和并发症的发生。而今，随着手术显微镜系统、眼科显微手术机器人等设备的研发及新型人工玻璃体材料的开发应用，玻璃体切割术向着微创化、精准化、智能化发展。期待未来眼科领域的玻璃体切割术创新技术进一步发展，临床医生能以最小的损伤，达到最佳的手术效果，为患者带来更美好的光明。

第二节　视网膜动脉阻塞患者的护理

视网膜动脉阻塞（retinal artery occlusion，RAO）是因视网膜动脉血流受阻使视网膜缺血、缺氧致视力严重减退和/或视野扇形缺损，视网膜组织呈灰白色水肿，动脉血管变细的眼病。RAO 是严重损害视力的急性发作的眼病。

根据视网膜阻塞部位的不同，RAO 又可分为视网膜中央动脉阻塞（central retinal artery occlusion，CRAO）、视网膜分支动脉阻塞（branch retinal artery occlusion，BRAO）、睫状视网膜动脉阻塞（cillioretinal artery occlusion）。

（一）病因及发病机制

RAO 主要致病因素为各种栓子、血管壁的改变、血流动力学的改变及血管受压等。

1. 血管栓子　各种栓子可进入视网膜动脉形成栓塞。

2. 血管壁的改变　动脉硬化或粥样硬化，或炎症，使血管内皮细胞受损、增生，内壁变粗糙、管腔变窄，易于形成血栓。

3. 其他原因　如血液黏度增高、血流变慢、血管痉挛、眼压或眶压增高、眶内肿物致血管受压等均可引起动脉阻塞。

（二）护理评估

1. 健康史　评估患者的年龄，有无高血压、糖尿病、心脏病、颈动脉粥样硬化、青光眼等病史。评估失明发生的经过。

2. 身体状况

（1）CRAO：患者表现为患眼视力突然急剧下降至手动或光感。少数患者有先兆症状，即单眼出现一过性黑矇，数分钟后视力恢复正常，可反复发作多次，最后发生阻塞视力不能恢复。患眼瞳孔散大，直接对光反射极度迟缓，间接对光反射存在。眼底表现为后极部视网膜呈弥漫乳白色水肿，尤以视盘黄斑更明显，黄斑区相对呈红色，即"樱桃红斑"（图 10 - 1）。

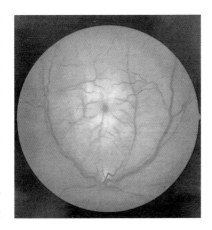

图 10 - 1　右眼 CRAO

（2）BRAO：患者视力受损程度和眼底表现根据阻塞部位和程度而定，患者主诉眼前有暗影或象限视野缺损。检眼镜下表现为阻塞支动脉变细，受累动脉供血区的视网膜呈灰白色水肿，有时可以见到栓子阻塞的部位。

3. 辅助检查　①眼底荧光素血管造影（fundus fluorescein angiography，FFA）：阻塞后数小时至数日，表现为视网膜动脉充盈时间明显延迟或可见视网膜动脉充盈前锋。视网膜动脉管腔内荧光素流变细，可呈节段状或搏动性充盈。②视野检查：提示病变程度和范围。

4. 心理 - 社会状况　患者视力突然下降或眼前出现遮挡，很难接受现实，担心预后，多数患者有焦虑、紧张的心理，且求治心切。

（三）治疗要点

治疗原则为尽早尽快给予抢救性治疗，包括降低眼压、吸氧、扩张血管，全身应用抗凝药，同时积极查找病因进行治疗。

1. 吸氧　吸入 95% 氧气及 5% 二氧化碳混合气体，能增加血液的含氧量，缓解视网膜缺氧状态。

2. 药物治疗

（1）血管扩张药：如亚硝酸异戊酯或硝酸甘油含片，勿吞服，30分钟内禁食水。

（2）纤溶制剂：对疑有血栓形成或纤维蛋白原增高的患者，应用纤溶制剂如静脉滴注尿激酶，血纤维蛋白原降至2g/L以下者应停药。

（3）改善微循环药物：复方樟柳碱注射液颞侧皮下注射；丹参、马来酸桂哌齐特注射液、低分子右旋糖酐等静脉滴注。

（4）其他：口服阿司匹林或活血化瘀药。

3. 降眼压　如眼球按摩、前房穿刺术、口服乙酰唑胺等，使栓子松动向末支移动。

4. 对因治疗　全身检查寻找病因，特别注意颈动脉及心血管系统的异常体征，积极治疗全身疾病，预防另一只眼发病。

（四）护理诊断和护理措施

视网膜动脉阻塞患者的护理诊断和护理措施见表10－3。

表10－3　视网膜动脉阻塞患者的护理诊断和护理措施

常见护理诊断/护理问题	护理措施	措施依据
感知觉紊乱：视力障碍	1. 立即吸氧，告知吸氧的目的、用氧安全	吸氧、使用血管扩张药可增加脉络膜毛细血管血液的氧含量，缓解视网膜缺氧的状态
	2. 迅速使用扩张血管、增加血流灌注的药物	
	3. 给予患者眼球按摩	改善眼部灌注，降眼压
	4. 观察视力变化，急救期（12小时）应每1～2小时检查1次，急救期后每天检查2次	了解和评价治疗效果
恐惧	解释各项治疗的目的及注意事项，指导患者学会自我调节的方法，解除紧张心理	患者对疾病的正确认知，有助于减轻其恐惧情绪
有受伤的危险	1. 监测血压情况，预防低血压	观察用药反应，保证患者安全
	2. 采取防跌倒、防坠床措施，嘱患者尽量卧床休息	
知识缺乏	1. 向患者讲解视网膜动脉阻塞与全身血管性疾病（高血压、动脉硬化等）有密切关系	糖尿病、高血压、心脏病、颈动脉粥样硬化、血黏度增高等患者容易发生血管阻塞；早预防、早发现和早治疗，预防视力的永久丧失
	2. 告知患者一旦出现一过性或阵发性黑矇，应立即就诊	

 知识拓展

视网膜中央动脉阻塞的预后

视网膜中央动脉阻塞一般预后较差。多数患者因知识缺乏未在治疗"黄金期"就诊，未得到及时抢救，视力多在0.1以下。视网膜对缺血非常敏感，缺血半小时视网膜即坏死（动物实验证实，猴眼视网膜能耐受缺血90～100分钟）。视网膜中央动脉阻塞预后较好者，绝大多数为1.5小时内接受抢救者。

第三节　视网膜静脉阻塞患者的护理

视网膜静脉阻塞（retinal vein occlusion，RVO）是仅次于糖尿病性视网膜病变的第二位最常见的视网膜血管病。按阻塞发生部位，RVO 分为视网膜中央静脉阻塞（central retinal vein occlusion，CRVO）和视网膜分支静脉阻塞（branch retinal vein occlusion，BRVO）。根据阻塞程度，RVO 又分为非缺血型和缺血型阻塞。本病常为单眼发病，左、右眼发病率无差异。

（一）病因及发病机制

病因比较复杂，常由多种因素共同致病。各种原因所致血管壁、血液流变学、血流动力学的改变，以及眼压和眼局部受压等多种因素均可致静脉阻塞。年龄较大者发病较多，与心脑血管疾病、动脉硬化、高血压、糖尿病等危险因素关系密切。

（二）护理评估

1. 健康史　评估患者是否有高血压、动脉硬化等病史，血黏度和血流动力学检查是否异常。评估视力变化的过程和程度。

2. 身体状况

（1）视网膜中央静脉阻塞：主要表现为突然视力不同程度减退。眼底表现为各象限的视网膜静脉迂曲扩张、视网膜内出血呈火焰状，沿视网膜静脉分布（图10-2）。视网膜静脉管壁的渗漏引起视网膜水肿，黄斑区尤为明显，久之，多形成黄斑囊样水肿（cystoid macular edema，CME）。视力损害的程度则依据黄斑区出血及囊样水肿的有无及轻重而不同，一般视力损害较严重。缺血型 CRVO 多伴有 CME，发病 3~4 个月内易发生虹膜新生血管性青光眼，视力预后不良。

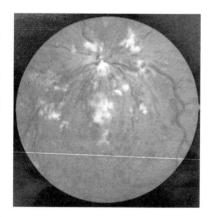

图10-2　左眼 CRVO

（2）视网膜分支静脉阻塞：主要表现为视力不同程度下降。眼底表现为阻塞点远端视网膜静脉扩张、迂曲，该区视网膜水肿，并有火焰状出血。受阻静脉引流区视网膜浅层出血、视网膜水肿及棉绒斑。中心视力依据黄斑区水肿及出血的程度而异，一般较主干阻塞者稍好。反复出血易进入玻璃体，形成玻璃体混浊、机化，牵拉视网膜，易造成牵拉性视网膜脱离。

3. 辅助检查　①FFA 检查：显示静脉充盈时间延迟，管壁渗漏，毛细血管扩张迂曲，也可出现大片毛细血管无灌注区。②视网膜电图检查：可提示预后情况。③视野检查：提示病变程度和范围。

4. 心理-社会状况　视网膜静脉阻塞导致视力明显下降，且视力恢复较慢，患者常表现出焦虑抑郁心理。

（三）治疗要点

目前尚无有效的药物治疗，查找全身疾病进行病因治疗，如溶栓抗凝治疗。眼局部治疗重点是预防和治疗并发症。

1. 药物治疗 使用扩血管、抗凝血药物，降低血管通透性，改善血循环，提高组织缺氧耐受性。合并黄斑水肿者，玻璃体内注射抗血管内皮生长因子（vascular endothelial growth factor，VEGF）药物如康柏西普，或皮质类固醇缓释药物如地塞米松，可显著缓解因静脉阻塞所引起的黄斑水肿。

2. 激光光凝术 激光治疗机制有减少毛细血管渗漏；封闭无灌注区，预防新生血管形成；封闭新生血管，减少和防止玻璃体积血。如视网膜荧光血管造影显示视网膜毛细血管无灌注区，面积超过 10 个 PD（视盘直径），应行全视网膜光凝术，预防复发出血、牵拉性视网膜脱离、新生血管性青光眼。

3. 手术治疗 发生大量玻璃体积血，且积血 6 个月不吸收时，宜行玻璃体切割术和眼内光凝术。

（四）护理诊断和护理措施

视网膜静脉阻塞患者的护理诊断和护理措施见表 10 - 4。

表 10 - 4 视网膜静脉阻塞患者的护理诊断和护理措施

常见护理诊断/护理问题	护理措施	措施依据
感知觉紊乱：视力障碍	关心、体贴患者，聆听患者感受，增加沟通，缓解患者紧张情绪，给予安全指导	让患者正确面对疾病，避免受伤
焦虑	针对患者焦虑的原因，给予心理和生活上的帮助	减轻患者心理负担，配合治疗
知识缺乏	1. 讲解围手术期的护理内容及相关知识	让患者掌握疾病的知识，有利于疾病的转归
	2. 监测血压、血糖情况	针对病因治疗
舒适度受损：畏光、疼痛	评估眼部情况，向患者解释眼部疼痛的原因，遵医嘱给予药物治疗，如镇痛药、降眼压药物；给予支持与安慰，指导放松技巧	对症处理，有效减轻疼痛

 知识拓展

视网膜中央静脉阻塞患者的健康指导

（1）保持平稳的心态，避免情绪激动、劳累等诱因。

（2）定期体检，积极治疗原发病。

（3）饮食宜低糖、低盐、低脂，多食富含维生素类食品，食物不要过于精细，多食粗粮。

（4）定期复查，视网膜中央静脉完全阻塞者，10% ~25%的患者在 3 个月左右继发青光眼，如有眼痛伴头痛等症状，应立即就诊。

（5）按时服药，密切观察激素的不良反应。

第四节　糖尿病性视网膜病变患者的护理

糖尿病性视网膜病变（diabetic retinopathy，DR）指糖尿病导致的视网膜微血管损害所引起的一系列典型病变，是一种影响视力甚至致盲的慢性进行性疾病。我国糖尿病患者日渐增多，因糖尿病视网膜病变致盲者也呈上升趋势。

（一）病因及发病机制

DR 的发病机制不确切，高血糖主要损害视网膜的微小血管。视网膜毛细血管内皮细胞受损，失去其屏障功能，发生渗漏，从而引起视网膜水肿及视网膜点状出血。进一步损害出现毛细血管闭塞，闭塞区附近的毛细血管产生大量的微动脉瘤。同时视网膜长期水肿，留下硬性脂质存留及黄斑囊样水肿。

（二）护理评估

1. 健康史　评估患者的糖尿病病史、血糖控制状况、肾功能情况，是否合并其他全身并发症。

2. 身体状况

（1）多数患者有糖尿病的全身表现。眼部症状主要表现为不同程度的视力障碍、视物变形、眼前黑影飘动和视野缺损等。

（2）眼底检查可见视网膜微血管瘤、出血斑、硬性渗出、棉絮斑、新生血管、增生性玻璃体视网膜病变和牵拉性视网膜脱离等。按 DR 发展阶段和严重程度，临床分为非增生性糖尿病性视网膜病变（nonproliferative diabetic retinopathy，NPDR）（图 10 - 3）和增生性糖尿病性视网膜病变（proliferative diabetic retinopathy，PDR）（图 10 - 4）。我国 2014 年 DR 新的临床分期方法见表 10 - 5。

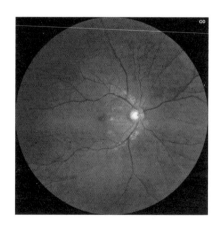

图 10 - 3　右眼非增生性 DR

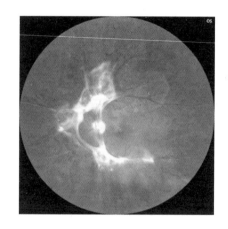

图 10 - 4　左眼增生性 DR

3. 心理 - 社会状况　DR 晚期严重损害视力，甚至失明，患者可能有严重的焦虑心理。因此，要注意评估患者的情绪状态、年龄、饮食习惯、生活习惯、经济状况、对疾病的认知等。

表 10 - 5 DR 的临床分期方法（2014 年）

类型	级别	眼底检查所见
NPDR	Ⅰ期（轻度非增生期）	仅有毛细血管瘤样膨出改变
	Ⅱ期（中度非增生期）	介于轻度至重度之间的视网膜病变，合并视网膜出血、硬性渗出和/或棉絮斑
	Ⅲ期（重度非增生期）	每象限视网膜内出血≥20 个出血点，或者至少 2 个象限已有明确的静脉串珠样改变，或者至少 1 个象限视网膜内微血管异常，无明显特征的增生性 DR
PDR	Ⅳ期（增生早期）	出现视网膜新生血管或者视盘新生血管，当视盘新生血管超过 1/4 ~ 1/3 视盘直径或视网膜新生血管超过 1/2 视盘直径，或伴视网膜前出血或玻璃体积血时称为高危增生型
	Ⅴ期（纤维增生期）	出现纤维膜，可伴视网膜前出血或玻璃体积血
	Ⅵ期（增生晚期）	牵拉性视网膜脱离，合并纤维膜，可合并或不合并玻璃体积血，也包括虹膜和房角的新生血管

（三）治疗要点

1. 严格控制血糖、血压、血脂。

2. 对于重度 NPDR 和 PDR，采用全视网膜光凝术治疗，以防止或抑制新生血管形成，促使已形成的新生血管消退，阻止病变继续恶化。

3. 对已发生玻璃体积血长时间不吸收、牵拉性视网膜脱离，特别是黄斑受累者，应行玻璃体切割术，术中同时行全视网膜光凝术。

4. 如有黄斑水肿，可行黄斑格栅样光凝。近些年采用玻璃体内注射抗 VEGF 药物和/或长效糖皮质激素消除黄斑水肿，效果明显。

知识拓展

我国不同类型糖尿病患者接受眼科检查首诊和随诊时间建议

1. 1 型糖尿病 如青春期前或青春期诊断糖尿病，于青春期后（12 岁后）开始筛查；如青春期后发病，确诊即进行视网膜筛查。每年随诊一次或根据病情确定。

2. 2 型糖尿病 一旦诊断，立即进行视网膜筛查。每年随诊一次或根据病情确定。

3. 妊娠糖尿病 妊娠前或妊娠初期 3 个月开始筛查。中度非增生性糖尿病视网膜病变每 3 ~ 12 个月随访 1 次；重度非增生性糖尿病视网膜病变每 1 ~ 3 个月随访 1 次。

（四）护理诊断和护理措施

1. 术前护理 糖尿病性视网膜病变患者的术前护理诊断和护理措施见表 10 - 6。

表 10 – 6　糖尿病性视网膜病变患者的术前护理诊断和护理措施

常见护理诊断/护理问题	护理措施	措施依据
有跌倒的危险	定期监测患者血糖情况；指导患者识别、发现低血糖的症状，告知低血糖的预防措施	及时采取正确的低血糖处理方法，防止因血糖过低引起晕厥
焦虑	了解患者焦虑的原因，给予心理疏导，指导患者采取减少不良情绪的方法，使患者保持良好心境接受手术	避免因环境改变、对疾病不了解引起的焦虑情绪
知识缺乏	1. 向患者讲解术前全身检查和专科检查的意义	对围手术期的正确认知，有助于患者主动配合检查、治疗和手术
	2. 详细讲解内眼手术的护理常规和配合事项	

2. 术后护理　糖尿病性视网膜病变患者的术后护理诊断和护理措施见表10 – 7。

表 10 – 7　糖尿病性视网膜病变患者的术后护理诊断和护理措施

常见护理诊断/护理问题	护理措施	措施依据
舒适度受损	在保证有证的顶压作用下变换体位，采取多种方式减轻患者因体位所导致的不适，如为患者按摩或热敷腰、颈、背部及双臂	长时间的特殊体位给患者带来肩颈部的不适
潜在并发症：出血、感染、继发性青光眼	1. 眼垫包眼，眼罩保护，防碰伤，指导患者闭眼静卧，减少头部活动，保持大便通畅	保护术眼，预防术眼碰伤
	2. 遵医嘱使用药物，局部炎症、出血明显合并有全身症状或反复发作者，加强抗炎抗菌、止血治疗	按时用药，对症处理，防止并发症的发生
	3. 密切观察病情变化，如视力、眼压、有无眼痛等。眼压高者遵医嘱降眼压药物治疗	硅油对睫状体的机械刺激可使房水生成增多，硅油注入过量或硅油泡引起瞳孔阻滞可使眼压升高。长时间的高眼压会损害视神经
知识缺乏	1. 注意用眼卫生，避免熬夜或过度用眼、剧烈活动，减少头部晃动	眼睛保护指导，利于疾病康复
	2. 指导患者控制好血糖，遵医嘱按时按量用药，每天监测血糖，坚持糖尿病饮食、高蛋白高纤维素饮食	改变认识的误区，积极治疗原发病，做到早预防、早发现、早治疗
	3. 定期随诊，检查双眼眼底变化	早期发现糖尿病病程中的眼底病变

第五节　高血压性视网膜病变患者的护理

高血压性视网膜病变（hypertensive retinopathy，HRP）指由于高血压导致视网膜血管内壁损害的眼病，可以发生于任何原发性或继发性高血压患者。

（一）病因及发病机制

长期高血压作用使视网膜动脉痉挛、狭窄，血管壁增厚，严重时出现渗出、出血和棉絮斑。眼底改变与年龄、血压升高的程度、病程的长短有关。年龄越大，病程越长，眼底改变的发生率越高。

（二）护理评估

1. 健康史　评估患者有无高血压病史，血压控制情况及是否合并其他并发症。

2. 身体状况　临床上可有不同程度的视力下降，与视网膜损害的程度、部位有关。根据 Keith – Wegener 的分类法，高血压性视网膜病变分为 4 级。

（1）Ⅰ级：主要是血管收缩、变窄。视网膜小动脉反光带加宽，管径不规则，动静脉交叉处压迹虽不明显，但透过动脉管壁见不到其深面的静脉血柱。

（2）Ⅱ级：主要表现为动脉硬化。视网膜动脉光带加宽，呈铜丝或银丝状外观，动静脉交叉处压迹明显，深面的静脉血管有改变，视网膜可见硬性渗出或线状小出血。

（3）Ⅲ级：以上述血管病变基础伴有眼底出血、棉絮斑、硬性渗出。

（4）Ⅳ级：在Ⅲ级眼底改变的基础上有视盘水肿和动脉硬化的各种并发症。

3. 心理 – 社会状况　病变早期因视力下降不明显，往往不引起患者重视，晚期视力严重下降影响生活时，患者会产生恐惧、焦虑心理。评估患者的饮食习惯、有无不良嗜好、年龄性格特征、文化层次等。

（三）治疗要点

查明病因，对症处理。积极治疗高血压，低盐低脂饮食，将血压控制在正常范围之内。眼部病变通常在血压控制稳定后改善。

（四）护理诊断护理措施

高血压性视网膜病变患者的护理诊断和护理措施见表 10 – 8。

表 10 – 8　高血压性视网膜病变患者的护理诊断和护理措施

常见护理诊断/护理问题	护理措施	措施依据
感知觉紊乱：视力障碍	以尊重、关心的态度与患者交流，鼓励其表达内心感受，评估因视力下降导致对生活质量的影响及程度，给予情感支持	提高社会支持，帮助患者共同面对疾病
自理缺陷	1. 鼓励家属参与患者照顾行为	加强患者的社会支持，弥补自理缺陷
	2. 为患者提供安全的环境，指导其防跌倒、防坠床措施	保障患者的安全，为提高自理能力创造条件
焦虑	聆听患者主诉，了解其焦虑的原因，解释疾病的有关知识和治疗效果，给予心理疏导	避免因疾病不确定感而引起的焦虑情绪
知识缺乏	1. 指导患者自我监测血压的方法，遵医嘱正确用药，定期检查眼底、血脂等	提高警惕，早预防、早干预、早康复
	2. 保持心态平和，生活规律，予以低盐、低脂饮食	
	3. 定期内科、眼科复查	

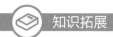知识拓展

提高药物依从性和改善血压控制的患者层面专家建议

1. 高血压患者应充分认识高血压的危害及严重性。有些患者认为高血压不是疾病，这降低了其药物的依从性，应强化患者高血压的相关知识，特别是它的危害和严重性。

2. 高血压患者应重视生活方式的改善，包括控制体重、适量运动、合理膳食等。

3. 高血压患者应遵从医嘱，切勿自行停药或减药。有些患者服药后血压降至正常后即停药，或间断服药，这都是非常有害的做法。

4. 高血压患者可设置服药提醒，如设置闹钟、应用手机 APP 提醒等。

5. 高血压患者应获得家庭社会支持，包括信息、情感、工具等的支持。

第六节　视网膜脱离患者的护理

视网膜脱离（retinal detachment，RD）指视网膜的神经上皮层和色素上皮层之间的脱离。按发生脱离的病因不同，即分为孔源性视网膜脱离与非孔源性视网膜脱离。非孔源性视网膜脱离又按其病因分为牵拉性及渗出性视网膜脱离。

（一）病因及发病机制

1. 孔源性视网膜脱离　发生在视网膜裂孔形成的基础上，液化的玻璃体经此裂孔进入视网膜神经上皮与色素上皮之间积存，从而导致视网膜脱离。孔源性视网膜脱离发生的两大因素为视网膜裂孔的形成和玻璃体牵拉与液化。

2. 非孔源性视网膜脱离

（1）牵拉性视网膜脱离：指由眼底其他病变，如视网膜血管病变特别是增殖性糖尿病性视网膜病变、视网膜静脉阻塞或其他视网膜血管炎等所引起的视网膜出血、机化膜形成致牵拉视网膜而脱离。

（2）渗出性视网膜脱离：是由于病变累及视网膜或脉络膜血液循环，引起液体集聚在视网膜神经上皮下造成。

（二）护理评估

1. 健康史　孔源性视网膜脱离应重点评估患者的发病年龄，有无高度近视、白内障摘除术后的无晶状体眼和眼外伤病史。非孔源性视网膜脱离应评估患者全身疾病，如妊娠高血压、恶性高血压、肾炎等，以及眼部疾病，如中心性浆液性脉络膜视网膜病变、葡萄膜炎、后巩膜炎等。

2. 身体状况

（1）早期症状初发时有飞蚊症、眼前闪光感和眼前黑影飘动。

（2）视力减退、视野缺损：黄斑区受到影响则有中心视力明显减退。视野缺损相应于

视网膜脱离区。

（3）眼压：早期脱离面积不大时，眼压正常或稍偏低，以后眼压随脱离范围的扩大而下降。

（4）眼底检查：脱离的视网膜失去正常的红色反光而呈灰白色隆起，大范围的视网膜脱离区呈波浪状起伏不平（图10-5）。严重者视网膜表面增殖，可见固定皱褶。

3. 辅助检查

（1）超广角眼底检查：可展示视网膜脱离范围，发现明显视网膜裂孔，提示可疑视网膜变性区域，是一种快速非接触的无创检查（图10-6）。

（2）B超检查：对于屈光间质条件较差的患者，可以大致判断视网膜脱离的可能性。

（3）散瞳后间接检眼镜或三面镜检查：是明确视网膜脱离的部位、范围、隆起程度的必要检查。

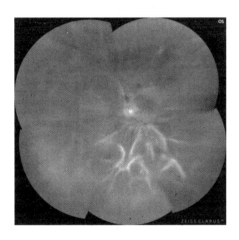 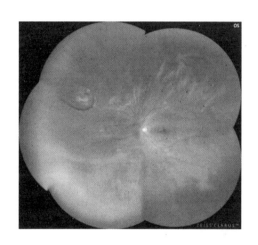

图10-5　左眼视网膜脱离　　　　　　图10-6　左眼孔源性视网膜脱离

4. 心理-社会状况　多数患者因突然视力变化而担心影响工作和生活，有恐惧、焦虑、悲观的心理。评估患者对视网膜脱离的认知程度。

（三）治疗要点

治疗原则：封闭裂孔，缓解或消除玻璃体牵拉。治疗要点：术前、术中查清所有裂孔，并进行准确定位。孔源性视网膜脱离应尽早手术封闭裂孔。牵拉性视网膜脱离累及黄斑要做玻璃体手术治疗。渗出性视网膜脱离应首先治疗原发病，一般不需要手术治疗。

1. 预防治疗　如发现视网膜裂孔或变性，应及早进行视网膜光凝术封闭，防止发展为视网膜脱离。

2. 手术治疗　手术方法有巩膜外垫压、巩膜环扎术，复杂的视网膜脱离选择玻璃体切割术联合眼内气体或硅油填充术，使视网膜复位。常用闭合裂孔手术方式为激光光凝、电凝、冷凝。

（四）护理诊断和护理措施

1. 术前护理　视网膜脱离患者的术前护理诊断和护理措施见表10-9。

表 10 - 9   视网膜脱离患者的术前护理诊断和护理措施

常见护理诊断/护理问题	护理措施	措施依据
焦虑	讲解此病的知识，安慰并及时了解患者疑问。解释疾病的有关知识和治疗效果，给予心理疏导	帮助患者减轻焦虑、恐惧情绪，取得患者的支持，配合治疗
知识缺乏	1. 告知患者疾病的防治知识及饮食指导	改变认识误区，使其配合治疗
	2. 做好眼部护理，多卧床休息，告知术前、术中注意事项，训练眼球转动的方法，根据手术方式行体位指导和训练	掌握眼部和术前、术中注意事项的知识，便于患者理解和配合

2. 术后护理   视网膜脱离患者的术后护理诊断和护理措施见表10 - 10。

表 10 - 10   视网膜脱离患者的术后护理诊断和护理措施

常见护理诊断/护理问题	护理措施	措施依据
急性疼痛	分析和判断疼痛原因，如果是手术治疗引起伤口疼痛，给予止痛药治疗；若眼压高引起疼痛给予降眼压治疗。解释疼痛的原因，给予支持和安慰，指导放松技巧及相应处理措施。遵医嘱及时准确用药，观察并记录用药后反应	对症处理，建立对疾病的正确认知，可缓解疼痛，减轻恐惧情绪
舒适度受损	1. 讲解体位休息的目的、对手术效果与疾病预后的重要性。需对行眼内注气或硅油填充术的患者采取治疗性顶压护理，即根据裂孔的位置指导患者保持特殊体位	利用气体和硅油比水轻、具有上浮力、表面张力高、有疏水性的特性顶压视网膜
	2. 指导患者特殊体位的正确姿势，及时纠正患者的不当体位	保证体位有效性，提高手术疗效
	3. 在保证有效的顶压作用下变换体位休息，采取多种方式减轻患者因体位所导致的不适，如为患者按摩或热敷腰、颈、背部及双臂	长时间的特殊体位给患者带来肩颈部的不适
潜在并发症：出血、感染、继发性青光眼、复发性视网膜脱离	1. 眼垫包眼，眼罩保护，防碰伤，指导患者减少头部和眼球活动	保护术眼，预防术眼碰伤
	2. 遵医嘱使用药物，局部炎症、出血明显合并有全身症状或反复发作者，加强抗炎、止血治疗	按时用药，对症处理，防止并发症的发生
	3. 密切观察病情变化，如视力、眼压、有无眼痛等。眼压高者遵医嘱进行降眼压药物治疗	硅油填充术后多因素可致眼压升高，长时间的高眼压会损害视神经
	4. 指导患者识别早期并发症的症状，积极干预，掌握眼部保护的方法	早预防、早发现、早治疗、减少并发症的发生
睡眠型态紊乱	保持睡眠环境安静、舒适，光线适宜。避免睡前情绪激动，协助患者采取促进睡眠质量的方法	解除引起影响患者睡眠的因素，通过各种措施提高患者睡眠质量

续　表

常见护理诊断/护理问题	护理措施	措施依据
知识缺乏	1. 向患者介绍治疗的目的、意义及具体措施，并监督落实	改变认识误区，告知疾病康复知识，使其配合治疗，早日康复
	2. 向患者介绍用药的种类、剂量、时间、方法等，指导患者正确用药	掌握眼部用药的方法，提高患者治疗的有效性和依从性
	3. 重建良好生活习惯，注意用眼卫生，避免熬夜或过度用眼、剧烈活动，减少头部晃动	眼睛保护指导，利于疾病康复
	4. 出院后尽量选乘高铁、火车，如乘坐汽车，要保持平稳。气体填充者，在气体未完全吸收前禁止乘坐飞机	颠簸、震荡易再次发生视网膜脱离。大气压降低可导致眼压升高
	5. 告知患者和家属疾病的防治知识。出院 1 周后复查，如出现视力突然下降、眼痛、眼分泌物增加、眼前黑影等应立即就诊	及时发现病情变化，及时处理

知识拓展

玻璃体替代物——折叠式人工玻璃体球囊

折叠式人工玻璃体球囊（foldable capsular vitreous body，FCVB）作为玻璃体替代物应用于眼科临床治疗严重眼外伤及严重眼底疾病引起的硅油依赖眼和眼球萎缩。它是硅胶球囊结构，外形高度模拟自然玻璃体的形态，柔韧性好，可以扩张 10 倍以上，由球囊、引流阀、引流管组成，具有支撑视网膜、维持眼球形态的功能。

第七节　年龄相关性黄斑变性患者的护理

年龄相关性黄斑变性（aged – related macular degeneration，AMD）是发达地区 50 岁以上人群常见的致盲眼病。患者可双眼先后或同时发病并且出现进行性视力损害。该病是 60 岁以上老年人视力不可逆性损害的首要原因，其发病率随年龄增加而增高。

（一）病因

AMD 确切的病因尚不明，累及视网膜色素上皮、感光细胞层和脉络膜多层组织。可能与遗传因素、代谢及营养因素、环境因素和黄斑受长期慢性光损伤等有关。

（二）护理评估

1. 健康史　评估患者的发病年龄，视力损害是否呈进行性，有无家族史。

2. 身体状况　AMD 根据临床表现和病理的不同分为萎缩型老年性黄斑变性（干性 AMD）和渗出型老年性黄斑变性（湿性 AMD）。

（1）干性 AMD：其特点是有玻璃膜疣和视网膜色素上皮细胞（retinal pigment epithelium，RPE）萎缩，导致感光细胞变性，引起中心视力减退。患者初期自觉视物变形，视力轻度减退，双眼程度相近。眼底可见视网膜外层、色素上皮层、玻璃膜、脉络膜毛细血管均有不同程度的萎缩、变性，色素上皮下可见大小不一的黄白色玻璃膜疣，视功能有不同程度的损害。

（2）湿性 AMD：其特点是 RPE 下有新生血管膜存在，从而引起一系列渗出、出血、瘢痕改变。患者单眼视力突然下降、视物变形或出现中心暗点。眼底可见后极部视网膜感觉层下或色素上皮层下暗红色，甚至暗黑色出血，病变区可隆起。病变区大小不一，大的可超越上下血管弓。病变区内或边缘有黄白色硬性渗出及玻璃膜疣（图 10 - 7）。

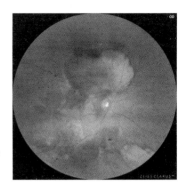

图 10 - 7　右眼湿性 AMD

3. **辅助检查**　OCT 检查、FFA 检查和 ICGA 检查可见脉络膜新生血管和渗漏，确诊本病。

4. **心理 - 社会状况**　由于 AMD 患者的视力损害严重，甚至中心视功能完全丧失，对患者的生活影响大，且尚无有效的治疗方法，患者的焦虑心理比较严重。

（三）治疗要点

由于 AMD 的病因不明，至今除一些支持疗法外，尚无特殊治疗。

1. **抗 VEGF 治疗**　玻璃体腔注射抗 VEGF 药物，通过抑制 VEGF 发挥作用，目前已用于临床治疗的药物有雷珠单抗、阿柏西普、康柏西普等。抑制新生血管的药物还有糖皮质激素。

2. **湿性 AMD**　中心凹外 200μm 者，采用激光光凝治疗，控制疾病进展；对中心凹下者，可采用光动力疗法（photodynamic therapy，PDT），有利于保留视功能。

3. **抗氧化剂**　口服维生素 C、维生素 E、β - 胡萝卜素、锌、铜等辅助治疗，可防止自由基对视细胞的损害。近年来有研究认为，内服锌剂可以防止黄斑变性的发展。

（四）护理诊断和护理措施

年龄相关性黄斑变性患者的护理诊断和护理措施见表 10 - 11。

表 10 - 11　年龄相关性黄斑变性患者的护理诊断和护理措施

常见护理诊断/护理问题	护理措施	措施依据
感知觉紊乱：视力障碍	安全指导，协助生活护理，避免受伤	创造安全的环境，防止发生意外
焦虑	了解其焦虑的原因，给予心理疏导	针对个体情况进行护理干预
自理缺陷	在能力范围内，鼓励患者从事部分生活和活动，增加患者自我价值感	保障安全，提高患者的自我照顾能力
知识缺乏	1. 通过多种健康教育手段给患者及家属提供疾病相关知识、治疗方案和复诊的健康教育	保证患者及家属掌握疾病相关知识
	2. 光动力疗法后 48 小时内应避免强光照射，如外出则要佩戴墨镜、戴宽边帽、手套、穿长袖衣裤，注意遮光、室内拉窗帘等，防止皮肤暴露于阳光下	掌握治疗的配合方法，降低光敏反应
	3. 饮食均衡，多摄入叶黄素、B 族维生素、维生素 C 等，如多食红、黄、绿颜色的蔬菜、水果	此类食物可防止自由基对视细胞的损害

双通路眼底创新药在临床的应用

双通路药物法瑞西单抗是全球首个眼内注射双特异性抗体，具有抑制新生血管生成和增强血管稳定性的作用，用于治疗糖尿病黄斑水肿和湿性 AMD。与抗 VEGF 药物相比，双通路药物在修复的机制上具有明确的优势，患者的治疗间隔延长，经济负担减轻。

第八节 黄斑裂孔患者的护理

黄斑裂孔（macular hole，MH）指黄斑部视网膜神经上皮层的全层组织缺损。黄斑中心凹易发生裂孔，其发病率一般为 0.6% ~0.7%。

（一）病因及发病机制

按发病原因，黄斑裂孔分为继发性和特发性黄斑裂孔。继发性黄斑裂孔可由眼外伤、严重的眼内炎、日光灼伤、黄斑变性、长期黄斑囊样水肿、高度近视等引起。特发性黄斑裂孔发生在老年人无其他诱发眼病的相对健康眼，多见于女性，其病因不清，有人认为玻璃体视网膜关系异常致玻璃体黄斑牵拉是发病的主要因素。

（二）护理评估

1. 健康史 评估患者的发病年龄、性别、有无眼外伤、高度近视、严重的眼内炎症、日光灼伤等。

2. 身体状况 特发性黄斑裂孔多见于老年女性。主要表现为中心视力明显减退，平均视力为 0.1，视野有中心暗点。眼底表现在典型的黄斑裂孔多为圆形（图 10 – 8），边缘锐利，极大部为 1/4 ~1/3PD 大小，很少超过 3/4PD，边缘稍内陷，底部深棕色，并有一些黄白色发亮的小点，裂孔外围视网膜增厚，多少有些发灰，四周常有小的放射纹。

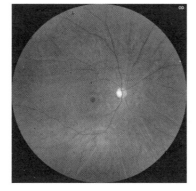

图 10 – 8 右眼黄斑裂孔眼底彩照

3. 辅助检查 OCT 检查可直观显示玻璃体后皮质与黄斑裂孔的关系，以及黄斑裂孔处组织病变状况，可明确诊断黄斑裂孔并了解病情的严重程度（图 10 – 9）。

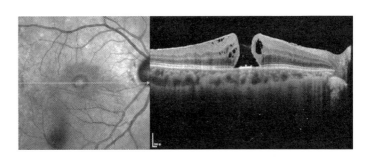

图 10 – 9 右眼黄斑裂孔 OCT

4. 心理 – 社会状况　轻度的黄斑裂孔，患者心理问题不突出；病情较重或出现视网膜脱离者，会产生紧张或焦虑的心理。注意评估患者的年龄和文化层次。

（三）治疗要点

对黄斑裂孔伴有视网膜脱离的治疗，目前一般主张眼内气体填塞或玻璃体切割术加气 – 液交换（向玻璃体腔内注入消毒空气或氟化硫气体）达到封闭裂孔和使脱离的视网膜复位的目的。对黄斑裂孔伴视网膜下新生血管者应早期行光凝治疗。

（四）护理诊断和护理措施

参见本章第六节。

知识拓展

OCTA 与 OCT

OCT 检查即光学相干断层成像检查，是 20 世纪 90 年代初发展起来的一种无创影像学诊断技术，临床上常用于青光眼和多种眼部病变的检查和诊断。光学相干断层扫描血管成像（optical coherence tomography angiography，OCTA），是一种新兴的影像学技术，近几年广泛应用于眼科疾病的辅助检查。OCTA 在传统的 OCT 上增加了血流信号，通过在静止的眼球中捕获血管中流动的红细胞，从而描绘出视网膜及脉络膜血管图像，对于高度近视、糖尿病性视网膜病变、青光眼、视网膜静脉阻塞等存在视网膜病变的疾病，有重要的临床诊疗价值。

本章小结

思考题

1. 糖尿病性视网膜病变的临床分期有哪些？

2. 视网膜脱离的定义和分类有哪些？

3. 护士应如何配合视网膜中央动脉阻塞患者的急救治疗和护理？

更多练习

（王彩霞）

第十一章　视神经疾病患者的护理

教学课件

学习目标

1. 素质目标

（1）对患者有爱心、耐心，具有发现、分析、解决问题的能力。

（2）理解患者的心理特点，尊重、关爱患者。

2. 知识目标

（1）掌握：视神经疾病患者的症状、体征、治疗要点、护理措施。

（2）熟悉：视神经疾病的病因、发病机制、常见护理诊断/护理问题。

（3）了解：视神经炎及前部缺血性视神经病变的分类。

3. 能力目标

（1）能判断视神经疾病患者的主要护理问题，并提出相应措施。

（2）能通过护理干预帮助视神经疾病患者缓解疼痛和焦虑情绪。

案例

【案例导入】

　　患者，女性，28岁。因右眼视力下降3天就诊。患者于20天前确诊肺结核，未治疗。右眼最初发病时患者眼前有云雾遮挡感，前额部疼痛，眼球转动时疼痛明显，视力逐渐下降至光感。

　　【请思考】

　　1. 该患者可能的临床诊断和护理诊断是什么？

　　2. 护士应为该患者提供哪些护理措施？

【案例分析】

第一节　视神经炎患者的护理

视神经炎（optic neuritis）泛指视神经的炎性脱髓鞘、感染、非特异性炎症等疾病。因病变损害的部位不同视神经炎分为球内段的视盘炎及球后段的球后视神经炎，多见于青壮年和儿童，无明显性别差异。

（一）病因及发病机制

视神经炎的发病原因较为复杂，国内视神经炎病因最常见的是特发性脱髓鞘性视神经炎。

1. 局部炎症

（1）眼部炎症：如葡萄膜炎、视网膜炎及交感性眼炎等。

（2）鼻腔、鼻窦和眼眶炎症：尤其筛窦和蝶窦与视神经间的骨壁非常薄，炎症很容易侵及视神经。

（3）牙、扁桃体等病灶。

2. 全身疾病

（1）脱髓鞘疾病：如多发性硬化、视神经脊髓炎、急性播散性脑脊髓炎等。

（2）急、慢性传染病：如上呼吸道感染、结核病、梅毒等。

（3）代谢失调：如妊娠、哺乳、糖尿病等。

（4）中毒：如铅、奎宁、呋喃唑酮、烟酒等中毒。

（二）护理评估

1. 健康史　评估患者有无多发性硬化、感染、代谢失调等病史，是否嗜烟、嗜酒或营养不良，以及有无服用奎宁等药物。

2. 身体状况　视神经炎大多为双侧性，无明显性别差异。

（1）症状：视力的急剧下降是视神经炎的常见表现，患者的视力多在 0.1 以下，随着炎症的反复发作，视力逐次下降。在发病后 1~2 周最为严重，患者常描述眼前有云雾遮挡感，病情严重者甚至无光感。早期有前额部疼痛、眼痛及眼球深部痛，随后视力逐渐恢复，多数患者 1~3 个月视力恢复正常。除视力下降外，还可有色觉异常（表现为看到物体的色彩不如以前鲜明）和视野损害的改变，可伴有闪光感（表现为多个断裂的亮环）、眼眶痛，眼球转动时疼痛明显。有的患者在运动、热水浴等活动后自觉体温升高时，视力下降加重，称为乌托夫（Uhthoff）征。

（2）体征：视力显著减退，甚至失明。瞳孔略大，直接对光反射迟缓或消失。

3. 辅助检查

（1）视野检查：可见巨大致密的中心暗点或旁中心暗点，或哑铃形暗点，部分患者出现周边视野向心性缩小。主要以红绿色觉改变为主，对红色视标最为敏感，严重者视野全盲。

（2）眼底检查：早期眼底检查可见视盘轻度充血，边界模糊，随着病情发展，视盘充血较前明显并且充血范围扩大，边界极度模糊；晚期视盘可出现继发性萎缩，呈灰白色，边界不清，视网膜中央动脉变细。

（3）视觉诱发电位检查：可有 P100 波潜伏期延长，振幅降低。

（4）MRI 检查：急性视神经炎进行 MRI 检查可见特征性表现，有利于视神经炎的早期诊断。

（5）OCT 检查：OCT 检查可以用于评价视神经功能，对视网膜神经纤维层厚度及黄斑区各层视网膜厚度进行测定以观察视网膜、黄斑是否发生结构改变，有助于早期诊断视神经炎。

（6）血液检查：病毒感染时白细胞增多、C 反应蛋白增高。

4. 心理 - 社会状况　视神经炎患者多发生急性或亚急性的视力下降，短期内可降至黑矇，且伴有前额及眼部疼痛和压迫感，对患者的工作、生活、心理产生很大的影响。因此，护士应注意了解患者是否有焦虑、悲伤和紧张等心理表现。

（三）治疗要点

1. 去除原发病因　积极寻找病因，针对病因进行治疗。

2. 糖皮质激素及抗菌药物治疗　治疗初期给予全身大剂量糖皮质激素，治疗有效后可逐渐减量。有感染者应用抗菌药物进行联合治疗。

3. 支持疗法　如使用维生素 B_1、维生素 B_{12}、血管扩张药、能量合剂等药物。

（四）护理诊断和护理措施

视神经炎患者的护理诊断和护理措施见表 11 - 1。

表 11 - 1　视神经炎患者的护理诊断和护理措施

常见护理诊断/ 护理问题	护理措施	措施依据
有外伤的危险	1. 患者在入院时，做好环境介绍，指导生活设施的使用方法等	帮助患者熟悉环境，避免患者因环境陌生发生意外
	2. 提供充足的照明，夜间使用柔和的灯光；把障碍物从患者经常走动的区域移开	为患者提供安全的活动场所，防止患者因视力不佳撞倒障碍物跌倒
感知觉紊乱： 视力下降	1. 密切观察视力变化，监测视野改变，如有异常及时通知医生	视力发生改变说明病情可能发生变化，须尽早干预，阻止病情进一步发展
	2. 视力受损严重者，护士应加强巡视，协助做好生活护理，并建议家属陪护	视神经疾病患者多视力不佳，护士加强巡视和家属陪护可避免患者因起床活动等引发跌倒等意外伤害
	3. 指导患者学习如何在视野较小的状况下进行日常活动，掌握转头或者转体等扩大视野的方法	对患者采取预防性的保护措施，帮助患者尽快适应较小视野下的日常生活，减少因视野缩小给自身带来的不便
急性疼痛	1. 向患者解释疼痛的原因及疾病过程，及时评估疼痛的部位及程度	患者了解自身疼痛原因和疾病过程后，焦虑、恐惧等不良情绪将得到缓解
	2. 叮嘱患者放松眼部，尽可能减少眼球活动	视神经鞘膜与眼外肌肌腱密切相连，眼球活动时，邻近的三叉神经末梢受刺激会引起眼球疼痛

续　表

常见护理诊断/护理问题	护理措施	措施依据
焦虑或恐惧	1. 认真听取患者主诉，帮助其树立疾病康复的信心	患者平稳的情绪可以提高治疗的依从性
	2. 对于激素使用者，认真介绍使用激素的必要性、可能产生的不良反应及应对方法等	引导患者尽快接受因使用激素导致的形象改变，避免患者因与用药前相差较大的样貌变化而导致焦虑、恐惧
	3. 做好生活照护和安全宣教，并使其尽快适应低视力的生活	帮助患者尽快适应低视力，减少心理抗拒与焦虑或恐惧情绪
知识缺乏	1. 告知患者视神经炎急性期转慢性期的注意事项：①避免在炎热天气下进行户外活动、避免进行桑拿、泡温泉等会使体温升高明显的活动；②急性期避免进行疫苗接种	体温升高会引发乌托夫征，造成视力下降加重；急性期接种疫苗可能导致不良反应的发生
	2. 叮嘱患者不可随意停药或调整剂量	随意增减药量或停药会影响治疗效果及治疗方案的制定
	3. 告知患者有病毒感染或患有免疫系统疾病时须定期进行眼部检查，预防视神经疾病的发生	监测眼部的健康状况可以及时发现病情并及时治疗
	4. 告知患者一旦发生视力急剧下降，尽快就医、积极治疗	视力的急剧下降是本病常见的临床表现，及时就诊进行积极治疗可以改善预后情况
	5. 鼓励患者加强锻炼，增强体质	免疫力差、体质弱的患者视功能会较其他患者更易变差

 知识拓展

视神经脊髓炎相关性视神经炎

视神经脊髓炎相关性视神经炎（neuromyelitis optica spectrum disorder optic neuritis，NMO – ON）是一种常见的脱髓鞘性视神经炎，损伤严重，双侧受累较多，视力预后差。除视力下降外，NMO – ON 患者还可能伴有眼球运动异常、顽固性呃逆和呕吐、嗜睡及神经内分泌功能异常等隐匿性脑干症状，此外还可能出现痛性痉挛的症状。

第二节　前部缺血性视神经病变患者的护理

前部缺血性视神经病变（anterior ischemic optic neuropathy，AION）是由于供应视盘筛板前区及筛板区的睫状后短动脉循环发生缺血，导致视盘局部梗死，引起视功能严重损伤的一组常见视神经疾病。它是以突然视力减退、视盘水肿及特征性视野缺损（与生理盲点相连的扇形缺损）为特点的综合征。

（一）病因及发病机制

根据病因，AION 可分为非动脉炎性 AION 和动脉炎性 AION 两种。前者又称动脉硬化症，是最为常见的类型，以 40～60 岁中年人多见。糖尿病、高血压、高血脂等是发病的危险因素。相对的夜间性低血压也与本病有一定相关性，特别是服用高血压药物的患者中，25%～40%的患者为双眼发病。后者主要为颞侧动脉炎，又称巨细胞动脉炎（giantcel arteritis，GCA）所致的缺血性视神经病变，常见于70～80岁老年人，其视力减退、视盘水肿较前者更明显。

可能的病因有：①视盘局部血管病变，使血管狭窄或阻塞。如炎症、动脉硬化或栓子栓塞（如细菌性心内膜炎的小栓子阻塞后睫状动脉）等。②血黏度增加致血循环减慢，如红细胞增多症、白血病、严重贫血和放射性坏死等。③眼部血流低灌注，如全身低血压、急性失血、眼压增高。

（二）护理评估

1. 健康史 评估患者有无急性大出血病史，有无贫血及其他血管性疾病。

2. 身体状况 本病在45岁以上多发，双眼可同时发病，亦可先后发病。常起病突然，患者能准确记得发病日期。起病初期为单眼发病，数周至数年后可累及另侧眼。主要症状为突发无痛、非进行性的视力减退。眼球胀痛或眼球转动痛本病少见。动脉炎性视神经病变由于累及动脉，可出现局限性或弥漫性头痛、头皮痛、下颌痛等症状。

3. 辅助检查

（1）视野检查：视野缺损常表现为与生理盲点相连的弓形或扇形暗点，与视盘病灶相对应。

（2）眼底检查：早期可见视盘多呈局限性灰白色水肿，病灶可有视盘周围的线状出血，后期出现视网膜神经纤维层缺损。

（3）FFA检查：早期可见视盘区域性弱荧光、充盈延缓或是缺损。后期可见病变区荧光素渗漏，视神经萎缩则视盘呈弱荧光。

（4）OCT检查：可清晰地显示神经纤维层的改变，早期视盘水肿，晚期可见视盘萎缩。

4. 心理－社会状况 多数患者担心预后不好，故常感到焦虑、悲观。应注意评估患者的年龄、性别、职业、性格特征、对本病的认知程度等。

（三）治疗要点

目前尚无有效的治疗，为避免视神经减压术造成患者视力丧失，故不能进行手术治疗。可针对病因采取中西医综合治疗，改善眼部动脉灌注。

1. 复方樟柳碱治疗 国内多主张采用复方樟柳碱局部注射治疗。复方樟柳碱有利于维持血管紧张度，恢复血管的收缩功能，促进侧支循环的建立。

2. 神经营养药物 如B族维生素、ATP、辅酶A、肌苷等药物用于营养神经进行辅助支持治疗。

3. 改善微循环 为改善眼部血管低灌注的情况，可应用血管扩张药及活血化瘀药，如B族维生素、复方丹参等。

4. 控制原发疾病 针对糖尿病、高血压、高血脂、动脉硬化等原发疾病，积极治疗、控制病情。

（四）护理诊断和护理措施

前部缺血性视神经病变患者的护理诊断和护理措施见表11-2。

表 11-2   前部缺血性视神经病变患者的护理诊断和护理措施

常见护理诊断/护理措施	护理措施	措施依据
感知觉紊乱：视力下降	1. 密切观察视力的变化，监测视野的改变，如有异常及时通知医生	视力发生改变说明病情可能发生变化，须尽早干预，阻止病情进一步发展
	2. 指导患者学习如何在视野较小的状况下进行日常活动，掌握转头或者转体等扩大视野的方法	对患者采取预防性的保护措施，帮助患者尽快适应较小视野下的日常生活，减少因视野缩小给自身带来的不便
持续性悲伤	1. 介绍疾病的治疗方法和治疗效果，使患者了解疾病的转归	患者掌握疾病相关知识有利于树立战胜疾病的信心，从而缓和患者的悲伤情绪
	2. 主动了解和观察患者的各种需求，认真听取主诉，鼓励患者间相互沟通交流	通过诉说需求及病友间的交流沟通可以疏导患者的悲伤情绪
知识缺乏	1. 向患者介绍疾病的发病原因及预防措施	糖尿病、高血压是本病发病的危险因素，患者将血糖、血压维持在稳定水平可以避免此病的发生
	2. 告知患者遵医嘱用药的重要性，不可随意停药或调整剂量；观察用药后效果。应用复方樟柳碱局部注射治疗者，应做好穿刺点护理；如果出现皮下出血，立即冷敷，24 小时后可热敷	随意停药或调整剂量导致血糖、血压控制不佳会导致病情加重。复方樟柳碱进行局部注射后可能发生皮下出血，穿刺点进行冷、热敷，可以促进药物吸收、缓解疼痛
	3. 叮嘱患者须定期进行眼部检查	长期的高血压、糖尿病会影响眼部的动静脉循环，导致眼底病变
	4. 定期监测并稳定控制血糖、血压、血脂等，适度锻炼，提高机体免疫力	糖尿病患者血糖控制不佳会导致视网膜病变，高血压会压迫眼底动、静脉并且导致眼底动脉硬化，进一步加重视力下降
	5. 增加与年龄较大患者的沟通频率，并利用视频、发放宣教手册等方式提高患者对疾病的认识	年老患者的记忆力及对疾病相关知识的掌握程度较差，增加宣教的频率有助于提高老年患者对疾病的认知

 知识拓展

复方樟柳碱在眼科疾病中的应用

复方樟柳碱注射液主要成分为盐酸普鲁卡因和含氢酸樟柳碱，可扩张血管，增加血流量，改善眼底血供应不足和脉络膜血管功能，维持其正常舒张和收缩功能；作用于中枢神经，可缓解眼部疼痛感；作用于自主神经，可阻断 M 胆碱能受体传导，松弛平滑肌，改善血管痉挛症状，促使血液循环，有利于提高视力水平。近些年，复方樟柳碱单纯或联合其他方法治疗眼肌麻痹、非增殖性糖尿病视网膜病变、缺血性眼底病变、视神经病变等，取得了较好的临床疗效。

本章小结

思考题

1. 视神经炎的临床表现有哪些？

2. 前部缺血性视神经疾病可能的病因有哪些？

更多练习

（王彩霞）

第十二章　屈光不正和老视患者的护理

教学课件

学习目标

1. 素质目标

（1）耐心引导学生阅读和讨论各种类型的屈光不正和老视患者的特点，强调医务工作者对患者的理解和关注。

（2）学生根据自身对本章内容的理解，阅读本章的案例，触发对临床工作的探究，激发决策和创新能力。

2. 知识目标

（1）掌握：近视的定义、病因及发病机制、分类、身体状况评估、治疗要点、护理诊断和护理措施；远视的分类、身体状况评估；远视、散光、老视的治疗要点和护理措施。

（2）熟悉：远视、散光的分类、身体状况评估；老视的身体状况评估；青少年近视防控的措施。

（3）了解：远视、散光、老视的病因及发病机制。

3. 能力目标

（1）能运用近视防控知识对患者进行健康宣教，关注近视防控事业。

（2）能运用所学知识为远视、散光和老视患者制订个性化护理计划。

案例

【案例导入】

患儿，男性，9岁。因校园体检发现看不清视力表就诊。主诉看不清黑板上的字半年余，看书、看电视时有眯眼、凑近等现象，户外活动少，每日电子产品持续使用时间超过2小时。现远视力检查显示，双眼裸眼视力为右眼0.6，左眼0.4。

【请思考】

1. 根据该患儿情况，可能的临床诊断是什么？

2. 针对该患儿情况，可能的护理诊断是什么？

【案例分析】

眼球是一种复合光学系统，主要成分由外向里依次为：角膜、房水、晶状体和玻璃体。当光从一种介质进入另一种不同折射率的介质时，光线将在界面发生偏折现象，该现象在眼球光学中称为屈光（refraction）。当眼球静止调节时，来自5m以外的外界平行光线通过眼的屈光系统后，聚焦于视网膜黄斑中心凹上，能形成清晰的像，此种屈光状态称为正视（图12-1），这种屈光状态的眼称为正视眼。若平行光线未能聚焦于视网膜黄斑中心凹上，不能形成清晰的像，此种屈光状态称为屈光不正（refraction error）。屈光不正实际是因眼球屈光系统和眼球长度不匹配所造成，包括近视、远视和散光。

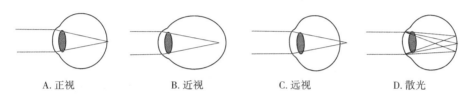

A. 正视　　　　　　B. 近视　　　　　　C. 远视　　　　　　D. 散光

图 12-1　正视与屈光不正示意

第一节　近视患者的护理

近视（myopia）指当眼球静止调节时，来自5m以外的外界平行光线通过眼的屈光系统后，聚焦于视网膜黄斑中心凹之前，不能形成清晰的像。

（一）病因及发病机制

近视发生机制复杂，原因尚不完全明确，多认为与遗传、环境、饮食营养等因素影响有关。

1. 遗传因素　相关研究表明，病理性近视最常见的遗传方式为常染色体隐性遗传，单纯性近视为多因子遗传。

2. 环境因素　与视觉环境、视觉输入等相关的因素有关，如睡眠不足、照明不足、长时间近距离用眼，字迹模糊不清、验光配镜过矫。与眼球发育等相关因素有关，如眼轴过度发育，与屈光力不匹配形成轴性近视。

3. 饮食营养因素　与身高增加、肥胖相关的饮食变化有关。

（二）近视分类

根据不同的分类标准，近视主要有以下几种分类方法。

1. 根据屈光成分分类

（1）屈光性近视：眼轴长度（基本）在正常范围，多因眼各屈光成分（或成分组合）

异常所致，分为曲率性近视、屈光指数性近视、调节性近视，可为暂时性或永久性。

（2）轴性近视：角膜和晶状体曲率在正常范围，因眼轴延长，其长度超出正常范围，多见于病理性近视及大多数单纯性近视。

2. 根据等效球镜度（SE）分类

（1）近视前期：SE ≤ +0.75D 且 > -0.50D。

（2）低度近视：SE ≤ -0.50D 且 > -3.00D

（3）中度近视：SE ≤ -3.00D 且 > -6.00D。

（4）高度近视：SE ≤ -6.00D。

3. 根据病程和病理变化分类

（1）单纯性近视：眼球在发育基本稳定后发展的近视，屈光度在 -6.00D 以内，大部分患者眼底无病理性改变，可通过屈光矫正治疗矫正至正常，其患病率为 20% ~ 50%。

（2）病理性近视：发生较早，幼年即可出现，20 岁以后眼球仍在发展，患者的屈光度常高于 -6.00D，以屈光度进行性加深、眼轴进行性变长为特点，可发生不同程度的眼底改变，如近视弧形斑、豹纹状眼底（图 12 -2）、黄斑区出血或形成新生血管等。与正常人相比，病理性近视患者发生视网膜脱离（图 12 -3）、撕裂、裂孔、黄斑出血和新生血管的危险性增高，严重者可致盲。

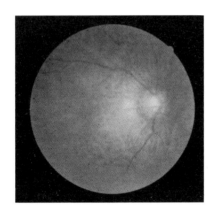

图 12 -2　豹纹状眼底及近视弧形斑

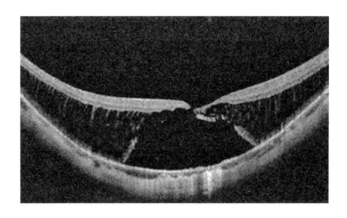

图 12 -3　病理性近视导致的视网膜脱离

（三）护理评估

1. 健康史　询问患者有无近视家族史，日常用眼习惯与用眼卫生情况，近视发生的时间与程度，是否采取相关措施进行干预或治疗，如验光、配镜、戴镜视力与舒适度。

2. 身体状况

（1）视觉改变：表现为视近清楚，视远不清；常以眯眼、皱眉等方式形成针孔效应来提升远视力；患者常有视疲劳现象，如眼干、异物感，伴眼睑沉重、眼痛、头痛等。近视度数较高者常伴有夜间视力差、飞蚊症、漂浮物、闪光感等症状。

（2）眼位偏斜：由于眼调节和集合功能的不协调，常发生外隐斜或外斜视。

（3）眼球改变：因眼球前后径变长，眼球突出，多见于高度近视人群。

（4）眼底改变：主要见于高度近视，如豹纹状眼底、近视弧形斑、脉络膜萎缩、后巩膜葡萄肿患者，周边部视网膜可出现格子样变性、视网膜裂孔，严重者可出现视网膜脱离。

（5）并发症：常见有白内障、青光眼、弱视等。

3. 辅助检查

（1）验光：包括客观验光和主觉验光。常用的客观验光发包括视网膜检影法、自动验光仪法；常用的主觉验光包括插片验光法、雾视法、红绿双色法、散光表法和交叉圆柱镜法。

（2）光学生物测量：用于测量眼轴、中央角膜厚度、角膜曲率、角膜散光等。

4. 心理 - 社会状况 评估患者的年龄、受教育水平，工作、学习或生活环境等，对近视的认知程度、家庭经济情况及家庭支持，对日常学习、工作、生活有无影响。

（四）治疗要点

治疗包括光学矫正、药物治疗、屈光手术等。

1. 光学矫正 眼镜和角膜接触镜（隐形眼镜）一直是矫正近视的主要手段。新近研究中的新型镜片拓宽了光学矫正的选择。

（1）角膜塑形镜：又称"OK镜"，已成为我国青少年群体中有效的近视防控手段之一。通过夜间佩戴提高日间裸眼视力，同时通过对角膜的物理塑形，降低角膜曲率、改变角膜上皮分布状况，在多重效应的综合作用下有效改善视网膜周围区远视离焦，从而减缓近视进程。

（2）软性亲水角膜接触镜：是一种双焦点角膜接触镜，包含中央矫正区和同心区，在矫正屈光不正的同时，能削弱近视进展的因素，从而有利于保持良好的视力。

（3）多点近视离焦镜：为近视防控框架眼镜的新型镜片，可实现近视离焦，同时为佩戴者提供了所有可视距离的清晰视野。相较于接触镜片，多点近视离焦镜不仅提供了相似的光学结构，而且避免了角膜接触镜所引起的角膜磨损和感染的风险。

2. 药物治疗 主要为M受体阻滞药，如阿托品滴眼液、消旋山莨菪碱滴眼液、地巴唑滴眼液等。目前，阿托品滴眼液的应用是近视药物防控的讨论重点，主要包括高浓度阿托品滴眼液（1%或0.5%）和低浓度阿托品滴眼液（0.01%或0.005%）。临床研究表明，长期使用阿托品滴眼液规律滴眼，可以有效控制近视发展；相较于高浓度阿托品滴眼液，低浓度阿托品滴眼液在控制近视增长方面作用较佳，在保留控制近视效果的同时，不良反应相对较轻，患者耐受性较高。

3. 屈光手术 是一种通过激光、人工晶体植入等方式改变眼睛屈光状态，以实现不戴镜矫正屈光不正的矫正手段。这种手术主要用于治疗近视、远视和散光等视力问题。根据手术部位的不同，屈光手术可以分为角膜屈光手术、眼内屈光手术和巩膜屈光手术等。目前，准分子激光及飞秒激光角膜屈光手术已成为我国18岁以上屈光不正患者矫正视力的主要方法。

（五）护理诊断和护理措施

近视患者的护理诊断和护理措施见表12-1。

表12-1 近视患者的护理诊断和护理措施

常见护理诊断/护理问题	护理措施	措施依据
感知觉紊乱：远视力下降、视远物不清	向患者及家属讲解近视的病因及表现，宣教戴镜的重要性，通过戴镜等矫正治疗来提升远视力	使其认识到近视矫治的重要性，积极配合医生，通过验光配镜等方法进行矫正屈光不正

续　表

常见护理诊断/ 护理问题	护理措施	措施依据
舒适度受损	向患者解释出现不适（眼干、眼胀、头痛等）的原因，与近视引起的视疲劳有关，需及时接受矫治	有助于缓解不适症状
知识缺乏	1. 向患者讲解近视产生的原因，鼓励患者养成良好的用眼习惯，讲解近视防控的方法与措施	患者缺乏近视防控有关的保健知识及屈光治疗等相关知识
	2. 向患者宣教眼镜或角膜接触镜的佩戴与保养的方法	患者缺乏眼镜保养的知识，不了解新型矫治镜片的保养与护理；错误佩戴角膜接触镜易导致眼部感染等
	3. 定期随诊，青少年需每半年检查一次	青少年为近视防控重点人群，需做好监测，及时跟进调整矫治方案，增强自身防控意识

 知识拓展

豹纹状眼底

豹纹状眼底（tessellated retina）通常为高度近视的典型眼底，由于视网膜色素上皮的色素较少，脉络膜萎缩，其小血管网消失，可以透过视网膜而见到脉络膜大血管结构及血管间隙的色素区，形似豹皮的纹理。可进行对症处理，进行屈光矫正治疗，配适合度数的眼镜以纠正近视。

第二节　远视患者的护理

远视（hyperopia）指当眼球静止调节时，来自5m以外的外界平行光线通过眼的屈光系统后，聚焦于视网膜黄斑中心凹之后，不能形成清晰的像。典型远视者表现为视远不清、视近更不清。

（一）病因及发病机制

远视通常都是由于眼球结构异常（眼轴相对较短或屈光成分的屈光力较弱）所致，可以是生理性，如婴幼儿时期多为远视，也可以是由后天眼部疾病所致，如无晶状体眼等。

（二）远视分类

根据不同的分类标准，远视主要有以下几种分类方法。

1. 根据屈光成分分类

（1）屈光性远视：眼轴正常但眼的屈光力较弱。这又可以进一步分为曲率性远视和屈光指数性远视。曲率性远视是由于角膜表面或晶状体的曲率半径较正常为大，屈光指数性远视是由于屈光间质的屈光指数异常所致。

（2）轴性远视：屈光成分（基本）正常，因眼轴相对缩短所造成的远视，包括生理性和病理性眼轴缩短。

2. 根据远视度数分类

（1）轻度远视：< +3.00D。又称隐性远视，此范围的远视在年轻时能在视远时使用调节进行代偿，大部分人40岁以前不影响视力。

（2）中度远视：范围介于 +3.00D ～ +5.00D。视力受影响并伴有视疲劳等不适症状，过度使用调节还会出现内斜视。

（3）高度远视：> +5.00D。视力受影响，视物非常模糊，但视疲劳等不适症状反而不明显，因为远视度数太高，患者无法使用调节来代偿。

（三）护理评估

1. 健康史 询问有无远视家族史，远视发生的时间与程度，是否进行干预或矫正治疗，如验光、配镜、戴镜视力与舒适度。

2. 身体状况

（1）视觉症状与年龄：①<6岁时，因调节幅度大，近距离阅读需求少，低中度远视者无任何症状；高度远视者通常在体检中发现或伴有调节性内斜视而发现。②6～20岁，特别在10岁左右时，近距离阅读量增加，阅读字体变小，开始出现视觉症状。③20～40岁，随着年龄增长，调节幅度减少，隐性远视减少，显性远视增加。近距阅读时出现眼酸、头痛等视疲劳症状，部分患者老视提前出现。④40岁以上，调节幅度进一步下降，隐性远视转为显性远视，这些患者不仅需要近距阅读附加而且还需要远距远视矫正。

（2）屈光不正性弱视：一般发生在高度远视且未在6岁前给予适当矫正的儿童，这类弱视可以通过检查及早发现，给予适当视觉训练并完全矫正，可达到较好的视觉效果。

（3）内斜视：容易发生在轻、中度远视患者中，此类患者通过使用调节达到清晰成像的目的；远视患者未进行屈光矫正时，为获得清晰视力，在远距离工作时使用调节，近距离工作时过度使用调节，产生内隐斜或内斜视。

（4）视疲劳：表现为视物模糊、头痛、眼球胀痛、眉骨及眉弓部胀痛，甚至恶心、呕吐，多在休息后症状减轻或消失。

（5）假性视盘炎：也被称为假性视盘水肿，并非真正的炎症，而是一种生理现象，通常出现在高度远视的患者中。可见视盘小、色红、边缘不清、稍隆起，类似视盘炎或视盘水肿，但矫正视力正常，视野无改变，长期观察眼底无改变。

（6）伴随体征：伴有小眼球、浅前房、房角窄。

3. 辅助检查

（1）验光：包括客观验光和主觉验光，用于确定远视及度数，参见本章第一节。

（2）光学生物测量：用于测量眼轴、中央角膜厚度、角膜曲率、角膜散光等。

4. 心理－社会状况 评估患者的年龄、受教育水平，工作、学习或生活环境等，对远视的认知程度，对社会交往有无影响。

（四）治疗要点

治疗包括光学矫正、屈光手术等。远视的光学矫正以框架眼镜矫正最为常见，使用简便、经济、安全，其镜片与近视矫正正好相反，采用凸透镜片来矫正。

（五）护理诊断和护理措施

远视患者的护理诊断和护理措施见表12－2。

表 12 - 2　远视患者的护理诊断和护理措施

常见护理诊断/护理问题	护理措施	措施依据
感知觉紊乱：视力下降、视物模糊	1. 向患者及家属讲解远视的病因及表现，宣教戴镜的重要性，通过戴镜等矫正治疗来提升远视力	使其及家属认识到远视矫治的重要性，积极配合医生，通过验光配镜等方法进行矫正屈光不正
	2. 在矫正远视的同时，对同时存在的弱视进行治疗	儿童高度远视常伴有弱视
舒适度受损	向患者解释出现不适（视物模糊、眼胀、头痛等）的原因，与远视引起的视疲劳有关，需及时接受矫治	有助于缓解不适症状
知识缺乏	1. 向患者讲解远视产生的原因	患者缺乏远视有关的保健知识及屈光治疗的相关知识
	2. 向患者宣教眼镜或角膜接触镜的佩戴与保养的方法	患者缺乏眼镜保养的知识，不了解新型矫治镜片的保养与护理；错误佩戴角膜接触镜易导致眼部感染等
	3. 定期随诊，青少年需每半年检查 1 次	需做好监测，及时跟进调整矫治方案，增强自身防控意识

　知识拓展

远视储备

刚出生的婴幼儿，眼轴比成人短，处于远视状态。随着儿童生长、发育，眼球逐渐长大，眼轴随之拉长，远视度数逐渐降低而趋于正视，此过程被称为"正视化过程"。在这个过程中，不影响儿童视觉发育的前提下，儿童测得的"远视屈光度"一般被称作"远视储备"。

远视储备是眼球屈光发育过程中的重要参数，是眼轴长度与角膜及晶状体各参数之间的动态匹配结果，在眼轴发育完成、转为正视前，这种生理性远视能在一定程度上起到"视力银行"的作用，帮助我们抵御近视的风险，也是预测近视发生发展的有效指标。

如果远视储备量被过早、过快的花费消耗，就有可能造成"存款"不够甚至"欠款"，较早出现近视。

第三节　散光患者的护理

眼球在不同子午线上屈光力不同，平行光线经过该眼球屈光系统后不能形成焦点，而是在空间不同位置的两条焦线和最小弥散圆的一种屈光状态称为散光（astigmatism），是影响视觉系统成像质量的重要因素。

（一）病因及发病机制

散光是因为眼球的屈光系统有缺陷而无法形成完整的"收束"状态，从而导致光线在眼睛中发生折射，最终射至视网膜上出现像差。散光导致眼睛无法同时聚焦远处和近处的物体，产生视物模糊，可由角膜或晶状体产生，前者称为角膜散光，后者称为眼内散光，一般多发生在角膜。

（二）散光分类

根据屈光径线的规则性，散光分为规则性散光和不规则性散光。

1. 规则性散光　两条主径线相互垂直，可用柱镜矫正。

（1）按子午线定位分类：规则性散光包括顺规散光、逆规散光和斜向散光。顺规散光是最大屈光力主子午线在 $90° \pm 30°$ 位置的散光；逆规散光是最大屈光力主子午线在 $150° \pm 30°$ 位置的散光。其余为斜向散光。

（2）按两条主子午线聚焦点与视网膜的位置关系分类：规则性散光包括单纯近视散光、单纯远视散光、复合近视散光、复合远视散光、混合散光，见表 12 - 3。

表 12 - 3　规则性散光的分类及区别

分类	一主子午线像	另一主子午线像	备注
单纯近视散光	聚焦在视网膜上	聚焦在视网膜之前	与单纯远视散光相反
单纯远视散光	聚焦在视网膜上	聚焦在视网膜之后	与单纯近视散光相反
复合近视散光	聚焦在视网膜之前	聚焦在视网膜之前	聚焦前后位置不同
复合远视散光	聚焦在视网膜之后	聚焦在视网膜之后	聚焦前后位置不同
混合散光	聚焦在视网膜之前	聚焦在视网膜之后	无

2. 不规则性散光　屈光面不光滑，各屈光面屈力不等，同一径线上各部分的屈光力也不等，没有规律，不能形成前后两条焦线，无法用柱镜矫正。多见于角膜瘢痕、圆锥角膜等。

（三）护理评估

1. 健康史　询问患者有无散光家族史，散光发生的时间、散光程度，是否进行干预或矫正治疗，如验光、配镜、戴镜视力与舒适度。

2. 身体状况

（1）视力下降：看远、看近都不清楚，似有重影。散光对视力下降的影响程度取决于散光的度数和轴向。散光度数高或斜轴散光对视力影响较大，逆规散光对视力的影响比顺规散光大。

（2）视疲劳：散光患者为了提升视物清晰度，需不断进行精细调节，加上视物发生扭曲，故散光特别是远视散光患者，容易发生视疲劳。表现为眼痛、流泪、头痛，尤以前额部头痛明显，视物重影，近距离工作不能持久。

（3）代偿头位和眯眼视物：双眼有高度不对称散光者，为了看得更清楚，往往采取倾斜头位而导致斜视，散光矫正后可以恢复。视物时，常以眯眼、皱眉等方式产生针孔效应来减少散光对视力的影响，提升视物图像的清晰度。

（4）眼底改变：视盘常呈椭圆形。高度散光者，视盘的垂直缘能看清，而水平缘看不清，或相反。从视盘的形态，大致可了解散光的轴向。

3. 辅助检查

（1）验光：包括客观验光和主觉验光，用于确定散光轴向及度数，参见本章第一节。

（2）角膜散光检查：包括角膜曲率计、角膜地形图或定量角膜散光检查镜。

4. 心理-社会状况　评估患者的年龄、受教育水平，工作、学习或生活环境等，对散光的认知程度，对社会交往有无影响。

（四）治疗要点

治疗包括光学矫正、屈光手术等。散光的光学矫正以框架眼镜矫正最为常见，单纯散光用柱镜矫正，复合或混合散光用球柱镜来矫正。如不能适应全矫正，可先予以较低度数矫正，再逐渐增加度数。不规则散光不能用柱镜矫正，可试戴硬性角膜接触镜矫正。

（五）护理诊断和护理措施

散光患者的护理诊断和护理措施见表12-4。

表12-4　散光患者的护理诊断和护理措施

常见护理诊断/ 护理问题	护理措施	措施依据
感知觉紊乱： 视力下降、视物模糊	向患者及家属讲解散光的病因及表现，宣教戴镜的重要性，通过戴镜等矫正治疗来提升视觉效果	使患者及家属认识到散光矫治的重要性，积极配合矫治，如验光配镜
舒适度受损	向患者解释眼痛、流泪、头痛等不适与散光引起的视疲劳有关，需及时接受矫治	有助于缓解不适症状
知识缺乏	1. 向患者讲解散光产生的原因	患者缺乏散光有关的自我保健知识及屈光治疗相关的知识
	2. 向患者宣教眼镜或角膜接触镜的佩戴与保养的知识	患者缺乏眼镜保养的知识；错误佩戴角膜接触镜易导致眼部感染
	3. 定期随诊，青少年需每半年检查1次	需做好监测，及时跟进调整矫治方案，增强自身防控意识

 知识拓展

散光的自我测试

1. 测试步骤

（1）摘下眼镜，分别用左、右裸眼观看图12-4。

（2）保持图像与眼睛同高，从远到近移动图像，直达刚好可以看清图中线条，保持此位置。

（3）双眼分别分辨图中虚线的粗细、深浅。

2. 结果分析　若看到所有虚线均匀分布，没有特别的深浅、长短之分，则基本没有散光现象；若看到某条虚线特别黑亮，与其他虚线明显有区别，说明眼睛有一定程度散光，且该方向的位置则是被测者的散光轴位。

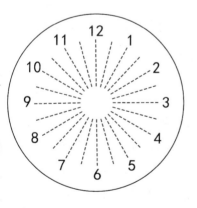

图12-4　散光的自我测试图

第四节　老视患者的护理

老视（presbyopia），俗称"老花"，是因年龄增长所致的眼生理性调节减弱，40~45岁开始，出现近距离工作困难。

（一）病因及发病机制

随着年龄的增长，晶状体逐渐硬化、弹性减弱，睫状肌的功能逐渐减低，从而引起眼的调节功能逐渐下降。老视的发生原因较多，除常见的年龄原因处，还与以下因素有关。

1. 屈光不正　屈光状态影响老视症状出现的早晚，未行矫正的远视者较早发生老视，近视者发生较晚。近视者矫治后，出现老视的年龄延后，远视者正好相反。

2. 用眼方式　从事近距离精细工作者比从事远距离工作者更容易较早出现老视症状。

3. 身高、臂长　相较于身高较矮者，身高较高者有更长的手臂，即有更远的工作距离，相对需要较少的调节，较晚出现老视症状。

4. 地理位置　温度高加速晶状体的老化，因此，生活在赤道附近的人们较早出现老视。

5. 药物　胰岛素、抗焦虑药、抗抑郁药、抗精神病药、抗组胺药、抗肌痉挛药和利尿药等药物对睫状肌有影响，服用相关药物者会较早出现老视。

（二）护理评估

1. 健康史　询问患者的年龄、既往有无近视或远视、老视发生的时间与程度，了解患者的工作性质和阅读习惯，是否进行干预或矫正治疗，如验光、配镜、戴镜视力与舒适度。

2. 身体状况

（1）视近困难：往常的阅读距离，出现看小字不清楚，不自觉地将头后仰或者将书本拿到更远的地方才能满足阅读需要。

（2）阅读需要更强的照明：充足的光线既增加了书本与文字之间的对比度，又使老视者瞳孔缩小，景深加大，视力提高。

（3）视近不能持久、视疲劳：老视者因调节力减退，要在接近双眼调节极限的状态下近距离工作，所以不能持久。加之，因调节和集合的联动效应，过度调节会引起过度集合，易出现阅读困难，如阅读串行、字迹成双。某些老视者还会伴随眼胀、流泪和头痛等视疲劳症状。

3. 辅助检查　验光，参见本章第一节。

4. 心理-社会状况　评估患者的年龄、受教育水平，工作、学习或生活环境等，对老视的认知程度，了解患者的工作性质和阅读习惯，对社会交往有无影响。

（三）治疗要点

首先需进行远视力检查和验光，矫正屈光不正。同时，了解患者的工作性质与阅读习惯，选择合适的阅读距离并进行老视验配。通常采用凸透镜片的框架眼镜进行矫正，也可通过手术治疗，如巩膜扩张手术、射频传导性热角膜成形术等。主要的配镜方式有3种，分别为单光镜、双光镜和渐变多焦镜。

（四）护理诊断和护理措施

老视患者的护理诊断和护理措施见表12－5。

表12－5 老视患者的护理诊断和护理措施

常见护理诊断/护理问题	护理措施	措施依据
感知觉紊乱：视力下降、视物模糊	向患者及家属讲解老视的病因及表现，指导其需接受戴镜等矫正治疗来提升视力	使患者及家属认识到老视矫治的重要性，积极配合矫治，如验光、配镜
舒适度受损	向患者解释眼胀、流泪和头痛等不适与老视引起的视疲劳有关，需及时接受矫治	有助于缓解不适症状
知识缺乏	1. 向患者讲解老视产生的原因	患者缺乏老视有关的自我保健知识及屈光治疗相关的知识
	2. 向患者宣教眼镜或角膜接触镜的佩戴与保养的知识	患者缺乏眼镜保养的知识；错误佩戴角膜接触镜易导致眼部感染

第五节　儿童青少年近视防控

（一）儿童青少年近视防控的重要意义

儿童青少年近视是一种多因素导致的发育性眼病。在生长发育过程中，眼睛为适应近距离活动增加而产生变化，其核心生理变化为眼轴变长，近距离用眼过度，引起调节疲劳，造成调节滞后，从而刺激眼轴向后增长。发育期青少年近视度数增长的速度为 $-1.00D$ ～ $-1.25D$，18 岁以后才能逐渐稳定。如果没有及时正确干预，近视程度不断加深，会发展成为高度近视，从而引起眼底病变，并伴发多种眼部疾病，如青光眼、白内障、视网膜脱离等。

（二）儿童青少年近视的流行病学

视觉健康被世界卫生组织列为人体健康的十大标准之一，全民视觉健康已经上升到国家战略关注层面，从各个层面做好全流程、全周期的眼病防治十分重要。其中，儿童青少年视觉健康是构建国民视觉健康的重要环节。

2019 年，世界卫生组织发布的《世界视力报告》揭示，全球近视人数已逼近 26 亿，并预测至 2030 年将攀升至 33 亿，对全球视觉健康构成严峻挑战。而在我国，青少年近视问题尤为突出。根据国家卫生健康委员会 2020 年发布的《全国儿童青少年近视调查报告》数据，我国儿童青少年总体近视率高达 52.70%，其中 6 岁儿童、小学生、初中生、高中生的近视率分别达到 14.30%、35.60%、71.10% 和 80.50%，凸显了我国青少年近视问题的严重性和迫切性。儿童青少年近视问题日益严峻，呈现出高发、低龄化及近视程度加深的趋势，其近视发生率的持续攀升已成为公共卫生领域亟待解决的关键问题。

（三）儿童青少年近视防控政策

2018 年，《综合防控儿童青少年近视实施方案》提出阶段性防控工作目标，从家庭、学校、学生等不同主体落实近视防控措施。儿童青少年近视问题的管理应聚焦于"以防控为主,治疗为辅"的核心逻辑,需要学校、医疗机构、家庭、有关部门的联动与配合,全链条、多维度地呵护儿童青少年的视觉健康,共同筑起预防近视的防火墙,为儿童青少年创造一个优良的近视防控环境。2019 年,教育部等八部门印发《儿童青少年近视防控适宜技术指南》将近视防控上升为国家战略高度,提出对 0 ~ 6 岁儿童和中小学生进行定期视力检查,建立儿童青少年视力健康档案,确保"一人一档"。2020 年,发布《儿童青少年防控近视系列手册》,有针对性地指导各年龄段近视防控,进一步推动全社会行动起来,共同呵护好孩子们的眼睛。此外,《儿童青少年近视防控光明行动工作方案(2021—2025 年)》《关于做好中小学生定期视力监测主要信息报送工作的通知》《中国儿童青少年视觉质量白皮书》《"十四五"全国视觉健康规划(2021—2025 年)》等文件持续部署推进综合防控儿童青少年近视工作,聚焦近视防控关键领域、核心要素和重点环节。《中国儿童青少年近视防控公共卫生综合干预行动专家共识》《关于加强儿童青少年近视防控用眼行为干预的倡议及实施方法共识——用眼行为干预人群大处方》明确从卫生经济学和卫生保健的角度提出最经济、更合理、安全有效、易普及、可推广的近视防控措施,旨在降低儿童青少年近视发生率,使其视觉健康整体水平不断提升。

(四)用眼行为干预人群大处方

1. "目"浴阳光 每天保证累计户外活动时间大于 2 小时,让儿童青少年在阳光充足、视野开阔的室外进行有益于眼生理调节和身心健康的运动。

2. 养成良好的用眼习惯 连续近距离用眼要休息,注意劳逸结合。中小学生需遵循"3010"法则,即 30 分钟左右让眼睛休息 10 分钟。

3. 端正读写姿势 端正坐姿,做到"一拳一尺一寸":即胸离桌子一拳,眼离书本一尺,手指离笔尖一寸。

4. 保证充足的睡眠 保障儿童青少年的有效睡眠时间,确保小学生、初中生、高中生每天睡眠时间分别达到 10 小时、9 小时、8 小时,不建议睡觉时开灯。

5. 改善用眼环境 选择合适高度的课桌椅。读写时应合理调整室内照明,确保光线适宜,光线应从左侧方向来;不能在光线暗弱或阳光直射时看书或使用电子产品。

6. 增强身体素质 应增强儿童青少年的体能素质,做到营养均衡、饮食规律,避免肥胖,强身健体,以预防近视的形成或快速进展。

 知识拓展

儿童青少年近视普查数据表

为了规范化、科学化推进儿童青少年近视普查工作,确保各地普查有序进行,我国特制定了《儿童青少年近视普查信息化管理专家共识(2019)》,并对普查数据表进行了结构化设计,以实现高效的数据管理和利用。普查数据表包含学校信息表、学生信息表、视力检查数据表和电脑验光数据表(表 12 - 6 ~ 表 12 - 9),便于后续的数据检索和统计分析。

表 12 - 6　儿童青少年近视普查结果之学校信息表

学校编码	学校名称	类别	省（市、自治区）	地市	县（区）	社区（街道）
XX0003	北京市 ** 小学	小学	北京市	-	** 区	** 街道

表 12 - 7　儿童青少年近视普查结果之学生信息表

学籍号	姓	名	出生日期	身份证号	性别	民族	籍贯	学校编码	年级	班级
000056	张	三	2010 - 05 - 03	********	男	汉	北京	XX0003	2016	01

表 12 - 8　儿童青少年近视普查结果之视力检查数据表

学生学籍号	眼别	裸眼视力	戴镜视力	戴镜类别	备注	检查日期
000056	右眼	4.6	4.9	框架眼镜	无	2018 - 12 - 1
000056	左眼	4.5	5.0	框架眼镜	无	2018 - 12 - 1

表 12 - 9　儿童青少年近视普查结果之电脑验光数据表

学生学籍号	眼别	球镜度数	柱镜度数	轴位	备注	检查日期
000056	右眼	- 1.00	- 0.75	180	无	2018 - 12 - 1
000056	左眼	- 1.25	- 0.50	10	无	2018 - 12 - 1

本章小结

思考题

1. 近视的临床表现有哪些？

2. 近视的预防措施有哪些？

更多练习

（陈　晨）

第十三章 斜视和弱视患者的护理

教学课件

学习目标

1. 素质目标

（1）耐心引导学生阅读和讨论各种类型的斜视和弱视患者的特点，强调医务工作者对各种类型的斜视和弱视患者的理解和关注，制订个性化视觉训练计划。

（2）学生根据自身对本章内容的理解，阅读本章的案例，触发对临床工作的探究，激发决策和创新能力。

2. 知识目标

（1）掌握：共同性斜视、麻痹性斜视、弱视的定义，共同性斜视、麻痹性斜视的治疗要点，共同性斜视的护理措施。

（2）熟悉：斜视和弱视的病因及发病机制，麻痹性斜视患者的护理措施。

（3）了解：弱视患者的护理评估、治疗要点和护理措施。

3. 能力目标

能运用弱视患者的护理知识对患者进行弱视训练。

案例

【案例导入】

　　患儿，男性，10岁。自出生1个月后，父母发现其右眼视物时向外偏斜，双眼注视方向不同，并伴有视力逐渐下降，无复视及重影。现因双眼注视方向不同，外观改变，预行手术治疗。

【请思考】

　　1. 该患儿可能的临床诊断是什么？

　　2. 该患儿可能的护理诊断是什么？

【案例分析】

斜视指任何一眼视轴偏离的临床现象，可因双眼单视异常或控制眼球运动的神经肌肉异常引起。斜视在不同人群中的患病率不同，2017 年版临床指南显示，斜视的患病率为 0.8% ~ 6.8%。亚洲人群的流行病学研究结果提示，亚裔儿童外斜视患病率更高；我国流行病学调查显示，除香港地区外，其他地区的外斜视比内斜视多见。

斜视的分类方法多种多样，根据注视位置和眼位偏斜的变化，可分为共同性斜视和麻痹性斜视；基于眼融合状态的不同，又可分为隐性斜视、间歇性斜视和恒定性斜视；从注视眼的角度看，可分为交替性斜视和单眼性斜视；根据发病年龄，分为先天性斜视和后天性斜视；根据偏斜方向的不同，可分为水平斜视、内斜视、外斜视、垂直斜视、上斜视、下斜视，以及旋转斜视中的内旋转斜视和外旋转斜视（图 13 – 1）。这些分类有助于更精准地诊断斜视类型，从而制订针对性的治疗方案。

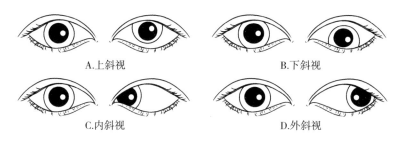

A.上斜视　　　　　　　　　　　B.下斜视

C.内斜视　　　　　　　　　　　D.外斜视

图 13 – 1　斜视示意

斜视不仅影响患者外观，引起自卑等情绪问题，还会造成视力损伤，导致弱视，同时对双眼视觉和立体视觉形成造成损伤。

第一节　共同性斜视患者的护理

共同性斜视（concomitant strabismus）指眼外肌本身和支配它的神经均无器质性病变，眼球运动无障碍，但在各个不同方向注视和更换注视眼时呈偏斜位，两眼不能同时注视一个目标。

（一）病因及发病机制

1. 解剖异常，表现为眼外肌解剖异常或附着点位置异常。

2. 屈光不正。远视者，眼调节过度易致共同性内斜视；近视者，眼调节与集合不平衡易诱发共同性外斜视。

3. 中枢神经失调，可导致眼外肌力量不平衡而产生斜视。

4. 融合功能障碍。

5. 遗传因素，具有较高的家族性且表现为多因子遗传。

（二）共同性斜视的分类

根据眼位偏斜方向的不同，共同性斜视可分为共同性内斜视和共同性外斜视两大类。其中，共同性内斜视是儿童斜视中最为常见的类型，又可细分为调节性内斜视、部分调节性内斜视及非调节性内斜视。而共同性外斜视，则主要包括间歇性外斜视和恒定性外斜视两种类型。

（三）护理评估

1. 健康史　询问病史和主诉，主要包括斜视发生及发现的时间、症状，如患者为儿童，需要询问母亲的妊娠史和生产史。是否存在外伤、疾病等诱因。既往是否接受过治疗，如弱视治疗、戴镜，有无代偿头位及是否有相关家族史。

2. 身体状况　主要表现为眼轴不平行，一眼向一侧偏斜（鼻侧或颞侧），眼球各方向运动正常，各方向斜视度基本相等，无复视和代偿头位，多伴有屈光不正和弱视。共同性斜视的主要特征是眼球运动没有限制，斜视角不因注视方向的改变而变化，两眼分别注视时的斜视角相等（第一斜视角等于第二斜视角）。

3. 辅助检查

（1）遮盖试验：包括单眼遮盖–去遮盖试验和交替遮盖试验。①单眼遮盖–去遮盖试验：可发现显性斜视，可用于鉴别隐性斜视与显性斜视。②交替遮盖试验：可用于发现是否存在眼位偏斜。在眼前加上棱镜（镜尖指向斜视方向），逐渐增加度数，直到交替遮盖双眼不再有移动为止，还可测量斜视的棱镜度。

（2）角膜映光点：该检查方法简单，便于实施。在检查时，嘱被检者注视前方33cm处的点状光源，检查者观察光线映在患者角膜上的部位。正常人双眼正位时，光反射对称地落在瞳孔中央略偏鼻侧约5°；若光点落在瞳孔中央的鼻侧，则为外斜视；如果在颞侧，则为内斜视。上斜视和下斜视也可以通过类似的方式进行判断。

（3）三棱镜法：被检者注视视标，将三棱镜置于患眼前，尖端指向眼位偏斜的方向，调整三棱镜度数，使角膜反光点位于角膜中央，此时所需的棱镜度数即为患眼的斜视度数。

（4）同视机检查：既可直接测量斜视的度数，还能进行双眼视功能训练。

4. 心理–社会状况　评估患者的年龄、受教育的水平、生活环境和生活方式。共同性斜视对患者日常生活、社会交往的影响，患者对共同性斜视的认识和心理障碍程度、应对的方式等。其中，对于未成年人评估，还应包括其家属的心理–社会评估。

（四）治疗要点

斜视一经确诊，应立即开始治疗。对于出生后早期发生的内斜视，2岁左右进行矫正通常预后较好。然而，随着年龄的增长，双眼视功能的恢复将变得更为困难。儿童斜视治疗的核心目标是恢复双眼的正常视功能，首要任务是消除斜视带来的感觉缺陷。治疗方法主要包括非手术治疗和手术治疗两大类。非手术治疗涵盖斜视的光学矫正（如框架眼镜和三棱镜的使用）、药物治疗（如散瞳药和缩瞳药的应用、A型肉毒毒素注射）及视功能矫正训练。手术治疗则包括肌肉减弱术、肌肉加强术及水平肌肉垂直移位术等。通过综合应用这些治疗方法，可以有效改善斜视症状，促进双眼视功能的恢复。

1. 共同性内斜视

（1）调节性内斜视：有中度或高度远视性屈光不正，散瞳后或戴镜可以矫正眼位，佩戴全屈光处方眼镜矫正，有弱视者治疗弱视。

（2）部分调节性内斜视：散瞳或戴镜后斜视度数可以减少，但不能被完全矫正。先佩戴全屈光处方眼镜矫正，有弱视者治疗弱视，再通过手术矫正非调节部分斜视。

（3）非调节性内斜视：主要通过手术治疗，有弱视者治疗弱视。

2. 共同性外斜视

（1）间歇性外斜视：以手术治疗为主，手术时机应掌握在双眼视功能受损之前，在密切随访立体视觉正常情况下可延迟手术。发现双眼视功能损害时，提倡早期手术。

（2）恒定性外斜视：通常需要手术治疗，其方法和矫正的量同间歇性外斜。若一眼视力较低，有弱视时，应先治疗弱视。

（五）护理诊断和护理措施

共同性斜视患者的护理诊断和护理措施见表13-1。

表 13-1 共同性斜视患者的护理诊断和护理措施

常见护理诊断/护理问题	护理措施	措施依据
感知觉紊乱：视力下降	1. 采用非手术治疗者，向患者解释治疗的方法、目的及效果，鼓励患者坚持长期矫正治疗	给予患者健康宣教，提高患者治疗的信心，达到较好的治疗效果
	2. 采用手术治疗者，按外眼围手术期护理常规进行。对于需全身麻醉手术的患儿，指导家属做好术前禁饮禁食，安抚患儿，配合手术顺利进行；成人共同性斜视只能手术改善外观，要做好耐心细致的解释工作	围手术期护理有助于手术的顺利进行
	3. 术前需做三棱镜耐受试验或角膜缘牵引缝线试验，用以评估术后发生复视的可能性。如可能发生融合无力性复视者，一般不宜手术	可预估手术后的效果
	4. 观察术后患者有无恶心、呕吐现象，向患者解释引起恶心、呕吐的原因，并指导患者减轻恶心感的方法，如舌尖抵着硬腭，呕吐严重者可遵医嘱给予止吐药	使患者了解引起恶心、呕吐的原因，掌握减少恶心呕吐的方法，缓解因恶心、呕吐引起的紧张与不适
	5. 术后包扎双眼，使术眼得到充分休息，防止肌肉缝线因眼球转动而被撕脱。告诉患儿及家属不要自行去掉健眼敷料，或自行观察矫正情况	防止肌肉缝线因眼球转动而被撕脱，积极配合术后护理，促进术眼愈合
	6. 密切观察术后感染症状，如发现眼部分泌物增多，应及时报告医生，去除敷料，戴针孔镜，并嘱患者自行控制眼球运动，以防缝线撕开	密切观察术眼情况，并及时处理术后感染等症状
	7. 术后根据医嘱，继续进行弱视及正位视训练，以巩固和提高视功能	巩固和提高视功能
知识缺乏	1. 向使用阿托品滴眼液散瞳验光的患儿家属详细解释阿托品滴眼液的具体使用步骤，并明确告知，在使用阿托品滴眼液后，患儿可能会出现瞳孔散大、畏光及视近模糊等不良反应，请家属密切关注患儿情况，如有异常及时与医生沟通	患者缺乏与阿托品滴眼液散瞳有关的知识，向患儿家属解释阿托品滴眼液用途和不良反应，解除患者在使用阿托品滴眼液散瞳方面的顾虑
	2. 向需要戴镜治疗者，解释戴镜治疗的目的、意义。戴镜治疗主要观察两方面：一方面戴上眼镜后的视力情况，观察斜视是否影响视力的发育，是否形成弱视；另一方面观察配戴眼镜后，对斜视的治疗作用如何	患者缺乏戴镜治疗的相关知识，向患者或患儿家属解释和强调坚持戴镜治疗的重要性，有助于斜视治疗
	3. 向斜视手术者及其家属进行围手术期的健康宣教，如讲解斜视的手术目的及效果、手术的基本过程、术后可能出现的不适等，指导患者术后定期随访	了解斜视的基本知识，建立相应的疾病认知，减轻围手术期的紧张、焦虑情绪，有助于围手术期管理

续　表

常见护理诊断/ 护理问题	护理措施	措施依据
体象障碍	1. 应细心观察患者的心理反应，鼓励患者表达并倾听他们的心理感受	斜视患者在自我感觉、社交互动和眼神交流等方面会产生焦虑、自卑等心理。运用交流沟通技巧，对患者进行心理护理，帮助患者树立正向的自我概念
	2. 帮助患者及家属正确认识疾病带来的形象改变，指导患者进行自我修饰的相关技能，提高患者适应自我形象改变的能力	通过自我修饰相关技能，改善患者的形象，有利于消除患者自卑心理
	3. 指导家属关心和鼓励患者，使患者解除自卑心理，保持良好的心态；帮助患者搭建与其他斜视患者的交流沟通平台，帮助其正确看待自我形象的改变，有助于增强患者的信心	利用社会支持系统的力量，树立患者自信心

 知识拓展

斜视与磁共振成像

磁共振成像（magnetic resonance imaging，MRI）是利用磁共振原理，依据所释放的能量在物质内部不同结构环境中不同的衰减，通过外加梯度磁场检测所发射出的电磁波，即可得知构成这一物体原子核的位置和种类，据此可以绘制成物体内部的结构图像。MRI 是检查眼外肌、眼球运动等疾病的重要方法。

斜视的发病因素多而复杂，除眼位和眼球运动发生改变外，可能同时存在眼外肌走行和发育异常、眼眶和眶内结缔组织异常及脑神经病变或发育异常等。MRI 在清晰显示眼外肌情况、眶周情况的同时，可精准定位是否存在眼眶及颅脑病变，有助于明确斜视的病因，对于斜视的鉴别诊断等工作的开展有重要的助力作用。

第二节　麻痹性斜视患者的护理

麻痹性斜视（paralytic strabismus）是因病变累及眼外肌的神经核、神经或肌肉等结构而导致的斜视。主要表现为眼球运动在某个方向或某些方向有障碍，斜视角随注视方向的变化而改变，第二斜视角大于第一斜视角，包括先天性麻痹性斜视和后天性麻痹性斜视。

（一）病因及发病机制

1. 先天性麻痹性斜视　多由支配眼外肌的神经核、神经、眼肌发育异常或者因产伤、1岁以内的感染及外伤等原因引起。先天性麻痹性斜视中最常见的为上斜肌不全麻痹。

2. 后天性麻痹性斜视　多由神经源性、肌源性和组织限制性因素引起，如因占位性病变颅内病变造成颅内压增高，常引起展神经麻痹；或因脑膜瘤、垂体瘤和鼻咽癌通过直接压迫或浸润而引起眼球运动神经麻痹；或是因代谢性疾病，如糖尿病引起的展神经和动眼神经麻痹。

（二）护理评估

1. 健康史　询问斜视发生的时间和伴随的症状，如有无复视和头位偏斜，有无外伤、感染、肿瘤等全身病史及家族史；是否经过诊疗，以及询问具体治疗过程。

2. 身体状况

（1）眼球运动：表现为眼球运动在某个方向或某些方向有障碍，斜视角随注视方向的变化而改变，第二斜视角大于第一斜视角。

（2）复视：常于发病后的当天发现，患者自觉视物有重影，遮盖一眼后重影即消失，即为复视。由于复视的困扰，患者可出现眩晕，甚至恶心、呕吐。

（3）代偿性头位：为克服复视的干扰，患者常将头部转向麻痹肌作用的方向。当右眼外直肌麻痹时，患者习惯将头面部向右转；当右眼内直肌麻痹时，患者习惯将头面部向左转。垂直肌麻痹时代偿头位比较复杂，有面部转位、头后仰或低下及头向肩部倾斜等。

3. 辅助检查

（1）眼球运动检查：包括单眼运动检查和双眼运动检查。①单眼运动检查：遮盖一眼，另一眼追踪向各注视方向移动的视标，如发现任何眼球运动的减弱，则提示向该方向运动的肌肉力量不足，或存在限制因素。②双眼运动检查：主要是为了了解两眼眼球在各方向运动的协调情况，是否有强弱的变化。

（2）复视像检查：在检查过程中，在患者右眼前放置红色镜片，并让患者注视前方1米处的灯光。通过观察复视像的性质，可判断其是水平方向还是垂直方向，以及是交叉性还是同侧性。具体来说，对于水平性复视，若红光出现在放置红色镜片的右眼一侧，而白光在左眼一侧，这被称为同侧性复视，通常意味着眼球向内偏斜，可能是外直肌麻痹所致。相反，若红光出现在左眼一侧，白光在右眼一侧，则为交叉性复视，表明一眼向外偏斜，可能是内直肌麻痹的结果。对于垂直性复视，将移动灯光至上下方，通过观察复视像距离最大的位置来确定麻痹的肌肉。

（3）Parks 检查法：是一种高效的垂直肌麻痹诊断方法，具体操作步骤如下：①利用角膜映光法或遮盖去遮盖试验，精准识别第一眼位时的高位眼；②让患者双眼进行水平转动，仔细观察在右转或左转时垂直偏斜的显著程度；③进行 Bielschowsky 歪头试验，要求患者头部迅速向两侧肩膀倾斜，观察在哪侧倾斜时斜角更为明显。通过以上三个步骤，就能确定麻痹肌的所在。

4. 心理–社会状况　评估患者年龄、受教育的水平、生活环境和生活方式，麻痹性斜视对日常生活、社会交往的影响，对麻痹性斜视的认识和心理障碍程度，应对的方式等。其中，对于未成年人评估，还应包括其家属的心理–社会评估。

（四）治疗要点

治疗主要包括非手术和手术治疗。

1. 非手术治疗　①对于神经炎和肌炎引起的麻痹性斜视，可采用抗生素及皮质类固醇治疗。②采用支持疗法，口服或肌内注射如维生素 B_1、维生素 B_{12} 及能量合剂等，有助于神经功能恢复。③结合中医针刺疗法或局部理疗，如超声波、音频电疗，以防麻痹肌萎缩。④遮盖疗法，遮盖单眼，防止复视的困扰。遮盖必须双眼轮换进行，防止双眼视功能恶化。⑤为治疗或预防"续发共同性"斜视，对小于$10^{\triangle}$的病例，用三棱镜矫正可获得好的效果。

2. 手术治疗 以减弱直接对抗肌为主，加强麻痹肌为辅。主要用于诊断肯定，病因已明确，病因绝不影响患者的生命，病情不会发展或复发等情况的患者。不同类型的麻痹性斜视采用术式可有所不同。

（五）护理诊断和护理措施

麻痹性斜视患者的护理诊断和护理措施见表13－2。

表13－2 麻痹性斜视患者的护理诊断和护理措施

常见护理诊断/护理问题	护理措施	措施依据
舒适度改变	1. 遮盖疗法时，指导患者遮盖一眼（建议遮盖健眼），以消除因复视引起的全身不适，延缓或避免直接对抗肌发生痉挛或挛缩	遮盖健眼，强迫患眼注视，可以使患眼得到锻炼
	2. 行手术治疗的患者做好术前准备，指导患者滴抗生素滴眼液。对于需全麻手术的患者，按全麻术前护理常规进行	指导患者正确滴滴眼液，做好术前准备，预防术后感染
	3. 术后术眼用消毒眼垫包扎，严密观察伤口情况，防止污染。对于仍有复视的患者，指导患者暂时遮盖一眼，可消除因复视引起的全身不适	术后严密观察伤口情况，预防术后感染；对于术后仍有复视患者及时遮盖处理，消除不适
	4. 术后仔细检查患者的双眼视功能情况，指导患者进行双眼视功能训练	积极指导双眼视功能训练，促进视功能恢复
知识缺乏	1. 做好健康宣教，向患者及其家属解释麻痹性斜视的相关知识、治疗方法和护理相关知识；欲行斜视手术者，为患者建立客观认知，告知其术后仍可复视的可能，及出现复视可解决的方法；指导患者术后按医嘱用药，定期随访	患者缺乏麻痹性斜视相关知识，了解疾病相关知识有助于增强治疗的信心；宣教术后随诊的重要性，有助于疾病的恢复
	2. 鼓励患者积极治疗与本病有关的疾病，如感冒、脑炎、颅内肿瘤、高血压、糖尿病或外伤等，消除引起麻痹性斜视的病因	增加对后天性麻痹性斜视的病因了解，积极治疗原发病，有助于麻痹性斜视的治疗
	3. 对于患有弱视的患者，我们应向患者及其家属全面、细致地解释弱视治疗的具体措施和关键注意事项，同时积极鼓励其坚持按照规范进行训练，以促进视力的逐步恢复	患者可能存在对规范训练的认知不足，长期训练依从性差

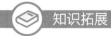 **知识拓展**

2019 年 《成人斜视临床指南》

2019 年 9 月美国眼科学会（American Academy of Ophthalmology，AAO） 发布了《成人斜视临床指南》（Preferred Practice Pattern，PPP），基于循证医学的现代最佳临床证据对成人斜视的定义、流行病学、分类及临床诊断和治疗提供了最新的指导意见。

按照发病时间，将成人斜视分为儿童期持续存在的斜视和成年后发生的斜视。成人斜视的手术目标为：①改善双眼视（从同时视到立体视）。②代偿性头位。③双眼视野的正常化。④减少视疲劳。⑤社会心理益处（斜视异常面部的外观康复和改善带来的社会心理益处）。

2019 年版《成人斜视临床指南》强调成年斜视患者治疗目标除功能恢复外，应包括社会心理效果，如患者自我感觉（自信心等）、社交互动（就业等） 和眼神交流等方面，以提高患者的生活质量。

第三节　弱视患者的护理

弱视（amblyopia）是由于视觉发育关键期内因斜视、未矫正的屈光参差、未矫正的高度屈光不正及形觉剥夺等异常视觉经验导致单眼或双眼最佳矫正远视力低于正常同龄儿童；或双眼视力相差 2 行及以上，视力较低眼为弱视，而眼部无明显器质性病变。

2019 年全球弱视累计人口数约为 9920 万人，2030 年全球预估弱视累计人口数将增至1.752 亿人，到 2040 年全球预估弱视累计人口数可增至 2.219 亿人。弱视在我国发病率为 2%~4%，我国学龄前儿童发病率约为 1.47%，已成为不容忽视的社会公共卫生问题。

（一）分类及诊断标准

1. 弱视临床分类

（1）斜视性弱视：单眼斜视形成的弱视。

（2）屈光参差性弱视：双眼远视性屈光不正，球镜屈光度数相差 ≥1.50DS，或柱镜屈光度数相差 ≥1.00DC，屈光度数较高的眼形成的弱视。

（3）屈光不正性弱视：为双眼弱视，多发生于未佩戴过矫正眼镜的高度屈光不正患者。一般认为远视屈光度数 ≥5.00DS、散光度数 ≥2.00DC、近视 ≥10DS 可增加形成弱视的危险性。双眼矫正视力相等或接近。一般在佩戴屈光不正矫正眼镜 3~6 个月后确诊。

（4）形觉剥夺性弱视：由于屈光间质混浊（如先天性白内障、角膜混浊等），先天性上睑下垂遮挡视轴、不适当的遮盖等形觉剥夺因素所引起的单眼或双眼弱视。

2. 弱视程度诊断标准（国标标准视力表）

（1）轻、中度弱视：最佳矫正视力低于相应年龄视力正常值下限，且 >0.2。

（2）重度弱视：最佳矫正视力 <0.2。

（二）护理评估

1. 健康史 询问患者或患儿家属其弱视发生的时间和伴随的症状，如有无复视和头位偏斜，有无外伤、感染、肿瘤等全身疾病史及家族史，若家属对所叙述的病史表示不确定，可查看新生儿期和婴幼儿期的照片，并结合相关疾病判断；患儿出生时情况，如是否有早产史、母亲是否存在围生期并发症；是否经过诊疗，以及询问具体治疗过程。

2. 身体状况

（1）视力下降：最佳矫正视力低于正常，通过治疗可恢复或部分恢复。根据儿童视力发育规律，3~5岁儿童和6岁以上儿童视力的正常值下限分别为0.5和0.7。

（2）拥挤现象：患者分辨成行视标的能力较单个视标差。

（3）旁中心注视：由于视力下降显著导致中心凹失去注视能力而形成旁中心注视。

3. 辅助检查

（1）屈光检查：包括客观验光和主觉验光，儿童需要在睫状肌麻痹状态下进行客观验光。

（2）电生理检查：主要表现为图形视觉诱发电位波潜伏期延长、振幅下降，婴幼儿可用闪光视觉诱发电位检查。

4. 心理－社会状况 评估患者年龄、受教育的水平、生活环境和生活方式，弱视对日常生活、社会交往的影响，对弱视的认识和心理障碍程度，应对的方式等。其中，对于未成年人评估，还应包括其家属的心理－社会评估。

（三）治疗要点

《中国儿童弱视防治专家共识》于2021年在我国正式发布，旨在进一步规范并提升我国临床弱视的诊疗水平。共识明确指出，一旦确诊弱视，应立即展开治疗。治疗原则主要涵盖三个方面：一是消除形觉剥夺的诱因；二是矫正屈光不正；三是对于单眼弱视的患者，需遮盖健眼以促进患眼功能的恢复；而双眼弱视且双眼视力无显著差异、无眼位偏斜者，则无须遮盖。值得注意的是，弱视治愈后仍存在一定的复发风险，因此治愈后仍需进行2~3年的追踪观察，确保视力稳定。

1. 消除形觉剥夺 形觉剥夺性弱视是最严重的弱视类型，治疗困难，预后差。应尽早治疗危及视觉发育的先天性白内障或重度上睑下垂。

2. 矫正屈光不正 规范进行视网膜检影验光和准确矫正屈光不正是弱视治疗的基础。

3. 遮盖疗法 常规遮盖为单眼弱视治疗的首选方法，适用于中心注视或旁中心注视。通过遮盖优势眼，强迫弱视眼使用；需加强定期复查随访，复查双眼视力，警惕遮盖眼因遮盖出现视力下降。应根据弱视发生的原因和程度确定随访间隔，年龄越小，随访间隔时间越短；弱视治愈后应进行巩固治疗3~6个月，逐渐降低遮盖强度直至去除遮盖，并继续随访2~3年；遮盖眼一旦发生遮盖性弱视，应及时停止遮盖，1~2周视力可恢复。

4. 压抑疗法 轻、中度弱视一般采用药物压抑，需及时随访，防止弱视反转。优势眼局部点用1%阿托品滴眼液压抑其功能，弱视眼佩戴常规矫正镜片看远或看近，提高弱视眼视力。

5. 手术治疗 儿童弱视伴斜视的手术时机一般在双眼视力接近（相差2行以内）后行矫正眼位手术。

（四）护理诊断和护理措施

弱视患者的护理诊断和护理措施见表 13 - 3。

表 13 - 3　弱视患者的护理诊断和护理措施

常见护理诊断/护理问题	护理措施	措施依据
感知觉紊乱：视力障碍	1. 常规遮盖为单眼弱视治疗的首选方法 （1）可分为全天遮盖和部分遮盖。全天遮盖即每日遮盖时间占 70% ~ 80% 的非睡眠时间，每天 10 ~ 14 小时；部分遮盖即每日遮盖时间 < 70% 的非睡眠时间，但 > 2 小时。婴幼儿对遮盖比较敏感，通常选择部分遮盖 （2）遮盖应从少量开始，具体遮盖时间及程度还应根据双眼视力相差情况、患者年龄大小做适当调整。一般 3 岁左右健眼遮盖 3 天，去除遮盖 1 天；5 岁左右每次遮盖健眼 1 周后去除遮盖 1 天；6 岁以后每次遮盖健眼 2 周后去除遮盖 1 天 （3）完全遮盖时遮盖得越严密效果越好 （4）遮盖期间，鼓励患者做精细目力训练改善弱视眼视力，如穿针、穿珠、描图、刺绣等 （5）应根据弱视发生的原因和程度确定随访间隔，年龄越小，随访间隔时间越短 （6）弱视治愈后应进行巩固治疗 3 ~ 6 个月，逐渐降低遮盖强度直至去除遮盖，并继续随访 2 ~ 3 年	通过遮盖优势眼，强迫弱视眼使用，提升弱视眼的固视功能和视力
	2. 后像疗法：是矫治旁心注视，增进视力的方法。平时遮盖弱视眼，治疗时盖上健眼，用强光炫耀弱视眼（黄斑中心凹 3° ~ 5° 用黑影遮盖保护），再在闪烁的灯光下，注视某一视标，此时被保护的黄斑区可见视标，而被炫耀过的旁中心凹则看不见视标。每次 15 ~ 20 分钟，每天 2 ~ 3 次	后像疗法有两方面的作用：第一个作用是可以纠正存在的偏心固视；第二个作用是可以提高眼睛的视力
知识缺乏	1. 做好健康宣教，向患者及其家属解释弱视的危害性、治疗的急迫性、预后及治疗效果的可预测性、治疗方案及如何配合治疗。弱视大部分可以治愈，年龄越小，发现越早，治疗效果越好，6 岁之后较难治疗	患者及其家属缺乏弱视的相关知识，了解疾病相关知识有助于增强治疗的信心
	2. 向弱视患者及其家属解释坚持规范训练的必要性与重要性，鼓励家长与患儿积极参与其中，并定期随访	患者及其家属可能存在对规范训练的认知不足，长期训练依从性差；视功能训练可以通过刺激和促进眼睛的视觉发展，提高患者的视力和眼球运动能力；充分的家庭支持可以帮助弱视患儿建立健康的生活习惯和积极的康复态度，增强他们对视功能训练的投入和坚持
	3. 向患者及其家属解释压抑疗法中优势眼点用阿托品滴眼液的目的，即压抑优势眼功能，弱视眼佩戴常规矫正镜片看远或看近，提高弱视眼视力。治疗过程中需要注意药物的不良反应，治疗过程中需要注意进行视力评估	患者及其家属对压抑疗法中点用阿托品滴眼液的作用认识不足，通过宣教相关知识，提升患者对阿托品药物、按时复诊、定期视力检测的认识

知识拓展

《0~6岁儿童眼保健及视力检查服务规范（试行）》

2021年国家卫生健康委员会制定了《0~6岁儿童眼保健及视力检查服务规范（试行）》进一步规范了0~6岁儿童眼保健及视力检查。根据不同年龄段正常儿童眼及视觉发育特点，结合0~6岁儿童健康管理服务时间和频次，为其提供13次眼保健和视力检查服务。主要目的是早期发现儿童常见眼病、视力不良及远视储备量不足，及时转诊干预，控制和减少儿童可控性眼病及视力不良的发展，预防近视发生，推动落实早监测、早发现、早预警、早干预。

本章小结

思考题

1. 斜视的定义是什么？
2. 弱视的定义是什么？
3. 遮盖疗法的护理措施有哪些？

更多练习

（陈　晨）

第十四章 眼外伤患者的护理

教学课件

学习目标

1. 素质目标

（1）耐心引导学生阅读和讨论各种类型的眼外伤的紧急处理措施。

（2）强调医务工作者对各种类型的眼外伤患者的理解和关注，对患者有爱心、耐心、同情心。

2. 知识目标

（1）掌握：眼球钝挫伤、穿通伤、角结膜异物伤、眼化学伤、辐射性眼损伤患者的症状、体征、治疗要点和护理措施。

（2）熟悉：眼内异物患者的症状、体征，眼化学伤、辐射性眼损伤的病因及发病机制。

（3）了解：如何处理眼外伤。

3. 能力目标

（1）能运用所学知识指导患者预防各类眼外伤。

（2）能协助患者疏导因眼外伤导致的负面情绪。

案例

【案例导入】

患儿，男性，11岁。因做手工时，不慎将"502"胶水溅入右眼，当时上、下眼睑出现明显肿胀、畏光、流泪、视物模糊、痛苦面容、哭闹不安。经检查后诊断为"右眼角结膜化学性烧伤"收入院。

【请思考】

1. 该患儿现场急救的措施是什么？

2. 该患儿可能存在的护理诊断是什么？

【案例分析】

第一节　眼球钝挫伤患者的护理

眼球钝挫伤（ocular blunt trauma）指由机械性的钝力直接伤及眼部，造成的眼组织器质性病变及功能障碍。眼的钝挫伤是眼外伤的常见病症，约占发病总数的1/3。

（一）病因

常见的病因为石块、金属、木棍、球类、各种劳动工具、玩具、拳头或手指等钝力直接作用及爆炸产生的气浪冲击。除在打击部位产生直接损伤外，因眼球是个不易压缩的球体，当眼球无法通过形态改变缓冲内部压力时，钝力可从眼球内传递至眼球壁，即"由内向外"引起多处间接损伤。

（二）护理评估

1. 健康史　询问患者眼部受伤时间、环境、地点，致伤物体及致伤方式，伤后有无应急处置等。

2. 身体状况　根据挫伤部位不同，可分为眼前段和眼后段挫伤。①眼前段挫伤：包括角膜、房角、虹膜、睫状体及晶状体的挫伤。②眼后段挫伤：包括玻璃体积血、脉络膜裂伤、视网膜挫伤。

（1）角膜挫伤：轻者可引起角膜上皮擦伤，伴有明显的疼痛、畏光、流泪及眼睑痉挛等症状；波及角膜基质层者则为角膜深层挫伤，出现角膜水肿、增厚，可有后弹力层皱褶。

（2）虹膜挫伤：当瞳孔缘撕裂及瞳孔括约肌断裂时，可出现不规则裂口，瞳孔变形或瞳孔散大，对光反射迟钝；当虹膜根部离断时，虹膜根部有半月形缺损，瞳孔呈"D"字形，可出现单眼复视。

（3）睫状体挫伤：严重的睫状体挫伤可引起睫状体脱离或分离，因睫状上皮水肿使房水生成减少，同时引流增加，最终导致低眼压。长期的低眼压会引起黄斑和视神经功能的永久性损害。

（4）前房积血：主要因虹膜大血管破裂引起。根据积血占前房的容量可分为3级：少于1/3为Ⅰ级，1/3～2/3为Ⅱ级，多于2/3为Ⅲ级。一般前房积血可自行吸收，当积血量大或多次继发性出血时则难以吸收，易出现继发性青光眼，严重者会出现角膜血染。

（5）房角后退：广泛的房角后退使房水排出受阻，导致继发性青光眼，即房角后退性青光眼，此类青光眼属于难治性，预后较差。

（6）晶状体挫伤：挫伤造成悬韧带全部或部分断裂，导致晶状体脱位或半脱位及外伤性白内障，造成视力不同程度下降。

（7）玻璃体积血：挫伤使睫状体、视网膜或脉络膜的血管损伤出血，流入玻璃体内。少量积血可自行吸收，伴有黄斑损伤，视网膜脱离或脉络膜破裂者需行手术治疗。

（8）脉络膜、视网膜及视神经挫伤：可见脉络膜裂伤及出血、视网膜震荡和脱离、玻璃体积血及视神经损伤。

（9）眼球破裂：由严重的钝挫伤所致。常见于角巩膜缘处，也可在直肌附着处发生。部分患者由于其破裂伤口位置靠后，或因球结膜完整、结膜下大量出血掩盖破裂部位等因素，外部检查不易发现，临床上容易漏诊和误诊，称为隐匿性巩膜破裂伤（occult scleral rupture），是一种特殊类型的眼球破裂。可通过外伤史、临床表现、UBM、CT 检查等进行综合判断。

3. 辅助检查

（1）裂隙灯及眼底镜检查：评估角结膜、虹膜、前房、晶状体、视网膜等损伤程度。

（2）视力检查：可间接评估眼部损伤程度。

（3）UBM 检查：观察玻璃体、脉络膜、视网膜病变及眼内异物等情况。

（4）X 线、CT 或 MRI 检查：明确有无眶壁骨折。

4. 心理－社会状况 评估患者的年龄、性别、职业、家庭支持、受伤后的心理状况，如是否有紧张、焦虑、恐惧等，患者及家属对眼球钝挫伤的认识和预后的接受程度。

（四）治疗要点

根据挫伤的部位、症状，治疗主要包括非手术治疗和手术治疗。

1. 非手术治疗 眼睑水肿及皮下淤血者，早期可冷敷；眼睑皮下气肿者禁止用力擤鼻；结膜水肿、球结膜下淤血者，应用抗生素滴眼液预防感染；角膜上皮擦伤者，应用抗生素眼膏，角膜基质层水肿者选用糖皮质激素治疗；外伤性虹膜睫状体炎者，应用散瞳药、糖皮质激素滴眼或涂眼；睫状体脱离或分离者，采用散瞳及糖皮质激素滴眼液滴眼，药物治疗无效则采取手术治疗；睫状体分离导致的外伤性低眼压可用 1% 阿托品滴眼液散瞳并口服泼尼松，若药物无效则行手术治疗；前房积血者，应半卧位休息，给予镇静、止血药物，纱布遮盖双眼以制动眼球，并每日观察积血吸收情况、监测眼压，若眼压升高应用降眼压药物；晶状体挫伤导致晶状体半脱位时，可试用眼镜矫正散光，但效果不佳；视网膜震荡与挫伤者，早期应用大剂量糖皮质激素减轻视网膜水肿引起的损伤，辅助神经营养剂、血管扩张药、维生素等；视网膜出血者，应卧床休息，给予止血药物；脉络膜破裂者，无须特殊处理，早期应卧床休息。

2. 手术治疗 眼睑皮肤裂伤、严重结膜撕裂伤者，须进行手术缝合；泪小管断裂者，应行泪小管吻合术；角巩膜裂伤者，行次全层缝合；睫状体脱离或分离者，药物治疗无效，可行睫状体缝合术；前房积血多伴眼压升高，经药物治疗不能控制者，应做前房穿刺术放出积血，当血凝块较大时，可行血凝块切除术；严重虹膜根部离断伴复视者，可采用虹膜根部缝合术；挫伤导致晶状体嵌顿于瞳孔或脱入前房，则需急诊手术摘除；若晶状体脱入玻璃体，可行玻璃体切割术；若并发挫伤性白内障，可考虑行白内障摘除术并视情况植入人工晶状体；玻璃体积血者，伤后 3 个月以上未吸收可考虑做玻璃体切割术；若伴有视网膜脱离，应及早手术治疗，争取视网膜复位；疑似隐匿性巩膜破裂伤者，可手术探查，避免漏诊，若发现破裂，则行缝合术。

（五）护理诊断和护理措施

眼球钝挫伤患者的护理诊断和护理措施见表14-1。

表14-1　眼球钝挫伤患者的护理诊断和护理措施

常见护理诊断/护理问题	护理措施	措施依据
急性疼痛	1. 及时评估患者疼痛的性质及程度，遵医嘱给予镇痛药缓解疼痛；适当分散注意力，避免对疼痛过分关注	有效的疼痛评估，有助于病情判断及镇痛药应用
	2. 鼓励患者进食富含维生素、易消化的饮食，保持大便通畅，避免用力排便、咳嗽或打喷嚏；避免用力擤鼻涕等	擤鼻涕、排便时憋气等动作会导致眼压升高，加剧疼痛
	3. 避免阳光、风或者烟尘刺激，尽量闭目休息；可佩戴护目镜，避免揉搓眼睛	受阳光、风或者烟尘刺激时，眼睛会出现角膜刺激征，而使疼痛加剧
焦虑或恐惧	1. 评估患者目前的心理状态、家庭支持情况，并给予正面、积极的心理支持	良好的家庭支持有助于患者积极应对
	2. 向患者及家属进行健康宣教，促进患者积极配合治疗，促进预后转归	提高患者对目前病情的认识，避免出现错误的认知
	3. 适当分散注意力，避免对创伤过分关注，如听音乐、看电视等	分散患者对创伤的注意力，避免过度陷于焦虑、恐惧等不良情绪中
感知度受损：视力下降	1. 加强巡视，细心观察患者病情，密切观察患眼视力、眼压及受伤部位情况变化	视力间接反映创伤的进展情况，需及时救治
	2. 评估患者跌倒、坠床风险；保证生活空间宽敞明亮，无障碍物，生活必需品置于伸手可及处；床边设置围栏，卫生间设置扶手等，防止患者跌倒、坠床	避免患者无法适应视力下降，而发生跌倒坠床等意外伤害
	3. 提前做好散瞳药的用药指导，向患者说明散瞳可引起暂时视力下降	及时有效的用药指导，可避免患者因散瞳导致暂时视力下降而产生恐慌
潜在并发症：继发性青光眼	1. 向患者及家属介绍继发性青光眼的特点、治疗及预后	引起患者及家属的重视，积极治疗病因
	2. 及时监测视力与眼压，遵医嘱给予止血药及降眼压药，观察并记录用药效果	视力、眼压可间接反映病情变化；积极控制前房积血，维持正常眼压
	3. 密切观察眼部情况，若局部胀痛明显，及时通知主诊医生	密切观察，及时控制眼压升高
	4. 有前房积血者，嘱患者尽量卧床休息，减少走动	避免多次或大量出血，导致积血难以吸收，加重病情

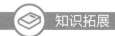 知识拓展

创伤后应激障碍

创伤后应激障碍（post traumatic stress disorder，PTSD）指个体在经历严重性、威胁性、灾难性事件后，延迟出现或长期持续出现精神障碍，表现为对经历创伤事件的刻意回避、反应迟钝、易激惹、警觉性增高等。

眼外伤是一种突发创伤性疾病，因容貌受损、视力下降等，易出现 PTSD，导致社交缺乏自信，易出现焦虑、抑郁等负面情绪，产生心理问题。早期发现 PTSD 成为应对和改善社会功能损害的关键步骤，因此，应尽可能给予患者及时、有效的救治，积极调动患者的社会支持资源，指导患者疏解不良情绪，减少创伤事件给患者带来的负面影响。

第二节　眼球穿通伤患者的护理

眼球穿通伤（penetrating injury）指眼球被锐器刺破或异物击穿致眼球壁全层裂开，是"由外向内"的致伤机制，可伴或不伴有眼内损伤或组织脱出。若同一致伤物有进入伤口和穿出伤口，形成双穿孔则称为眼球贯通伤（perforating injury）。

（一）病因

因带有利刃或尖端物体如刀、针、剪子，或异物碎屑，可直接刺破、击穿眼球壁致眼球穿通伤；或因钝器伤及眼球而造成眼球的破裂。穿通伤的严重程度与致伤物的大小、形态、性质、飞溅的速度、受伤的部位、污染的程度及眼球内有无异物存留等因素有关。

（二）护理评估

1. 健康史　询问患者眼部受伤时间、环境、地点，致伤物体及致伤方式，伤后有无应急处置等。

2. 身体状况　按其损伤部位，眼球穿通伤可分为角膜穿通伤、角巩膜穿通伤和巩膜穿通伤，三者均存在不同程度的视力下降、眼部疼痛、畏光流泪等刺激症状。

（1）角膜穿通伤：①单纯性角膜穿通伤，伤口较小且规则，常自行闭合，无虹膜嵌顿。②复杂性角膜穿通伤，伤口大且不规则，常有虹膜脱出及嵌顿，前房变浅，可伴有晶状体破裂、白内障或眼后段损伤。

（2）角巩膜穿通伤：伤口累及角膜和巩膜，可引起虹膜睫状体、晶状体和玻璃体的损伤、脱出，以及眼内出血。

（3）巩膜穿通伤：较小的巩膜伤口容易忽视，伤口表面仅见结膜下出血。较大的伤口常伴有脉络膜、玻璃体和视网膜的损伤及出血，预后差。

3. 辅助检查

（1）裂隙灯及眼底镜检查：评估角膜、结膜、虹膜、前房、晶状体、视网膜等损伤

程度。

（2）视力检查：可间接评估眼部损伤程度。

（3）眼超声检查：明确有无眼内异物、异物存留的位置、眼球壁的完整性、玻璃体的感染情况及其他眼附属器的损伤情况。

（4）X 线、CT 或 MRI 检查：明确有无眶壁骨折，眼内及眶内有无异物及异物的位置。

4. 心理 - 社会状况　　评估患者的年龄、性别、职业、家庭支持、受伤后的心理状况，如是否有紧张、焦虑、恐惧等情绪，患者及家属对眼球穿通伤的认识和预后的接受程度。

（三）治疗要点

伤后立即包扎伤眼，送眼科急诊处理。遵循初期缝合伤口，恢复眼球完整性，防治感染等并发症，必要时行二期手术的治疗原则。合并眼内异物时，应及早行异物取出术。预后取决于伤口部位、范围和损伤程度，有无感染等并发症，以及治疗措施是否及时、适当。

1. 伤口处理

（1）创口较小且对合良好，前房存在，可不缝合，包扎伤眼。

（2）伤口超过 3mm 多存在闭合不全或对合不佳，则角膜欠平整，需做显微手术严密缝合，恢复前房；也可配合佩戴角膜接触镜，以减少伤后不规则散光。

（3）伤口大且不规则，有虹膜嵌顿时，应用抗生素溶液冲洗，还纳眼内。

（4）遇到创口严重破坏、缺血、污染或伤后超过 24 小时，不能还纳时，可予剪除，仔细缝合角膜伤口。

2. 感染防治　　常规注射破伤风抗毒素，全身及眼部应用抗生素防治感染，酌情使用糖皮质激素以减轻眼内反应。

3. 并发症处理

（1）外伤性眼内炎：发生眼内炎时应立即进行治疗，充分散瞳，局部及全身应用大剂量抗生素和糖皮质激素。对严重感染，需紧急行玻璃体切割术及玻璃体内药物灌注。

（2）交感性眼炎：是伤眼（诱发眼）炎症反应持续不退，经一段时间潜伏期后，另一只眼（交感眼）也出现了类似葡萄膜炎，视力急剧下降。可通过如下方法预防交感性眼炎：尽早缝合伤口、切除或还纳脱出的葡萄膜组织，及时预防感染；若产生交感性眼炎，应按葡萄膜炎给予糖皮质激素和散瞳治疗。

（3）外伤性增生性玻璃体视网膜病变：因伤口或眼内过度的修复反应，纤维组织增生引起牵拉性视网膜脱离，可适时行玻璃体手术，但有些伤眼最终萎缩。

4. 其他　　如伤后眼球外形、视功能恢复无望，眼内感染治疗无效，光感消失，眼球已无保留价值者，行眼球摘除术。

（四）护理诊断和护理措施

眼球穿通伤患者的护理诊断和护理措施见表 14 - 2。

表 14 - 2　眼球穿通伤患者的护理诊断和护理措施

常见护理诊断/护理问题	护理措施	措施依据
潜在并发症：外伤性眼内炎、交感性眼炎、外伤性增生性玻璃体视网膜病变	1. 向患者及家属介绍交感性眼炎的特点、治疗及预后	引起患者及家属的重视，积极治疗病因
	2. 及时监测视力与眼压，遵医嘱给予抗生素、糖皮质激素及散瞳药，观察并记录用药效果	视力、眼压可间接反映病情变化；积极控制感染；糖皮质激素眼药在用药期间，应积极监测眼压，严格遵守医嘱，切忌随意停药或减药
	3. 密切观察眼部情况，若健眼出现不明原因疼痛、眼部充血、视力急剧下降等，应及时就诊	做好宣教，对交感性眼炎早发现、早治疗
急性疼痛	1. 及时评估患者疼痛的性质及程度，遵医嘱给予镇痛药缓解疼痛；适当分散注意力，避免对疼痛过分关注	有效的疼痛评估，有助于病情判断及镇痛药物应用
	2. 鼓励患者进食富含维生素、易消化的饮食，保持大便通畅，避免用力排便、咳嗽或打喷嚏；避免用力擤鼻涕等	擤鼻涕、排便时憋气等动作会导致眼压升高，加剧疼痛
	3. 避免阳光、风或者烟尘刺激，尽量闭目休息；可戴护目镜，避免揉搓眼睛	受阳光、风或者烟尘刺激时，眼睛会出现角膜刺激征，而使疼痛加剧
焦虑或恐惧	1. 评估患者目前的心理状态、家庭支持情况，并给予正面、积极的心理支持	良好的家庭支持有助于患者积极应对
	2. 向患者及家属进行健康宣教，促进患者积极配合治疗，促进预后转归	提高患者对目前病情的认识，避免出现错误的认知
	3. 适当分散注意力，避免对创伤过分关注，如听音乐、看电视等	分散患者对创伤的注意力，避免过度陷于焦虑、恐惧等不良情绪中
感知度受损：视力下降	1. 加强巡视，细心观察患者病情，密切观察患眼视力、眼压及受伤部位情况变化	视力间接反映创伤的进展情况，需及时救治
	2. 评估患者跌倒、坠床风险；保证生活空间宽敞明亮，无障碍物，生活必需品置于伸手可及处；床边设置围栏，卫生间设置扶手等，防止患者跌倒、坠床	避免患者无法适应视力下降，而发生跌倒坠床等意外伤害
	3. 提前做好散瞳药的用药指导，向患者说明散瞳可引起暂时视力下降	及时有效的用药指导，可避免患者因散瞳导致暂时视力下降而产生恐慌

 知识拓展

眼外伤评分

美国眼外伤协会（American Society of Eye Trauma）制定了眼外伤评分（ocular trauma score，OTS），可以用来预测眼外伤患者可能恢复的视力。OTS 是根据眼部的解剖和生理变化来分类的，分为闭合性眼外伤和开放性眼外伤。闭合性眼外伤包括挫伤和板层裂伤，开放性眼外伤包括眼球破裂、贯通伤、穿孔伤、眼内异物。OTS 评分依据伤后的最初视力、是否发生眼球破裂、眼内炎、穿孔伤、视网膜脱离、相对传入性瞳孔阻滞这六方面进行赋分计算，以估算患者随访期的视力。

第三节 眼异物伤患者的护理

一、角膜和结膜异物

角膜、结膜异物指因防护不慎或回避不及，异物溅入眼部，附着于角膜、结膜表层，有明显刺激症状，如刺痛、畏光、流泪和眼睑痉挛等。

（一）病因

1. 角膜异物 以铁屑、煤屑等较为常见，铁质异物可形成锈斑，植物性异物易引起感染。

2. 结膜异物 以灰尘、煤屑等较为常见，多隐藏在睑板下沟、穹窿部及半月皱襞。

（二）护理评估

1. 健康史 询问患者工作性质，眼部受伤时间、环境、地点，致伤物体及致伤方式，伤后有无应急处置等。

2. 身体状况

（1）刺激症状：刺痛、畏光、流泪和眼睑痉挛等。

（2）视力下降：角膜异物者大多会出现视力下降，严重者可导致视力障碍。

（3）感染：植物性异物易导致感染，角膜异物处理不当易引起化脓性角膜溃疡等。

3. 辅助检查

（1）裂隙灯及眼底镜检查：评估角膜、结膜损伤程度。

（2）视力检查：可间接评估眼部损伤程度。

（3）X线、CT或MRI检查：可显示金属异物及异物的位置。

4. 心理－社会状况 评估患者的年龄、性别、职业、家庭支持、受伤后的心理状况，如是否有紧张、焦虑、恐惧等，患者及家属对疾病的认识和预后的接受程度。

（三）治疗要点

首先应确定是否有异物存留，根据异物的位置、性质行及早处理，并坚持无菌操作原则，避免引起化脓性角膜溃疡。

1. 浅层异物 可在表面麻醉药滴眼后，用无菌湿棉签拭出异物，或结膜囊冲洗，然后滴用抗生素滴眼液。

2. 较深异物 可用无菌注射针头剔除。如有锈斑，尽量一次刮除干净。

3. 多个异物 需分期取出，先取出暴露的浅层异物，对深层的异物暂不处理。若异物已部分穿透角膜进入前房，应行显微手术清除异物，必要时缝合角膜伤口。

4. 异物取出后 常规给予抗生素滴眼液或眼膏，口服镇痛药以缓解疼痛。使用玻璃酸钠滴眼液联合重组牛碱性成纤维细胞生长因子滴眼液，促进角膜愈合及视力改善。

（四）护理诊断和护理措施

角膜和结膜异物患者的护理诊断和护理措施见表14-3。

表 14-3　角膜和结膜异物患者的护理诊断和护理措施

常见护理诊断/护理问题	护理措施	措施依据
潜在并发症：角膜溃疡、穿孔	1. 向患者及家属介绍疾病的特点、治疗及预后	引起患者及家属的重视，积极治疗病因
	2. 密切观察眼部情况，必要时联系医生；告知患者按时用药，异物剔除后需及时复诊	观察病情，按时用药，避免感染
	3. 若角膜异物取出术后出现突然视力下降、"热泪"流出，可能是出现角膜穿孔，需及时就医	及时发现异常，如角膜穿孔
	4. 行角膜异物取出术前进行眼位注视训练；操作时，可弯折注射器针头成 90°，剔除角膜异物	优化操作配合，避免角膜穿孔
舒适度受损	1. 指导患者切勿揉眼睛，避免使异物进入更深处	避免因揉眼加重病情
	2. 可伴随刺痛、畏光、流泪和眼睑痉挛等刺激症状，若疼痛难忍，睁眼困难，可滴表面麻醉药	角膜刺激症状是角结膜异物的正常体征，可指导用药缓解
知识缺乏	1. 指导患者在劳作时，佩戴护目镜，做好眼部防护	提前预防，避免眼部受伤
	2. 宣教角膜损伤修复的过程、上皮修复时间（通常为 24 小时）、康复期注意事项等	指导患者掌握疾病恢复的相关知识
	3. 指导患者正确滴滴眼液，宣教用药注意事项	指导正确用药
急性疼痛	1. 及时评估患者疼痛的性质及程度，遵医嘱给予镇痛药缓解疼痛；适当分散注意力，避免对疼痛过分关注	有效的疼痛评估，有助于病情判断及镇痛药应用
	2. 鼓励患者进食富含维生素、易消化的饮食，保持大便通畅，避免用力排便、咳嗽或打喷嚏；避免用力擤鼻涕等	擤鼻涕、排便时憋气等动作会导致眼压升高，加剧疼痛
	3. 避免阳光、风或者烟尘刺激，尽量闭目休息；可戴护目镜，避免揉搓眼睛	受阳光、风或者烟尘刺激时，眼睛会出现角膜刺激征，而使疼痛加剧
焦虑或恐惧	1. 评估患者目前的心理状态、家庭支持情况，并给予正面、积极的心理支持	良好的家庭支持有助于患者积极应对
	2. 向患者及家属进行健康宣教，促进患者积极配合治疗，促进预后转归	提高患者对目前病情的认识，避免出现错误的认知
	3. 适当分散注意力，避免对创伤过分关注，如听音乐、看电视等	分散患者对创伤的注意力，避免过度陷于焦虑、恐惧等不良情绪中
感知度受损：视力下降	1. 加强巡视，细心观察患者病情，密切观察患眼视力、眼压及受伤部位情况变化	视力间接反映创伤的进展情况，需及时救治
	2. 评估患者跌倒、坠床风险；保证生活空间宽敞明亮，无障碍物，生活必需品置于伸手可及处；床边设置围栏，卫生间设置扶手等，防止患者跌倒、坠床	避免患者无法适应视力下降，而发生跌倒坠床等意外伤害
	3. 提前做好散瞳药的用药指导，向患者说明散瞳可引起暂时视力下降	及时有效的用药指导，可避免患者因散瞳导致暂时视力下降而产生恐慌

二、眼内异物

眼内异物（intraocular foreign body）指致伤的异物击穿眼球壁，异物存留于眼内，为眼球穿通伤的一种。任何眼外伤都需要排除眼内异物的可能。

（一）病因

眼内异物可为金属和非金属两大类，金属异物可分为磁性和非磁性，最常见的是铁；非金属异物多为玻璃、碎石、木材等。敲击金属致金属入眼是眼内异物最常见的受伤方式。

（二）护理评估

1. 健康史　询问患者工作性质，眼部受伤时间、环境、地点，致伤物体（金属或非金属，磁性或非磁性）及致伤方式，伤后有无应急处置等。

2. 身体状况　异物进入眼球，除在受伤时所引起的机械性损伤外，由于异物的存留增加了对眼球的危害。眼部的症状和体征取决于异物的化学成分、部位和有无感染。

（1）眼球穿通伤：异物进入眼球必然先造成眼球穿通伤。眼球穿通伤是眼内异物诊断的重要依据和必有的表现，眼内异物具有眼球穿通伤的症状与体征。

（2）眼部炎症：眼球内异物也可引起外伤性虹膜睫状体炎、化脓性眼内炎及交感性眼炎。

（3）铁质沉着症（siderosis）：铁质异物进入眼球内，氧化溶解后对眼内组织产生破坏，主要表现为夜盲、向心性视野缺损，甚至失明。

（4）铜质沉着症（chalcosis）：铜质异物对眼内组织产生破坏，需立即摘除异物，若金属弥散后，即使摘除异物也不能减轻损害。铜主要在后弹力层沉着，绿色房水颗粒，虹膜变绿色，向日葵样白内障，棕红玻璃体混浊，条索形成，视网膜血管上和黄斑区有金属斑。

3. 辅助检查

（1）裂隙灯及眼底镜检查：评估角膜、结膜、虹膜、前房、晶状体、视网膜等损伤程度。

（2）视力检查：可间接评估眼部损伤程度。

（3）X线、CT或MRI检查：可显示金属异物及异物的位置，但MRI不能用于磁性异物检查，避免产生二次伤害。

（4）眼超声检查：明确异物存留的位置、眼球壁的完整性、玻璃体的感染情况及其他眼附属器的损伤情况。

4. 心理－社会状况　评估患者的年龄、性别、职业、家庭支持、受伤后的心理状况，如是否有紧张、焦虑、恐惧等，患者及家属对疾病的认识和预后的接受程度。

（三）治疗要点

1. 异物取出　根据眼内异物的位置、性质及是否有眼部并发症等及早处理，以重建眼部结构及恢复视功能。①前房及虹膜异物：经靠近异物的方向或相对方向做角膜缘切口取出，磁性异物可用电磁铁吸出，非磁性异物用镊子夹出。②晶状体异物：若晶状体大部分透明，可不必立即手术。若晶状体混浊，可将混浊的晶状体连同异物一并摘除。③眼后段异物：异物较小且已完全包裹于球壁内，不一定要勉强取出。若需取出，则依据情况采用外路法或玻璃体手术取出眼后段异物。

2. 感染防治　常规注射破伤风抗毒素，全身及眼部应用抗生素防治感染，酌情使用糖皮质激素以减轻眼内反应。

（四）护理诊断和护理措施

眼内异物患者的护理诊断和护理措施见表14－4。

表 14 - 4　眼内异物患者的护理诊断和护理措施

常见护理诊断/护理问题	护理措施	措施依据
潜在并发症：眼内炎症、交感性眼炎、铁或铜质沉着症	1. 向患者及家属介绍眼内炎症、交感性眼炎、铁或铜质沉着症的特点、治疗及预后，注意观察有无相关并发症的发生	金属异物需及早处理
	2. 密切观察眼部情况，一旦发现眼部有视力下降、出血、充血、视力下降及疼痛等，需要及时就诊	观察病情，及时就诊
舒适度受损	1. 指导患者切勿揉眼睛，避免使异物进入更深处	避免因揉眼加重病情
	2. 可伴随刺痛、畏光、流泪和眼睑痉挛等刺激症状，若疼痛难忍，睁眼困难，可滴表面麻醉药	角膜刺激症状是角结膜异物的正常体征，可指导用药缓解
急性疼痛	1. 及时评估患者疼痛的性质及程度，遵医嘱给予镇痛药缓解疼痛；适当分散注意力，避免对疼痛过分关注	有效的疼痛评估，有助于病情判断及镇痛药应用
	2. 鼓励患者进食富含维生素、易消化的饮食，保持大便通畅，避免用力排便、咳嗽或打喷嚏；避免用力擤鼻涕等	擤鼻涕、排便时憋气等动作会导致眼压升高，加剧疼痛
	3. 避免阳光、风或者烟尘刺激，尽量闭目休息；可戴护目镜，避免揉搓眼睛	受阳光、风或者烟尘刺激时，眼睛会出现角膜刺激征，而使疼痛加剧
焦虑或恐惧	1. 评估患者目前的心理状态、家庭支持情况，并给予正面、积极的心理支持	良好的家庭支持有助于患者积极应对
	2. 向患者及家属进行健康宣教，促进患者积极配合治疗，促进预后转归	提高患者对目前病情的认识，避免出现错误的认知
	3. 适当分散注意力，避免对创伤过分关注，如听音乐、看电视等	分散患者对创伤的注意力，避免过度陷于焦虑、恐惧等不良情绪中
感知度受损：视力下降	1. 加强巡视，细心观察患者病情，密切观察患眼视力、眼压及受伤部位情况变化	视力间接反映创伤的进展情况，需及时救治
	2. 评估患者跌倒、坠床风险；保证生活空间宽敞明亮，无障碍物，生活必需品置于伸手可及处；床边设置围栏，卫生间设置扶手等，防止患者跌倒、坠床	避免患者无法适应视力下降，而发生跌倒坠床等意外伤害
	3. 提前做好散瞳药的用药指导，向患者说明散瞳可引起暂时视力下降	及时有效的用药指导，可避免患者因散瞳导致暂时视力下降而产生恐慌

 知识拓展　● ●

外伤性感染性眼内炎

为进一步明确并规范外伤性感染性眼内炎的防治工作，我国发布了《中国外伤性感染性眼内炎防治专家共识（2023 年）》。

外伤性感染性眼内炎指开放性眼外伤后病原微生物入侵眼球，导致眼球壁层或多层组织及眼内容物感染，发病率为 4% ~16%。外伤性感染性眼内炎的发生、发展及预后与眼外伤类型、致病微生物性质、眼内异物存留与否及外伤后处理是否及时和恰当等多种因素有关。对于高危患者，采取合理预防措施及给予准确诊断、及时有效治疗对恢复视功能乃至保留眼球至关重要。

第四节　眼化学伤患者的护理

眼化学伤（ocular chemical injury）指化学物品的溶液、粉尘或气体接触眼部，引起眼部损伤，也称化学性烧伤，包括酸性和碱性烧伤。眼化学伤占工业眼外伤的第三位，占眼外伤的 7%～10%，多发生于化工厂、实验室或者施工场所。

（一）病因

1. 酸性烧伤　多因硫酸、盐酸和硝酸等引起。弱酸性溶液仅引起局部刺激，强酸性溶液则会使组织蛋白凝固、坏死。凝固蛋白可起到屏障作用，能阻止酸性物质向深层渗透扩散，组织损伤相对较轻。

2. 碱性烧伤　多因氢氧化钠、生石灰、氨水等引起。碱能溶解脂肪和蛋白质，与组织接触后能很快渗透到深层和眼内，使细胞分解、坏死。相比酸性烧伤，碱性烧伤更重，修复更久、预后更差，其后果要严重得多。

（二）护理评估

1. 健康史　询问患者工作性质，眼部受伤时间、环境、地点，致伤化学物品的类型、浓度、剂量、作用方式、与眼部接触面积、时间，伤后有无应急处置，如冲洗等。

2. 身体状况　致伤化学物品对眼部的损害程度取决于其浓度、剂量、作用方式、与眼部接触面积、时间、是否急救处理等。眼部受伤后即刻出现灼痛、异物感、畏光、流泪、眼睑痉挛、视物模糊等自觉症状。

根据酸碱烧伤后的组织反应，眼化学伤分为轻、中、重度 3 种程度。

（1）轻度：多由弱酸或稀释的弱碱引起。表现为眼睑皮肤红肿、轻度结膜充血水肿、角膜上皮点状脱落。数日后水肿即可消退，不留瘢痕，视力无影响且无明显并发症发生。

（2）中度：由强酸或较稀的碱引起。眼睑肿胀明显，甚至出现水疱或糜烂，结膜水肿、苍白，出现小片状缺血坏死。角膜基质明显水肿、混浊，上皮大片脱落，前房可见渗出反应。治愈后角膜遗留斑翳，造成视力下降。

（3）重度：多为强碱引起。通常眼睑及结膜出现广泛性坏死，角膜全层混浊甚至呈瓷白色，可有持久性无菌性角膜溃疡，常可发生穿孔。碱性物质渗入前房可引起虹膜睫状体炎、继发性青光眼及并发性白内障。晚期愈合时，由于结膜部分缺损可致眼睑畸形、睑球粘连及结膜干燥症，最终导致视力丧失。

3. 辅助检查

（1）裂隙灯及眼底镜检查：评估眼睑、角膜、结膜、虹膜、前房、晶状体、视网膜等损伤程度。

（2）视力检查：可间接评估眼部损伤程度。

（3）pH 试纸测定：可明确致伤化学物品的酸碱性，也可判断清洁水冲洗眼睛是否彻底。

（4）眼超声检查：明确角膜瘢痕的深度及范围、眼内组织损伤情况及其他眼附属器的损伤情况。

4. 心理-社会状况　　评估患者的年龄、性别、职业、家庭支持、受伤后的心理状况，如是否有紧张、焦虑、恐惧等，患者及家属对眼化学伤的认识和预后的接受程度。

（三）治疗要点

处理原则为就地取材，现场急救，彻底冲洗，及时就医，并根据病情的轻重及不同阶段给予相应的治疗。

1. 现场急救　　争分夺秒地在现场就地取材，用大量清水反复冲洗眼部，是处理酸碱烧伤最重要的一步。及时彻底冲洗能将酸碱烧伤减轻到最低程度。冲洗时，应翻转眼睑，转动眼球，暴露穹窿部，将结膜囊内的化学物质彻底洗出，并至少冲洗30分钟以上。送至医疗单位后，也可再次冲洗，并用pH试纸检测结膜内是否还有化学物质残留。

2. 后续治疗

（1）烧伤始发期：彻底冲洗后需适当清创处理，局部或全身应用抗生素控制感染，必要时局部或全身使用糖皮质激素抑制炎症反应和新生血管形成。1%阿托品滴眼液每日散瞳，避免虹膜后粘连；对于重度碱烧伤，可采取前房穿刺或结膜切开。待炎症得到有效控制后，抗生素和糖皮质激素应逐渐撤除，点用自身血清和含细胞生长因子的药物，促进愈合。

（2）清除坏死组织：为防止睑球粘连，需早期切除球结膜和角膜上皮坏死组织。

（3）晚期修复：对眼表再生不良，角膜持续损伤、溃疡或穿孔，以及后期形成的血管翳、睑球粘连等需针对症状选择使用组织黏合剂、角膜接触镜、羊膜贴敷，或进行睑裂缝合、口腔黏膜移植、角膜缘上皮细胞移植、角膜板层或全层移植等手术治疗。

（4）并发症治疗：针对烧伤后的具体并发症选择合适的手术方式，如睑及结膜囊成形术、睑外翻矫正术、增视性角膜移植术；针对继发性青光眼、白内障、玻璃体视网膜病变，采取相应的药物治疗或手术治疗。

（四）护理诊断和护理措施

眼化学伤患者的护理诊断和护理措施见表14-5。

表14-5　眼化学伤患者的护理诊断和护理措施

常见护理诊断/护理问题	护理措施	措施依据
急性疼痛	1. 及时评估患者疼痛的性质及程度，遵医嘱给予镇痛药缓解疼痛；适当分散注意力，避免对疼痛过分关注	有效的疼痛评估，有助于病情判断及镇痛药应用
	2. 立即按医嘱用大量生理盐水反复冲洗伤眼，并转动眼球，直至彻底冲洗	用大量清水反复冲洗眼部，是处理酸碱烧伤最重要的一步
	3. 避免阳光、风或烟尘刺激，尽量闭目休息；可戴护目镜，避免揉搓眼睛	受阳光、风或者烟尘刺激时，眼睛会出现角膜刺激征，而使疼痛加剧
知识缺乏	1. 指导患者掌握眼化学伤的急救，即就地取材，现场急救，彻底冲洗，及时就医	掌握眼化学伤的急救措施，将组织损害降到最低，改善预后
	2. 宣教接触化学物品时做好防护措施，指导患者在作业时，需佩戴护目镜，做好眼部防护；作业车间，做好通风，及时排出酸碱烟雾	提前预防，避免眼部受伤
	3. 指导患者正确滴滴眼液，宣教用药注意事项	指导正确用药

续　表

常见护理诊断/护理问题	护理措施	措施依据
潜在并发症：睑球粘连、睑外翻、角膜溃疡、继发性青光眼、白内障或玻璃体视网膜病变等	1. 向患者及家属介绍睑球粘连、睑外翻、角膜溃疡、继发性青光眼、白内障或玻璃体视网膜病变的特点、治疗及预后	引起患者及家属的重视，积极治疗并发症，做好眼部修复
	2. 密切观察眼部情况，及时监测视力与眼压，遵医嘱给予止血药及降眼压药，观察并记录用药效果	视力、眼压可间接反映病情变化；维持正常眼压
	3. 宣教点用阿托品药物的必要性及重要性	避免虹膜后粘连
	4. 对于重度碱烧伤，可采取前房穿刺或结膜切开	清除房水中化学物质的残留，促进房水再生循环，减轻并发症产生
舒适度受损	1. 指导患者切勿揉眼睛，避免使异物进入更深处	避免因揉眼加重病情
	2. 可伴随刺痛、畏光、流泪和眼睑痉挛等刺激症状，若疼痛难忍，睁眼困难，可滴表面麻醉药	角膜刺激症状是角结膜异物的正常体征，可指导用药缓解
焦虑或恐惧	1. 评估患者目前的心理状态、家庭支持情况，并给予正面、积极的心理支持	良好的家庭支持有助于患者积极应对
	2. 向患者及家属进行健康宣教，促进患者积极配合治疗，促进预后转归	提高患者对目前病情的认识，避免出现错误的认知
	3. 适当分散注意力，避免对创伤过分关注，如听音乐、看电视等	分散患者对创伤的注意力，避免过度陷于焦虑、恐惧等不良情绪中
感知度受损：视力下降	1. 加强巡视，细心观察患者病情，密切观察患眼视力、眼压及受伤部位情况变化	视力间接反映创伤的进展情况，需及时救治
	2. 评估患者跌倒、坠床风险；保证生活空间宽敞明亮，无障碍物，生活必需品置于伸手可及处；床边设置围栏，卫生间设置扶手等，防止患者跌倒、坠床	避免患者无法适应视力下降，而发生跌倒坠床等意外伤害
	3. 提前做好散瞳药的用药指导，向患者说明散瞳可引起暂时视力下降	及时有效的用药指导，可避免患者因散瞳导致暂时视力下降而产生恐慌

 知识拓展

羊膜移植术在眼化学伤中的应用

羊膜移植术是一种有效的治疗方法，特别适用于眼化学伤，尤其是碱烧伤的情况。羊膜具有抗炎、抗感染和促进组织修复等多种生物学特性，因此将其移植到受损的眼部组织上，可以加速伤口愈合，减轻炎症反应，并促进组织的再生和修复。

在眼化学伤的治疗中，羊膜移植术不仅可以用于急性期的治疗，以减轻伤害并促进恢复，还可以用于后续的组织重建，帮助恢复眼部的正常结构和功能。多次羊膜移植更是治疗眼化学伤经常使用的手段，特别是在配合生长因子和抗炎治疗的情况下，眼表通常能得到非常好的修复效果。

第五节　辐射性眼损伤患者的护理

辐射性眼损伤（radiation injury）指由电磁波谱中各种辐射线直接照射眼部造成的损害，如微波、各种光线及放射线，均会造成不同程度的损伤。

（一）病因及发病机制

1. 光线损伤

（1）可见光损伤：主要是热和光化学作用引起黄斑损伤。

（2）红外线损伤：主要通过热作用造成眼部损伤，其中短波红外线（波长800～1200nm）可被晶状体和虹膜吸收。

（3）紫外线损伤：又称为电光性眼炎（electric ophthalmia）或雪盲。电焊、高原、雪地及水面反光可造成眼部紫外线损伤。

（4）激光损伤：主要来自激光生物学的热效应，多因缺乏防护意识或操作不当，引起视网膜烧伤，导致视力严重下降甚至失明。

2. 离子辐射性及微波损伤

（1）离子辐射性损伤：X线、γ线、中子或质子束可引起放射性白内障、放射性视网膜病变、视神经病变、角膜炎或虹膜睫状体炎等。

（2）微波损伤：微波频率为3000～300万兆赫兹，穿透性较强，可能引起白内障或视网膜出血，应佩戴防护眼镜。

（二）护理评估

1. 健康史　询问患者工作性质，眼部受伤时间、环境、地点，接触辐射线的性质、时间，伤后有无应急处置等。

2. 身体状况

（1）可见光损伤可引起日光性视网膜病变，损伤后出现中央暗点、视物变形、视力下降等症状。

（2）红外线损伤可造成白内障。

（3）紫外线损伤会出现强烈的眼部刺激征，如异物感、刺痛、畏光、流泪及睑痉挛、结膜混合充血、角膜上皮点状脱落，荧光素钠染色呈点状着色，一般照射后3～8小时发作，24小时后症状减轻或痊愈。

（4）激光损伤引起视网膜烧伤，导致视力严重下降甚至失明，如激光笔的照射。

（5）离子辐射性损伤可引起辐射性白内障、放射性视网膜病变、角膜炎或虹膜睫状体炎等。

（6）微波损伤可引起白内障或视网膜出血等。

3. 辅助检查　通过视野、视电生理检查、荧光素眼底血管造影（FFA）、吲哚青绿血管造影（ICGA）和OCT等检查，了解视神经及眼底情况。

4. 心理－社会状况　评估患者的年龄、性别、职业、家庭支持、受伤后的心理状况，如是否有紧张、焦虑、恐惧等情绪，患者及家属对辐射性眼损伤的认识和预后的接受程度。

（三）治疗要点

针对辐射性眼损伤患者，日常应佩戴防护面罩或眼镜预防。根据损伤部位、症状，进行对症处理，减轻疼痛，可涂抗生素眼膏包扎，防止发生感染。也可同时滴用促进角膜上皮愈合的滴眼液或眼用凝胶。针对继发性青光眼、白内障、玻璃体视网膜病变，采取相应的药物治疗或手术治疗。

（四）护理诊断和护理措施

辐射性眼损伤患者的护理诊断和护理措施见表 14-8。

表 14-8　辐射性眼损伤患者的护理诊断和护理措施

常见护理诊断/护理问题	护理措施	措施依据
急性疼痛	1. 及时评估患者疼痛的性质及程度，遵医嘱给予镇痛药缓解疼痛；适当分散注意力，避免对疼痛过分关注	有效的疼痛评估，有助于病情判断及镇痛药应用
	2. 若眼部刺激症状较重，采用冷敷缓解症状，可给予0.5%丁卡因	缓解异物感、刺痛、畏光、流泪及眼睑痉挛等症状
	3. 避免阳光、风或者烟尘刺激，尽量闭目休息；可佩戴护目镜，避免揉搓眼睛	受阳光、风或者烟尘刺激时，眼睛会出现角膜刺激征，而使疼痛加剧
知识缺乏	宣教在接触辐射性射线时，做好防护措施。日常应佩戴防护面罩或眼镜预防。对可见光，在强光下应佩戴有色眼镜防护；对不可见光，工作时应佩戴特制防护眼镜	提前预防，避免眼部受伤
舒适度受损	1. 指导患者切勿揉眼睛，避免使异物进入更深处	避免因揉眼加重病情
	2. 可伴随刺痛、畏光、流泪和眼睑痉挛等刺激症状，若疼痛难忍，睁眼困难，可滴表面麻醉药	角膜刺激症状是角结膜异物的正常体征，可指导用药缓解
焦虑或恐惧	1. 评估患者目前的心理状态、家庭支持情况，并给予正面、积极的心理支持	良好的家庭支持有助于患者积极应对
	2. 向患者及家属进行健康宣教，促进患者积极配合治疗，促进预后转归	提高患者对目前病情的认识，避免出现错误的认知
	3. 适当分散注意力，避免对创伤过分关注，如听音乐、看电视等	分散患者对创伤的注意力，避免过度陷于焦虑、恐惧等不良情绪中
感知度受损：视力下降	1. 加强巡视，细心观察患者病情，密切观察患眼视力、眼压及受伤部位情况变化	视力间接反映创伤的进展情况，需及时救治
	2. 评估患者跌倒、坠床风险；保证生活空间宽敞明亮，无障碍物，生活必需品置于伸手可及处；床边设置围栏，卫生间设置扶手等，防止患者跌倒、坠床	避免患者无法适应视力下降，而发生跌倒坠床等意外伤害
	3. 提前做好散瞳药的用药指导，向患者说明散瞳可引起暂时视力下降	及时有效的用药指导，可避免患者因散瞳导致暂时视力下降而产生恐慌

知识拓展

雪盲

雪盲，又称"日光性眼炎""紫外线性眼炎"，是一种由于眼睛暴露在冰雪的紫外线反射或强烈阳光照射下而造成的眼部伤害。这种情况经常发生在高山、雪地、沙漠或海面等环境中，因为这些地方阳光或紫外线的反射率非常高，容易导致眼睛受伤。除了自然环境，人工环境中如电焊、气割或电影拍摄时的强光也可能引发雪盲。

雪盲的主要症状包括眼睛疼痛、流泪、畏光、异物感、结膜充血及角膜上皮脱落等。这些症状通常在暴露于强光后的 6~8 小时出现，并且可能在 24~48 小时内达到高峰。然而，这些症状通常在 24 小时后会逐渐自愈。

本章小结

思考题

1. 眼球穿通伤的定义是什么？

2. 交感性眼炎的定义是什么？

3. 眼化学伤的现场急救措施有哪些？

更多练习

（陈　晨）

第十五章　眼部恶性肿瘤患者的护理

教学课件

学习目标

1. 素质目标

（1）耐心引导学生进行眼部恶性肿瘤的学习，在护理工作中体现护士的专业素养与人文素养，具有同情、尊重、关爱患者的能力。

（2）学生通过自身对本章节案例的分析思考，培养学生发现问题、分析问题及解决问题的能力。

2. 知识目标

（1）掌握：眼睑恶性肿瘤、脉络膜黑色素瘤、视网膜母细胞瘤、眼眶恶性肿瘤及泪腺恶性肿瘤患者的护理评估、护理诊断和护理要点。

（2）熟悉：眼睑恶性肿瘤、脉络膜黑色素瘤、视网膜母细胞瘤及眼眶恶性肿瘤的治疗原则。

（3）了解：眼睑恶性肿瘤、脉络膜黑色素瘤、视网膜母细胞瘤及眼眶恶性肿瘤的发病机制。

3. 能力目标

（1）能运用眼部恶性肿瘤的理论知识对患者进行健康指导。

（2）能运用所学知识为眼部恶性肿瘤患者制订护理计划，并根据具体情况实施护理措施。

案例

【案例导入】

患者，男性，65岁。因"左下眼睑内眼角处黑色突起半年，伴溃烂2周"就诊。查体：体温36.5℃，脉搏85次/分，呼吸19次/分，血压130/80mmHg。眼科检查：右眼视力1.0，左眼视力0.8，右眼眼压15mmHg，左眼眼压17mmHg。左下眼睑内眼角黑色突起触之质地较硬，肿块中央溃疡形似火山口，无疼痛感，表皮有鳞屑。半年前曾在皮肤科就诊，并进行过相关放射治疗。

【请思考】

　　1. 该患者最可能的临床诊断是什么？

　　2. 该患者术后观察护理要点有哪些？

【案例分析】

第一节　眼睑恶性肿瘤患者的护理

　　眼睑恶性肿瘤包括基底细胞癌（basal cell carcinoma）、鳞状细胞癌（squamous cell carcinoma）、皮脂腺癌（sebaceous gland carcinoma）和恶性黑色素瘤（malignant melanoma）。眼睑恶性肿瘤中，基底细胞癌最为常见，好发于中老年人，其发生与光化学损伤密切相关。鳞状细胞癌次之，多见于老年男性。而皮脂腺癌则占眼睑恶性肿瘤的5%，以50岁以上的女性为主要发病人群，年轻患者多有眼部放射治疗史。

　　（一）病因及发病机制

　　基底细胞癌发生的最重要因素是光化学损伤，环境因素对皮脂腺癌的发生具有重要影响。同时，致癌与抑癌基因在眼睑恶性肿瘤的发病过程中也扮演着关键角色。在基底细胞癌和鳞状细胞癌中，已发现抑癌基因 *P53* 的异常改变。

　　（二）护理评估

　　1. 健康史　了解患者眼睑肿瘤症状，关注肿瘤生长速度。询问工作环境与生活习惯，特别关注紫外线暴露史、睑板腺囊肿反复发作情况。同时，了解患者全身疾病史、面部放射治疗史及治疗经过。

　　2. 身体状况

　　（1）基底细胞癌：常见于下睑及内眦部，病程较长且无痛。初期，患者会发现局部稍隆起的小结节，表面伴有毛细血管扩张。结节逐渐生长并变硬，中央部位可能出现溃疡，边缘呈潜行状，形状类似火山口，且会浸润周围正常组织，导致周围组织广泛破坏。转移率相对较低。

　　（2）鳞状细胞癌：好发于中老年人，常见于睑缘皮肤黏膜移行处。初期，无明显不适。后期肿瘤演变为边缘稍隆起的溃疡，质地坚硬，并可能发生坏死和继发感染。部分肿瘤患者有明显疼痛。鳞状细胞癌具有生长迅速、侵袭性强和恶性度高的特点，不仅能够侵蚀周围和深部组织，还可能侵犯眼球、眼眶和颅内，甚至通过淋巴系统向耳前、颌下等淋巴结发生远处转移。

　　（3）皮脂腺癌：主要侵袭上睑，其起源多为睑板腺和睫毛的皮脂腺。初期，若是源于睑板腺，患者会发现眼睑皮下无痛性小结节。随后，结节逐渐增大，导致睑板弥漫性增厚，相应的睑结膜也会出现黄色隆起。而起源于皮脂腺的肿瘤则表现为睑缘的黄色小结节，尽管表面皮肤看似正常，但肿块会逐渐增大，甚至可能形成溃疡或呈菜花状。皮脂腺癌的恶性程度高，可有全身转移。

（4）恶性黑色素瘤：好发于睑缘，其次是上、下睑，初起时呈现为灰黑或蓝黑色的小结节或扁平色素斑。随病情发展，这些结节逐渐增大并隆起，形成如菜花般的肿物，质地硬脆，血管扩张显著，易于出血。肿物中心会发生坏死，进而形成溃疡。

3. 辅助检查　病理检查有助于明确诊断；B超、CT检查有助于了解病变范围。

4. 心理－社会状况　患者担心疾病可能影响形象，导致失明，会产生紧张、焦虑及恐惧等心理。应注意评估患者心理承受情况，并询问患者的文化程度、经济状况、生活环境等。

（三）治疗要点

1. 基底细胞癌　病理控制性手术切除肿瘤。如果侵犯范围大或手术不能完整切除，术后辅助化疗。

2. 皮质腺癌　手术切除。病变局限时，病理控制性手术切除，若病变侵及邻近组织，术后容易复发。

3. 鳞状细胞癌　手术治疗为主，术中病理控制性手术切除范围。必要时术后辅以化疗或放疗。

4. 恶性黑色素瘤　对放、化疗不敏感，主要为手术切除。

（四）护理诊断和护理措施

1. 术前护理　眼睑恶性肿瘤患者的术前护理诊断和护理措施见表15－1。

表 15－1　眼睑恶性肿瘤患者的术前护理诊断和护理措施

常见护理诊断/护理问题	护理措施	措施依据
自我形象紊乱	主动与患者沟通交流，了解患者是否存在因为颜面仪容受损，产生自卑感，给予针对性的心理疏导，帮助其保持稳定的情绪	改善患者的自卑心理
焦虑	1. 评估患者的心理状况，倾听患者，主动沟通，做好心理疏导工作	心理疏导，缓解焦虑情绪
	2. 向患者讲解疾病相关知识、治疗方法及疾病预后，掌握控制情绪和自我放松的方法，帮助患者正确对待疾病，配合治疗	帮助患者了解疾病相关知识，配合治疗
知识缺乏	1. 耐心向患者讲解眼睑肿瘤的相关知识，解答患者提出的问题	掌握疾病相关知识，知晓术前准备的意义，积极配合手术
	2. 讲解术前准备的目的、手术治疗的配合事项	
	3. 保证充足睡眠，禁食辛辣刺激性食品，宜食清淡、易消化食物，局麻患者术前一餐不宜过饱	全身麻醉患者按全身麻醉手术常规准备

2. 术后护理 眼睑恶性肿瘤的术后护理诊断和护理措施见表15-2。

表 15-2   眼睑恶性肿瘤的术后护理诊断和护理措施

常见护理诊断/护理问题	护理措施	措施依据
潜在并发症：移植瓣坏死，眼睑退缩、出血、伤口裂开	1. 行眶内容物剜出者，注意术后观察患者眼睑部位伤口敷料是否清洁干燥；观察绷带有无渗出、松脱、移位、是否过紧或不适、有无活动性出血等	观察敷料情况
	2. 重建眼睑术后，患者需及时换药，并密切关注植皮色泽及感染迹象。同时，要确保加压包扎稳固且松紧适宜，及时调整以维护移植皮瓣健康	做好移植皮瓣的护理
	3. 患者应遵医嘱，保持术眼充分闭合，下睑重建者需闭眼4~8周，上睑重建患者则需闭眼6~12周。用药时避免触碰移植部位，防止损伤	做好重建眼睑的护理
	4. 需严密观察有无移植瓣坏死，眼睑退缩、出血、伤口裂开等并发症，确保术后恢复顺利	做好并发症观察
知识缺乏	1. 建立健康生活方式，戒烟酒，注重营养摄入，选择高蛋白、高热量、高维生素的易消化食物，以维持大便通畅。术后应适当活动，保持规律作息，这不仅有助于增进食欲，还能促进术后康复，增强身体抵抗力	养成规律作息，利于术后康复，增强机体抵抗力
	2. 对于需接受放疗的患者，务必保持照射区域皮肤的干燥与清洁，切勿随意改动放疗定位标记，以确保治疗效果	做好放疗的皮肤护理
	3. 化疗期间，患者应定期接受血常规检查，一般每周1~2次	放疗患者定期复查
	4. 患者应遵医嘱坚持用药，并密切观察是否出现静脉炎、口腔炎、胃肠道反应等不良反应	指导患者正确用药
	5. 保持眼部清洁，不用手或不洁布擦眼。教会患者正确滴滴眼液、涂眼膏的方法	注意术眼卫生，提高患者对疾病的认知度，预防眼部感染

<h1 align="center">第二节   眼球恶性肿瘤患者的护理</h1>

一、脉络膜恶性黑色素瘤

脉络膜恶性黑色素瘤（malignant melanoma of choroid）是成人眼内最为常见的恶性肿瘤，尤其在50~60岁的年龄段中发病率较高。此疾病多为单侧发病，主要起源于葡萄膜组织内的色素细胞和痣细胞。

（一）病因及发病机制

病因尚未完全阐明，可能与种族、家族遗传及内分泌因素有关。

（二）护理评估

1. 健康史 了解既往史、治疗经过及有无家族史等。

2. 身体状况　肿瘤的生长位置和大小不同，患者的视力改变程度也会有所不同。若肿瘤位于黄斑区，患者可能在早期即出现视物变形或视力明显下降的症状。而若肿瘤位于眼底的周边部，患者可能初期并无明显自觉症状。

根据肿瘤的生长情况，可以分为局限性和弥漫性两种。局限性肿瘤较为常见，表现为凸向玻璃体腔的球形隆起物，周围常伴随渗出性视网膜脱离。而弥漫性肿瘤则沿脉络膜水平发展，其增厚而隆起并不明显，容易被漏诊或误诊，且恶性程度高，预后较差。此外，肿瘤还可能引发一系列并发症，如继发性青光眼、眼内炎或全眼球炎等，这些都与渗出物、色素及肿瘤细胞的阻塞及肿瘤压迫或坏死有关。

3. 辅助检查　通过 B 超、视野检查、巩膜透照试验、眼底检查与 FFA、CT 及 MR 及眼内活检，可明确病变部位和病变程度，对诊断有重要意义。

4. 心理–社会状况　评估患者有无紧张、恐惧、悲观等不良情绪。了解患者及家属对疾病的认知情况。

（三）治疗要点

根据肿瘤的特点，以及患者双眼视力、年龄和全身状况，选择治疗方案。对于小肿瘤，可随访观察或局部切除、激光光凝、放疗。但当肿瘤持续增大，累及视神经，威胁视力，或引发青光眼、视网膜脱离时，眼球摘除术是主要治疗手段。肿瘤已经向眼外蔓延者，应做眶内容物摘除术。

（四）眼球恶性肿瘤的护理诊断和护理措施

1. 术前护理　眼球恶性肿瘤患者的术前护理诊断和护理措施见表15–3。

表 15 – 3　眼球恶性肿瘤患者的术前护理诊断和护理措施

常见护理诊断／护理问题	护理措施	措施依据
照顾者角色紧张	1. 主动与家属交流，详细解释疾病特点、治疗目的及预期效果，提供心理支持，帮助他们正确面对疾病，积极配合治疗与护理。家属往往担心预后，需及时安抚其情绪，解答疑虑	家属担心疾病预后，容易产生恐惧、焦虑心理，且缺乏本病的治疗与护理知识
	2. 讲解术前检查的重要性及术前禁食的必要性，严格禁食、禁水	讲解术前准备知识，使患儿家属积极配合手术
	3. 提供舒适的病房环境，注意防寒保暖	提供舒适环境，缓解紧张情绪
	4. 加强安全教育，防止患儿发生跌倒、坠床等意外	加强安全教育，防止外伤

2. 术后护理　眼球恶性肿瘤患者的术后护理诊断和护理措施见表15–4。

表 15 – 4　眼球恶性肿瘤的术后护理诊断和护理措施

常见护理诊断／护理问题	护理措施	措施依据
急性疼痛	观察疼痛的时间、性质、规律和伴随症状。可采取播放舒缓音乐或暗示疗法，分散患儿注意力。对疼痛严重者遵医嘱给予镇痛药，并观察用药后反应	手术可导致患者出现不同程度疼痛，正确的处理能减轻疼痛

续　表

常见护理诊断/护理问题	护理措施	措施依据
潜在并发症：出血、感染	1. 监测并记录生命体征，保持呼吸道通畅，及时吸痰和口鼻分泌物	预防出血、抗感染
	2. 术后需加压包扎，观察绷带有无渗出、松脱、移位、是否过紧或不适、有无活动性出血。若渗血明显，应在敷料上做范围标记，记录时间并告知医生；若敷料污染、松脱应及时更换；换药时观察伤口有无渗血、裂开、眼球运动及结膜囊内分泌物情况	
	3. 义眼台植入是眼球摘除术后恢复眶内容物和义眼运动达到美容的术式。术眼绷带加压包扎2～4天，保持敷料干燥、清洁；拆除绷带包扎后，遵医嘱应用滴眼液和眼膏，以防伤口感染。一般术后3周佩戴义眼片	
知识缺乏	1. 指导家属保护患儿术眼，修剪指甲，减少头部活动，避免碰伤	防止抓伤眼睛，避免意外发生
	2. 在佩戴义眼前，患者需确保双手清洁，并用生理盐水清洗义眼表面，确保义眼没有灰尘或细菌。佩戴时，应认清义眼的上、下、内、外边缘，避免放错位置。将义眼放入眼窝时，需轻轻按摩上下眼睑，使义眼位置合适，感觉舒适	教会患者及家属取戴义眼片方法及注意事项
	3. 初戴义眼时，患者可能会感到有些不适，眼窝有少量分泌物，可在眼窝滴入抗生素或眼膏以预防感染。但如果分泌物明显增多，则应停止佩戴，并及时就医	
	4. 义眼不能用酒精浸泡，以免损坏材料。建议使用护理液或生理盐水。若义眼表面出现较深的划痕，应及时更换	
	5. 如果出现流泪，随后眼眶会发红，出现稠密的黄色分泌物，应及时就医检查定期复查。检查眼窝及上下眼睑情况等	
	6. 建立良好的生活方式，戒烟酒，补充维生素，加强营养，多吃易消化食物，多吃水果、蔬菜，保持大便通畅	养成良好生活习惯，促进康复
	7. 指导患者坚持规范服药，定期复查及放化疗并观察不良反应，如静脉炎、口腔炎、胃肠道反应、骨髓抑制等。应定期检查血象变化，每周检查1～2次。保持照射区皮肤干燥、清洁，保留放疗定位标记点、线，切勿随意擦抹和更改	坚持用药，做好放疗、化疗的指导

二、视网膜母细胞瘤

视网膜母细胞瘤（retinoblastoma，RB）是婴幼儿眼内最常见的恶性肿瘤。约90%的患儿在3岁前即会发病，且约30%的患儿会双眼受累，成人发病相对罕见，且无种族、地域和性别差异。视网膜母细胞瘤具有相对较高的自发退化率，这一比例远高于其他肿瘤。

（一）病因及发病机制

约40%的 RB 病例属于常染色体显性遗传的遗传型，发病较早且多为双侧性，视网膜病变呈多灶性，患者还易发生其他部位的原发性第二肿瘤。而另外60%的 RB 病例为非遗传型，主要由视网膜母细胞突变引发，发病相对较晚，多为单眼受累。

（二）护理评估

1. 健康史　询问患儿发病情况、家族史、治疗过程，了解患儿是否经历过产伤、早产吸氧等情况。对于患儿的母亲，询问其妊娠期是否患过风疹、流感等疾病。

2. 身体状况

RB 多发生于婴幼儿，早期往往不易察觉。患儿可能因高眼压导致的疼痛而哭闹，家长带其就医。根据病程发展，临床上通常将 RB 分为眼内期、青光眼期、眼外期及转移期。在眼内期，由于患儿年幼无法表达视力障碍，且可能无任何不适反应，因此很难被家长发现。随着肿瘤不断增大，瞳孔区会出现黄白色反光（白瞳症），部分患者视力丧失，出现失用性斜视。进入青光眼期后，瘤体占据眼球内大部分玻璃体腔，导致眼压增高，患儿眼球扩大，角膜变大形成"牛眼"或巩膜葡萄膜肿，常常因眼痛而哭闹。眼外期时，肿瘤可通过多个途径蔓延，如沿视神经向颅内蔓延，穿破巩膜进入眶内等，导致眼球突出、眼睑闭合不全等症状。转移期，肿瘤细胞可能经眼眶或眼球壁上的孔道向颅内或眶内扩展，或经淋巴或血液转移至其他脏器，最终导致死亡。

此外，还有一些特殊病例需要特别关注。例如，双眼 RB 同时伴有颅内松果体或蝶鞍区原发性神经母细胞瘤的情况，称为三侧性 RB。遗传型 RB 若干年后可能在其他部位发生原发性恶性肿瘤，如骨肉瘤、纤维肉瘤，这被称为第二恶性肿瘤。而 RB 的自发性消退或伴发良性视网膜细胞瘤，则是另一种较为罕见的情况。

3. 辅助检查　超声、CT、MRI 等确定肿瘤的大小、位置、生长方式及是否有转移等。

4. 心理－社会状况　注意患儿是否有烦躁不安；家长是否有焦虑、恐惧、悲伤的心理。

（三）治疗要点

首要考虑的是保存患儿的生命，其次才是能否保留眼球及残存视力。

1. 眼球保守治疗　激光疗法、冷冻疗法和放射治疗是常用的手段。对于局限于视网膜内的早期小肿瘤，可以采取激光光凝、经瞳孔温热疗法或光动力治疗等激光疗法。冷冻疗法适用于向前发展至赤道部难以行激光治疗的小肿瘤。放射治疗则适用于肿瘤较大或分散的情况，但需注意其不良反应较大，可导致白内障、放射性视网膜病变等。化学疗法可以作为辅助手段，用于巩固治疗效果或缩小肿瘤体积。

2. 手术治疗　眼球摘除术和眶内容物摘除术是常用的方法。眼球摘除术适用于巨大肿瘤或化疗失败的情况，而眶内容物摘除术则适用于肿瘤穿破眼球向眶内生长的情况。手术后需配合放射治疗以提高治疗效果。

（四）护理诊断和护理措施

参见本章"一、脉络膜恶性黑色素瘤"表15－3和表15－4。

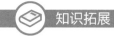 知识拓展

经瞳孔温热疗法

在间接检眼镜下，利用810nm二极管红外激光，通过提高局部组织温度至细胞毒性水平，诱导肿瘤细胞凋亡。对于较大的肿瘤，此疗法可与化疗联合，作为首选治疗方案，有效提升眼内药物浓度。治疗过程需确保足够的时长，一般需5~30分钟，并可能需进行2~6次，每次间隔4周，直至肿瘤完全瘢痕化或钙化。经瞳孔温热疗法若操作不当有致虹膜萎缩、晶体混浊、视网膜脱离等风险。

第三节　眼眶恶性肿瘤患者的护理

眼眶恶性肿瘤可分为眼眶淋巴瘤（orbital lymphoma）、眼眶脑膜瘤（orbital meningioma）和眼眶横纹肌肉瘤（orbital rhabdomyosarcoma）。眼眶淋巴瘤是成人最常见的原发眼眶恶性肿瘤，男性多见，好发于中、老年人，其中90%单侧发病。眼眶横纹肌肉瘤是儿童时期最常见的眶内恶性肿瘤，发病年龄多在8岁以下，青年少见，偶见于成人，肿瘤发展快，恶性程度高，死亡率高，预后不良。

（一）病因及发病机制

病因及发病机制尚未完全阐明，癌基因 *ms* 和抑癌基因 *P53* 与眼眶横纹肌肉瘤肿瘤有关。

（二）护理评估

1. 健康史　评估患者起病状态、发病年龄、性别、病史、肿瘤生长速度等。

2. 身体状况

（1）眼眶淋巴瘤：眼眶好发于眶外上方，其次为内上方，下方少见。主要表现为眼球突出和眼睑肿胀，可有疼痛、结膜水肿、眼球运动障碍、复视和视力下降等。

（2）眼眶脑膜瘤：主要临床特点为慢性眼球突出、眼睑水肿、视力下降。脑膜瘤的四联征包括视力减退、眼球突出、慢性视盘水肿或萎缩，以及视神经睫状静脉异常。原发于蝶骨嵴的脑膜瘤，进入眼眶后会压迫视神经，导致同侧视神经萎缩。随着肿瘤体积增大，颅内压升高，对侧视盘会出现水肿，形成福 – 肯（Foster – Kennedy）综合征。此外，蝶骨嵴脑膜瘤在眶内蔓延时，还常导致眶骨壁增生。骨质增生尚可引起颞部骨性隆起；蝶骨嵴脑膜瘤蔓延致眼眶者早期视力受损较轻。

（3）眼眶横纹肌肉瘤：肿瘤生长极快，往往数天即有明显的变化。好发于眼眶上部，眼球向前下方突出，眼睑、结膜水肿并突出于睑裂之外，类似眶蜂窝织炎。眶缘可触及软性肿物，肿瘤快速生长可自穹窿结膜破溃，眼球固定，视力丧失，肿瘤可累及全眼眶并向颅内蔓延。

3. 辅助检查　B超、CT、磁共振成像、PET – CT及病理活检，有助于判断肿瘤位置和范围，并初步判断性质。

4. 心理 – 社会状况 评估患者有无焦虑、悲观情绪。询问患者年龄、性别、职业、受教育程度、经济状况等；若为儿童，还应评估患儿父母的情绪、文化程度、经济水平等。

（三）治疗要点

1. 眼眶淋巴瘤 放疗是主要治疗方法；手术切除主要用于眼眶浅部局灶性病变；化疗适用于伴有系统性淋巴瘤患者；靶向治疗可辅助常规化疗，提高治疗效果。

2. 眼眶脑膜瘤 手术为主。多采取外侧开眶或经颅开眶，必要时可实施眼眶内容摘除术，但术后严重影响外观。放疗有一定效果，对于局限于眶内较小的视神经脑膜瘤，可在影像严密监测下随诊观察，也可实施小剂量放射或 γ 刀治疗，一旦发现肿瘤生长快或有向颅内蔓延的迹象，应采取手术治疗。

3. 眼眶横纹肌肉瘤 目前多采用手术、放疗和化疗相结合的综合治疗。

（四）护理诊断和护理措施

1. 术前护理 眼眶恶性肿瘤患者的术前护理诊断和护理措施见表15 – 5。

表 15 – 5　眼眶恶性肿瘤患者的术前护理诊断和护理措施

常见护理诊断/护理问题	护理措施	措施依据
感知觉紊乱：视力下降	病室光线明亮，确保患者对环境清晰认知。加强巡视，提醒患者及家属防跌倒、防坠床，物品置于易取处	肿瘤破坏视功能，避免患者受伤
慢性疼痛	观察疼痛的部位、时间、性质、规律和伴随症状，遵医嘱应用降眼压药物，观察用药后反应	眼压高引起患者疼痛，给予降眼压治疗
体象紊乱	患者因容貌改变，常产生焦虑、悲伤情绪和自卑感，护士应评估患者心理状态，主动与患者沟通交流	建立良好护患关系，使其正确对待疾病，配合治疗
知识缺乏	1. 全面评估患者及家属对眼眶肿瘤的认知，针对性地进行知识普及，解答疑惑	帮助患者了解疾病知识，树立战胜疾病的信心
	2. 倡导健康生活方式，戒烟酒，注重营养摄入，提供高蛋白、高热量、高维生素的易消化饮食	
	3. 向患者及家属强调术前检查的重要性，讲解术前准备的作用	
照顾者角色紧张	主动与家属交流，详细解释疾病特点、治疗目的及预期效果，提供心理支持，帮助他们正确面对疾病，积极配合治疗与护理。家属往往担心预后，需及时安抚其情绪，解答疑虑	家属担心疾病预后，容易产生恐惧、焦虑心理，且缺乏本病的治疗与护理知识

2. 术后护理 眼眶恶性肿瘤患者的术后护理诊断和护理措施见表15 – 6。

表 15 – 6　眼眶恶性肿瘤患者的术后护理诊断和护理措施

常见护理诊断/护理问题	护理措施	措施依据
急性疼痛	观察疼痛的时间、性质、规律和伴随症状。可采取播放舒缓音乐或暗示疗法，分散患儿注意力。对疼痛严重者遵医嘱给予镇痛药物，并观察用药后反应	手术可导致患者发现不同程度疼痛，正确的处理能减轻疼痛

续　表

常见护理诊断/护理问题	护理措施	措施依据
感知觉紊乱：视力下降	严密监测术眼光感。可用电筒或特制 LED 灯泡不接触绷带照射术眼来检查光感。术后48 小时内，每2 小时监测一次；之后每日3 次，直至拆线。一旦发现光感消失，应立即通知医生处理，确保患者眼部安全	肿瘤切除术可使视力下降，做好术眼视力监测
潜在并发症：出血、感染、眼球运动障碍、颅内出血	1. 加压包扎，应持续观察绷带的状况，确保无渗出、松脱、移位或过紧引起的不适。如有活动性出血，应立即处理并记录渗血范围，污染或松脱的敷料也应及时更换	预防出血，抗感染，防止手术损伤眼部肌肉或术中伤及硬脑膜或眶腔与颅腔相通，止血不彻底可造成颅内出血
	2. 注意敷料渗出、松脱等情况。换药时，应仔细检查伤口是否裂开，观察眼球运动及结膜囊内分泌物的情况，以便及时发现并处理异常情况	
	3. 密切监测生命体征，特注意有无头痛、昏迷等，密切关注有无感染、颅内出血、上睑下垂或眼球运动变化等情况	
知识缺乏	1. 规律作息，给予高蛋白、高热量、高维生素易消化饮食	增强抵抗力
	2. 按医嘱继续规范服药，教会患者及家属正确使用滴眼液及眼膏	提高患者及家属对疾病的认知度及配合治疗的依从性
	3. 做好化疗、放疗患者的护理	

第四节　泪腺恶性肿瘤患者的护理

泪腺腺样囊性癌（adenoid cystic carcinoma）是最常见的泪腺恶性肿瘤，高度浸润，预后不良。本病发病年龄一般较年轻，以女性多见，多在 30 岁以下。

（一）病因及发病机制

目前认为肿瘤来自涎腺导管或口腔黏膜的基底细胞。

（二）护理评估

1. 健康史　询问患者起病情况、年肿瘤生长速度、治疗经过等。

2. 身体状况　腺样囊性癌起病急，典型表现为颞上眶缘硬实肿块，眼球突出且运动受限，早期即有眶周及结膜水肿。因肿瘤浸润性生长，常伴眼和头部疼痛及局部压痛。

3. 辅助检查　X 线、超声、CT 及 MRI 有助于明确诊断。

4. 心理－社会状况　评估患者有无紧张和恐惧等心理，以及患者的教育程度、经济状况和疾病承受能力等。

（三）治疗要点

腺样囊性癌首选局部扩大切除术，术后辅以放疗，全身转移患者联合化疗。

（四）护理诊断和护理措施

参见本章第三节。

本章小结

思考题

　　1. 眼睑恶性肿瘤术后重建眼睑的护理要点有哪些？

　　2. 取戴义眼的方法及注意事项有哪些？

更多练习

（刘　曼）

第十六章　低视力和盲患者的康复护理

教学课件

学习目标

1. 素质目标

（1）学生通过阅读本章的案例，触发对临床工作的探究，在护理工作中体现出护士的专业素养、创新思维。

（2）提高学生在今后护理工作中的沟通交流、科普宣教能力，为我国防盲致盲及低视力康复工作贡献力量。

2. 知识目标

（1）掌握：新的视力损伤和盲的标准，低视力和盲患者的护理要点。

（2）熟悉：低视力和盲的治疗原则、日常生活视力的概念。

（3）了解：我国致盲病因的变化。

3. 能力目标

（1）能运用所学知识为患者进行视力损伤的判定，为低视力和盲患者制订护理计划，并根据具体情况实施护理措施和健康教育。

（2）能结合日常工作和所学知识，思考可以为我国防盲致盲工作做出哪些努力。

案例

【案例导入】

患者，男性，70岁。因"双眼视力逐渐下降10年加重1周"就诊。查体：体温36.8℃，心率88次/分，呼吸19次/分，血压158/92mmHg。眼科检查：右眼矫正视力为0.1，左眼矫正视力为0.05，右眼眼压16mmHg，左眼眼压15mmHg。裂隙灯下检查双眼眼底可见视盘充血水肿、边界不清，眼底检查示眼底病变，无法正常阅读。诊断：低视力。

【请思考】

1. 该患者的视力损伤为几级？

2. 为该患者提供助视器有哪些步骤？

【案例分析】

第一节　低视力和盲的诊断标准

视力损伤包括低视力和盲。1973 年，世界卫生组织（WHO）制定了视力损伤和盲的分类标准，将视力损伤分为 5 级。其中，1、2 级为低视力，而 3、4、5 级则定义为盲。此外，标准还纳入了视野状况作为考量因素。若以中央注视点为中心，视野半径在 5°～10°为 3 级盲，而视野半径≤5°则为 4 级盲。具体视力损伤分级标准见表 16 – 1。

表 16 – 1　视力损伤分级标准

类型	级别	最佳矫正视力	
		较好眼	较差眼
低视力	1 级	<0.3	≥0.1
	2 级	<0.1	≥0.05（指数/3m）
盲	3 级	<0.05	≥0.02（指数/1m）
	4 级	<0.02	光感
	5 级	无光感	

2009 年 4 月，WHO 通过了"预防可避免盲及视力损伤行动计划"，并采纳了新的盲和视力损伤标准。这一标准以"日常生活视力"为判定依据，更能真实反映个人的视觉能力，从而更精准地评估由未矫正屈光不正引发的视力损伤问题。在日常生活中，无论个人是否佩戴眼镜或所戴眼镜是否合适，其视力状况均被纳入考量。若个体日常不戴眼镜，则其裸眼视力即为其日常生活视力；若佩戴眼镜，无论眼镜是否适宜，其佩戴眼镜后的视力即为其日常生活视力；若个体虽配有眼镜但日常不戴，则仍以裸眼视力为准。2009 年新的视力损伤和盲标准如下。

（1）级别 0，轻度或无视力损伤：日常生活视力等于或好于 0.3。

（2）级别 1，中度视力损伤：日常生活视力低于 0.3，等于或好于 0.1。

（3）级别 2，重度视力损伤：日常生活视力低于 0.1，等于或好于 0.05。

（4）级别 3，盲：日常生活视力低于 0.05，等于或好于 0.02。

（5）级别 4，盲：日常生活视力低于 0.02，等于或好于光感。

（6）级别 5，盲：日常生活视力为无光感。

第二节　防盲治盲的现状和发展

一、世界防盲治盲现状和发展

盲和视力损伤是世界范围内的严重公共卫生、社会和经济问题。2010 年 WHO 数据显示，视力损伤者已达到 2.85 亿人，盲人为 3926 万人；2017 年 10 月 WHO 最新数据估计，视力损伤者为 2.53 亿人，盲人为 3600 万人，到 2050 年盲人数将达到 1.15 亿人。

2017 年 10 月 WHO 公布的最新数据显示，中度及重度视力损伤原因前五位为：因屈光不正得不到矫正占 53%、未行手术的白内障占 25%、年龄相关性黄斑变性占 4%、青光眼占 2%、糖尿病性视网膜病变占 1%。致盲原因前三位分别为：未行手术的白内障占 35%、因屈光不正得不到矫正的占 21%、青光眼占 8%。

视力损伤严重影响人们的日常生活，已是一个全球性的严重的公共卫生问题，1999 年 WHO 和国际防盲协会（International Agency for the Prevention of Blindenss，IAPB）等机构联合发起了"视觉 2020，享有看见的权利"行动，旨在通过五大措施：预防和控制眼部疾病、培训专业人员、加强眼保健设施、采用经济适用的技术及动员资源，到 2020 年消除白内障、沙眼、儿童盲、屈光不正和低视力等可避免盲。

二、我国防盲治盲现状和发展

在我国，视力损伤问题尤为严重。据 2010 年 WHO 数据，中国视力损伤者高达 7551 万人，其中低视力者 6726 万人，盲为 825 万人。这一状况随年龄增长而加剧，女性及农村地区更为严重。鉴于我国人口众多且老龄化加速，如不采取有效防盲治盲措施，盲人数量将持续攀升。然而，调查显示，超过半数的盲和视力损伤是可以预防和治疗的。因此，迫切需要加强防盲治盲工作，提高公众对眼部健康的重视。

为了解我国盲和视力损伤的变化趋势，2006 年和 2014 年国家卫生部进行了两次以人群为基础的九省眼病流行病学研究，结果显示：相比于 2006 年，2014 年盲和中重度视力损伤患病率分别下降 38.1% 和 26.0%。致盲及中重度视力损伤的原因中，白内障患病率分别下降了 58% 和 11.6%，但仍居首位；视网膜疾病患病率分别增加了 20.6% 和 25.6%，居第二位；屈光不正引起致盲率极低，中重度视力损害增加 2.6%。因此目前我国致盲和视力损伤的前三位是白内障、视网膜疾病和屈光不正。

经过 70 年，特别是近 20 年的努力，我国已建立起全面、公平、可及的眼科医疗服务体系，满足防盲和眼健康需求。农村地区的县、乡、村三级初级眼病防治网络是其中的重要形式，它融入初级卫生保健体系，充分发挥各级眼病防治人员的作用。此外，组织眼科手术医疗队和手术车深入川藏青等地区，开展白内障复明手术巡回服务，有效推动防盲治盲工作。同时，评选"防盲先进县"和"白内障无障碍县"等活动，也促进了防盲治盲工作的深入开展。这些举措共同构成了我国现阶段防盲治盲的有效方法。

2020 年 2 月 12 日，WHO 驻华代表确认中国沙眼流行状态已消除，这标志着沙眼作为公共卫生问题在我国得到了根除。同时，我国白内障手术率和手术覆盖率均有显著提升，白内障盲人积存问题得到基本解决。2019 年，我国每百万人口白内障手术率已达到 3143，成功达到了 WHO "视觉 2020" 行动对亚洲和中国的设定目标，展现了我国在防盲治盲工作上的显著成效。屈光不正，特别是青少年近视得到广泛关注，屈光不正患者的验光配镜及手术治疗已广泛覆盖。其他眼病如斜视、弱视、视网膜疾病的诊治和控制取得长足的进展。

在迈向小康社会的过程中，我国防盲和眼健康事业虽取得进展，但仍存诸多挑战。组织协调仍需加强，低视力保健工作的重要性尚未得到充分重视。目前，低视力康复专业人员匮乏，视觉康复服务覆盖面有限。为此，政府部门应加大对防盲治盲的投入，强化组织协调，培训更多低视力康复专才。同时，应扩大助视器生产规模，确保广大低视力患者需求得到满足。通过这些措施，我们有望进一步提升防盲治盲工作水平，让更多人享有清晰的视界，共同迈向更加美好的未来。

第三节　低视力和盲人群的护理

视力残疾给患者的工作和生活带来严重影响，其中低视力治疗的关键在于康复治疗。主要通过应用各种助视器，帮助患者充分利用其残存视力，从而克服因视力不足造成的障碍，提高他们独立生活的能力。康复的对象不仅限于低视力范畴的患者，还应包括视力低于 0.05 的盲患者及视力好于 0.3 的患者。从广义上讲，任何因视力障碍而导致生活和工作不便的患者都应纳入低视力康复服务的范围。

（一）病因及发病机制

各种眼病均可导致低视力和盲。在我国，白内障是导致视力残疾的最常见眼病，其次是视网膜脉络膜病变、屈光不正/弱视、青光眼、先天遗传性眼病、角膜病和沙眼。而在儿童中，先天遗传性眼病更为常见。在欧美国家，老年性黄斑变性、青光眼和糖尿病性视网膜病变则更为常见。

（二）护理评估

1. 健康史　询问患者的健康史，包括有无眼病家族史、患病及治疗过程等。

2. 身体状况　主要表现为视力下降，影响独立行走、生活自理能力及工作能力。部分患者有色觉障碍、暗适应能力下降等。

3. 辅助检查

（1）视力检查：远视力检查可以采用低视力专用视力表，也可以使用更为常见的标准对数视力表。近视力的检查，则需要在远视力矫正的基础上进行。

（2）验光：对于视力较差或有特殊视觉问题的患者，如中心盲点、旁中心注视或眼球震颤等，综合验光仪可能并不适用，因为其较小的视孔可能使得患者难以看清前方的视标。

（3）视野检查：常用的检查方法包括阿姆斯勒（Amsler）方格表、正切屏视野计及弧形或球形视野计等，它们分别用于检测不同范围的视野改变。

（4）其他：对比敏感度、色觉、暗适应及 B 超、电生理等。

4. 心理－社会状况　了解患者是否有焦虑、悲伤和紧张情绪，是否影响日常生活交流等。

（三）治疗要点

低视力患者康复的核心是为其提供合适的助视器，并通过训练使其能够熟练掌握助视器使用技巧。助视器的种类繁多，包括光学助视器、非光学助视器和电子助视器等。为患者提供助视器的过程需要经过一系列步骤，如验光确定屈光度数、确定最佳矫正视力、确定目标视力、计算所需放大率、为患者试用不同类型的助视器及确定最佳的助视器等。通过这一过程，可以为患者提供最适合其需求的助视器，帮助他们最大限度地利用其残存视力，提高独立生活的能力。

（四）护理诊断和护理措施

低视力和盲患者的护理诊断和护理措施见表 16 - 2。

表 16 - 2　低视力和盲患者的护理诊断和护理措施

常见护理诊断/ 护理问题	护理措施	措施依据
感知觉紊乱： 视力下降	1. 指导低视力患者及家属，生活用品固定位置摆放，取放方便，以提高患者生活自理能力；低视力患者的生活、居住环境应安全且无障碍物，以免受伤；若有条件，可找专人照护 2. 告知患者及家属助视器的种类及使用方法，以便于其科学选择，合理使用。根据使用场景和功能的不同，助视器分为远用和近用两大类。 （1）远用助视器：以 Galileo 式望远镜为代表，能够放大 2.5 倍，帮助视力受损者清晰地看到远处的景物。然而，这类助视器并不适合在行走时使用，因为其放大效果可能导致行走时的不便。 （2）近用助视器：种类则更为丰富。①手持放大镜：是最常见的类型，其凸透镜设计能使视网膜成像增大，从而帮助用户更清晰地看到近处的物体。②眼镜式助视器：则专为阅读设计，具有视野大和携带方便的特点。③立式放大镜：则通过固定透镜与阅读物之间的距离，减少了透镜周边部的变形，提高了阅读的舒适度。④双合透镜放大镜：是一种更为高级的助视器，它由一组消球面差正透镜组成，固定在眼镜架上，具有多种放大倍数可选。这种助视器的优点在于近距离工作时无须用手扶着，但焦距较短，对照明的要求较高。⑤近用望远镜：则在望远镜的基础上增加了阅读帽，使得阅读距离更远，更适合于写字或操作，但视野相对较小。⑥电子助视器：是近年来发展起来的一种高科技产品，它利用闭路电视的原理，包括摄像机、电视接收器、光源、监视器等部件，对阅读物进行放大。这种助视器的优点在于放大倍数高、视野大，且可以调节对比度和亮度，体位不受限制，无须外部照明，特别适用于视力损伤严重、视野严重缩小和旁中心注视者。然而，电子助视器的价格较高，携带也不太方便 3. 非光学助视器包括大号字的印刷品、改善照明、阅读用的支架、导盲犬等。许多低视力患者常诉说对比度差和眩光。戴用浅灰色的滤光镜可减少光的强度，戴用琥珀色或黄色的滤光镜片有助于改善对比敏感度	患者及其家属未重视视力低下可能会导致受伤的潜在风险，通过健康指导，督促患者主动配合低视力康复，验配合适的助视器，避免受伤

续　表

常见护理诊断/护理问题	护理措施	措施依据
有自理能力改善的趋势	1. 生活技能康复训练，指导患者通过增加物品对比度、运用标记技术等，训练内容包括食物准备、烹饪技术、通信设备使用、清洁技能、个人护理等	生活技能训练可提高低视力患者生活自理能力
	2. 定向行动能力指导，包括指导患者及家属视觉引导，如何使用盲杖及导盲犬运用等	患者掌握定向行动能力，可进一步提升生活质量
	3. 家属应积极参与患者的康复训练中，理解患者的病情和感受。给予患者情感、物质和生活支持和帮助。可建议家属加入与患者有相同疾病或经历的群体，对于患者也十分有益	视力低下患者缺乏独立生活能力，社交活动受限。家庭成员参与患者的康复训练，帮助更能提高其独立生活的能力
悲伤	嘱家属与患者多沟通，及时了解其心理状态，合理引导，使其保持积极健康的心态。鼓励患者多参加社会活动，多与人沟通，增强自信	增强患者的信心，通过积极的交流沟通，引导使患者正视视力损伤现状，减轻患者的恐惧、悲观等心理
知识缺乏	1. 向患者及家属解释导致视力低下的眼病特点，需进行低视力验配，借用助视器的帮助提高视功能，改善生活质量	提高患者及家属对疾病的认知程度，促进患者康复
	2. 向患者及家属宣教因视力低下不能及时识别环境中的危险因素，有受伤的可能性，应让患者充分了解所处的周围环境	
	3. 向患者讲解各种助视器的性能和特点、使用注意事项，同时解释使用助视器不会导致眼病的恶化和视力的进一步下降	
	4. 选择合适的助视器，低视力儿童应尽早使用助视器，以便更好地适应生活	

 知识拓展

眼轴长度在近视防控中的应用

　　眼轴长度（axial length，AL）指眼球前后径的长度，是衡量儿童青少年眼球发育情况的主要参数之一。《眼轴长度在近视防控中的应用专家共识》针对 3～18 岁儿童青少年明确 AL 及 AL/CR 可作为横断面检查时筛查近视及预测近视风险的应用指标，6 岁及以上儿童青少年 AL/CR 高于 2.90 应及时进行睫状肌麻痹下验光，明确屈光度数；多次测量得到的 AL 变化量可作为判断远视储备量消耗快慢及近视进展快慢的管理指标，本共识给出了不同年龄段的 AL 安全增长参考值，其中 6～10 岁儿童青少年眼轴增长较快，安全增长量小于每年 0.20mm。由于不同 AL 测量方式及应用不同设备会存在测量数值上的差异，在实践应用中应考虑到应用不同测量方法和使用不同设备带来的影响。

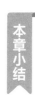

本章小结

思考题

1. 简述 2009 年新的盲和视力损伤的标准。

2. 简述助视器的种类及使用方法。

更多练习

（刘　曼）

第十七章　耳鼻咽喉的应用解剖和生理

教学课件

学习目标

1. 素质目标

（1）耐心引导学生进行耳鼻咽喉科疾病及人文关怀相关知识拓展的阅读和讨论，强调医务工作者对上呼吸道疾病人群的理解和关注。

（2）学生根据自身对本章内容的理解，阅读本章的案例，触发对临床工作的探究，激发决策和创新能力。

2. 知识目标

（1）掌握：鼻腔及中耳的解剖结构，各鼻窦的开口及鼻窦分组、窦口鼻道复合体，鼻出血的好发部位，咽淋巴环、小儿喉部的解剖特点，鼓膜标志及鼓室内容物。

（2）熟悉：鼻的血液供应，咽的应用解剖、喉腔分区、声音传入内耳的途径、食管生理狭窄。

（3）了解：耳鼻咽喉的解剖和生理，常见疾病的病因及临床表现。

3. 能力目标

（1）能描述出耳鼻咽喉的应用解剖及生理功能。

（2）能运用解剖和生理与临床疾病的密切关系，为患者提供更专业的护理。

案例

【案例导入】

患者，男性，25岁。左耳间断性溢脓1年，伴听力下降，无耳痛、耳鸣。查体：左侧外耳道可见少量黏脓性分泌物，鼓膜穿孔，纯音听阈左耳气导40Db，骨导正常。诊断为慢性化脓性中耳炎。

【请思考】

请问与该患者疾病有关的解剖因素有哪些？

【案例分析】

第一节　耳的应用解剖和生理

一、耳的应用解剖

耳（ear）分为外耳、中耳和内耳（图 17 - 1）。

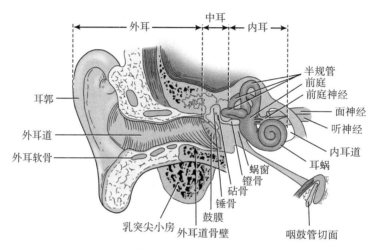

图 17 - 1　外耳、中耳、内耳的解剖关系图

（一）外耳

外耳（external ear）包括耳郭及外耳道。

1. 耳郭（auricle）　除耳垂为脂肪与结缔组织构成外，其余均为软骨组成，外覆软骨膜和皮肤。位于头部的两侧，皮下组织少，耳郭炎症可导致剧烈疼痛，耳郭血管位置表浅、皮肤菲薄，容易冻伤。

2. 外耳道（external acoustic meatus）　起自外耳道口，止于鼓膜，略呈 S 形弯曲，长 2.5～3.5cm。成人耳道外 1/3 为软骨部，内 2/3 为骨部。软骨部皮肤富含毛囊、皮脂腺、耵聍腺，能分泌耵聍。外耳道皮下组织少，当感染肿胀时可引起剧痛。

3. 外耳的血管、神经及淋巴　外耳的血液主要由颞浅动脉、耳后动脉和上颌动脉供给。神经来源主要有下颌神经的耳颞支和迷走神经的耳支，前者分布于外耳道前壁，牙痛时可引起反射性耳痛；后者分布于外耳道的后壁，刺激外耳道的后壁可引起反射性咳嗽。除此之外，耳大神经、枕小神经、面神经和舌咽神经的分支也有分布。外耳淋巴引流至耳郭周围淋巴结。耳郭前面的淋巴流入耳前淋巴结与腮腺淋巴结，耳郭后面的淋巴流入耳后淋巴结，耳郭下部及外耳道下壁的淋巴流入耳下淋巴结、颈浅淋巴结及颈深淋巴结上群。

（二）中耳

中耳（middle ear）介于外耳与内耳之间，包括鼓室、鼓窦、乳突和咽鼓管四部分。

1. 鼓室（tympanic cavity）　为不规则含气腔，位于鼓膜酸与内耳外侧壁之间。鼓室前方经咽鼓管与鼻咽相通，后方经鼓窦入口与鼓窦及乳突气房相连。以鼓膜紧张部的上下缘为界，又将鼓室分为上、中、下 3 部分。

（1）鼓室壁：有外、内、前、后、顶、底 6 个壁（图 17 - 2）。①外壁：由骨部及膜部组成。骨部较小，即鼓膜以上的上鼓室外侧壁；膜部较大，即鼓膜。鼓膜为一半透明、椭圆形薄膜，将中耳与外耳隔开。②内壁：即内耳的外侧壁，中央膨起部称为鼓岬，鼓岬后上方有一小凹，称为前庭窗龛（或卵圆窗龛），龛的底部有前庭窗又称卵圆窗，为镫骨足板及其周围环韧带所封闭，通向内耳的前庭。在鼓岬后下方有一小凹，称为蜗窗龛，其底部偏上方有蜗窗又名圆窗，为蜗窗膜所封闭。此膜又称第二鼓膜，略椭圆，它的位置与镫骨足板平面成直角，内通耳蜗的鼓阶。面神经的水平部管突位于前庭窗上方。外半规管凸位于面神经管突上后方，易被胆脂瘤破坏引起迷路瘘管导致眩晕。③前壁：前壁的上部有两个开口，上为鼓膜张肌半管的开口，下为咽鼓管的鼓室口，下部以极薄的骨板与颈内动脉相隔。④后壁：后壁上部有鼓窦入口，是上鼓室和鼓窦相通之处，面神经垂直段通过此壁的内侧。⑤顶壁：又称鼓室盖，颅中窝的大脑颞叶分隔。⑥底壁：底壁以薄骨板将下鼓室与颈静脉球分隔。

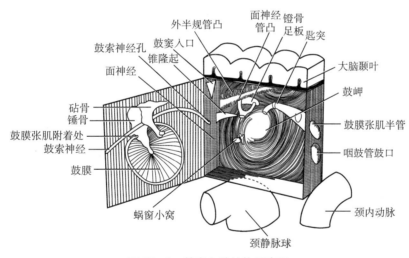

图 17 - 2　鼓室六壁结构示意图

（2）鼓室内容物：①听骨：为人体中最小的一组小骨，包括锤骨、砧骨和镫骨，三者相互连接形成听骨链，听骨链介于鼓膜和前庭窗之间。②肌肉：鼓室内有两条肌肉，一是鼓膜张肌，二是镫骨肌。

（3）鼓室的血管和神经：①鼓室的血管：动脉血液主要来自颈外动脉，静脉流入翼静脉丛和岩上窦。②鼓室的神经：主要为鼓室丛和鼓索神经。

2. 鼓窦（tympanic antrum）　为鼓室后上方的含气腔，连接鼓室与乳突气房，前方通向上鼓室，向后下连通乳突气房，上壁以鼓窦盖与颅中窝相隔。

3. 乳突（mastoid process）　为鼓室和鼓窦的外扩部分。乳突腔内含有似蜂窝样、大小不同、相互连通的气房，气房分布范围因人而异。根据气房发育程度，乳突可分为 4 种类型，即气化型、板障型、硬化型和混合型。乳突后壁借骨板与乙状窦和颅后窝相隔。

4. 咽鼓管（pharyngotympanic tube）　为沟通鼓室与鼻咽的通道，外 1/3 为骨部，内 2/3 为软骨部。开口于鼻咽侧壁，当张口、吞咽、呵欠时，咽鼓管咽口开放，以调节鼓室气压，保持骨膜内、外压力平衡。咽鼓管黏膜纤毛运动方向朝向鼻咽部，可使鼓室分泌物得以排出；又因软骨部黏膜呈皱襞样，具有活瓣作用，故能防治咽部液体进入鼓室。小儿咽鼓管短而宽，又接近水平，因此小儿咽部感染较易经此管侵入中耳。

（三）内耳

内耳（inner ear）又称迷路，埋藏于颞骨岩部，结构复杂而精细，内含听觉和前庭器官。按解剖和功能，内耳分为前庭、半规管和耳蜗 3 个部分。从组织学上，内耳可分为骨迷路和膜迷路，两者形状相似。膜迷路位于骨迷路内，膜迷路内有听觉与位觉感受器。骨迷路与膜迷路之间充满外淋巴液，膜迷路含有内淋巴液。内、外淋巴液互不相通。

1. 骨迷路（osseous labyrinth）　由骨质构成，包括前庭、骨半规管和耳蜗（图 17-3）。

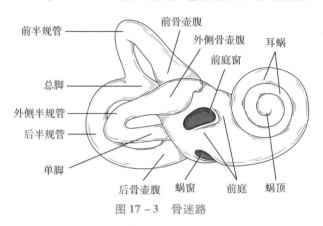

图 17-3　骨迷路

（1）前庭：位于耳蜗和半规管之间，略呈椭圆形。后上部有 3 个骨半规管的五个开口。

（2）骨半规管：位于前庭的后上方，每侧有 3 个半规管，各为 3 个约成 2/3 环形的骨管，互成直角；依其在空间位置分别称为外（水平）、前（垂直）、后（垂直）半规管，每个半规管的两端均开口于前庭。

（3）耳蜗：位于前庭的前面，形似蜗牛壳，由中央的蜗轴和周围的骨蜗管构成。

2. 膜迷路（membranous labyrinth）　由椭圆囊、球囊、膜蜗管及膜半规管组成，各部相互连通，借纤维束固定于骨迷路内（图 17-4）。膜蜗管内基底膜上有螺旋器，又称 Corti 器，是听觉感受器的主要部分。椭圆囊和球囊内的椭圆囊斑、球囊斑（也称位觉斑）及膜半规管的膜壶腹的壶腹嵴，统称前庭终器，感受位置觉。

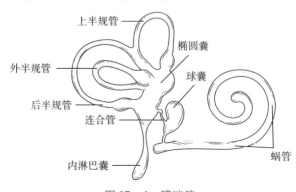

图 17-4　膜迷路

3. 内耳的血管　内耳的血供主要来自迷路动脉，又称内听动脉，来自椎基底动脉的小脑前下动脉。内耳的静脉汇成迷路静脉、前庭水管静脉及蜗水管静脉，流入侧窦或岩上窦及颈内静脉。

4. 听神经　又称前庭蜗神经，听神经进入内耳道即分为前后两支，前支为蜗神经，后支为前庭神经。

二、耳的生理

耳有听觉和平衡两大生理功能。

（一）听觉功能

1. 声音传入内耳的途径　声音通过两种途径传入内耳，一是通过鼓膜和听骨链，二是通过颅骨。前者称为空气传导（简称气导），后者称为骨传导（简称骨导）。在正常生理状态下，以空气传导为主。

（1）空气传导：传导过程简示如下。

声波　　　　　锤骨→砧骨
　↓　　　　↑　　　↓
耳郭→外耳道→鼓膜　镫骨→前庭窗→外、内淋巴液→螺旋器→听神经→听觉中枢

（2）骨传导：声波直接通过颅骨振动外淋巴，并激动耳蜗的螺旋器产生听觉。骨导听觉常用于耳聋的鉴别诊断。

2. 外耳的生理　通过收集并传递声波，并辨别声源方向。另外，外耳道也可保护耳深部结构免受损伤。

3. 中耳的生理　中耳的主要功能为将外耳道空气中的声波能量传递至耳蜗淋巴液激动内耳结构而产生听觉的任务。

（1）鼓膜的生理：鼓膜振动频率与一般声波一致，其震动形式则因声频不同而异。从鼓膜表面的声压传到镫骨足板时可增加 17 倍。

（2）听骨链的生理：锤骨柄长度为砧骨长度的 1.3 倍，因此听骨链的杠杆作用可使声压自锤骨柄传至前庭窗时增加 1.3 倍。

（3）咽鼓管的生理：①保持中耳内、外压力平衡。②引流作用，鼓室与咽鼓管黏膜的杯状细胞及黏液腺产生的黏液，可借咽鼓管黏膜上皮的纤毛运动不断向鼻咽部排出。③防声作用，咽鼓管平时处于闭合状态，能阻挡说话声、呼吸声等自体声响经咽鼓管直接传入鼓室并振动鼓膜。④防止逆行感染，咽鼓管软骨部黏膜较厚，表面的皱褶有活瓣作用，加上黏膜上皮的纤毛运动，对阻止鼻咽部的液体、异物及感染病灶等进入鼓室有一定的作用。

4. 耳蜗的生理　①感音功能：即将传入的声能转换成适合刺激蜗神经末梢的形式。②对声音信息的编码：即分析传入声音的特性（如频率与强度），以使大脑能处理该刺激声中包含的信息。③耳声发射：是在听觉正常者的外耳道记录到的耳蜗电生理活动释放的声频能量，一般认为来源于耳蜗螺旋器外毛细胞的主动运动。

5. 听神经的生理　将耳蜗毛细胞机－电转换的信息向听觉系统各级中枢传递。

（二）平衡功能

人体主要依据前庭、视觉和本体感觉3个系统的外周感受器感受身体运动、位置及外界的刺激，通过各种反射性运动，维持身体的平衡。3个系统中前庭系统最为重要，前庭感受器主司感知头位及其变化。半规管壶腹嵴感受头的旋转运动，球囊及椭圆囊主要感受头部直线加速度运动的刺激。

 知识拓展

全国爱耳日

为了降低耳聋发生率，控制新生聋儿数量的增长，预防工作尤为重要。1999年，国家卫生部颁布了《常用耳毒性药物临床使用规范》，加大了对耳毒性药物临床使用中的规范化管理力度。中国有听力语言残疾人为残疾人总数的首位。针对大陆耳聋发生率高、数量多、危害大，预防工作薄弱的现实，卫生部、教育部、民政部、国家计划生育委员会、国家质量技术监督局、国家药品监督管理局、国家广播电影电视总局、中华全国妇女联合会、中国老龄协会、中国残疾人联合会10部委局共同确定：每年的3月3日为"全国爱耳日"（Ear Care Day）。

第二节　鼻的应用解剖和生理

一、鼻的应用解剖

鼻（nose）由外鼻、鼻腔和鼻窦3部分构成。鼻腔是维持正常鼻生理功能的基础。鼻腔为不规则腔隙，被鼻中隔分为左右两侧。每一侧鼻腔借助鼻窦开口分别与四组鼻窦相交通（图17-5）。

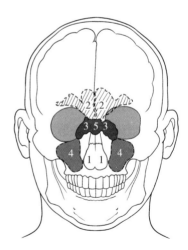

1. 鼻腔；2. 额窦；3. 筛窦；4. 上颌窦；5. 蝶窦

图 17-5　鼻在颅面骨中的位置

（一）外鼻

外鼻由皮肤、骨和软骨组成。

1. 外鼻形状　外鼻（external nose）位于面部中央，呈三棱锥体状，前棱上部为鼻根，向下依次为鼻梁及鼻尖。鼻梁的两侧为鼻背，鼻尖两侧的半圆形隆起为鼻翼。三棱锥体的底部即鼻底，鼻底向前延续，被鼻小柱分成左右两个前鼻孔。鼻翼向外与面颊交界处有一浅沟称为鼻唇沟（图17-6）。

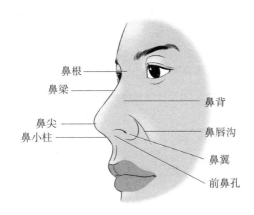

图17-6　外鼻

2. 外鼻支架　骨性支架包括上方的额骨鼻部、基骨和两侧的上颌骨额突；软骨支架由鼻外侧软骨和大翼软骨组成，借致密的结缔组织附着于骨性支架（图17-7）。

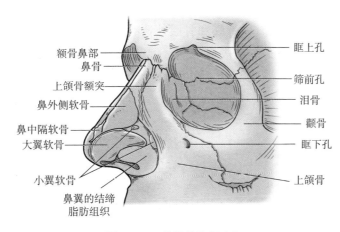

图17-7　外鼻的软骨支架

3. 外鼻皮肤　外鼻外覆皮肤和皮下组织，鼻尖、鼻翼和鼻前庭皮肤富有皮脂腺、汗腺和毛囊，易发生疖、痤疮、酒渣鼻。

4. 外鼻血管　外鼻的静脉主要经内眦静脉和面静脉汇入颈内静脉，内眦静脉又经眼上、眼下静脉与海绵窦相通。且面部静脉无瓣膜，血液可双向流动，所以当鼻部皮肤感染，可引起致命的海绵窦血栓性静脉炎。临床上将鼻根部至上唇三角形区域称为"危险三角区"（图17-8）。

5. 外鼻神经　运动神经为面神经颞支，支配鼻部运动。感觉神经主要是三叉神经的眼支和上颌支。

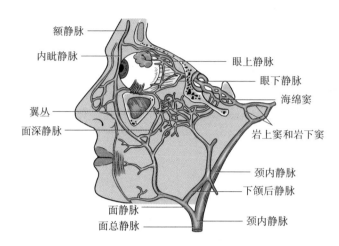

图 17 - 8　外鼻静脉与海绵窦的关系

（二）鼻腔

鼻腔（nasal cavaity）左右各一，起于前鼻孔，由鼻中隔分为左右两侧，由鼻内孔将每侧鼻腔分为鼻前庭和固有鼻腔两部分。

1. 鼻前庭（nasal vestibule）　介于前鼻孔和固有鼻腔之间的空腔。鼻前庭有皮肤覆盖，皮肤长有鼻毛，并富含皮脂腺和汗腺，易发生疖。

2. 固有鼻腔（nasal fossa proper）　简称鼻腔，前界为鼻内孔，后界为后鼻孔，由内、外、顶、底四壁构成。

（1）内侧壁：即鼻中隔（nasal septum），由鼻中隔软骨、筛骨正中板（又称筛骨垂直板）和犁骨和上颌骨额突构成。软骨膜和骨膜外覆有黏膜。鼻中隔最前下部的黏膜下由颈内动脉和颈外动脉系统的分支汇聚成血管丛，该区称为利特尔区，是鼻出血的好发部位（图 17 - 9）。

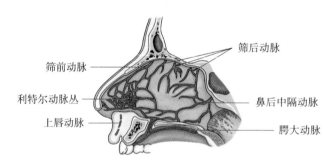

图 17 - 9　鼻中隔的动脉

（2）外侧壁：为鼻解剖结构中最复杂的区域，也与鼻窦炎的发病有密切关系。从下向上有 3 个呈阶梯状排列的长条骨片，分别称为下、中、上鼻甲。各鼻甲大小依次缩小 1/3，前端的的位置则依次后退 1/3。每一个鼻甲的外下方均有一裂隙样空间，分别为下、中、上鼻道（图 17 - 10）。

1）上鼻甲和上鼻道：上鼻甲最小，属于筛骨结构，位于鼻腔外侧壁上后部。后组筛窦开口于上鼻道。上鼻甲后端的后上方有蝶筛隐窝，是蝶窦开口所在。

2）中鼻甲和中鼻道：中鼻甲为筛骨的一部分，为筛窦内侧壁的标志，依次附着于筛窦

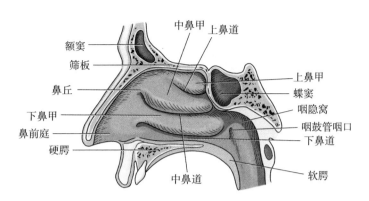

图 17 - 10　鼻腔外侧壁的组成

顶壁和筛骨水平板的连接处及纸样板。中鼻甲是鼻内镜手术中重要解剖标志。中鼻道外侧壁上有两个隆起，前下为钩突，后上为筛泡，在两个突起之间有半月裂孔，半月裂孔向前下和外上扩大呈漏斗状，称为筛漏斗。额窦、前组筛窦及上颌窦炎均开口于此。窦口鼻道复合体，是前组筛窦、上颌窦及额窦引流的共同通道，并非真正意义上的解剖名称，而是一个重要的功能区域。它是以筛漏斗为中心的附近区域的一组解剖结构的共同称谓，包括中鼻甲、钩突、筛泡、半月裂及额窦、前组筛窦和上颌窦的开口等结构。该区域解剖结构异常及局部炎症可导致鼻及鼻窦炎。

3）下鼻甲和下鼻道：下鼻甲是位置最靠前、最大的鼻甲，其前端接近鼻阈，后端距咽鼓管咽口仅 1.0 ~ 1.5cm。病理状态下（如下鼻甲肿胀或肥厚）可直接影响咽鼓管的开放功能。下鼻道呈穹窿状，顶端有鼻泪管开口。距离下鼻甲前端 1.0 ~ 1.5cm 的下鼻道外侧壁，骨质较薄，是上颌窦穿刺冲洗的最佳进针位置。

（3）顶壁：呈穹窿状，前段倾斜上升，由鼻骨和额骨鼻突构成；后段倾斜向下，即蝶窦前壁；中段呈水平状，为分隔颅前窝与鼻腔的筛骨水平板，即筛板。筛板薄而脆，易因外伤或手术误伤导致脑脊液鼻漏。

（4）底壁：即硬腭的鼻腔面，与口腔相隔。前3/4由上颌骨腭突构成，后1/4由腭骨水平部构成。

（5）后鼻孔：由蝶骨体下部、蝶骨翼突内侧板、腭骨水平部后缘构成，上覆黏膜。双侧后鼻孔经鼻咽部交通。

3. 鼻腔黏膜　腔黏膜包括嗅区黏膜和呼吸区黏膜。

（1）嗅区黏膜：分布在鼻腔顶中部，向下至鼻中隔上部和鼻腔外侧壁上部等嗅裂区域。为假复层无纤毛柱状上皮，由支持细胞、基底细胞和嗅细胞组成。

（2）呼吸区黏膜：鼻腔前1/3自前向后的黏膜上皮为鳞状上皮、移行上皮、假复层柱状上皮，鼻腔后2/3为假复层纤毛柱状上皮。纤毛由前向后向鼻咽方向摆动，发挥黏液纤毛消除功能；黏膜下层有丰富的腺体，黏膜血管中毛细血管与小静脉之间形成海绵状血窦，具有重要的生理和病理意义。

4. 鼻腔血管　动脉主要来自眼动脉和上颌动脉。鼻腔前部、后部、下部的静脉最后汇入颈内、颈外静脉，鼻腔上部静脉经眼静脉汇入海绵窦，亦可经筛静脉汇入颅内的静脉和硬脑膜窦（图 17 - 11）。

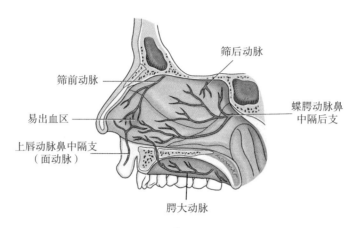

图 17-11 鼻腔外壁动脉

5. 鼻腔神经 包括嗅神经、感觉神经和自主神经。①嗅神经：分布于嗅区黏膜，嗅细胞中枢突汇集呈嗅丝，经筛板上之筛孔抵达嗅球。②感觉神经：主要来自三叉神经和上颌神经的分支。③自主神经：交感神经来自颈内动脉交感神经丛组成的岩深神经，副交感神经来自面神经分出的岩浅大神经，两者组成翼管神经进入鼻腔；交感神经主司鼻黏膜血管收缩，副交感神经主司鼻黏膜血管扩张和腺体分泌。

6. 鼻腔淋巴 鼻腔前1/3的淋巴管与外鼻淋巴管相连，后2/3的淋巴汇入咽后淋巴结和颈深淋巴结上群。

（三）鼻窦

鼻窦（nasal sinuses）是鼻腔周围颅面骨中的含气空腔。左右成对，共4对，分别为上颌窦、筛窦、额窦和蝶窦。依照窦口引流的位置和方向及鼻窦的位置，又分为前后两组：前组鼻窦包括上颌窦、前组筛窦和额窦，均开口于中鼻道；后组鼻窦包括后组筛窦和蝶窦，分别开口于上鼻道和蝶筛隐窝。

1. 上颌窦（maxillary sinus） 位于上颌骨内，为鼻窦中最大者，共有5个壁。前壁中央为尖牙窝，较薄；后外壁与翼腭窝和颞下窝毗邻，上颌窦恶性肿瘤破坏此壁，累及翼内肌可致张口受限；上壁构成眼眶底壁内侧部，上颌窦疾病和眶内疾病可相互影响；底壁即牙槽突，牙根感染有时可引起牙源性上颌窦炎；内侧壁即鼻腔外侧壁下部，其后上部有窦口与中鼻道相通，因窦口位置较高，不易引流，因此易感染导致上颌窦炎。

2. 筛窦（ethmoid sinus） 形似蜂窝状结构，介于鼻腔和眼眶之间，为四组鼻窦中解剖关系最复杂、变异最多、与毗邻器官联系最密切的解剖结构。筛窦气房视其发育程度不同而异，从4~16个到18~30个。筛窦被中鼻甲基板分为前组筛窦和后组筛窦，前组筛窦开口于中鼻道，后组筛窦开口于上鼻道。其外侧壁即眼眶内侧壁，菲薄如纸，称为纸样板。筛窦病变、外伤及手术可破坏此壁造成眶内并发症。其顶壁为筛顶，与前颅窝相邻。

3. 额窦（frontal sinus） 位于额骨内外两层骨板之间。前壁为额骨外骨板，含骨髓，炎症或外伤可致骨髓炎。后壁为额骨内骨板，较薄，与颅前窝内的结构毗邻，且有导静脉或骨裂隙，故额窦感染可侵入颅内。底壁即为眼眶顶壁和前组筛窦之顶壁，壁薄，炎症时有明显压痛。

4. 蝶窦（sphenoid sinus） 位于蝶骨体内。外侧壁与颅中窝、海绵窦、颈内动脉和视神经管毗邻。气化较好的蝶窦，壁菲薄甚至缺损，使上述结构暴露于窦腔内，手术不慎将出现失明及大出血。顶壁上方为颅中窝的底，呈鞍形，称为蝶鞍，承托垂体。前壁参与构成鼻腔顶的后段和筛窦的后壁（蝶筛板），有蝶窦自然开口。下壁即后鼻孔上缘和鼻咽顶，翼管神经孔位于下壁外侧的翼突根部。

二、鼻的生理

（一）呼吸功能

正常鼻阻力有助于吸气时形成胸腔负压，使肺泡扩张和增大气体交换面积，同时呼气时气体在肺泡内停留时间延长。鼻阻力是维持正常鼻通气的前提条件。鼻腔会将吸入的外界空气很快地调节成接近正常体温，以保护下呼吸道黏膜。

（二）黏液纤毛清除功能

鼻前庭的鼻毛对空气中较大的粉尘颗粒及细菌有阻挡及过滤作用。鼻腔鼻窦黏膜大部分为假复层纤毛柱状上皮。纤毛运动是维持鼻腔正常生理功能的重要机制。

（三）嗅觉功能

嗅觉功能主要依赖嗅区黏膜及其中的嗅细胞。

（四）发声共鸣功能

鼻腔在发音时起共鸣作用。

（五）免疫功能

免疫功能包括非特异性防御机制、体液免疫和细胞免疫。

（六）反射功能

鼻腔内神经分布丰富，当鼻黏膜遭受机械性或化学性刺激时，可引起广泛的呼吸及循环系统的反应，包括喷嚏反射、鼻肺反射和鼻泪反射。

 知识拓展

全国爱鼻日

每年 4 月的第二个星期六，被设定为"全国爱鼻日"，它的设立是为了引起公众对呼吸健康和鼻部疾病的关注。旨在倡导人们爱鼻、护鼻、注重对鼻的保健意识。加强民众对于呼吸道健康和鼻部疾病的关注，普及鼻科疾病常识，增强健康意识，培养良好的生活习惯。

第三节　咽的应用解剖和生理

一、咽的应用解剖

咽（pharynx）是呼吸道和消化道的共同通道，上宽下窄、前后扁平，略呈漏斗形。成人咽全长约 12cm，上起颅底，下至环状软骨下缘平面（约平第 6 颈椎）。前方与鼻腔、口腔和喉相通，后壁与椎前筋膜相邻，两侧与颈部大血管和神经毗邻。

（一）咽的分部

咽自上而下分为鼻咽、口咽和喉咽 3 部分（图 17 - 12）。

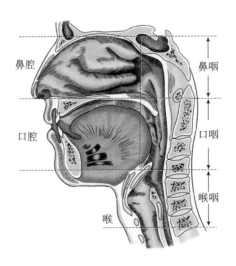

图 17 - 12　咽的分段解剖

1. 鼻咽（nasopharynx）　也称上咽，位于颅底与软腭平面之间。前方正中为鼻中隔后缘，两侧为后鼻孔，与鼻腔相通。后壁平第 1、第 2 颈椎，下方与口咽相通。顶后壁黏膜下有丰富的淋巴组织集聚，呈橘瓣状，称为腺样体，又称咽扁桃体。左右两侧有咽鼓管咽口、咽鼓管扁桃体、咽鼓管圆枕及咽隐窝。咽隐窝是鼻咽癌的好发部位之一。

2. 口咽（oropharynx）　又称中咽，介于软腭与会厌上缘平面之间，通常所说的咽部即指此区。前方经咽峡与口腔相通。咽峡是由腭垂、软腭游离缘、舌背、两侧腭舌弓和腭咽弓共同构成的一个环形狭窄部分。两弓之间为扁桃体窝，腭扁桃体位于其中。在腭咽弓的后方有条索状淋巴组织，称为咽侧索。咽后壁黏膜下有散在淋巴滤泡。舌根上面有舌扁桃体（图 17 - 13）。

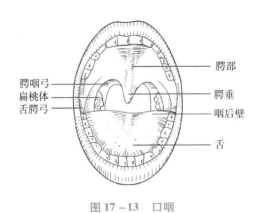

图 17 - 13　口咽

3. 喉咽（laryngopharynx）　又称下咽，位于会厌上缘与环状软骨下缘平面之间。上接口咽，下连食管入口。前面自上而下有会厌、杓会厌皱襞和杓状软骨所围成的入口，称为喉口，与喉腔相通。在喉口两侧各有一较深的隐窝称为梨状窝，是异物常嵌顿之处。舌根与会厌之间左右各有一浅窝，称为会厌谷，是异物易存留之处。两侧梨窝状之间与环状软骨板后方的间隙称为环后隙，下方为食管入口（图 17 – 14）。

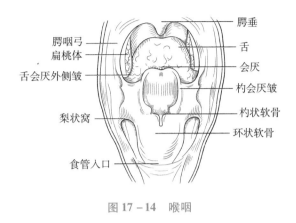

膀垂
膀咽弓
扁桃体
舌
舌会厌外侧皱
会厌
杓会厌皱
梨状窝
杓状软骨
环状软骨
食管入口

图 17 – 14　喉咽

（二）咽壁的构造

1. 咽壁的分层　咽壁由内向外分为 4 层，即黏膜层、纤维层、肌层和外膜层。咽的黏膜与咽鼓管、鼻腔、口腔和喉的黏膜相延续。纤维层又称腱膜层，介于黏膜层与肌层之间。咽壁的肌层按其功能主要分为咽缩肌组、咽提肌组和腭帆肌组。外膜层又称筋膜层，覆盖于咽缩肌之外，系颊咽筋膜的延续。

2. 筋膜间隙　在咽筋膜与邻近的筋膜之间有疏松的组织间隙，较重要的有咽后隙和咽旁隙。这些间隙的存在，有利于咽腔在吞咽时的运动，协调头颈部的自由活动，获得正常的生理功能（图 17 – 15）。

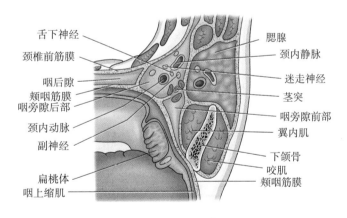

舌下神经
颈椎前筋膜
咽后隙
颊咽筋膜
咽旁隙后部
颈内动脉
副神经
扁桃体
咽上缩肌

腮腺
颈内静脉
迷走神经
茎突
咽旁隙前部
翼内肌
下颌骨
咬肌
颊咽筋膜

图 17 – 15　咽的筋膜间隙

（1）咽后隙：位于椎前筋膜和颊咽筋膜之间，上起颅底、下至上纵隔，相当于第 1、第 2 胸椎平面，咽缝将此间隙分为左右两侧，互不相通。咽后隙内有淋巴组织，婴幼儿期有数个淋巴结，儿童期逐渐萎缩，至成人仅有极少淋巴结。扁桃体、口腔、鼻腔后部、鼻咽、咽鼓管等部位的淋巴引流于此。

（2）咽旁隙：位于咽后间隙的两侧，左右各一，形如锥体。锥底向上至颅底，锥尖向下达舌骨。茎突及其附着肌将此间隙分为前后两部分。前隙较小，内侧与腭扁桃体毗邻，腭扁桃体炎症可扩散到此间隙；后隙较大，有颈内动脉、颈内静脉、舌咽神经、迷走神经、舌下神经、副神经及交感神经干等通过，另有颈深淋巴结上群位于此隙。

（三）咽的淋巴组织

咽黏膜下淋巴组织丰富，较大淋巴组织团块呈环状排列，称为咽淋巴环，主要由咽扁桃体（腺样体）、腭扁桃体、舌扁桃体、咽鼓管扁桃体，咽后壁淋巴滤泡及咽侧索组成内环；内环淋巴流向颈部淋巴结，后者又互相交通，自成一环，成为外环（图17-16）。

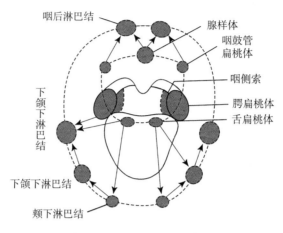

图17-16　咽淋巴环示意图

1. 腺样体　又称咽扁桃体，位于鼻咽顶壁与后壁交界处，形似剥皮的橘子，表面不平。腺样体于出生后即存在，6~7岁时最显著，一般10岁以后逐渐退化萎缩。

2. 腭扁桃体　也称扁桃体，位于腭舌弓和腭咽弓之间的扁桃体窝内，为咽淋巴组织中最大者。6~7岁时腭扁桃体可呈生理性肥大，中年以后逐渐萎缩。其内侧面覆盖鳞状上皮黏膜，黏膜上皮向扁桃体实质内陷入形成一些深浅不一的盲管，称为扁桃体隐窝。扁桃体外侧面为咽腱膜和咽上缩肌，咽腱膜与扁桃体被膜之间有一潜在间隙，称为扁桃体周围间隙。

（四）咽的血管和神经

1. 动脉　咽部的血液供应来自颈外动脉的分支，有咽升动脉、甲状腺上动脉、腭升动脉、腭降动脉、舌背动脉等。

2. 静脉　咽部的静脉经咽静脉丛与翼丛，流入面静脉，汇入颈内静脉。

3. 神经　主要有舌咽神经、迷走神经和交感神经干的颈上神经节所构成的咽丛，司咽部的感觉和有关肌肉的运动。

二、咽的生理

（一）呼吸功能

咽腔黏膜内或黏膜下含有丰富的腺体，对吸入的空气有调节温度、湿度及清洁的作用。

（二）吞咽功能

吞咽动作是一种由多组咽肌参与的反射性协同运动。根据食物进入途径，吞咽可分为3期：口腔期、咽腔期、食管期。

（三）防御保护功能

防御保护功能主要通过咽反射来完成。一方面，协调的吞咽反射，可封闭鼻咽和喉腔，在吞咽或呕吐时，封闭鼻腔和喉腔，避免食物吸入气管或反流鼻腔；另一方面，当异物或有害物质接触咽部，会引起恶心、呕吐，有利于异物及有害物质的排出。

（四）言语形成功能

咽腔为共鸣腔之一，发声时，咽腔和口腔可改变形状，产生共鸣，并由软腭、口、舌、唇、齿等协同作用构成各种言语。正常的咽部结构与发声时咽部形态、大小的相应变化，对语言形成和清晰度都有重要作用。

（五）调节中耳气压功能

咽鼓管咽口的开放与咽肌的运动，尤其是吞咽运动密切相关。吞咽动作不断进行，咽鼓管不断随之开放，中耳内气压与外界大气压保持平衡，从而保持正常听力。

（六）扁桃体的免疫功能

扁桃体生发中心含有各种吞噬细胞，同时可以产生具有天然免疫力的细胞和抗体，它们对从血液、淋巴或其他组织侵入机体的有害物质具有积极的防御作用。在儿童期，扁桃体免疫功能逐渐活跃，特别是 3～5 岁时，因接触外界变应原的机会多，扁桃体显著增大，此时的扁桃体肥大应视为正常的生理现象。青春期后，扁桃体的免疫活动趋于减退，扁桃体逐渐缩小。

第四节　喉的应用解剖和生理

一、喉的应用解剖

喉（larynx）是重要的发声器官及重要的呼吸通道，上通喉咽，下接气管。喉位于颈前正中，舌骨之下，上端是会厌上缘，下端为环状软骨下缘。成人喉的位置相当于第 3～5 颈椎平面，女性及儿童喉的位置较男性稍高。喉由软骨、肌肉、韧带、纤维结缔组织和黏膜等构成（图 17－17）。

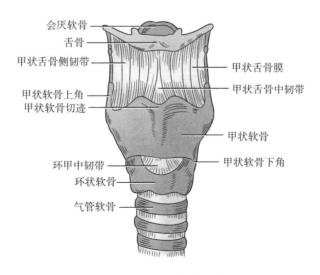

图 17－17　喉的前面观

（一）喉软骨

喉软骨为喉的支架。单个较大的有会厌软骨、环状软骨、甲状软骨，成对较小的有杓状软骨、小角软骨和楔状软骨。

1. 会厌软骨（epiglottic cartilage）　呈叶片状，其上有一些小孔，使会厌喉面和会厌前间隙相连。会厌软骨位于喉的上部，其表面覆盖黏膜，构成会厌。会厌可分为舌面和喉面，舌面组织疏松，感染时容易肿胀。吞咽时会厌盖住喉入口，防止食物进入喉腔。

2. 甲状软骨（thyroid cartilage）　为喉部最大的软骨，由两块对称的四边形甲状软骨板融合而成。甲状软骨上缘正中为一"V"形凹陷，称为甲状软骨切迹。男性甲状软骨前缘的角度较小，为直角或锐角，上端向前突出，形成喉结，是成年男性的特征之一。女性的这一角度近似钝角，故喉结不明显。左右两侧软骨板后缘分别向上、向下延伸，形成上角和下角，上角长、下角短（图 17 – 18）。

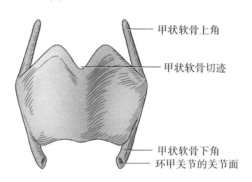

　甲状软骨上角
　甲状软骨切迹
　甲状软骨下角
　环甲关节的关节面

图 17 – 18　甲状软骨

3. 环状软骨（cricoid cartilage）　位于甲状软骨之下，第一气管环之上。前部较窄，称为环状软骨弓；后部较宽称为环状软骨板。此软骨是喉气管中唯一完整的环形软骨，对保持喉气管的通畅至关重要。如果外伤或疾病引起环状软骨损伤，常可引起喉及气管狭窄。环状软骨弓上缘与甲状软骨下缘之间有环甲膜，环甲膜中央为环甲膜穿刺处（图 17 – 19）。

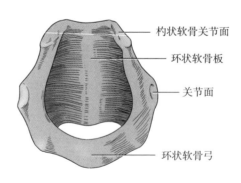

　杓状软骨关节面
　环状软骨板
　关节面
　环状软骨弓

图 17 – 19　环状软骨

4. 杓状软骨（arytenoid cartilage）　呈三角锥形，左右各一，位于环状软骨板上缘。

5. 小角软骨（corniculate cartilage）　位于杓状软骨的顶部，杓会厌部皱襞之中。

6. 楔状软骨（cunciform cartilage）　位于两侧杓会厌部皱襞中，在小角软骨的前外侧。

（二）喉韧带与膜

喉的各软骨之间，喉和周围组织如舌骨、舌及气管之间均有纤维韧带互相连接，包括甲状舌骨膜、甲状会厌韧带、环甲关节韧带、环杓后韧带、舌骨会厌韧带、舌会厌韧带、环气管韧带及喉弹性膜。

（三）喉肌

喉肌分为喉外肌及喉内肌两组。喉外肌将喉与周围结构相连接，有固定喉、牵拉喉体上升或下降的功能。喉内肌位于喉的内部（环甲肌例外），是与声带运动有关的肌肉，按其功能分为 5 组。

1. 使声门张开的肌肉　主要有环杓后肌。

2. 使声门关闭的肌肉　环杓侧肌和杓肌。

3. 使声带紧张的肌肉　为环甲肌。

4. 使声带松弛的肌肉　为甲杓肌。

5. 使会厌活动的肌肉　包括杓会厌肌和甲状会厌肌。

（四）喉黏膜

喉黏膜大多为假复层纤毛柱状上皮，仅声带内侧、杓会厌舌面的大部及杓会厌襞的黏膜为复层鳞状上皮。会厌舌面、声门下区、杓区及杓会厌襞处有疏松的黏膜下层，炎症时容易发生肿胀，引起喉阻塞。

（五）喉腔

喉腔上界为喉入口，下界相当于环状软骨下缘。以声带为界，喉腔分为声门上区、声门区和声门下区（图 17 – 20）。

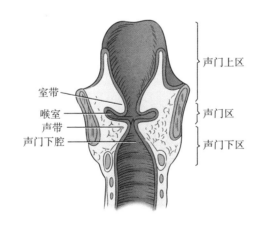

图 17 – 20　喉腔的分区

1. 声门上区（supraglottic portion）　位于声带以上，上通喉腔。声带上方与之平行的皱襞为室带，也称假声带，声带和室带之间开口呈椭圆形的腔隙称为喉室。喉入口与室带之间的区域称为喉前庭。

2. 声门区（glottic portion）　两侧声带之间的区域，声带左右各一，位于室带下方。声带张开时，出现一个等腰三角形的裂隙称为声门裂，简称声门，为喉腔最狭窄处。声门裂的前端称为前连合。

3. 声门下区（infraglottic portion）　声带以下的喉腔称为声门下区，下连气管。此区黏膜下组织疏松，炎症时易发生水肿引起喉阻塞。

（六）喉的血管、淋巴和神经

1. 喉的血管　主要由甲状腺上动脉的分支喉上动脉和环甲动脉，甲状腺下动脉的分支喉下动脉组成。喉的静脉与动脉伴行，汇入甲状腺上、中、下静脉。

2. 喉的淋巴　与喉癌的局部扩散及颈部转移有密切关系。

3. 喉的神经　主要有喉上神经和喉返神经，均为迷走神经的分支（图 17 - 21，图 17 - 22）。喉上神经于舌骨大角平面分为内支和外支，外支主要司运动，支配环甲肌的运动，维持声带张力；内支主要司感觉。喉返神经是喉的主要运动神经，支配除环甲肌外的喉内各肌的运动，同时有一些感觉支支配声门下区黏膜的感觉。左侧喉返神经的径路较右侧长，故临床上受累机会也较多。

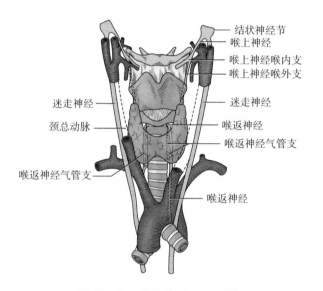

图 17 - 21　喉的神经（正面观）

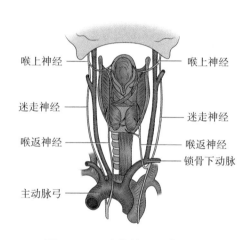

图 17 - 22　喉的神经（背面观）

（七）小儿喉的解剖特点

小儿喉的位置较成人高。喉软骨较成人软，尚未钙化。小儿喉部黏膜下组织较疏松，炎症时易发生肿胀。小儿喉腔尤其是声门区，非常狭小，因此小儿急性喉炎时易发生喉阻塞，引起呼吸困难。

二、喉的生理

（一）呼吸功能

喉是呼吸的通道，喉的声门裂又是呼吸通道最狭窄处，声带的内收或外展可调节声门裂大小，声门裂大小的改变又可调节呼吸。当运动时声带外展，声门裂变大，以便吸入更多的空气；反之，安静时所需空气减少，声门裂就变小。

（二）发声功能

喉是发音器官，人发声的主要部位在声带。发声时中枢神经系统通过喉神经使声带内收，再通过从肺呼出气体使声带发生振动，经咽、口、鼻、鼻窦的共鸣，舌、唇、齿、颊及软腭构音器官运动，协调配合发出各种不同声音和言语。

（三）保护下呼吸道功能

吞咽时，喉上提，会厌向后下盖住喉入口，形成保护下呼吸道的第一道防线；两侧室带内收向中线靠拢，形成第二道防线；同时声带内收，声门闭合，形成第三道防线。在进食时，这三道防线同时关闭，食管口开放，食物经梨状窝进入食管。偶尔食物或分泌物进入喉腔或下呼吸道，则引起剧烈的反射性咳嗽，将其咳出。

（四）屏气功能

当机体在完成咳嗽、排便、分娩、举重物等生理功能时，需增加胸腔和腹腔内的压力，此时声带内收，声门紧闭，这就是通常所说的屏气。

第五节　气管、支气管与食管的应用解剖和生理

一、气管、支气管的应用解剖和生理

（一）气管、支气管的应用解剖

气管（trachea）始于喉的环状软骨下缘，下达第 5 胸椎上缘水平，分为左、右主支气管，成人气管长度 10～12cm。气管由软骨环、平滑肌、黏膜及结缔组织构成。气管由 16～20 个马蹄形透明软骨环构成支架，软骨环位于前壁和侧壁，缺口向后，由平滑肌及横行和纵行纤维组织封闭形成膜性后壁，并与食管前壁紧密附着。左、右主支气管的分界处有一矢状嵴突，称为气管隆嵴，又名隆突，是支气管镜检查时的重要标志。

左、右主支气管分别进入两侧肺门后，继续分支如树枝状，其自上而下顺序为：①主支气管入左肺、右肺，称为一级支气管。②肺叶支气管，右侧分三支，左侧分两支，分别进入各肺叶，称为二级支气管。③肺段支气管，入各肺段，称为三级支气管。左、右肺各有 10 个肺段。再继续分支最终以呼吸性细支气管通入肺泡管和肺泡。

左主支气管细而长，长约 5cm。与气管纵轴的延长线约成 45°。右主支气管较粗短，约 2.5cm，与气管纵轴的延长线成 20°～25°。因此，气管异物易进入右侧支气管。

（二）气管、支气管的生理

1. 通气及呼吸调节功能　气管、支气管不仅是气体交换的主要通道，还具有调节呼吸的功能。吸气时，气管及支气管扩张，引起位于气管、支气管内平滑肌中感受器兴奋，冲动由迷走神经传入纤维传至延髓呼吸中枢，抑制吸气中枢，使吸气停止，转为呼气；呼气时气管、支气管收缩，对感受器的刺激减弱，减少了对吸气中枢的抑制，使吸气中枢又逐渐处于兴奋状态，又开始一次呼吸周期，如此周而复始。吸气时由于气管、支气管管腔增宽，胸廓扩张和膈肌下降，呼吸道内压力低于外界压力，有利于气体吸入。呼气时则相反，呼吸道内压力高于外界，将气体排出。

2. 清洁功能　主要依靠气管、气管内纤毛和黏液协同作用。气管、支气管黏膜为假复层纤毛柱状上皮，其表面有黏液层。随空气吸入的尘埃、细菌及其他微粒沉积在黏液层上，通过纤毛节律性击拍式摆动，黏液层由下而上的波浪式运动，推向喉部而被咳出。感染或吸入有害气体影响黏液分泌或损害纤毛运动时，均可影响呼吸道的清洁功能。

3. 免疫功能 包括非特异性免疫和特异性免疫。①非特异性免疫：包括黏液纤毛廓清作用和非特异性可溶性因子抗感染作用。②特异性免疫：包括体液免疫和细胞免疫。呼吸道含有各种参与体液免疫相关的球蛋白，包括 IgA、IgG、IgM、IgE。呼吸道细胞免疫主要是产生各种淋巴因子，如巨噬细胞移动抑制因子、巨噬细胞活化因子、淋巴毒素等。

4. 防御性咳嗽和屏气反射 气管、支气管黏膜下富含感觉传入神经末梢，主要来自迷走神经，机械性或化学性刺激沿此神经传入延髓，再经传出神经支配声门及呼吸肌，引起咳嗽反射。

二、食管的应用解剖和生理

（一）食管的应用解剖

食管（esophagus）在环状软骨下缘，相当于第 6 颈椎水平。食管有 4 个生理性狭窄（图 17 - 23）：第 1 个狭窄即食管入口，由咽缩肌收缩而成，在距上切牙 16cm 处，是食管最狭窄处，异物最易嵌顿于此，且入口后壁为薄弱区，食管镜检查时极易损伤；第 2 个狭窄相当于第 4 胸椎平面，由主动脉弓压迫食管左侧壁而成；第 3 个狭窄相当于第 5 胸椎平面，为左侧主支气管压迫食管前壁所形成，位于第二狭窄下 4cm 处；第 4 个狭窄相当于第 10 胸椎平面，是食管通过横膈裂孔而成，位于距上切牙 40cm 处。

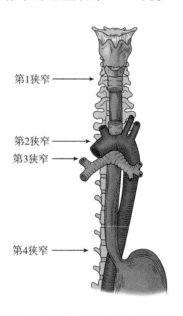

第1狭窄

第2狭窄
第3狭窄

第4狭窄

图 17 - 23　食管的 4 个生理性狭窄

（二）食管的生理

食管的主要生理功能是作为摄入食物的通道，能将咽下的食团和液体运送到胃，并能阻止反流。当食物进入食管后，食物刺激食管壁上的机械感受器，可反射性地引起食管下括约肌舒张，允许食物进入胃内。食团进入胃后，食管下括约肌收缩，恢复其静息时的张力，可防止胃内容物反流入食管。食管具有分泌功能，但无吸收功能。食管壁黏膜下层有黏液腺分泌黏液，起润滑保护作用。食管下段黏液腺、混合腺更丰富，可分泌更多黏液以保护食管黏膜免受反流胃液的刺激和损害。

本章小结

思考题

1. 鼻窦共分几组？分别开口于哪里？

2. 简述咽的淋巴组织构成。

3. 简述声音是如何传入耳内的？

更多练习

（桓清秀）

第十八章　耳鼻咽喉科患者护理概述

教学课件

学习目标

1. 素质目标

（1）耐心引导学生进行耳鼻咽喉科疾病及人文关怀相关知识拓展的阅读和讨论，强调医务工作者对上呼吸道疾病人群的理解和关注。

（2）学生根据自身对本章内容的理解，阅读本章的案例，触发对临床工作的探究，激发决策和创新能力。

2. 知识目标

（1）掌握：耳鼻喉咽科患者护理评估内容及评估方法、手术前后的护理常规、常用专科护理技术操作的目的和方法。

（2）熟悉：耳鼻咽喉科患者常见的症状及护理问题，常用的专科检查项目的分类、名称和目的。

（3）了解：耳鼻咽喉科护理管理的相关内容，耳鼻咽喉科常用药物的种类及护理配合。

3. 能力目标

（1）能够正确认识额镜、电耳镜、前鼻镜、间接喉镜，并能对各部位形态做初步辨认。

（2）能够正确掌握耳鼻咽喉科患者护理中常用的操作，包括滴鼻法、滴耳法、外耳道冲洗等。

（3）能够正确运用护理程序对耳鼻咽喉科患者进行整体护理。

案例

【案例导入】

　　患者，女性，74岁。因"右侧鼻塞、流脓涕伴右侧头痛9天"入院。患者右侧眼睑肿胀，伴疼痛，无视力下降。查体：发热，体温最高达38.5℃。

【请思考】

　　该患者可能存在的护理诊断有哪些？

【案例分析】

第一节　耳鼻咽喉科患者的护理评估及常见护理诊断/问题

护理评估是有目的、有计划、有系统地收集与护理对象健康有关的资料。资料根据来源的不同，可分为主观资料和客观资料。护理评估的基本内容包括以下4个方面。

一、健康史

了解患者的既往史、环境与职业、生活习惯等来全面评估疾病的发生和演进情况。

1. 既往史　了解患者是否有高血压、心脏病、糖尿病、血液病等相关性疾病，如血液系统、心血管系统的疾病可引起鼻出血等。

2. 环境与职业　经常处于含有害粉尘和有害气体的工作环境中，可能导致鼻炎和咽炎的患病风险增加；长时间生活及作业在高分贝声响之下，可能诱发由噪声引起的聋；那些因工作需要而频繁使用声音的职业人群，如教育工作者、歌手、导游等，如果他们的发声技巧不恰当且缺少恰当的发声训练，可能会造成与工作相关的声带疾病。

3. 生活习惯　了解患者的生活方式，包括饮食习惯、睡眠习惯、休息和活动方式、锻炼习惯、个人清洁卫生习惯等。如不正确地擤鼻动作可引起鼻窦炎、中耳炎等。

二、身体状况

1. 耳科常见症状及体征

（1）耳科常见症状

1）耳痛：指耳内或耳周疼痛。评估耳痛的性质、程度、发作及持续时间，有无其他伴随症状。

2）耳漏：指经外耳道流出或在外耳道积聚异常分泌物。评估耳漏的颜色、性质和量。

3）聋：根据病变部位分为传导性聋、感音神经性聋和混合性聋。需要评估聋的严重程度、持续时间及药物治疗情况。

4）耳鸣：是听觉功能紊乱所致的常见症状，分为主观性耳鸣和客观性耳鸣。评估耳鸣的性质、发作及持续时间，有无伴随症状。

5）眩晕：是自身与周围物体的位置关系发生改变的主观上的错觉，表现为睁眼时周围物体旋转，闭眼时自身旋转，通常伴有恶心、呕吐、出冷汗等不适。应评估眩晕的特点、时间及症状，其他可以诱发眩晕的因素。

（2）耳科常见的体征

1）鼓膜充血：多见于急性化脓性中耳炎早期、急性乳突炎、大疱性鼓膜炎等。

2）鼓室积液：多见于分泌性中耳炎。

3）鼓膜穿孔：通常会出现在鼓膜外伤、未及时控制的急性化脓性中耳炎及长期的慢性化脓性中耳炎等情况下。

4）耵聍栓塞：老年人或外耳道畸形、狭窄、瘢痕、肿瘤、异物等阻碍耵聍向外脱落，导致耵聍在外耳道堆积。

5）耳郭形状异常：多见于先天性耳郭畸形、外伤或耳郭疾病，患者因形象异常可能会产生自卑心理。

6）外耳道异常分泌物、特殊臭味：多见于中耳胆脂瘤、中耳癌及中耳结核。

2. 鼻科常见症状及体征

（1）鼻科常见症状

1）鼻塞：指鼻通气不畅。应评估鼻塞部位，鼻塞的性质及鼻塞严重程度。

2）鼻溢：指鼻内分泌物过多，导致分泌物从鼻孔或后鼻孔溢出。应评估鼻腔分泌物的颜色、性质、鼻溢量及有无异味、涕中带血等。有水样鼻漏、黏脓性鼻漏、脓性鼻漏及血性鼻漏等。水样鼻漏多见于急性鼻炎早期、变应性鼻炎发作期和脑脊液鼻漏；黏液性鼻漏多见于慢性单纯性鼻炎；黏脓性鼻漏多见于急性鼻炎恢复期、慢性鼻炎、鼻窦炎等；脓性鼻漏多见于较重的鼻窦炎，有时伴有臭味；血性鼻分泌物见于鼻腔、鼻窦或鼻咽部肿瘤、鼻腔异物等。

3）鼻出血：应评估出血部位、次数、持续时间及出血量；评估患者有无乏力、头晕、心率加快等症状。

4）喷嚏：评估患者喷嚏发作的诱因、频率、程度、有无伴随症状等。

5）嗅觉障碍：评估患者嗅觉障碍的程度。

6）共鸣障碍：表现为闭塞性鼻音和开放性鼻音，应评估共鸣障碍的程度。

（2）鼻部常见体征

1）鼻黏膜充血、肿胀，鼻甲充血肿大，多见于急慢性鼻炎、鼻窦炎、变应性鼻炎等。

2）鼻黏膜干燥，鼻甲缩小，多见于萎缩性鼻炎。

3）鼻道异常分泌物，多见于鼻窦炎。

4）鼻窦面部投射点红肿和压痛，见于炎症较重的急性鼻窦炎患者。

5）鼻中隔偏曲、血肿、脓肿或穿孔，均为鼻中隔相关疾病，既是疾病，也是体征。

3. 咽喉科常见症状及体征

（1）咽喉科常见症状

1）咽痛：为最常见的咽部症状。评估咽痛的位置，疼痛性质、程度、持续时间及其他相关症状。

2）咽部感觉异常：患者自觉咽部有异物感、瘙痒、干燥、堵塞、贴附等异常感觉。应评估感觉异常部位、程度、时间及其他伴随症状。

3）声音嘶哑：由于声带不规律振动导致声音嘶哑，是喉部疾病最常见的症状。应评估声音嘶哑的原因、性质和程度。

4）喉痛：评估喉痛的部位、性质、程度、时间，有无其他伴随症状。

5）吸气性呼吸困难：通常表现为吸气费力，且吸气时间延长。应评估引起呼吸困难的原因、时间及程度。

6）吞咽困难：指食物经过口腔、咽喉及食管时，感受到阻塞，吞咽动作费劲，持续时间变长甚至无法将食物吞咽。可分为功能障碍性、梗阻性和麻痹性吞咽困难。

7）睡眠打鼾：睡眠时因软腭、悬雍垂、舌根等处软组织随呼吸气流颤动而产生节律性声音。

8）喉喘鸣：当患者用力呼吸时，气流通过喉或气管狭窄处发出的特殊声音，是喉部典型症状之一。

（2）咽喉科常见体征

1）咽部黏膜充血和肿胀，同时咽后壁淋巴滤泡增生，常见于急慢性咽炎、急慢性扁桃体炎及扁桃体周围及咽后脓肿等。

2）腭扁桃体肥大，见于急慢性扁桃体炎、扁桃体生理性肥大、扁桃体肿瘤等。

3）腺样体肿大，见于急性腺样体炎、腺样体肥大等。

4）鼻咽部隆起或新生物，见于鼻咽纤维血管瘤、鼻咽癌等。

5）由于咽后脓肿、咽肌麻痹、扁桃体周围脓肿、喉咽部肿瘤及腭裂畸形等，导致腭咽反流。

6）声带或喉新生物，声带新生物见于声带息肉、声带小结、声带囊肿、声带乳头状瘤；喉新生物见于喉乳头状瘤、喉血管瘤、喉恶性肿瘤等。

三、辅助检查

（一）检查者与患者的位置

患者坐在专用诊查椅上，根据检查需求，将照明设备安置在其耳后上方约15cm的位置。在对鼻腔、咽部与喉部检查时，检查者应面对患者，保持适当的距离，一般在25~40cm。检查耳部时，检查者与患者的头部置于同一水平线上，并根据实际情况轻微调整患者的头部位置。如遇患儿不配合检查，可将患儿抱坐在成人大腿上，用双腿固定患儿的双腿，一手固定患儿的上肢和身体，另一手稳住患儿的头部，应尽量避免使患儿受到惊吓（图18-1）。

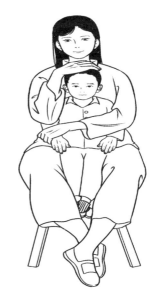

图18-1　患儿受检时体位

（二）耳部检查

1. 耳郭及耳周检查　首先通过视诊来全面观察耳郭的形态，以判断是否存在畸形，同时注意检查耳郭表面是否有局限性隆起、增厚及耳郭皮肤有无红肿、皲裂等表现。对于耳周区域，应检查是否有红肿、瘘口、瘢痕、赘生物等异常现象。在触诊时，可将耳郭向前外方推移，观察耳后区域是否有脓肿形成。还需评估患者是否存在耳部疼痛或压痛，通过轻轻牵拉耳郭，观察患者是否有牵拉痛的表现。同时，还需触诊耳屏及乳突区域，检查是否存在压痛。最后，还需对耳周淋巴结进行触诊，检查其是否有肿大及压痛。

2. 外耳道及鼓膜检查　检查时成人耳郭向后、上、外方轻轻牵拉，小儿耳郭向下牵拉，使外耳道变直。通过额镜观察外耳道有无耵聍、异物，皮肤是否红肿，有无疖肿，骨性外耳道后上壁有无塌陷，外耳道内有无分泌物及其性状与气味。观察鼓膜的正常解剖标志是否存在，还应观察鼓膜的色泽、活动度及有无穿孔。检查方法包括徒手双手检查法、徒手单手检查法（图 18 - 2）、窥耳器检查法、电耳镜检查法、耳内镜检查法等。

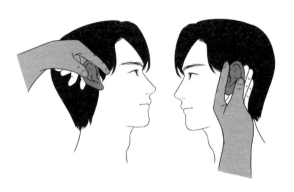

图 18 - 2　徒手单手检查法

3. 咽鼓管功能检查　主要目的是查明咽鼓管的通气功能。根据鼓膜是否穿孔而采取不同的检查方法。鼓膜完整患者，常用方法包括吞咽试验、咽鼓管吹张、声导抗仪检查法等。鼓膜穿孔患者，常用方法包括鼓室滴药法、荧光素试验法、咽鼓管造影、声导抗仪检查，咽鼓管纤维内镜检查法、咽鼓管压力测量仪法等。下面对一些临床常用方法作一简单介绍。

（1）吞咽试验：用于检查鼓膜无穿孔者咽鼓管的通气功能。将听诊管两端的橄榄头分别置于患者和检查者的耳道口，当受试者做吞咽动作时，检查者可听到轻柔的"嘘嘘"声。还可以借助耳镜观察鼓膜随吞咽动作产生的运动。若鼓膜在吞咽时向外运动，表示咽鼓管功能正常。若吞咽时检查者从其耳道听不到声音，表示鼓膜运动差。此法有部分咽鼓管功能正常者可出现阴性结果。

（2）瓦尔萨尔法：受试者鼻腔滴 1% 麻黄碱，清除鼻涕。用手指将两侧鼻翼向内压紧，闭口同时用力呼气，如果呼出的气体经鼻咽部两侧咽鼓管咽口冲入鼓室，检查者可从听诊管内听到鼓膜的振动声，或可看到鼓膜向外运动，则表示咽鼓管通畅。

（3）波利策法：适用于咽鼓管功能差的成人或小儿。受试者含一口水，检查者将波氏球前端的橄榄头置于受试者一侧前鼻孔，并封闭另一侧鼻孔，让受试者将水咽下的同时检查者迅速挤压橡皮球，将气流压入咽鼓管达鼓室，检查者可从听诊管内听见鼓膜振动声，也可观察鼓膜的运动情况。

（4）导管吹张法：此方法最常用。既可用于检查咽鼓管是否通畅、鼓室是否有积液，也可用于咽鼓管功能不良及分泌性中耳炎的治疗。首先受试者清除鼻腔及鼻咽部分泌物，鼻腔用 1% 麻黄碱和 1% 丁卡因液收缩、麻醉鼻腔黏膜，检查者先检查受试者鼓膜的情况，将听诊管一端放入患者外耳道，一端放入自己的外耳道，将咽鼓管导管沿鼻底缓缓伸入鼻咽部，并将原向下的导管口向受检侧旋转 90°，进入咽鼓管咽口，用橡皮球向导管内吹气。检查者可从听诊管听到不同声音，并以此判断鼓室有无积液和咽鼓管通畅程度。当检查者听到"呼呼"声，说明咽鼓管通畅，听到"吱吱"声表示咽鼓管狭窄，听到"水泡"声表示鼓室有积液，听不到声音表示咽鼓管完全阻塞。检查或治疗完毕，应再次检查鼓膜情况。对于存在上呼吸道急性感染、鼻腔或鼻咽部有脓液、溃疡、肿瘤、鼻出血患者禁用此法。

（5）鼓室滴药法：目的是检查咽鼓管是否通畅，同时可以观察咽鼓管排液和自洁能力。患者患耳朝上，向患耳内滴入无菌的有色或有味液体，患者做吞咽动作，观察患者尝到药味或咽鼓管咽口显色的时间。适用于鼓膜穿孔的患者。

（6）咽鼓管压力测量仪法：通过定量检测咽鼓管在吞咽时的开放压，评估患者咽鼓管功能。

4. 听功能检查 临床上分为主观测听法和客观测听法两大类。

（1）主观测听法：又称行为测听，主要依靠受试者对刺激声信号进行主观判断并做出某些行为反应，包括语音检查法、音叉试验、纯音测听听阈及阈上功能、Bekesy 自描测听、言语测听等。由于其结果经常受到受试者主观意识、年龄、情绪、文化程度和反应能力及行为配合的影响，故在某些情况下（如智障者、婴幼儿、伪聋、反应迟钝者等）检测结果不能完全反映受试者的实际听功能水平。此处重点介绍音叉试验和纯音测试。

1）音叉试验：是门诊最常用的基本听力检查法。每套音叉由 5 个不同频率的音叉组成，即 C_{128}、C_{256}、C_{512}、C_{1024}、C_{2048}，其中最常用的是 C_{256} 和 C_{512}。用于初步判定聋的性质，鉴别传导性或感音神经性聋。还可验证电反应测听结果的正确性，但不能判断听力损失的程度。适用于听功能受损的患者。

检查方法：①林纳试验，即骨气导比较试验。是通过比较同侧耳气导与骨导听觉时间来判断耳聋的性质。将振动的音叉柄端放于受检侧乳突部相当于鼓窦处（骨导），当受试耳听不到音叉声时立即将叉臂放于距受试耳外耳道 1cm 处（气导），此时若又能听到音叉声，表示气导＞骨导，记作 RT（＋），说明听力正常或感音神经性聋；若不能听到音叉声则先测气导，再测骨导，再比较骨导和气导的时间，若骨导＞气导，记作 RT（－），说明为传导性聋；若两者相等，记作 RT（±），说明为中度传导性聋或混合性聋。②韦伯试验，又称骨导偏向试验，用于比较受试者两耳的骨导听力。取 C_{256} 和 C_{521} 音叉，敲击后将叉柄底部紧压于颅面中线上任何一点（多为前额），以"→"标明受试者判断的骨导声偏向侧，以"＝"示两侧相等（图 18-3）。③施瓦巴赫试验，又称骨导比较试验，用于比较受试者与正常人（一般是检查者本人）的骨导听力。先测试正常人骨导听力，当正常人骨导消失后，迅速测受试者同侧骨导听力，再按反向测试。受试耳骨导较正常人延长为 ST（＋），缩短则用 ST（－）表示，ST（±）说明两者相似。结果评价：（＋）为传导性聋，（－）为感音神经性聋，（±）为正常。传导性聋和感音神经性聋的音叉试验结果比较见表 18-1。④盖莱试验，用于检查鼓膜完整者镫骨足板是否活动。将鼓气耳镜放于外耳道内，用橡皮球向外耳道内交替加、减压力，同时将振动音叉的叉柄底部放于乳突部。若受试者感觉到随耳道压力变化一致的音叉声强弱变化，说明镫骨活动正常，为阳性（＋），反之为阴性（－）。

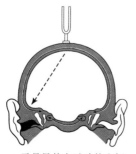 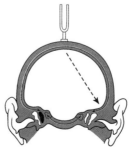

A.示骨导偏向试验偏患侧　　　B.示骨导偏向试验偏健侧

图 18-3　韦伯试验

表 18 - 1　音叉试验结果比较

试验方法	传导性聋	感音神经性聋
林纳试验（RT）	（-）（±）	（+）
韦伯试验（WT）	→病耳	→健耳
施瓦巴赫试验（ST）	（+）	（-）

护理配合：先向受试者解释测试的目的、配合方法及操作过程。测试前除去受试者的眼镜、头饰、耳环及助听器等并清洁外耳道，测量过程中受试者尽量坐得舒适，避免说话、做吞咽等动作，不可移动身体，要保持安静。测试结束后，记录、整理检查结果并及时送交医生。耳塞需用肥皂水清洗，并用 75% 酒精擦拭。

2）纯音测听：用于测试听觉范围内不同频率的听敏度，初步判断病变部位，可以较准确地判断聋的类型、程度，且能记录存档，供前后比较。

检查方法：利用纯音听力计产生 125～10 000Hz 的倍频纯音（其强度可调节）进行听阈及阈上功能测试。包括气导听阈及骨导听阈两种测试，临床上骨导听阈代表内耳功能，气导听阈代表中耳传音功能。气骨导听阈测试均从 1000Hz 开始，以后按 2000Hz、3000Hz、4000Hz、6000Hz、8000Hz、250Hz、500Hz 顺序进行，最后再对 1000Hz 复查一次。气导听阈测试通过气导耳机进行；骨导听阈测试时，将骨导耳机置于受试耳乳突区或前额正中，对侧加噪声，测出不同频率能听到的最小声强即听阈，并在纯音听阈图上绘成曲线，横坐标为频率（Hz），纵坐标为声级（dB）。正常情况下，气导和骨导的听阈曲线均在 25dB 以内，气骨导之间差距 <10dB。若气骨导听阈曲线呈一致性下降，且高频损失较重，提示感音神经性聋；若听阈曲线显示各频率骨导听阈正常，气导听阈提高，且气骨导间距 >10dB，提示传导性聋；若气骨导听阈都下降，但有气骨导差存在，提示可能为混合性聋。护理配合同音叉试验。

（2）客观测听法：不受受试者主观意识的影响，结果相对客观、可靠，但结论判断的正确性与操作者的经验、水平有关。常用的客观测听法有声导抗测试、电反应测听及耳声发射测试等。

1）声导抗测试：是临床最常用的客观测试听功能的方法之一。本法主要通过测量鼓膜和听骨链的弹性来反映整个中耳传音系统的声导抗状态，用于判断聋的性质、病变的部位，还可以对周围性面瘫进行定位诊断及预后判断。

中耳导抗仪由刺激信号、导抗桥和气泵三大部分组成。导抗桥有 3 个小管被耳塞引入密封的外耳道内。上管发出探测音和不同强度和频率的声音，以观察鼓膜的导抗动态变化及同侧和对侧的镫骨肌声反射；下管将鼓膜反射到外耳道的声能引入微音器，转换成电讯号，放大并在平衡器显示；中管与气泵相连，控制外耳道气压变化。通过改变外耳道压力，测量鼓膜被压入或拉出时声导抗的动态变化，同时用记录仪以压力声顺函数曲线形式记录下来，形成鼓室导抗图。

2）电反应测听：是用于检测声波经耳蜗毛细胞换能、听神经和听觉通路到听觉皮层传递过程中产生的各种生物电位（听觉诱发电位），进而反映听觉通路各个部分功能的客观测听法。本法包括耳蜗电图描记、40Hz 听觉相关电位、听性脑干反应测听。

3）耳声发射检测：耳声发射指产生于耳蜗的声波引起耳蜗基底膜振动，外毛细胞产生主动收缩，经听骨链和鼓膜传导释放到外耳道的音频能量，可以准确反映耳蜗外毛细胞的功能状态。耳声发射检测是新生儿听力筛选的首选，还可用于耳蜗性聋的早期定量诊断及耳蜗性聋和蜗后性聋鉴别诊断。

5. 前庭功能检查 目的是了解前庭功能状况，为定位诊断提供依据。前庭功能检查包括平衡功能检查和眼动检查。

（1）平衡功能检查：用于评价前庭脊髓反射、本体感觉及小脑平衡协调功能。操作方法大致可分为静平衡功能检查，动平衡功能检查和肢体试验3类。

1）闭目直立检查法：属于静平衡功能检查。参与测试者需直身站立，双手交叉、握拢置于胸部前方并用力向外拉伸，双足紧闭。观测参试者在睁眼和闭眼时，身体是否会发生偏斜。正常人不会出现偏斜现象，而患有内耳迷路疾病或小脑功能障碍的患者则会显示出无意识的身体倾斜。

2）闭目行走试验：属于动平衡功能检查。参与者需遮盖双眼，朝前方直线走五步，随即倒退同样的步数，重复此动作五轮。检验者需注意参与者的步伐，并测量起始位置与最后所在位置的偏差角。若偏差角>90°，表示两侧前庭功能有显著差异。

3）过指试验法：属于肢体试验。检查者与受试者面对面坐下，检查者将手放在前方稍低的位置，并用两根示指作为目标。随后，请受试者抬起双手，尝试用两根示指同时触碰检查者的两根示指。测试会在睁眼和闭眼的情况下分别进行数次。在正常情况下，受试者的双手应能够准确地接触到目标，如果存在迷路（内耳结构）或小脑病变，受试者可能会出现过指现象。

4）闭眼垂直写字试验：属于肢体试验。身子各部位均不可触碰桌面，左手轻搁于膝上，右手握笔，手腕自然悬垂，依序自上而下地书写或勾画出简易图形，一遍睁眼与一遍闭眼，各绘制一列，产生并排的文字或图案。细致地比对两列内容的偏移量及偏移方向，若倾斜角度不超5°视为正常范围，超出10°则暗示两侧前庭功能可能存在不均衡。

（2）眼动检查：眼球震颤是眼球的一种不随意的节律性运动，简称眼震。常见的有前庭性眼震、中枢性眼震、眼性眼震等。前庭性眼震由交替出现的慢相和快相运动组成。慢相由前庭刺激所引起，是眼球转向某一方向的缓慢运动；快相为中枢矫正性运动，是眼球的快速回位运动。眼球运动的慢相朝向前庭兴奋性较低的一侧，快相朝向前庭兴奋性较高的一侧，通常将快相所指方向作为眼震方向。眼震检查的目的是评价前庭眼反射的功能，从而确定眼震是由于周围性病变、中枢性病变还是某些眼病引起。检查方法包括自发性眼震检查法、位置性眼震和变位性眼震检查法、冷热试验、旋转试验及视动反射检查等。

（三）鼻部检查

1. 外鼻 观察外鼻的形态、颜色、活动是否正常。触诊时有无压痛点、乒乓球样弹性感、增厚、变硬，鼻骨有无骨折、移位及骨擦音。在检查的同时，还应询问病史，听患者发音，了解其有无"闭塞性鼻音"或"开放性鼻音"，还要注意是否嗅到特殊的腥臭味。

2. 鼻腔 用拇指将鼻尖抬起并左右活动，利用反射的光线观察鼻前庭皮肤是否有红肿、糜烂、结痂、鼻毛脱落、赘生物等情况，可借助前鼻镜检查（图18-4）。

（1）前鼻镜检查法：用于观察鼻前庭及鼻腔的情况。检查者用左手持前鼻镜，水平方向轻推入患者鼻前区。同时，用右手对患者的头部进行固定，并适时调节其姿态，以获取最

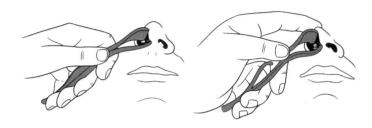

图 18－4　前鼻镜检查法

佳观察角度。内鼻镜的镜叶逐步敞开，分阶段检视鼻腔内部构造。①第一头位：患者轻轻俯头，方便诊断鼻底、鼻下甲、鼻中隔前下方。②第二头位：患者仰头，稍微后仰，建立大约30°的视角，以便仔细审视中段的鼻甲、腔道与嗅裂，及整个鼻中隔的中部区域。③第三头位：患者进一步仰头30°，从而观察位于鼻中隔上方、中鼻甲的前端、鼻丘及中鼻通道的前下方区域。此外，密切注意鼻甲有无充血、肿胀、增生、干燥或收缩的迹象，中鼻甲是否出现息肉样变，鼻道和底部是否有分泌物聚集及其性质，鼻中隔有否曲折、穿孔、出血、血管曲张、溃疡或黏膜增生现象。同时也要观察鼻内是否藏匿息肉、肿块、异物等。全部检查流程完结之后取出前鼻镜。

（2）后鼻镜（间接鼻咽镜）检查法：用于检查后鼻孔及鼻甲和鼻道的形态、颜色、分泌物等，观察软腭背面、鼻中隔后缘，还可检查鼻咽部，包括咽鼓管咽口、咽鼓管圆枕、咽隐窝、鼻咽顶部及腺样体。

3. 鼻窦　位置比较隐蔽，由于病变时在面部相应的投射点有表现，因此可先观察面颊部、内眦及眉根附近皮肤是否红肿，局部是否有硬性或弹性隆起，眼球有无移位或运动障碍，面颊部或眶内上角处是否有压痛，额窦前壁有无叩痛等。

运用前后鼻镜对鼻腔进行观察可以检查到分泌物的颜色、状态、数量及流向，从而分析出鼻窦炎的确切位置。借助上颌窦的穿刺冲洗，能够进一步确认疾病的类型和严重程度。临床上，鼻内镜检查作为一种常规的鼻部和鼻窦检测方法，在诊断及治疗鼻部病变中扮演着至关重要的角色。

（1）硬管鼻内镜检查：可对鼻腔内各部分进行检查，也可观察鼻腔深部出血部位及早期肿瘤，判定颅底骨折及脑脊液鼻漏的瘘孔部位，同样可在清晰视野中进行活体组织取样、电凝止血等治疗操作。检视前需先用1%的苯卡因和麻黄碱进行麻醉并收缩鼻黏膜，根据所需观察的部位，选择0°及朝前倾斜的30°、70°、90°、110°、120°的鼻内镜。鼻内镜从鼻孔底部插进，越过鼻隔的末端，通过转动镜头视窗，逐一察看鼻咽各壁，随后缓慢抽回镜头观察鼻道的不同区域状况。

操作时注意动作轻柔，麻醉完全，以减轻患者痛苦，减少损伤和出血；注意操作的角度，检查鼻咽各壁及鼻腔情况时要全面、仔细；如有鼻出血，应暂停检查，嘱患者及时吐出分泌物。

（2）软管鼻内镜检查：观察上颌窦、额窦、筛窦和蝶窦的自然开口及其附近的病变。软管鼻内镜管径很细，采用局部麻醉后可以通过鼻前孔插入至鼻内。在手术过程中，根据需要，医生能够灵活调整镜头端部的弯曲角度，以便深入各个鼻道检查。

操作时避免粗暴操作而造成损伤、疼痛和出血，如遇鼻腔分泌物阻塞软管，应及时清除分泌物。

4. 鼻功能检查 主要是呼吸功能检查法和嗅觉功能检查法。本章主要介绍嗅觉功能检查法。

（1）嗅瓶试验：检查有无嗅觉功能，通过辨别各种气味来评估嗅觉是否健全。备齐颜料一致的小瓶装填不同气味源，如香液、大蒜、醋、樟脑和煤油等。受试者随机挑选一小瓶，用手指封闭一侧鼻孔，另一侧鼻孔进行闻嗅，随后描述闻到的气味类型。逐一对所有小瓶进行嗅闻测试后，如能分辨出每一种气味，则嗅觉功能正常，若仅能分辨出不超过两种则为嗅觉功能减弱。注意嗅觉适应及疲劳可能会对测试结果造成干扰。

（2）嗅阈检查法：检查某一嗅觉缺失。准备 7 种原嗅素，即醚类、樟脑、薄荷、花香、磨香、辛辣、腐臭气味，采用对大众可闻强度最弱的浓度设为基本嗅觉单位。将这些单位分别以 1～10 的等级配置入 10 个试剂瓶中，总共调出 70 个不同嗅觉单位的瓶子。在检验过程中，记录被检者对这七种气味的最低辨识阈值，并在一个 7 行 10 列的嗅谱图上标记出来。假如患者在某种嗅源上表现出感觉缺失，其嗅谱图中会呈现一道代表嗅觉缺失的黑色区域。

（四）咽部检查

1. 观察面容与表情 患者取坐位，头摆正并放松，观察患者面部是否有痛苦表情、颈项强直、头侧倾、张口流涎等；在与患者交流过程中，注意观察患者说话或哭声是否含混不清等，这些情况提示患者可能患有扁桃体周围脓肿或咽后脓肿。儿童如果张口呼吸，缺乏表情，应注意观察其是否有腺样体面容。

2. 口咽检查 包括口唇、口腔内及咽部的检查。受检者取坐位，首先检查口唇色泽，观察否存在唇部裂开、唇疱、嘴角破损等现象。其次检查口腔内侧，是否有流血或溃疡等症状。再次使用舌压板轻轻按压患者舌头前 2/3 的区域，并从前至后逐一查看双边的颊舌弓、软腭咽部弓、咽侧壁及咽后壁。重点关注咽部黏膜是否出现充血、破损、干燥、假膜形成、脓疮、红肿或肿块。同时检查双侧的颊扁桃体，注意其体积大小、形态，隐窝口处是否有分泌物、异物或肿瘤。最后，在检查过程中，请患者发出"啊"的声音，以便观察软腭的活动情况，还需检视牙齿、牙龈和舌头是否异常。

3. 鼻咽部检查 主要通过间接鼻咽镜和后鼻孔同时检查。对于小儿，鼻咽触诊是主要检查手段。这个过程可能会引起不适，因此需要事先向患者或患儿家属进行说明。在稳定患者之后，检查者位于患者右侧偏后位置，利用左侧示指按压患者脸颊，然后在戴上手套的情况下，用右手示指通过口伸入鼻咽处，仔细检查鼻咽区域的各个壁面，注意患者的后鼻孔是否有阻塞现象，以及腺样体的大小。如果触及任何肿块，应细致评估肿块的大小、触感及其与周围组织间的相互关系。手指退出后，要检查指尖是否有脓血等分泌物。

4. 喉咽部检查 参见喉部检查。

（五）喉部检查

1. 喉的外部检查 主要是视诊和触诊。首先观察喉部外形、大小、位置及甲状软骨是否居中、对称等。其次进行触诊，注意局部有无肿胀、触痛、畸形，颈部有无肿大的淋巴结或皮下气肿等。最后，用手指捏住甲状软骨两侧使其左右移动，稍加用力使之与颈椎发生摩擦，正常时应有摩擦音，某些病理情况下（如喉癌向后侵犯）摩擦音消失。

2. 间接喉镜检查 为目前检查喉咽及喉腔最常用、最简便的方法。检查时患者端坐，张口、伸舌，检查者与患者相对而坐，将额镜反射光的焦点调节到患者悬雍垂处，之后用纱布裹住患者舌前1/3，用左手拇指和中指捏住舌前部，并将舌向前下方拉，示指抵住上唇，将舌头固定。右手持稍加热的间接喉镜，将其放入患者口咽部，镜面朝前下方，镜背将悬雍垂和软腭推向后上方，先检查患者舌根、会厌谷、会厌舌面、喉咽后壁及侧壁，之后再嘱患者发"咿"声，使会厌抬起，此时可检查会厌喉面、杓区、杓间区，杓会厌皱、室带、声带、声门下等。检查时应注意喉咽及喉腔黏膜色泽、有无充血、增厚、溃疡、增生或结节、有无新生物或异物等，同时应观察声带及杓状软骨活动情况（图18-5）。

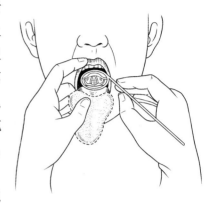

图18-5   间接喉镜检查法

在进行检查之前，应对镜面进行轻微加温处理，以免在检查过程中产生雾气。同时，在检查者掌心进行温度测试，确认温度适宜且不会烫伤患者后，方可慎重置入患者的口咽区域。在进行检查时，需指导患者保持平稳呼吸，并且自然伸出舌头。若遇到对咽部反射较为敏感的患者，需要先对患者口咽部黏膜实施表面麻醉，方能进行后续检测。若施行了局部麻醉，间接喉镜依旧无法顺利进行，应考虑运用纤维喉镜或电子喉镜进行检查。

3. 直接喉镜检查   适用于儿童支气管镜检查时导入支气管镜；用间接喉镜检查不能查清的喉部病变；喉部活检；气管内插管；气管内吸引等。严重的颈椎病变，如颈椎脱位、外伤、结核等禁用直接喉镜检查；病情危重、体弱、高血压、心脏病患者慎用。

在进行麻醉之后，患者需平躺并抬高其头部，检查者位于患者的头部一侧准备进行检查，用纱布物料覆盖保护患者的上唇和上排牙齿。检查者握紧喉镜，沿着患者的舌背中线或顺着右侧边缘插入至咽喉区域内，用力提起喉镜直至清楚看见会厌部位上缘。然后，将喉镜稍微下移约1cm，用镜子勾起会厌软骨及位于其前方的柔软组织，从而全面检视喉部结构包括喉腔、喉咽部后壁、环后隙、声门下方区域及气管上段。在检查过程中，指示患者发出"咿"音，此时观察其声带的活动状况。

护理配合：检查前告知患者检查的目的、过程，告知患者检查前禁食、禁水6小时。嘱患者检查时尽可能放松全身，平静呼吸，配合医生。嘱患者口中分泌物不能咽下，以利于观察分泌物的色、质、量。表面麻醉者术后2小时可进温凉软食，全身麻醉者清醒后进温凉软食，一般给予半流质3天。检查后注意声休，减轻声带充血。

4. 纤维喉镜检查   纤维喉镜是用导光纤维制成的软性内镜，其长度在300mm以上，外径3.2~6.0mm，端部能够上下弯折，患者普遍能较好地耐受。此装置广泛应用于深入探查喉部及喉咽区的疾病变化；同时，它也适用于开展活检、切除瘤体、清除异物等手术。当进行此类检查时，患者可选择坐式或卧式体位，在口腔及喉咽的黏膜表层施加局部麻醉后，医生左手持内镜柄，右手操纵镜干远端，轻缓地通过患者的鼻道或口腔，使内镜通过鼻咽、口咽并达喉咽处，以便对喉部及其周围区域进行详细检查和必要的医疗干预。护理配合同直接喉镜检查法。

5. 显微喉镜检查   用手术显微镜通过支撑式或悬吊式直接喉镜进行更细致、更精确的检查方法，可观察一些细微的病变，也可用于摘除声带小结和小新生物的，视野清且声带损伤小。患者采用全身麻醉。护理配合同直接喉镜检查。

（六）耳鼻咽喉科影像学检查

影像学检查包括 X 线片、B 超、CT、MRI 等。作为耳鼻咽喉科护士，应了解每种检查的主要目的和大致过程，协助患者更好地配合以完成检查。还应及时关注检查结果，准确了解患者病变的性质和范围，推测患者可能的护理诊断，及时采取个性化的护理措施。

四、心理 – 社会状况

1. 疾病知识　患者对疾病的原因、性质、过程、预后、治疗、预防、自我护理等方面的了解程度。

2. 心理状态　疾病及治疗方式会引起患者头面部在结构与功能上发生显著改变，从而导致患者产生自我形象紊乱、自尊心下降与家庭关系受损等问题，也可引起抑郁、消极、沮丧等心理问题。

3. 社会支持系统　患者的家庭人员组成、经济、文化、教育背景，以及亲戚、朋友、同事提供的支持等。

五、常见护理诊断/问题

1. 感知受损　嗅觉减退或听力下降。

2. 语言沟通障碍　与听力下降、气管切开、喉切除术后发音功能受损有关。

3. 清理呼吸道无效　炎症引起鼻腔或咽喉分泌物增多且黏稠，不易排出，气管切开或喉部手术后气道分泌物增多且黏稠，患者咳嗽排痰能力下降。

4. 有窒息的危险　喉部或气管异物、外伤、喉部急性炎症或气管切开后痰液积聚阻塞呼吸道。

5. 有体液不足的危险　与出血、摄入液体不足等因素有关。

6. 舒适度受损　与炎症反应或变态反应有关。

7. 营养失调　营养摄入低于机体需要量与吞咽疼痛、喉部肿瘤引起进食梗阻等因素有关。

8. 自我形象紊乱　与手术后面部结构和功能改变，耳部、鼻部先天畸形，或长期炎症引起分泌物过多、有异味等因素有关。

9. 社交隔离的危险　与听力障碍或喉部手术后语言交流能力受损，面部手术或先天畸形引起的自尊降低等因素有关。

10. 焦虑　与担心疾病的治疗和预后结果等因素有关。

11. 知识缺乏　缺乏疾病的治疗和预防、用药、并发症等相关知识。

12. 急性疼痛　与急慢性炎症、外伤、手术等因素有关。

第二节　耳鼻咽喉科患者的护理管理

一、诊室护理管理

1. 开诊前检查并补充综合诊疗台上的各种检查器械、药品和敷料，备好各种办公用品、洗手液、快速手消毒液、放置污染器械的污器械桶和污敷料桶。

2. 对患者的诊疗顺序进行规划安排，确保一人一诊室，保护患者隐私。对老弱、残疾、孕妇安排优先就诊。

3. 对急重症患者（外伤、鼻出血、呼吸困难、耳源性并发症患者等）应安排提前就诊或急诊，并积极配合医生做好抢救工作。

4. 婴幼儿检查时，协助医生固定患儿。

5. 保证抢救药品和器械处于备用状态，能安全使用。

二、治疗室护理管理

1. 准备好各种无菌器械、敷料、药品等，各种治疗用品放置有序。各种消毒液配制符合规定，定点放置，标记清晰。

2. 督促护士治疗过程中应遵循严格的消毒隔离制度，防止交叉感染。

3. 在进行有创性的检查前应签署知情同意书，治疗结果记录于病历卡并签名。

4. 治疗室内应配备抢救车、氧气、吸引器等急救物品，还要配备治疗床，以备治疗过程中患者发生意外时抢救之用。

三、内镜检查室护理管理

1. **妥善保管仪器设备**　建立仪器使用档案，由专人保管。器材不用时应放回其原装盒内的海绵槽中，或按顺序置于专用柜内，以便于移动和操作。纤维内镜及光源导线存放时应避免扭曲和过度弯折，不得在日光下暴晒，也不能与挥发性或腐蚀性物质一起存放，注意防尘、防潮、防霉、防碰撞。定期检查、保养，损坏及时维修，保持仪器功能良好。

2. **做好检查前准备**

（1）检查前须认真准备和检查所需器械、药品，使用电器必须核对其规定电压与电源电压是否相符。

（2）受检者的准备：①解释检查的目的、方法、过程和注意事项。②检查前完成必要的辅助检查，查明有无施行内镜检查的适应证和禁忌证。③术前4小时禁食，以免术中呕吐。

3. **正确使用仪器设备**

（1）内镜使用前应用无菌盐水彻底冲洗（管腔内需用注射器冲洗），以免消毒药液残留。

（2）严格遵守操作规程，动作轻柔，进镜时要避免粗暴免引起损伤、出血。

（3）保持镜面干净和视野清晰，遇少量出血或有分泌物时应及时抽吸或冲洗干净，镜面沾有血污时应用蒸馏水或者酒精棉球擦净。

（4）使用器械时轻拿轻放，切忌碰撞、擦划。使用光源时，不要过分弯折导光线，以免折断导光纤维。

4. **消毒与灭菌**　检查结束后，用清水将所有器械及其部件冲洗干净（尤其是各种内镜管腔及吸引管等须反复冲洗直至通畅无阻）。内镜可以选用环氧乙烷进行消毒灭菌，也可选用高效器械消毒液浸泡，不宜用高压蒸汽或煮沸等热力灭菌法。

5. 必须在检查室配备有常用抢救药品及设备　如肾上腺素、地塞米松及氧气设备等。

6. 其他　做好卫生安全管理，保持室内整洁，通风良好，定期消毒室内空气。

四、病房的管理

1. 为住院患者提供安全、舒适、整洁的治疗和休养环境，正确及时地为患者进行各种治疗，做好手术前后的各项护理工作，开展健康教育，提高患者自我护理能力。

2. 病房应设置专科检查室，检查室内应备好耳鼻咽喉科专科检查器械、敷料、药品、各种无菌包等，还要备好氧气、吸引器等抢救物品。

3. 应在距离医护办公室最近的地方设置重症病房，以利病情观察，遇突发情况可及时抢救。

第三节　耳鼻咽喉科手术患者护理常规

一、术前常规护理

1. 心理护理　对患者的心理状况进行评估，向患者解释手术的目的和意义，说明术中可能出现的情况，如何配合及术后的注意事项，减轻患者焦虑。

2. 一般准备

（1）在手术前，需确认所有的检查报告是否准备妥当，并且检查结果是否处于正常水平。同时，须掌握患者是否存在血糖或血压异常情况、患有心血管疾病或其他系统性疾病，有无手术禁忌等。

（2）督促医生术前按相关规定做好手术标记，并在手术前再次核对。

（3）采取局部麻醉的患者可在手术当天早晨食用少许食物；而全麻患者则须于手术前2小时停止摄入清饮料，4小时内不得喂食母乳，并需在手术前6小时开始禁止摄入轻食或普通饮食，8小时以上避免高脂肪和油炸食品。最后一顿饮食应以半流质、流质和容易消化的食物为主。若患者术前有常规口服药物的，应视具体药物作用来评估是否需要继续服用。

（4）术前做好个人卫生工作。术前晚可根据医嘱服镇静药，以便安静休息。

（5）手术前穿着须知：接受全身麻醉的患者需直接穿上病员服，局部麻醉者则避免穿戴高领衣物。患者应摘除一切金属性物品和装饰品，勿涂抹唇膏及指（趾）甲彩绘，不要佩戴假发及化妆，并须卸下隐形眼镜及活动性义齿。

（6）按医嘱用药，并做好宣教工作。凡预计手术过程中需用到输血的患者，须事先进行血型检测及交叉配血。

（7）术前有上呼吸道感染者，女性患者月经来潮，应暂缓手术。鼻腔、口腔或咽喉部有炎症者，应先控制炎症，再行手术。

3. 其他准备

（1）耳科手术：术前剃除患侧耳郭周围头发，一般为距发际5~6cm，若行耳前瘘管切除术，则备皮范围距发际 2 ~ 3cm；若行侧颅底或前颅底手术，则备皮范围更大。清洁耳郭及周围皮肤。对于女性患者，应将其头发梳理规整，短发者可以利用凡士林使其紧贴头侧，或者使用橡皮筋绑紧，以防手术区被污染。若有植皮或取用脂肪的需求，应依据医生的指示进行皮肤准备。

（2）鼻科手术：术前剪去鼻毛，男性患者需理发，剃净胡须。若鼻息肉或肿块过大，已长至鼻前庭，则不宜再剪鼻毛。

（3）咽喉科手术：对于喉切除术伴有高血压或其他疾病需要口服用药者，因患者不能经口进食，术前评估是否需要更换药物。对于肿瘤患者，术后语言交流功能受影响的患者，可教会患者一些简单的手语，为患者准备纸、笔或写字板，方便术后交流。

二、术后常规护理

1. 患者全身麻醉清醒后，如无特殊禁忌，可半卧位或自由卧位。

2. 如无恶心、呕吐，全身麻醉清醒后可遵医嘱尽早进食，进食从少量流质开始，以后视患者情况逐渐过渡到半流质或普食。

3. 观察伤口出血情况，若出血较多，及时通知医生处理。

4. 评估患者术后疼痛程度、性质和持续的时间，向患者解释疼痛原因，必要时遵医嘱用药。

5. 做好各种管路包括鼻饲管、负压引流管、气管套管、输氧管、导尿管、输液管等的护理，保持其功能状态。

6. 根据医嘱应用抗生素，预防感染，促进伤口愈合。

7. 耳科手术患者术后观察有无眩晕、恶心、呕吐、面瘫等，颅脑手术患者需观察有无相关并发症的发生，注意患者有无高热、嗜睡、神志不清、瞳孔异常、脑脊液耳漏等。

8. 鼻科手术患者术后叮嘱患者不要用力咳嗽或打喷嚏，防止鼻纱条松动或脱出而引起出血。嘱患者勿抠鼻，避免撞击鼻部。教会患者正确擤鼻方法。

9. 咽喉部手术患者注意观察有无呼吸困难。嘱患者及时将咽喉部分泌物吐出，以便观察有无出血，观察患者有无频繁的吞咽动作，判断有无活动性出血，必要时应予经鼻或经口吸出，保持呼吸道通畅。

第四节　耳鼻咽喉科常用护理操作技术

一、额镜使用法

（一）目的

利用光反射将光线聚焦到检查或治疗部位，利于检查者观察或治疗。

（二）操作前准备

1. 用物准备　额镜、光源。

2. 护士准备　服装整洁，洗手、戴口罩。

3. 评估患者　了解患者病情、自理程度及合作程度，评估患者耳道情况，评估操作环境。

（三）操作步骤

1. 检查额镜的完好状态、评估光源情况及周围环境。

2. 戴镜前先调节双球关节的松紧，使镜面能向各个方向灵活转动又不松滑，将额带调整至适合头围松紧后戴于头上。

3. 患者取坐位，检查部位朝向检查者，将双球关节拉直，使镜面与额面平行，镜孔正对检查者平视时的左眼或右眼，远近适宜。

4. 调整光源和额镜方向，也可调整受检者的头位，使光源投射到额镜镜面，经过光反射聚焦到检查部位。检查者通过额镜镜孔看到反射光束焦点投射在检查部位。

（四）注意事项

1. 检查者要保持端正姿势，避免弯腰、扭转脖子或倾斜头部迁就光源。

2. 确保检查者瞳孔、镜孔、反光焦点和检查部位处于同一直线上。

3. 检查时，检查者单眼视线向正前方通过镜孔看到反光焦点落在检查部位，另一眼保持自然睁开，不能挤眼、眯眼或闭眼。

二、外耳道滴药法

（一）目的

1. 稀释、软化分泌物，取出耵聍或外耳道异物。

2. 治疗中耳炎及外耳道炎。

（二）操作前准备

1. 用物准备　长棉签、无菌棉球或棉块、滴耳液、生理盐水。

2. 护士准备　服装整洁，洗手、戴口罩。

3. 评估患者　了解患者病情、自理程度及合作程度，评估患者耳道情况，评估操作环境。

（三）操作步骤

1. 携用物至床旁，核对患者，向患者解释操作目的及方法，取得配合。

2. 协助患者取坐位或卧位，头偏向健侧，患耳朝上。

3. 用棉签轻拭耳道内分泌物，必要时用生理盐水反复清洗直至耳道清洁通畅。

4. 轻拉耳郭，充分暴露外耳道，成人向后上方牵拉，儿童向后下方牵拉。

5. 将滴耳液沿耳道后壁滴入 2~3 滴，轻压耳屏几下，使药液流入耳道四壁及中耳腔内。

6. 将棉球或棉块塞入外耳道口，以免药液流出。

7. 患者保持原体位 3~5 分钟，使药物充分吸收。

8. 协助患者取舒适体位，整理床单位。整理用物、洗手、记录。

（四）注意事项

1. 认真核对药液，检查药液有无沉淀、变质，是否在有效期内。

2. 药液温度应与正常体温相近，不可过热或过凉，以免刺激内耳引起眩晕、恶心、呕吐等不适。

3. 如滴耵聍软化液，应事先告知患者滴入药液量要多，滴药后可能有耳塞、闷胀感，以免患者不安。

4. 注意观察滴药后患者有无头痛、头晕等不适。

三、外耳道冲洗法

（一）目的

1. 冲出阻塞外耳道的耵聍和表皮栓，保持外耳道清洁。
2. 冲出外耳道异物。

（二）操作前准备

1. 用物准备　弯盘、治疗巾、外耳道冲洗器或注射器、温生理盐水、纱布、额镜、消毒长棉签。

2. 护士准备　服装整洁，洗手、戴口罩。

3. 评估患者　了解患者病情、自理程度及合作程度，评估患者耳道情况，评估操作环境。

（三）操作步骤

1. 携用物至床旁，核对患者，向患者解释操作目的及方法，取得配合。
2. 协助患者取坐位或卧位，头偏向健侧，颈肩部铺治疗巾，将治疗巾弯紧贴于患者耳垂下方皮肤。
3. 操作者一手向后上方牵拉耳郭（儿童向后下方），另一手拿注射器抽吸温生理盐水，沿外耳道后上壁轻轻推入，反复冲洗，直至将耵聍或异物冲净为止。
4. 用长棉签擦净耳道，将棉球放入外耳道，用纱布擦干耳郭。
5. 协助患者恢复体位。整理床单位，整理用物。洗手、记录。

（四）注意事项

1. 冲洗液温度应与正常体温相近，不可过热或过冷，以免刺激内耳引起迷路刺激症状。
2. 动作轻柔，冲洗时冲洗器头不可直射鼓膜，避免造成鼓膜损伤。
3. 坚硬而嵌塞较紧的耵聍，先用3%的碳酸氢钠溶液软化后再冲洗。
4. 若冲洗过程中，患者出现头晕、恶心、呕吐或突然耳部疼痛等症状，应立即停止冲洗并检查外耳道，必要时请医生共同处理。

四、鼓膜穿刺抽液法

（一）目的

抽出中耳内积液，减轻耳闷感，提高听力。

（二）操作前准备

1. 用物准备　消毒干棉球、消毒长棉签、消毒纱布、2%丁卡因溶液、0.5%碘伏、75%酒精、1ml或2ml注射器、鼓膜穿刺针、无菌耳镜。

2. 护士准备　服装整洁，洗手、戴口罩。

3. 评估患者　了解患者病情、自理程度及合作程度，评估患者有无禁忌证，评估操作环境。

（三）操作步骤

1. 携用物至床旁，核对患者，向患者解释操作目的及方法，取得配合。

2. 协助患者取坐位，患耳正对操作者。

3. 清除外耳道内的耵聍。将丁卡因溶液、新洁尔灭溶液适当加温。

4. 用0.5%碘伏棉球消毒耳郭及耳周皮肤，长棉签蘸取75%酒精滴入耳内，消毒外耳道及鼓膜。用浸有2%丁卡因液的棉片麻醉鼓膜表面，10~15分钟后取出。

5. 选用适当大小的耳镜显露鼓膜，一手固定耳镜，另一手持穿刺针从鼓膜的后下或前下刺入鼓膜，进入鼓室后，固定好穿刺针后抽吸积液（图18-6）。

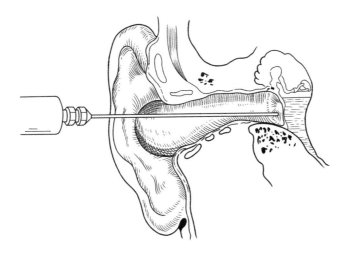

图 18-6　鼓膜穿刺抽液示意

6. 抽吸完毕后，缓慢拔出针头，退出外耳道，用消毒长棉签擦净流入外耳道内的液体。

7. 整理用物，洗手，记录抽出液体的颜色、性状及量。

（四）注意事项

1. 严格遵循无菌操作原则。

2. 滴入耳内溶液温度适宜。

3. 刺入鼓膜深度不宜过深，刺入位置在最低部，以便抽尽积液。

4. 操作时固定好患者头部，以免损伤中耳内其他结构。

5. 穿刺针头方向应与鼓膜垂直，动作须缓慢且轻柔。

6. 嘱患者穿刺后1周内严禁耳内进水，保持外耳道清洁，预防感染。

五、滴鼻法/鼻喷雾法

（一）目的

1. 湿润鼻腔，防止干燥结痂。

2. 保持鼻腔引流通畅，缓解鼻塞、治疗鼻炎等。

3. 保持鼻腔内纱条润滑，以利抽取。

（二）操作前准备

1. 用物准备 滴鼻剂或鼻喷剂、无菌棉签或清洁棉球，生理盐水。

2. 护士准备 服装整洁，洗手、戴口罩。

3. 评估患者 了解患者病情、自理程度及合作程度，评估患者有无禁忌证，评估操作环境。

（三）操作步骤

1. 携用物至床旁，核对患者，向患者解释操作目的及方法，取得配合。

2. 嘱患者轻轻擤鼻，若鼻腔内有干痂可用生理盐水浸泡，待干痂变软后取出再滴药；若鼻腔内有填塞物，无须撤出，可直接滴鼻。

3. 协助患者取仰卧位，肩下垫枕或头悬于床沿，头尽量后仰，使头部与身体成90°，头低肩高。还可使患者头部向用药侧偏转，使头低于肩部。喷鼻时，协助患者取坐位或头向后仰。

4. 滴鼻前将药液摇匀，一手轻推患者鼻尖，暴露鼻腔，一手持滴鼻液在距患者鼻孔1~2cm处滴入药液，每侧滴入2~3滴，轻捏鼻翼两侧，便药液均匀分布在鼻黏膜上。喷鼻时要在患者吸气时喷入，药液随气流进入鼻腔。喷鼻时避开患者鼻中隔。

5. 滴鼻后保持原体位3~5分钟。

6. 用棉球或纸巾擦去外流的药液。

7. 协助患者取舒适体位，整理用物，洗手，记录。

（四）注意事项

1. 滴鼻或喷鼻前，认真检查药液的性质及有效期。

2. 滴药或喷药时，需要确保滴管或喷瓶的开口避免接触鼻孔，防止药液被污染。

3. 药液温度应与正常体温相近，不可过热或过凉。

4. 操作过程中询问患者有无不适。

六、剪鼻毛法

（一）目的

鼻部手术前常规准备。

（二）操作前准备

1. 用物准备 消毒弯盘、无菌弯头小剪刀、手套、碘伏棉签、油膏、纱布、额镜。

2. 护士准备 服装整洁，洗手、戴口罩。

3. 评估患者 了解患者病情、自理程度及合作程度，评估患者鼻腔内有无分泌物、鼻黏膜是否完整等。评估操作环境。

（三）操作步骤

1. 携用物至床旁，核对患者，向患者解释操作目的及方法，取得配合。

2. 协助患者取坐位，擤净鼻涕，清洁鼻腔，头稍后仰，固定。

3. 操作者戴额镜检查患者鼻前庭及鼻腔情况，进一步清洁鼻腔。

4. 戴手套，将油膏用棉签涂在剪刀两叶上，右手持剪刀，左手持纱布将鼻尖向上推。

5. 将鼻前庭四周鼻毛剪下，检查是否有残留。

6. 用棉签或纱布清洁落在鼻前庭的鼻毛，再次检查鼻毛是否有残留。

7. 用碘伏棉签消毒鼻前庭。同样方法剪对侧鼻毛。

8. 协助患者取舒适体位，整理床单位，整理用物。洗手，记录。

（四）注意事项

1. 剪鼻毛时嘱患者头稍后仰，微张口，经口平静呼吸。

2. 剪刀弯头朝向鼻腔，剪刀贴住鼻毛根部，动作要轻，勿伤及鼻黏膜引起出血。

3. 儿童患者及不能配合者不宜剪鼻毛。

七、喉部雾化吸入法

（一）目的

治疗喉部炎症。

（二）操作前准备

1. 用物准备　雾化器、按医嘱准备药液、治疗巾、治疗盘、注射器、水温计、超声雾化需准备冷蒸馏水。

2. 护士准备　服装整洁，洗手、戴口罩。

3. 评估患者　了解患者病情、自理程度及合作程度；评估患者呼吸情况、咳痰能力及痰液黏稠情况；评估操作环境。

（三）操作步骤

1. 携用物至床旁，核对患者，向患者解释操作目的及方法，取得配合。

2. 检查雾化器功能是否完好。

3. 抽吸药液注入雾化器内，连接好雾化器。

4. 用清洁纱布或一次性棉片包住雾化器开口的上端。

5. 打开调节阀，氧气流量为 6~8L/min，空气气源压力为 147~196kPa。

6. 协助患者取坐位或半卧位，嘱患者将雾化器开口处放入口腔深部，包紧口含嘴，嘱患者用口深吸气，屏气 1~2 秒后用鼻呼气。

7. 吸入完毕，取下口含嘴，关闭开关，清洁患者面部，分离雾化器。

8. 协助患者取舒适体位，整理床单位，整理用物。洗手，记录。

（四）注意事项

1. 雾化器各部件连接紧密。

2. 雾化器专人专用，用后按规定清洗、消毒、晾干后备用。

3. 嘱患者雾化吸入后加强漱口，减少口咽部激素沉积。

4. 氧气雾化吸入时，严禁接触烟火及易燃品。

5. 操作过程中严密观察患者有无憋气、发绀等情况。

知识拓展

中华护理学会团体标准——鼻腔冲洗护理技术 （部分）

操作方法如下。

1. 挤压法——球囊式鼻腔冲洗器

（1）根据医嘱配置冲洗液并测试温度。

（2）将球囊式鼻腔冲洗器的吸液管放入存放冲洗液的容器中，连接冲洗头与出液管，挤压皮球囊，使冲洗液缓缓流出。

（3）患者张口自然呼吸，一手持冲洗头严密堵住需冲洗的前鼻孔，另一于轻轻挤压球囊，使冲洗液缓缓冲入鼻腔并由另一侧前鼻孔或口腔排出，完成一侧鼻腔的冲洗。

（4）容器内溶液用毕，补充冲洗液后继续使用。

（5）同样方法冲洗对侧鼻腔。

2. 滴注法

（1）根据医嘱配置冲洗液并测试温度。

（2）将冲洗液倒入引流袋/盥洗袋/盥洗桶内，连接冲洗头，悬挂于冲洗架上，调节冲洗架高度，使冲洗液距离患者头部30~60cm，排空冲洗管道内气体后夹闭管道，使冲洗管道处于关闭状态。

（3）冲洗头放在一侧前鼻孔处，指导患者自然张口呼吸，开放冲洗管道，使冲洗液缓缓冲入鼻腔并由另一鼻腔或口腔排出，完成一侧鼻腔冲洗。

（4）同样方法冲洗对侧鼻腔。

3. 鼻喷雾法

（1）打开防尘罩，试喷雾头，查看喷雾是否顺畅。

（2）将喷嘴置于鼻孔前方，喷嘴的方向宜朝向鼻腔的外侧，即清洗左侧鼻腔时宜使用右手持喷雾器；清洗右侧鼻腔时宜使用左手持喷雾器，保持喷雾器瓶身基本竖直，避免直接对准鼻腔内侧的鼻中隔进行喷雾。

（3）用鼻吸气，嘱患者轻按泵头1~2次，用嘴呼气，完成一侧鼻腔的冲洗。

（4）同样方法冲洗对侧鼻腔。

第五节　耳鼻咽喉科常用药物及护理

一、耳科常用药物及护理

（一）耳科常用药物

1. 硼酸甘油滴耳液　发挥清洁、消毒、除臭等功能。

2. 0.3%氧氟沙星滴耳液、0.5%左氧氟沙星滴耳液　用于外耳道炎、鼓膜炎、急慢性化脓性中耳炎及乳突手术后感染。

3. 糠酸莫米松乳膏、卤米松软膏　适用于外耳道真菌感染。

4. H₂O₂ 能够杀菌、洗净和祛除异味，适用于治疗外耳炎及中耳炎导致耳膜破裂后耳内脓液积聚。

5. 3%~5%碳酸氢钠 滴耳液用于外耳道耵聍栓塞，软化耵聍。

（二）耳科用药护理要点

1. 用药前先彻底清洗耳郭，除去耳垢，并抹去耳道内的分泌物。

2. 滴耳药应适当加温，避免因药液过凉滴入耳内诱发迷路刺激症状。

3. 鼓膜穿孔者禁用对中耳黏膜有损伤的制剂。

4. 溶解性差的药粉滴入耳内后会与耳内分泌物胶合成团，妨碍引流，严重者可引起颅内外并发症，因此一般情况下不宜使用粉剂。

5. 链霉素、庆大霉素等容易引起内耳损伤，应慎重使用，用药过程中注意听取患者主诉，严密监测听力情况。

6. 软化耵聍类用药应叮嘱患者滴入药液要充足，滴药后保持患耳朝上10~20分钟，使耵聍与药液有足够的作用时间，促进其软化。

二、鼻科常用药物及护理

（一）鼻科常用药物

1. 减充血剂 主要作用是解除鼻塞，改善鼻腔通气引流，不宜长期使用。常见的有盐酸羟甲唑啉喷雾剂、盐酸赛洛唑啉鼻用喷雾剂、含麻黄碱的复方滴鼻液、含去氧肾上腺素的鼻喷雾剂等。

2. 局部用抗过敏药 主要用于预防和治疗常年性及季节性变应性鼻炎等，如盐酸氮䓬斯汀喷鼻剂、盐酸左卡巴斯汀鼻喷雾剂等。

3. 局部用激素 具有显著的抗炎、抗过敏和抗水肿作用。常用的有糖皮质激素类如糠酸莫米松鼻喷雾剂、布地奈德鼻喷雾剂、丙酸氟替卡松鼻喷雾剂等。

（二）鼻科用药护理要点

1. 用药前先将鼻腔内的分泌物擤净。如果鼻腔内有干痂、鼻涕黏稠无法擤出或手术后医嘱需要洗鼻，应先用温生理盐水洗净鼻腔后再用药。

2. 在给鼻孔滴入药物的过程中，注意避免让滴管的前端触及鼻内部，防止污染。滴药完毕后，轻轻压揉两侧鼻翼几下，以确保药物能够充分与鼻内的黏膜作用。滴药时患者要采取正确体位，嘱患者勿讲话，勿吞咽，休息数分钟再坐起。如需同时使用两种以上的滴鼻液，两药应间隔数分钟，以免降低药物的疗效或引起不良反应。

3. 在应用激素类鼻喷雾剂时，一般用左手持药瓶，将喷嘴放入右侧鼻孔，喷嘴方向对着右眼外角，反之亦然。

4. 使用鼻喷雾剂时，将药瓶的喷嘴插入鼻前庭，按压喷雾器的同时吸气。在抽出喷雾器之前，要始终按压喷雾器，以防鼻腔中的黏液和细菌吸入药瓶。喷药后轻轻地用鼻吸气2~3次，轻压鼻翼几次使药液均匀分布于鼻黏膜。

5. 减充血剂滴鼻液连续使用不能超过1周，否则可能导致药物性鼻炎。

6. 观察用药后的不良反应，使用减充血剂者可能出现鼻腔干燥、咽喉部疼痛、头痛、头晕、心率加快等；长期使用高剂量激素类鼻喷雾剂可能出现全身不良反应，长期接受激素类治疗的儿童和青少年建议定期检测生长情况，12岁以下儿童应规律地监测身高和体重。

7. 药物应严格按照说明书的要求存放，开启后在规定期限内使用，逾期应丢弃。

三、咽喉科常用药物及护理

（一）咽喉科常用药物

1. 含漱剂　常用的有复方硼砂溶液、复方氯己定含漱液等。主要功效有消毒、杀菌，湿润咽部，使分泌物易排出，同时可以收敛镇痛。

2. 含片　常用的有西瓜霜含片、溶菌酶含片、复方草珊瑚含片、银黄含片等，具有润滑、刺激黏膜分泌及收敛作用。

3. 中成药　常用的有黄氏响声丸、清音丸、清喉利咽颗粒等，作用是清热利咽、生津润燥、活血化瘀。

4. 喷雾法用药　喷雾法是用压缩空气或氧气等方法使药液雾化，喷入喉咽部。常用的有开喉剑喷雾剂，其他药物包括庆大霉素、地塞米松、糜蛋白酶等。

（二）咽喉科用药护理要点

1. 在使用含漱液时，指导患者切勿将液体咽下。新生儿、婴儿禁用含漱液，儿童、老年人慎用。使用两种或以上含漱液，应至少间隔2小时。

2. 使用含片类药物时，勿嚼碎口服，以免影响药物疗效。碘过敏者尽量不使用此类药物。勿将含片含在口中入睡，避免误咽，造成不良后果。

3. 使用中成药时，告知患者忌食辛辣、鱼腥食物，小儿及孕妇慎用。

4. 雾化吸入时要观察患者的反应和呼吸情况，必要时吸氧，如出现喉部不适症状加重，应立即停药。

本章小结

思考题
1. 鼻部疾病患者常见的症状评估包括哪些？
2. 简述咽喉部术后患者的护理常规。
3. 简述外耳道滴药法的操作步骤。

更多练习

（桓清秀）

第十九章 耳部疾病患者的护理

教学课件

学习目标

1. 素质目标

（1）耐心引导学生进行耳部疾病及人文关怀相关知识拓展的阅读和讨论，强调医务工作者对耳部疾病人群的理解和关注。

（2）学生根据自身对本章内容的理解，阅读本章的案例，触发对临床工作的探究，激发决策和创新能力。

2. 知识目标

（1）掌握：外耳、中耳、内耳疾病及先天性耳部疾病、耳聋、耳鸣、面神经疾病、耳肿瘤等疾病的典型症状、护理诊断及护理措施。

（2）熟悉：外耳、中耳、内耳疾病及先天性耳部疾病、耳聋、耳鸣、面神经疾病、耳肿瘤等疾病的定义及治疗要点。

（3）了解：外耳、中耳、内耳疾病及先天性耳部疾病、耳聋、耳鸣、面神经疾病、耳肿瘤等疾病的病因及发病机制。

3. 能力目标

（1）能运用耳部疾病的理论知识对患者进行护理干预。

（2）能运用耳部疾病患者护理方法对耳科围手术期患者进行健康宣教。

案例

【案例导入】

患者，男性，32岁。出生后父母发现其左耳前有一小孔，无红肿，无流脓。1年前患者在无明显诱因下出现左耳前红肿，伴肿痛、流液、溢脓，门诊予以切开排脓、换药及抗感染治疗后好转，后未予以重视，仍反复发作。半个月前患者再次发现左耳前出现红肿，疼痛难忍。给予抗感染治疗后未见好转，为求进一步治疗收入院。

【请思考】

1. 该患者可能的临床诊断是什么？

2. 针对该患者的护理诊断和护理措施是什么？

【案例分析】

第一节　先天性耳前瘘管患者的护理

先天性耳前瘘管（congenital preauricular fistula）是最常见的先天性外耳畸形之一（图 19 - 1），表现为一狭长的盲管，多数瘘口位于耳轮脚前，少数会出现在耳郭的三角窝或耳甲腔部，盲管则延伸至另一端。瘘管单侧与双侧的发病率之比为 4∶1。

（一）病因及发病机制

先天性耳前瘘管是由于胚胎时期形成耳郭的第 1、第 2 鳃弓的 6 个小丘样结节融合不良或第 1 鳃沟封闭不全造成的，是一种常染色体显性遗传病。瘘管腔壁为复层扁平上皮，含有毛囊、汗腺、皮脂腺等，瘘管内脱落的上皮及分泌物不易排出，易发生感染。

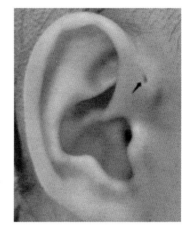

图 19 - 1　先天性耳前瘘管

（二）护理评估

1. 健康史　评估患者有无其他先天性疾病，有无近期急性感染，有无瘘管反复感染史，有无瘘口周围皮肤红肿、疼痛、化脓等情况。

2. 身体状况　通常无显著症状，体检时可见耳轮脚前皮肤上有一小凹口，轻压会溢出少量白色黏稠或干酪状分泌物，伴有轻微异味，局部偶感瘙痒。一旦继发感染，瘘口周围便会出现红肿、疼痛甚至化脓现象。反复感染可能引发囊肿或脓肿，破溃后会形成脓瘘或留下瘢痕。

3. 心理 - 社会状况　患者因反复换药而心生恐惧，担心瘢痕遗留导致焦虑不安。护士需评估患者及家属情绪状态、对疾病的认知程度及对疾病预后的期望值。

（三）治疗要点

无感染、无症状者可不处理；对有感染史者，需在脓肿切开引流、急性感染控制后再行瘘管切除术。

（四）护理诊断和护理措施

先天性耳前瘘管患者的护理诊断和护理措施见表 19 - 1。

表 19 – 1　先天性耳前瘘管患者的护理诊断和护理措施

常见护理诊断/护理问题	护理措施	措施依据
有感染的危险	1. 避免污水进入瘘管及用手挤压瘘管	预防感染的发生
	2. 观察耳前瘘管口，注意分泌物情况及红、肿、热、痛等局部症状	管腔壁有感染可以出现局部红、肿、热、痛或化脓
	3. 合并感染时，遵医嘱使用抗生素	抗感染治疗
	4. 脓肿形成后，需切开引流并冲洗伤口，确保定期换药	引流脓液，控制感染
	5. 保持创口敷料干燥，加压绷带解除后观察耳前皮下有无波动感，压痛是否明显	敷料潮湿或污染可能引发感染，出现感染症状，影响伤口愈合
知识缺乏	1. 告知疾病特点及防止感染的措施	减少易感因素
	2. 出现局部疼痛、有分泌物时及时就医	及时控制感染，减少囊肿或脓肿形成
	3. 术后平卧或健侧卧位，避免患耳受压或硬物摩擦	减少对局部伤口的刺激

知识拓展

个体化手术方式在耳前瘘管切除术中的应用

文献表明，针对不同时期的先天性耳前瘘管患者，采用适宜的手术方式有助于早期清除病灶。对于术前 1 个月内瘘管未发生感染的炎症静止期患者，宜采用经典瘘管切除法。对于瘘管感染经治疗后感染局限但尚未完全愈合的感染局限期患者，双梭形切口法更为适用。对于变异性瘘管，特别是存在多个瘘口的情况，特别适宜瘘口定位切除法，此方法根据瘘口的具体位置和瘘管的走向来精确设计手术切口。

第二节　耳外伤患者的护理

一、耳郭外伤

耳郭外伤（injury of auricle）是由各种外力所引发的耳郭损伤，如挫伤、撕裂伤、冻伤及烧伤等。临床中挫伤与撕裂伤尤为常见，可独立出现，也可与头面部损伤并存。

（一）病因

耳郭因其暴露在外，容易遭受外力伤害。挫伤常因钝器撞击所致；撕裂伤可能由钝器或锐器撞击，甚至是外力撕扯造成。在寒冷天气中，若外耳保暖不足，便可引发耳郭冻伤；开水、水蒸气及某些化学药品也可能灼伤耳郭。

（二）护理评估

1. 健康史　询问患者外伤史，探究受伤原因、时间、地点、致伤物及外力强度，并了解其应急处理情况；评估耳部损伤部位与程度，是否合并头面部损伤。

2. 身体状况　受伤原因和外力大小的不同，症状也不同。早期常见出血、血肿、疼痛及耳郭断裂；后期则可能出现感染、缺损及畸形。挫伤时，轻微者皮肤擦伤或红肿，严重者软骨膜下或皮下积血，血肿面积取决于外力强度。撕裂伤时，轻者耳郭小裂口伴少量出血，重者耳郭缺损、离断，大出血多与颞浅动脉或耳后动脉相关。

3. 心理－社会状况 患者因预后担忧和局部畸形风险可能产生焦虑、悲观情绪。护士需评估患者情绪、外伤原因、疾病认知及预后期望，以提供精准护理。

（三）治疗要点

1. 及早处理伤口 早期进行清创、止血，较小血肿应在严格无菌操作下抽出积血；较大血肿应手术切开，放置引流条，清除积血和血凝块，局部均予加压包扎。

2. 积极控制感染 使用抗生素，必要时注射破伤风抗毒素。

3. 预防畸形 对位缝合，尽量保留软组织避免畸形，缺损严重者需后期进行二期修复。

（四）护理诊断和护理措施

耳郭外伤患者的护理诊断和护理措施见表 19－2。

表 19－2 耳郭外伤患者的护理诊断和护理措施

常见护理诊断/护理问题	护理措施	措施依据
急性疼痛	1. 指导患者疼痛评估的方法，转移患者注意力，必要时遵医嘱使用镇痛药	降低患者疼痛程度
	2. 健侧卧位，避免患耳受压，协助医生积极处理伤口	减轻耳郭肿胀对感觉神经的压迫
有感染的危险	1. 观察耳郭的温度、颜色，关注生命体征及血常规变化情况	及时发现有无感染
	2. 遵医嘱使用抗生素，观察疗效	控制感染
体象受损	1. 给予关怀和支持，让患者有适当的期望值	防止患者心理期望值过高
	2. 预留长发、戴帽适当遮挡	提高患者适应能力
	3. 对抑郁或有自杀倾向的患者做好危险物品管理，加强陪护，必要时请心理科及精神科会诊	防止意外发生
知识缺乏	1. 注意保护外耳，避免外力碰撞	耳郭外露于头两侧，极易遭受外力损伤
	2. 冬季注意耳部保暖	耳郭外露容易引起冻伤

 知识拓展

耳郭外伤的分类及治疗

耳郭部分离断伴有宽蒂相连，可直接进行缝合，移植部分的存活机会较大。

耳郭部分离断伴窄蒂相连，应考虑离断部分的大小以及离断部分软骨的多少。在蒂同样大小的情况下，离断的部分越小，采用清创术及再附着、再植的生存机会越高。

耳郭全部或部分耳完全离断但离断部分可以使用，可进行非显微再植手术和显微再植手术。

耳郭离断程度不一，手术需针对缺损程度和部位具体分析。对于耳轮缺损宽度≤1.5cm 的情况，可通过对侧软骨或复合组织瓣移植修复。而耳郭缺损较大时，则考虑使用自体或同种异体肋软骨进行再造修复，以恢复耳郭形态。

二、鼓膜外伤

鼓膜外伤（injury of tympanic membrane）通常由直接或间接外力引起，临床上左耳受损更为常见，多由掌击等外力作用导致。

（一）病因

鼓膜结构单薄，位于外耳道底部，易在外力冲击下穿孔或破裂，常发生于鼓膜紧张部。挖耳、取耵聍或外耳道异物常导致直接性损伤，而掌击、巨大声响、高台跳水等造成的鼓室内气压突变则引发间接性损伤。此外，颞骨骨折、火花溅入、小虫飞入等也可能损伤鼓膜。

（二）护理评估

1. 健康史　询问患者是否有耳部外伤史，详询受伤原由及经过，同时了解其听力、耳鸣及耳内出血状况，并关注患者是否存在使用硬物挖耳等不良行为。

2. 身体状况　鼓膜单纯外伤会引发短暂耳痛、听力下降、低调耳鸣和耳闷，外耳道有少量出血但能自行止血。若内耳受损，则可能伴随眩晕、恶心和混合性聋。合并颞骨骨折时，可能出现耳出血、脑脊液耳漏和面瘫等症状。

3. 辅助检查

（1）耳内镜检查：鼓膜常呈现不规则或裂隙状穿孔，其边缘可见少量血迹或血痂。若颞骨骨折并伴脑脊液耳漏，则出血较多，并流出清水样液体。

（2）听力检查：为传导性聋或混合性聋。

（3）CT 检查：鉴别是否存在颞骨骨折、耳内异物等情况。

4. 心理 - 社会状况　患者因耳鸣、听力减退等症状易产生焦虑情绪。护士需评估患者的情绪状态、对疾病的认知程度及预后的期望值。

（三）治疗要点

治疗原则：预防感染、避免耳内进水、正确擤鼻。多数鼓膜外伤 3 ~ 4 周可自愈，大且不愈者可行鼓室成形术或鼓膜修补术。

（四）护理诊断和护理措施

鼓膜外伤患者的护理诊断和护理措施见表 19 - 3。

表 19 - 3　鼓膜外伤患者的护理诊断和护理措施

常见护理诊断/护理问题	护理措施	措施依据
急性疼痛	1. 指导患者疼痛评估的方法，转移患者注意力，必要时遵医嘱使用镇痛药	降低患者疼痛程度
	2. 健侧卧位，避免患耳受压，协助医生积极处理伤口	减轻耳郭肿胀对感觉神经的压迫
有感染的危险	1. 清除外耳道的异物、血液、脓液，做好消毒，保持耳内干燥	预防潮湿和不洁易引起细菌的滋生
	2. 伴有脑脊液耳漏者，勿阻塞外耳道	脑脊液逆流或致颅内感染
焦虑	向患者讲解疾病知识及预后，消除患者紧张情绪，积极配合治疗	缓解患者焦虑

续　表

常见护理诊断/护理问题	护理措施	措施依据
知识缺乏	1. 养成良好的卫生习惯，不用硬物挖耳	避免异物伤及鼓膜
	2. 遇到爆破、跳水、潜水等情况时，注意保护双耳；强气压下要佩戴护耳罩	防止压力改变对鼓膜的损伤
	3. 告知外伤后 3 周内禁止耳内进水、滴药；注意保暖，预防感冒，正确擤鼻	避免继发中耳感染影响鼓膜愈合

第三节　外耳疾病患者的护理

一、耵聍栓塞

耵聍栓塞（impacted cerumen）因耵聍分泌过多或排出受阻，导致其在外耳道内积聚成块而阻塞通道。

（一）病因及发病机制

在正常情况下，外耳道依靠下颌关节的自然运动及上皮移行进行自洁。若自洁机制受损，耵聍会堆积并导致栓塞，主要因素如下。

1. 炎症、挖耳等刺激外耳道，致耵聍分泌过多。

2. 外耳道狭窄、肿物、畸形或异物堵塞引起耵聍排出受阻。

3. 油性耵聍或耵聍变质，使其不易排出。

4. 老年人肌肉松弛，外耳道口塌陷，下颌关节运动无力，使耵聍不易脱落。

（二）护理评估

1. 健康史　评估患者年龄、皮脂腺分泌情况、耵聍特性，检查外耳道是否炎症、狭窄、畸形或有外伤、异物史，了解患者是否有挖耳习惯。

2. 身体状况　耵聍栓塞主要症状为耳部堵塞感、听力减退，压迫鼓膜可致耳鸣及眩晕，感染时则引发耳痛。此外，耵聍压迫外耳道后壁会刺激迷走神经耳支，引发反射性咳嗽。

3. 辅助检查

（1）耳镜检查：观察耳道内是否有耵聍堵塞及耵聍的形状、颜色和质地（图 19 – 2）。

（2）听力检查：传导性听力下降。

（3）耳内镜检查：若耳镜检查无法明确病因，可行耳内镜检查，以更深入观察耳道和鼓膜的情况。

4. 心理 – 社会状况　患者因听力减退、耳痛等症状导致易激惹、焦虑情绪，需评估其年龄、情绪、不良习惯、文化程度及疾病认知度等因素。

（三）治疗要点

及时取出耵聍是唯一的治疗方法。

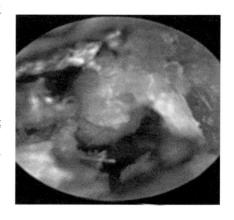

图 19 – 2　耵聍栓塞

1. 直接取出法　对于可活动、质地较软的、与耳壁粘连不紧的、未堵塞外耳道的耵聍，可用膝状镊或耵聍钩取出。

2. 外耳道冲洗法　适用于干硬难取的耵聍。滴入 3%～5% 碳酸氢钠溶液至耳内，每日 3～4 次，待 2～3 天耵聍软化后用生理盐水将耵聍冲洗出来。已有外耳道炎者，应先控制感染。有外耳道狭窄、急慢性化脓性中耳炎者，不宜采用此法。

3. 吸引法　若以上两种方法无法取出或不配合者，可在充分软化耵聍后在耳内镜辅助下充分清理外耳道耵聍，避免损伤外耳道及鼓膜。

（四）护理诊断和护理措施

耵聍栓塞患者的护理诊断和护理措施见表 19－4。

表 19－4　耵聍栓塞患者的护理诊断和护理措施

常见护理诊断/护理问题	护理措施	措施依据
有感染的危险	1. 取耵聍时动作要轻柔，对于坚硬难以取出的耵聍，需滴耳药先软化后再取出	避免外耳道皮肤损伤引发感染
	2. 合并外耳道感染者，遵医嘱用药	控制感染
有继发外耳道或鼓膜损伤的危险	取耵聍操作时嘱患者切忌乱动，避免他人碰撞；若耵聍坚硬难取，切忌强行取出，需滴耳药先行软化后再取出	操作不当易损伤外耳道及鼓膜
知识缺乏	1. 建议耵聍分泌过盛或排出受阻者定期清理	以防耵聍积聚阻塞耳道
	2. 减少高脂、高糖食物摄入	降低油性耵聍生成风险
	3. 改正挖耳、频繁使用耳机等不良习惯	减少外耳道刺激
	4. 避免外耳道进水	预防感染

二、外耳道异物

外耳道异物（foreign body in external auditory meatus）指各种原因存留于外耳道内的异物。

（一）病因及发病机制

1. 植物性异物　如豆类、谷类及小果核等，常见于儿童玩耍时塞入外耳道，遇水后易膨胀，导致耳部胀痛甚至感染。

2. 动物性异物　如昆虫和水蛭等，可能爬入或飞入外耳道，其活动会引起患者耳内奇痒和轰鸣，同时刺激鼓膜或迷走神经耳支，导致耳痛和反射性咳嗽。

3. 非生物性异物　如小玩具、石子、纽扣和玻璃珠等，初期可能无明显症状，但后期可能因感染流脓，或被耵聍包裹形成栓塞。

（二）护理评估

1. 健康史

（1）了解患者年龄及异物入耳史，明确异物类型。

（2）询问是否有挖耳习惯或耳部受伤史。

（3）评估患者所处环境，是否易吸引飞虫等动物。

2. 身体状况

（1）小而无刺激的非生物性异物可能无症状，体积较大者则可能引发耳闷胀、耳痛及反射性咳嗽。

（2）活昆虫等动物性异物常导致耳内奇痒与轰鸣声。

（3）豆类等植物性异物遇水膨胀，引起耳闷胀、耳痛及听力下降，继发感染则疼痛加剧，儿童常哭闹并抓挠患耳。

（4）锐利、坚硬异物可能损伤鼓膜，导致明显耳痛。

3. 辅助检查　耳镜检查可见明显异物（图19-3）。

4. 心理－社会状况　评估患者年龄、情绪状态、生活环境、文化程度及对疾病的认知程度等。

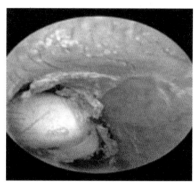

图 19-3　外耳道异物

（三）治疗要点

根据异物性质、形状及位置的不同，需采取相应取出方法。

1. 对于未越过外耳道峡部、未嵌顿的异物，可直接用耵聍钩钩出。

2. 对于活动性昆虫类异物，先滴入油类或乙醇麻醉或杀死昆虫，再用镊子取出或冲洗排出。

3. 对于被水泡胀的豆类异物，先滴入95%乙醇溶液，使其脱水收缩，再行取出。

4. 若异物较大且嵌顿于外耳道深部，需在局麻或全身麻醉下取出，必要时行耳内切口。对于不合作的儿童，需在全身麻醉下取出。

5. 若外耳道继发感染，应先抗感染治疗，待炎症消退后再取异物，或取出异物后积极治疗外耳道炎。

（四）护理诊断和护理措施

外耳道异物患者的护理诊断和护理措施见表19-5。

表 19-5　外耳道异物患者的护理诊断和护理措施

常见护理诊断/护理问题	护理措施	措施依据
急性疼痛	1. 指导患者疼痛评估的方法，转移患者注意力，必要时遵医嘱使用镇痛药	减轻患者焦虑、疼痛
	2. 及时处理外耳道异物，积极抗感染	外耳道异物刺激或感染会引发疼痛
有鼓膜损伤的危险	儿童需做好身体及头部固定；在操作期间，保证环境安全，避免不必要的碰撞	操作不当易损伤鼓膜
知识缺乏	1. 儿童需避免将小玩具塞入耳朵，成人也应摒弃用硬物挖耳的习惯	避免耳内遗留异物
	2. 特殊工作时注意保护双耳	防止异物飞入耳内
	3. 家长需及时整理儿童身边常见细小物件	避免儿童接触
	4. 野外露宿需强化防护措施，卧室内应清除蟑螂，并尽量避免摆放土培植物	以防昆虫入耳
	5. 异物入耳，应立即就医处理，切勿擅自尝试自行取出	避免将异物推至耳道深处，使鼓膜受损

三、耳郭假性囊肿

耳郭假性囊肿（pseudocyst of auricle）指耳郭外侧囊肿样隆起，内含浆液性液体。男性多于女性，好发年龄在 20～50 岁，常发生于单侧。

（一）病因及发病机制

病因尚未明确，可能与外伤或机械性刺激如碰撞、挤压、硬枕压迫、频繁触摸耳郭等有关，这些可能导致局部微循环障碍，进而引起组织间反应性渗出液积聚。另有观点认为，本病是先天性发育不全，即胚胎第 1、第 2 鳃弓的 6 个耳丘融合异常所致。

（二）护理评估

1. 健康史　评估患者耳郭有无外伤史、挤压史，了解患者睡眠用枕硬度及有无经常触摸耳郭的习惯。

2. 身体状况　耳郭外侧上方有局限性隆起，刺激后会增大。小囊肿无症状，大囊肿则有胀感、波动感、灼热或痒感，通常不伴疼痛。

3. 辅助检查　穿刺局部可见清亮淡黄色液体，培养结果无菌生长。

4. 心理－社会状况　评估患者年龄、文化程度、心理、生活习惯及对疾病认知等情况。

（三）治疗要点

1. 理疗　早期可通过冷敷，超短波、紫外线照射等理疗方式，控制渗出并促进渗液吸收。

2. 穿刺抽液加压包扎　在严格无菌条件下，可穿刺抽液并加压包扎或石膏固定压迫，持续 10～14 天。

3. 囊腔内注药　抽液后，可囊腔内注入平阳霉素、15% 高渗盐水或 50% 葡萄糖溶液，24 小时后抽出，反复操作直至抽出红色液体，促进囊壁粘连、机化。

4. 手术　对于复杂病例，可手术切开囊腔外侧壁软骨，清除积液及肉芽组织，放置引流条，缝合后加压包扎 2 天。

（四）护理诊断和护理措施

耳郭假性囊肿患者的护理诊断和护理措施见表 19－6。

表 19－6　耳郭假性囊肿患者的护理诊断和护理措施

常见护理诊断/护理问题	护理措施	措施依据
舒适度受损：耳郭石膏压迫引起的疼痛、肿胀、瘙痒	1. 积极配合医生进行局部穿刺抽液，给予局部压迫	缓解耳郭软骨积液引发的胀痒感
	2. 告知石膏压迫期间尽量减少咀嚼、发声等动作	避免牵拉患耳，引起不适
	3. 避免食用辛辣、硬性、带骨刺等刺激性饮食，戒烟戒酒	避免刺激引起疼痛
有皮肤坏死的危险	严格无菌状态下局部穿刺及加压包扎治疗，包扎时注意松紧适宜；每日检查局部受压部位情况	防止局部组织缺血坏死

续　表

常见护理诊断/ 护理问题	护理措施	措施依据
知识缺乏	1. 保持耳郭囊肿部位清洁，勿乱敷药物	继发感染或致软骨膜炎，引发耳郭畸形
	2. 叮嘱患者避免耳郭受到机械性刺激，如使用软枕、减少触摸和挤压	避免局部微循环障碍

📖 知识拓展

耳郭假性囊肿穿刺抽液加压包扎治疗

耳郭假性囊肿的治疗中，穿刺抽液加压包扎是一种重要手段。在抽液后，将棉垫敷于患处，随后取高分子石膏绷带经温水浸泡、挤压后，紧密贴合于耳郭内外侧，适当加压塑形，且避开外耳道口。此法能依据耳郭形态灵活塑形，减少间隙，有效压迫囊肿，促进囊壁粘连。同时，采用特定夹板材料加热软化后覆盖患处，塑造耳郭形态，并修剪边缘，提升佩戴舒适度。若患者仍感不适，可覆盖泡沫材料以减轻压迫。此方法简便、微创，美容效果佳，但须注意，长时间压迫可能引发耳软骨缺血坏死的风险。

四、小耳畸形

小耳畸形（microtia）是耳郭大小、形态及位置均有不同程度的畸形，常伴有耳道狭窄、闭锁及中耳、颌面部畸形。单侧畸形较多见，男性多于女性。按畸形程度可分为 4 个类型。

（1）Ⅰ型：耳郭各解剖结构尚存且可辨识，耳甲腔存在但偏小，总体轮廓偏小，耳郭形态略显小巧。

（2）Ⅱ型：耳郭的部分结构存在、可辨认，耳周与三角窝融合，耳郭上部分明显缩窄，耳甲腔存在，但狭小。

（3）Ⅲ型：典型小耳畸形，耳郭解剖结构无法辨认或消失，残耳形态不规则，似花生状、条索状和腊肠状等。

（4）Ⅳ型：患侧仅为小的皮赘或分散的丘状隆起，也可为耳郭完全没有发育，局部无任何解剖结构可辨认的称为无耳症。

（一）病因及发病机制

在胚胎 3 个月内受遗传、药物损害或病毒感染、家庭装修的有害物质等因素，可造成耳郭发育异常致出现畸形。

（二）护理评估

1. 健康史　评估患者是否是先天性小耳畸形，评估其家族史、妊娠期用药史、感染史及装修有害物质接触史等。

2. 身体状况　耳郭偏小，或呈条状、零星散发的不规则隆起（图19-4），部分可触及小块软骨。外耳道或正常或狭窄，也有完全闭锁情况，可伴随中耳畸形。

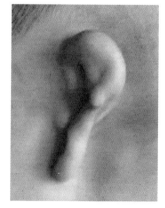

图 19-4　小耳畸形

3. 辅助检查

（1）听力检查：音叉试验中的 Weber 试验表明，内耳功能正常时偏向患侧，异常时偏向健侧。Rinne 试验显示，内耳功能正常为阴性反应，异常时则为阳性。纯音测听提示，正常内耳功能呈传导性聋曲线，异常时则为感音神经性聋曲线。

（2）影像学检查：通过颞骨 CT 与 MRI 检查，能够判断骨性外耳道、乳突气房、鼓室、听骨链及内耳结构的存在、大小与形态。

4. 心理 - 社会状况 患者长期听力受损、耳郭形态异常，易导致自卑心理。需评估患者心理、经济、文化及疾病认知状况，以制订个性化治疗方案。

（三）治疗要点

1. 耳模矫正技术 主要用于治疗新生儿耳郭形态畸形，出生后宜观察 5~7 天，若无改善则应尽早进行耳模矫正，出生 1 周内开始治疗效果最佳，不宜超过 1 个月。

2. 耳整形技术 影响外观要求治疗者，可根据病情和年龄（9 岁以后为宜），安排行整形手术。

3. 耳再造技术 目前自体肋软骨耳再造技术是主流的治疗方式，以患者自体肋软骨作为支架，经过手术雕刻和塑形；综合肋软骨发育、耳郭发育及心理发育等因素，6~14 岁为最佳手术年龄，9 岁、10 岁、11 岁是最好的耳朵再造年龄。手术通常分 3 期进行。

（1）第一期：为耳后扩张器植入术。在残耳后乳突区埋置 1 个 50~80ml 扩张器，术后1 周开始注水，1~2 个月注满水，注水完成后休养 1 个月再行第二次手术。

（2）第二期：为耳郭再造术。术中采用患者自体肋软骨进行雕刻塑形成耳支架形状，利用耳部扩张的皮肤覆盖其上，完成耳郭再造，术后需休息半年，待耳郭稳定、瘢痕软化后，方可进行下一期手术。

（3）第三期：为再造耳郭修整、听力重建术。在第二期的基础上，进行耳蜗腔、耳屏再造等修整，进行鼓室探查及听骨链重建。

（四）护理诊断和护理措施

小耳畸形患者的护理诊断和护理措施见表 19 - 7。

表 19 - 7　小耳畸形患者的护理诊断和护理措施

常见护理诊断/护理问题	护理措施	措施依据
体象受损	1. 关注患者情绪变化，提供心理支持，帮助建立积极心态	减轻心理压力，积极配合治疗
	2. 预留长发、戴帽适当遮挡	提高患者适应能力
	3. 做好手术准备	手术治疗改变体象
急性疼痛	1. 指导患者疼痛评估的方法，转移患者注意力，必要时遵医嘱使用镇痛药	缓解患者疼痛
	2. 术后予胸带固定	保护胸部伤口牵拉引起疼痛
	3. 避免咳嗽及用力排大便，遵医嘱予化痰止咳等对症处理；咳嗽时用双手按压胸部伤口	避免刺激引起胸部疼痛

续　表

常见护理诊断/ 护理问题	护理措施	措施依据
有感染的危险	1. 观察体温、血常规变化情况，遵医嘱使用抗生素治疗	控制感染
	2. 做好耳部负压引流管护理，观察引流液的色、质、量	引流通畅，防止感染
	3. 注意无菌操作，保持创口敷料干燥	预防感染
有皮瓣坏死的危险	1. 观察术区有无渗血	皮瓣扩张易引起出血
	2. 观察皮瓣的色泽、温度及毛细血管的充盈反应	早期发现皮瓣坏死征象，避免并发症的发生
	3. 评估伤口是否为持续性胀痛，不减轻	提示皮瓣有可能发生血运障碍
	4. 若局部皮瓣苍白、充盈反应不明显，遵医嘱予改善微循环药物；若患者皮温低，应遵医嘱给予烤灯照射保暖	及时处理皮瓣供血不足，避免皮瓣坏死
	5. 病房内温度适宜，保持在25℃左右，避免使用止血药	温度太低易造成皮瓣收缩，止血药会收缩血管，造成皮瓣供血不足
有发生气胸或 血胸的危险	Ⅱ期术后观察患者呼吸情况，若出现胸闷、呼吸困难，及时进行胸部CT排查	早期发现气胸、血胸征象，预防并发症的发生
低效性呼吸形态	监测患者生命体征、血氧饱和度，必要时给予吸氧；胸带佩戴松紧适宜，抬高床头，教会患者腹式呼吸的方法	有利于肺部通气，改善症状
知识缺乏	1. 指导保持切口的清洁卫生，术区勿湿水、勿穿带领衣服、戴帽子	防止损伤皮瓣
	2. 教会患者根据有无胀痛及局部扩张皮瓣血供情况判定：轻压皮肤变白，松手后立即转红	判断皮瓣供血状态，早期发现并发症
	3. 术后佩戴胸带半年，勿剧烈运动	防止胸部切口裂开
	4. 告知睡眠时避免患耳受压	避免伤口影响伤口愈合
	5. 高蛋白、高维生素饮食，多饮水，戒烟酒	增强抵抗力，促进创口愈合
	6. 夏季防蚊虫叮咬，冬季防再造耳冻伤，勿搔抓移植皮肤；使用温和洗发水洗头	预防耳郭受伤、感染

第四节　中耳疾病患者的护理

一、分泌性中耳炎

分泌性中耳炎（otitis media with effusion）指中耳内有积液但无急性炎症表现，也称浆液性中耳炎、非化脓性中耳炎、中耳积液或胶耳等。本病冬、春季好发，非常常见，约90%学龄前儿童曾患此病。

（一）病因及发病机制

病因及发病机制尚不明确，目前认为主要存在以下病因。

1. 咽鼓管功能障碍

（1）解剖因素：儿童咽鼓管特点为短、直、宽、平，易使鼻咽部炎症扩散至鼓室引起分泌性中耳炎。

（2）咽鼓管阻塞：儿童腺样体肥大、鼻咽部肿物、长期后鼻孔填塞等，可压迫咽鼓管咽口，导致中耳引流不畅与气体交换受阻，进而形成中耳负压和积液。

（3）咽鼓管黏膜病变：各种原因引起的黏膜水肿、肥厚或炎性增生可致管腔狭窄；细菌外毒素可致咽鼓管纤毛运动障碍；黏液分泌异常和纤毛运动障碍可致管腔内分泌物阻塞。

（4）局部发育异常：腭裂患者由于腭帆提肌发育异常，收缩功能不良，使咽鼓管引流与调压功能减弱而患此病。

2. 中耳局部感染　近年来研究表明，中耳轻型或低毒性细菌感染可能是本病的成因，其细菌产物内毒素在病情慢性化过程中可能发挥一定的作用，其主要的致病菌为肺炎链球菌、流感嗜血杆菌等。

3. 免疫因素　儿童分泌性中耳炎发病率高可能与其免疫系统未成熟有关。慢性分泌性中耳炎或为一种由抗感染免疫所介导的病理过程。

4. 其他因素　胃食管反流、肥胖、哺乳姿势不当或过度使用安抚奶嘴也可诱发此病。

（二）护理评估

1. 健康史　评估患者年龄，既往有无上呼吸道感染或急性化脓性中耳炎病史，并检查是否存在咽鼓管阻塞，如腺样体肥大、鼻炎等相关疾病。

2. 身体状况

（1）听力下降、自听增强，头前倾或偏健侧时听力改善。儿童常因声音反应迟钝、注意力不集中而就医，单耳患病可能长期不被察觉。

（2）耳痛多为短暂性，慢性患者耳痛不明显。

（3）耳鸣多为间歇性，表现为低调的"嗡嗡"声或流水声等，头部活动或打呵欠、擤鼻时耳内有气过水声。

（4）耳部有闷胀感，经按压耳屏或捏鼻鼓气后可暂时缓解。

（5）头晕：少数患者有头晕不适或走路不稳症状。

3. 辅助检查

（1）耳镜检查：急性患者鼓膜可见充血、内陷，色泽琥珀或淡黄；慢性患者则鼓膜呈灰蓝或乳白色，偶见液平面或气泡。

（2）鼓气耳镜检查：首要诊断方法，可见鼓膜活动度降低。

（3）听力检查：音叉试验及纯音测听均显示传导性聋。声导抗图对诊断有重要价值，其中平坦型（B）为分泌性中耳炎典型曲线，负压型（C型）则提示咽鼓管功能不佳，部分伴鼓室积液。

（4）CT检查：中耳腔内存在密度不均的增高影像。

4. 心理－社会状况　患者听力减退、耳部不适且反复发作，易导致焦虑情绪。需评估患者年龄、情绪状态、文化程度及疾病认知程度。

（三）治疗要点

治疗原则有清除病灶，改善鼓室通气和引流。

1. 非手术治疗

（1）抗生素：急性期可根据病变严重程度合理选择。

（2）糖皮质激素：辅助治疗考虑口服地塞米松或泼尼松，推荐使用糖皮质激素喷鼻剂。

（3）抗组胺药：减轻鼓室和咽鼓管黏膜水肿及渗出。

（4）黏液促排剂：促纤毛运动及排泄功能。

（5）鼻腔减充血剂　交替使用1%麻黄碱和含激素的抗生素滴鼻液滴鼻，3~4次/日。

（6）咽鼓管吹张　慢性期可选捏鼻鼓气法、波利策法或经鼻导管吹张法等。

2. 手术治疗　可根据患者情况选择鼓膜穿刺抽液术、切开术、鼓室置管或咽鼓管球囊扩张术等。同时，需积极治疗鼻咽和鼻腔疾病，包括腺样体切除、鼻息肉切除和鼻中隔矫正等手术。

（四）护理诊断和护理措施

分泌性中耳炎患者的护理诊断和护理措施见表19-8。

表19-8　分泌性中耳炎患者的护理诊断和护理措施

常见护理诊断/护理问题	护理措施	措施依据
感知障碍：听力下降	1. 遵医嘱给予抗生素、糖皮质激素等药物，教会患者正确使用喷鼻药、滴鼻药	控制感染，减轻水肿渗出，促进纤毛运动排泄，维持鼻腔咽鼓管通畅
	2. 指导患者正确练习咽鼓管吹张	保持咽鼓管通畅
	3. 若病情未好转、听力下降加重、鼓室积液黏稠者，积极做好术前准备	积极清除病灶，避免听力下降加重
	4. 与患者沟通时，面对面交流，尽量在听力好的一侧进行沟通，适当提高音量	保证与患者有效沟通
舒适度受损：耳鸣、耳闷胀感、头晕	1. 指导患者正确进行咽鼓管吹张练习，指导患者正确鼓气的方法	保持咽鼓管通畅，改善耳部不适症状
	2. 保持环境安静、舒适，避免噪声刺激	防止噪声加重耳鸣等不适
知识缺乏	1. 指导患者正确使用滴鼻药、喷鼻药，掌握正确的擤鼻方法	保持咽鼓管通畅
	2. 嘱患者在高空飞行升降时，进行吞咽或打呵欠动作	维持咽鼓管压力平衡
	3. 术后保持外耳道清洁干燥，避免污水入耳、游泳；忌用手挖耳	防止中耳感染
	4. 生活规律，劳逸结合，加强锻炼	防止上呼吸道感染引起咽鼓管障碍
	5. 积极治疗鼻腔及鼻咽部疾病	防止疾病进展而阻塞咽鼓管

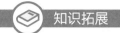

知识拓展

咽鼓管吹张

（1）捏鼻鼓气法：是一项自我吹张技术。在紧闭口鼻的情况下，用力经鼻呼气，借助产生的压力使气体从鼻咽部经过咽鼓管流入中耳，进而调整中耳的负压状态，促进咽鼓管的开放，有助于中耳内液体的排出。

（2）波利策法（Politzer 法）：将橡皮球接头插入患者一侧鼻孔，封闭另一侧鼻孔，患者吞咽时挤压橡皮球，使气体进入咽鼓管，实现吹张效果。

（3）经鼻导管吹张法：利用弯曲的金属导管，经鼻腔插入鼻咽部，经过精确调整，使导管前端进入咽鼓管咽口，再进行吹张。在鼻内镜或纤维鼻咽镜辅助下，插管操作更为精准。

（4）Ear popper 吹张法：是一种基于波利策法的改良方法，它利用吹张器替代传统的橡皮球进行吹张，具有压力可控、装置便携、患者易接受等特点。

二、急性化脓性中耳炎

急性化脓性中耳炎（acute suppurative otitis media）是由细菌感染导致中耳黏膜发生急性化脓性炎症。儿童多见，好发于冬、春季，常继发于上呼吸道感染。

（一）病因及发病机制

急性化脓性中耳炎主要致病菌包括肺炎链球菌、流感嗜血杆菌、乙型溶血性链球菌及葡萄球菌等，其感染途径如下。

1. 咽鼓管途径　急性上呼吸道感染、不当的鼻鼓气或擤鼻涕、游泳、跳水等，均可使细菌经咽鼓管侵入中耳，引起感染。婴幼儿咽鼓管短而宽，且鼓室口位置低，咽部细菌或分泌物易逆行入鼓室。

2. 外耳道鼓膜途径　如鼓膜穿刺、外伤或鼓室置管，使致病菌直接从外耳道侵入中耳。

3. 血行感染　极少见。

（二）护理评估

1. 健康史　评估患者是否曾患上呼吸道感染，近期是否有急、慢性鼻炎及咽部炎症反复发作，有无鼓膜外伤、穿刺、置管史，以及游泳呛水、婴儿呛奶等经历。

2. 身体状况

（1）耳痛：为典型症状，鼓膜穿孔前表现为搏动性疼痛或刺痛，痛感强烈并可放射至头部和牙齿。吞咽、咳嗽或打喷嚏时痛感加剧，婴幼儿则常摇头哭闹。鼓膜穿孔流脓后，耳痛症状会缓解。

（2）听力下降及耳鸣：初期耳闷、低频耳鸣明显，耳痛剧烈时轻度聋不易察觉。鼓膜穿孔后，这些症状会逐渐减轻。

（3）耳流脓：初为脓血样，后转为脓性分泌物。

（4）全身症状：如畏寒、发热和倦怠，儿童症状更为严重，常伴消化道症状。鼓膜穿孔后，全身症状会明显减轻或消失。

3. 辅助检查

（1）耳部触诊：乳突部有轻微压痛，儿童乳突部皮肤可出现轻度红肿。

（2）耳镜检查：起病早期鼓膜松弛部充血，锤骨柄及紧张部周边血管扩张。随后鼓膜弥漫性充血、肿胀，正常标志模糊，可见小黄点。若炎症未得到及时控制，将发展为鼓膜穿孔，穿孔处出现搏动亮点，分泌物涌出，形成"灯塔征"。

（3）听力检查：多为传导性聋，少数患者可能伴有感音神经性聋或混合性聋。

（4）血常规：白细胞总数和中性粒细胞增加，鼓膜穿孔后逐渐恢复正常。

（5）X 线检查：乳突部呈云雾状模糊，但骨质无破坏。

4. 心理－社会状况　患者因耳痛、听力下降等症状产生焦虑。需评估其年龄、情绪、文化程度及对疾病的认知。

（三）治疗要点

治疗原则有控制感染，引流通畅，消除病因。

1. 全身治疗　应尽早足量使用有效抗生素，如青霉素类或头孢菌素类，并在症状缓解后继续用药数天以巩固疗效。

2. 局部治疗

（1）鼓膜穿孔前：可采用消炎镇痛的滴耳液，并交替使用滴鼻液以改善引流。若症状严重且引流不畅，需行鼓膜切开术。怀疑并发乳突炎时，应及时确诊并行乳突切开引流术。

（2）鼓膜穿孔后：需用3%过氧化氢液需彻底清洗外耳道脓液，并局部使用0.3%氧氟沙星、利福平等滴耳液，避免使用粉剂。炎症消退后，可用乙醇制剂滴耳。

（3）感染完全控制后，部分鼓膜穿孔可自行愈合，长期不愈者可考虑鼓室成形术。

3. 病因治疗　积极治疗鼻腔、鼻窦及咽部慢性疾病，以防中耳炎复发。

（四）护理诊断和护理措施

急性化脓性中耳炎患者的护理诊断和护理措施见表19－9。

表 19－9　急性化脓性中耳炎患者的护理诊断和护理措施

常见护理诊断/护理问题	护理措施	措施依据
急性疼痛	1. 指导患者疼痛评估的方法，转移患者注意力，必要时遵医嘱使用镇痛药	减轻患者疼痛
	2. 遵医嘱及时、足量使用有效抗生素，指导正确使用滴耳药；症状较重者，予以鼓膜切开引流术	控制感染，通畅引流，缓解疼痛
	3. 当疼痛突然缓解，观察患者外耳道是否有分泌物	鼓膜穿孔时，分泌物排出，中耳压力减轻，疼痛减轻
发热	1. 观察体温情况，予以物理降温，遵医嘱使用退热药	降低患者体温
	2. 指导多饮水，给予高热量、高蛋白、易消化的流食或半流食，食欲欠佳者予以补液治疗	补充水分、营养，维持液体平衡

续　表

常见护理诊断/护理问题	护理措施	措施依据
潜在并发症：急性乳突炎、耳源性脑脓肿	1. 若高热不退，观察耳郭后上方乳突部位有无红肿、压痛	致病菌可通过鼓室后壁解剖途径进入乳突
	2. 观察患者有无出现恶心、呕吐、剧烈头痛等症状	致病菌可通过鼓室上壁解剖途径进入颅内
知识缺乏	1. 告知正确的擤鼻、滴鼻、滴耳方法	促进咽鼓管通畅
	2. 指导母亲正确的哺乳姿势，奶嘴的大小要合适	以防乳汁逆流入中耳腔
	3. 鼓膜修补术后，忌用力擤鼻、咳嗽，3 个月内勿乘飞机	以防筋膜脱落致手术失败
	4. 规律作息，劳逸结合，增强锻炼；戒烟酒，禁食辛辣	增强抵抗力
	5. 鼓膜穿孔未愈者忌游泳，防污水入耳	防止感染
	6. 急性化脓性中耳炎应及早彻底治疗	避免发展为慢性化脓性中耳炎

三、慢性化脓性中耳炎

慢性化脓性中耳炎（chronic suppurative otitis media）是中耳的慢性化脓性炎症，涉及黏膜、骨膜甚至乳突骨质。其主要特征是耳内长期流脓、鼓膜穿孔和听力减退。病情严重时，可引发颅内外并发症。若急性化脓性中耳炎病程超过 8 周仍未改善，应考虑此病。

（一）病因及发病机制

1. 急性化脓性中耳炎若未得到及时或恰当治疗，全身免疫力下降，或遭遇强毒病菌和耐药菌感染，都可能演变为慢性疾病。

2. 鼻腔、鼻窦及咽部的慢性疾病，如腺样体肥大、慢性扁桃体炎和鼻窦炎，常是中耳炎反复发作的诱因。

3. 常见致病菌包括金黄色葡萄球菌、变形杆菌、铜绿假单胞菌、大肠埃希菌等，可有两种以上的细菌混合感染，还可伴发真菌感染，多为外耳道内真菌感染，中耳内真菌感染少见。

（二）护理评估

1. 健康史　评估患者既往急性化脓性中耳炎病史及治疗效果，病程是否超过 8 周；同时了解有无鼻咽部慢性疾病及免疫力低下情况。

2. 身体状况

（1）耳部流脓：慢性化脓性中耳炎的典型表现，表现为间歇性或持续性的反复发作。流脓量在上呼吸道感染或外耳道感染时增加，分泌物多为黏液性或黏稠脓性，长期不清理会带有异味。在炎症发作或肉芽组织生长时，可能伴有血性分泌物。

（2）听力下降：表现为不同程度的传导性或混合性听力下降，这与鼓膜穿孔状况、听骨链完整性及迷路是否受损密切相关

（3）耳鸣：部分内耳受损患者还会出现耳鸣。

（4）眩晕：较少见。急性发作时可导致严重眩晕。

（5）耳源性并发症：如耳源性脑膜炎、硬脑膜外脓肿等颅内并发症，伴随头痛、发热、颅内压增高等症状，以及耳后骨膜下脓肿、迷路炎等颅外并发症。

3. 辅助检查

（1）耳镜检查：鼓膜紧张部穿孔大小不一，分为中央性和边缘性两类。穿孔处鼓室内壁黏膜充血、肿胀、增厚或高低不平，伴随肉芽组织、息肉，同时可见脓性分泌物分布于外耳道、鼓室内及肉芽周围。

（2）听力检查：纯音测试结果多为传导性聋或混合性聋，程度各异。

（3）颞骨 CT：乳突气化、充气良好时炎症局限于鼓室黏膜，气房模糊伴软组织影则可能提示骨质破坏和肉芽组织生长。

4. 心理－社会状况　患者因长期耳流脓、听力下降及异味，产生焦虑、自卑情绪。需评估其年龄、情绪、文化及对疾病的了解程度。

（三）治疗要点

治疗原则有清除病因，控制感染，消除病灶，引流通畅，改善听力。

1. 药物治疗　引流通畅者以局部用药为主，急性发作时宜全身应用抗生素。

（1）局部用药：对于鼓室黏膜充血、水肿、分泌物多的情况，选用抗生素溶液或抗生素与糖皮质激素混合液滴耳，如 0.3% 氧氟沙星滴耳液。对于脓液较少、鼓室潮湿的患者，则采用酒精或甘油制剂，如 3%～4% 硼酸甘油或酒精。

（2）局部用药注意事项：用药前需先使用 3% 过氧化氢溶液或生理盐水清洗外耳道及鼓室的脓液，再滴药。禁用氨基糖苷类抗生素滴耳剂，防止耳中毒。对于脓液多或穿孔小的患者，避免使用粉剂，以防堵塞穿孔影响引流。同时，避免使用有色滴剂，以免影响对局部的观察。此外，中耳腔内禁用腐蚀剂。

2. 手术治疗

（1）中耳炎症已消退，但穿孔未愈合时，可行鼓室成形术。

（2）若药物治疗无效，或存在肉芽、息肉等病变，考虑手术治疗，如鼓室成形术、乳突开放术＋鼓室成形术或乳突根治术等。

3. 病因治疗　积极治愈急性化脓性中耳炎，积极治疗鼻咽部慢性疾病。

（四）护理诊断和护理措施

1. 术前护理　慢性化脓性中耳炎患者的术前护理诊断和护理措施见表 19－10。

表 19－10　慢性化脓性中耳炎患者的术前护理诊断和护理措施

常见护理诊断/护理问题	护理措施	措施依据
感知障碍：听力下降	与患者沟通时，应面对面交流，尽量在听力好的一侧进行沟通，适当提高音量	保证与患者有效沟通
舒适度受损：耳鸣、耳流脓	1. 遵医嘱给予耳部局部用药，彻底清除外耳道及鼓室内的脓液	减少致病菌对局部的刺激，改善局部症状
	2. 遵医嘱使用抗生素	控制感染，改善症状

续　表

常见护理诊断/护理问题	护理措施	措施依据
潜在并发症：耳源性脑膜炎、硬脑膜外脓肿、耳后骨膜下脓肿、急性乳突炎、耳源性脑脓肿	1. 观察患者生命体征、神志、瞳孔，有无发热、颅内压增高症状	及时发现病情变化
	2. 床旁备抢救用物，保证输液通路通畅	保证急救时所需
	3. 避免用力咳嗽、排大便	避免颅内压增高
	4. 忌用镇静、镇痛等药物	以免掩盖症状，延误诊断
	5. 若高热不退，观察耳郭后上方乳突部位有无红肿、压痛	病菌可通过鼓室后壁解剖途径进入乳突
	6. 观察患者有无出现恶心、呕吐、剧烈头痛等症状	病菌可通过鼓室上壁解剖途径进入颅内

2. 术后护理　慢性化脓性中耳炎患者的护理诊断和护理措施见表19-11。

表 19-11　慢性化脓性中耳炎患者的术后护理诊断和护理措施

常见护理诊断/护理问题	护理措施	措施依据
急性疼痛	1. 告知患者在咳嗽、打喷嚏或咀嚼食物时动作幅度不宜过大	防止切口出现牵拉痛
	2. 指导患者疼痛评估的方法，转移患者注意力，必要时遵医嘱使用镇痛药	缓解患者疼痛
	3. 给予患者平卧位或健侧卧位，患耳朝上	防止患耳受压引起疼痛
有出血的危险	1. 监测生命体征，特别是血压，观察创口敷料渗出的颜色、性质和量，做好记录，及时通知医生进行处理	及早发现出血，及时应对
	2. 遵医嘱使用止血药物	减少出血
有感染的危险	1. 监测患者体温、血常规变化情况	感染可引起体温升高、血常规变化
	2. 观察患耳创口敷料渗液情况，有无疼痛及异常表现，换药时局部有无红、肿及渗出	局部红、肿、热、痛是感染的表现
	3. 遵医嘱使用抗生素，换药时执行无菌操作	控制感染
舒适度受损	1. 评估术后有无耳鸣、眩晕等情况，遵医嘱给予抗眩晕及耳鸣药物，影响睡眠者，遵医嘱给予助眠药；保持环境安静、舒适，避免噪声干扰	缓解耳鸣、头晕等不适感
	2. 观察耳部加压包扎松紧度，避免过松过紧，避免敷料压迫耳郭引起疼痛；可在额前贴减压敷料	缓解因敷料压迫带来的局部不适
有跌倒的危险	1. 术后评估眩晕程度，遵医嘱使用止晕药物，应尽量多卧床休息，协助活动	减轻症状，防止意外发生
	2. 患者活动时做到"四慢"，步态不稳患者应有人搀扶，加强陪护；衣裤长度适宜，穿防滑鞋	预防跌倒的发生
	3. 教会患者眩晕发作时的自我救治措施	防止伤害加重

续　表

常见护理诊断/护理问题	护理措施	措施依据
潜在并发症：面瘫	1. 动态评估术后有无出现面瘫症状	手术可能会损伤面神经，并出现相应的症状
	2. 遵医嘱使用糖皮质激素，以及营养神经、改善微循环的药物	促进面神经恢复
	3. 遵医嘱给予滴眼液、眼膏，外出时戴眼镜，睡眠时戴眼罩	面瘫引起眼睑闭合不全，进行眼部保护
	4. 进食易咀嚼、易吞咽的食物，缓慢咀嚼，餐后漱口，保持口腔清洁	面瘫患者进食后食物残渣滞留颊内，防止口腔感染
	5. 指导患者面部按摩，进行面瘫功能锻炼，配合局部热敷、理疗、针灸等	物理治疗，促进面神经恢复
知识缺乏	1. 创口愈合之前不宜游泳，避免污水入耳，勿用手挖耳，保持耳道清洁	避免感染
	2. 若行鼓膜修补术者，术后3个月内禁坐飞机	以免气压影响鼓膜正常愈合
	3. 规律作息，戒烟、戒酒，适当锻炼，加强营养	增强体抗力，避免感冒引起咽鼓管阻塞
	4. 若有听小骨置入者，避免头部剧烈晃动，勿擤鼻、打喷嚏	防止听小骨移位

第五节　内耳疾病患者的护理

一、耳硬化症

耳硬化症（otosclerosis）指骨迷路内形成一至数个局限性、富血管海绵状新骨，替代原骨质，并逐渐硬化的内耳骨迷路局灶病变。本病好发于年轻患者，好发年龄为 20～50 岁，高峰在 30～40 岁，女性多于男性。

（一）病因及发病机制

目前病因尚未明确，可能与以下因素有关。

1. 遗传因素　部分患者有家族遗传史，且异常基因检出率较高。

2. 发育因素　发育过程中，部分成人窗前裂周围的胚胎软骨残体可能再生骨质，引发耳硬化症。

3. 内分泌因素　女性患者多见，病情在妊娠期、分娩期可能加重，或与雌激素水平变化有关。

4. 免疫因素　研究显示，活动性硬化病灶中存在黏多糖聚合异常，组织纤维及胶原纤维减少、断裂等现象。

5. 酶代谢紊乱　也可引起镫骨活动受限。

（二）护理评估

1. 健康史　评估患者年龄、性别、既往史、家族史等，近期有无免疫力下降、上呼吸道感染、感冒等症状，有无妊娠或内分泌失调，评估患者听力减退过程。

2. 身体状况

（1）进行性听力下降：起病隐匿，一般是不知不觉地渐渐地出现听力下降，呈缓慢进行性加重，可双耳同时或先后出现。

（2）耳鸣：多为"嗡嗡"声低调耳鸣，呈间歇性或持续性。

（3）眩晕：部分患者在头部活动后发生短暂的眩晕。

（4）自听增强：自语声虽小但吐词清晰，声音自我感知增强。

（5）韦氏误听（Willis paracusis）现象：患者感觉在嘈杂环境中的听辨能力较安静环境下好，此现象称为韦氏误听。

3. 辅助检查

（1）耳镜检查：鼓膜多正常，偶有患者可见后上象限呈淡红色，此为鼓岬区活动病灶的充血征象，称为 Schwartze 征。

（2）音叉试验：Weber 试验偏向听力差侧，Rinne 试验阴性，Gelle 试验阴性，Schwabach 试验骨髓延长。

（3）纯音听阈测定：显示传导性或混合性听力损失，中期骨导听力曲线出现卡哈切迹。

（4）声导抗：提示鼓室导抗图为 A 型或 As 型，镫骨肌反射消失。

（5）影像学检查：高分辨率 CT 和 MRI 可清晰显示骨迷路包裹、前庭窗、蜗窗区或内听道出现的病灶。

4. 心理 – 社会状况　患者表现为耳鸣、听力下降，引发恐惧、焦虑、自卑等心理，应评估患者情绪、文化程度及对疾病认识，以提供相应护理。

（三）治疗要点

1. 手术治疗　目前治疗耳硬化症的主要方法是行镫骨足板开窗人工镫骨置入术，旨在提升听力并控制病情。

2. 药物治疗　对于不宜手术者，可用药物如氟化钠、维生素 D 等稳定病情。

3. 选配助听器　用于有手术禁忌证或拒绝手术者。

（四）护理诊断和护理措施

1. 术前护理　耳硬化症患者的术前护理诊断和护理措施见表 19 – 12。

表 19 – 12　耳硬化症患者的术前护理诊断和护理措施

常见护理诊断/护理问题	护理措施	措施依据
感知障碍：听力下降	1. 与患者沟通时，面对面交流，尽量在听力好的一侧进行沟通，适当提高音量	保证与患者有效沟通
	2. 根据患者病情，积极做好术前准备	积极干预，避免加重听力下降
	3. 依据听力损失程度，选配助听器	以获得更佳的听觉效果

续　表

常见护理诊断/ 护理问题	护理措施	措施依据
舒适度受损： 耳鸣、眩晕	1. 评估耳鸣、眩晕的程度、性质、持续时间等，遵医嘱给予扩血管、营养神经药物，避免耳毒性药物	缓解患者耳鸣、眩晕症状
	2. 避免噪声刺激	防止噪声加重耳鸣不适
	3. 给予病情解释	使患者积极配合治疗
	4. 若出现眩晕不适，嘱闭目养神，改变体位时动作轻慢	防止加重眩晕
有跌倒的危险	1. 术后评估眩晕程度，遵医嘱使用止晕药物，应尽量多卧床休息，协助活动	减轻症状，防止意外发生
	2. 患者活动时做到"四慢"，步态不稳患者应有人搀扶，加强陪护；衣裤长度适宜，穿防滑鞋	预防跌倒的发生
	3. 教会患者眩晕发作时的自我救治措施	防止伤害加重
焦虑	1. 注意沟通技巧，进行恰当的安抚疏导，指导采用放松疗法	缓解患者焦虑情绪
	2. 讲解疾病知识，让患者了解疾病的预后，增强治疗的信心	使患者积极配合治疗
	3. 强化与家属沟通，争取家属亲友情感生活支持	提高患者社会适应力

2. 术后护理　　耳硬化症患者的术后护理诊断和护理措施见表 19 - 13。

表 19 - 13　耳硬化症患者的术后护理诊断和护理措施

常见护理诊断/ 护理问题	护理措施	措施依据
急性疼痛	1. 告知患者在咳嗽、打喷嚏或咀嚼食物时动作幅度不宜过大	防止切口出现牵拉痛
	2. 指导患者疼痛评估的方法，转移患者注意力，必要时遵医嘱使用镇痛药	缓解患者疼痛
	3. 给予患者平卧位或健侧卧位，患耳朝上	防止患耳受压引起疼痛
有感染的危险	1. 监测患者体温、血常规变化情况	感染可引起体温升高、血常规变化
	2. 观察患耳创口敷料渗液情况，有无疼痛及异常表现，换药时局部有无红、肿及渗出	局部红、肿、热、痛是感染的表现
	3. 遵医嘱使用抗生素，换药时执行无菌操作	控制感染
潜在并发症：面瘫	1. 动态评估术后有无出现面瘫症状	手术可能会损伤面神经，并出现相应的症状
	2. 遵医嘱使用糖皮质激素，以及营养神经、改善微循环的药物	促进面神经恢复
	3. 遵医嘱给予滴眼液、眼膏，外出时戴眼镜，睡眠时戴眼罩	面瘫引起眼睑闭合不全，进行眼部保护
	4. 进食易咀嚼、易吞咽的食物，缓慢咀嚼，餐后漱口，保持口腔清洁	面瘫患者进食后食物残渣滞留颊内，防止口腔感染
	5. 指导患者面部按摩，进行面瘫功能锻炼，配合局部热敷、理疗、针灸等	物理治疗，促进面神经恢复

续　表

常见护理诊断/护理问题	护理措施	措施依据
知识缺乏	1. 术后予以平卧位及健侧卧位，绝对卧床72小时，限制头部活动，后无明显眩晕可适当下床活动	避免植入的镫骨脱落
	2. 预防感冒，避免剧烈的咳嗽、打喷嚏，忌用力擤鼻	避免中耳腔压力增大导致植入的镫骨移位
	3. 避免进食过大、过硬食物，减少咀嚼运动，特别是患侧牙齿的咀嚼	避免听骨链脱落
	4. 避免污水入耳，半年内避免游泳、跳水	防止感染
	5. 避免噪声环境，避免长时间佩戴耳机，定时复查和检查听力	保护听力，观察手术疗效

二、梅尼埃病

梅尼埃病（Meniere disease）内耳特发性膜迷路积水疾病，常表现为旋转性眩晕、波动性感音神经性听力下降和耳鸣、耳闷胀感，且反复发作。好发于青壮年，尤以40~60岁为高发期。多为单耳发病，有时也可影响双耳。

（一）病因及发病机制

关于梅尼埃病的病因，目前尚无定论。但膜迷路积水是其主要的病理特征。学者普遍认为，内淋巴的产生与吸收失衡是导致该病发生的主要机制。其中，内淋巴管的机械性阻塞或吸收障碍，如内淋巴管狭窄、内淋巴囊发育不良等，是导致膜迷路积水的主要原因之一。此外，内耳缺血也被认为是导致发病的重要因素，自主神经功能紊乱、内耳小血管痉挛可能导致微循环障碍，引发组织缺氧和代谢紊乱，进而导致膜迷路积水。免疫反应学说认为，内耳抗原－抗体反应可能导致毛细血管扩张和通透性增加，体液渗入膜迷路，同时抗原－抗体复合物沉积影响内淋巴囊的吸收功能。此外，还有内淋巴囊功能紊乱、病毒感染和遗传等学说。

（二）护理评估

1. 健康史　了解患者首次发病年龄，既往有无耳部疾病史、家族史，有无劳累、紧张、感冒等诱因。

2. 身体状况

（1）眩晕：突然发作的旋转性眩晕，同时伴随恶心、呕吐、面色改变、冷汗及血压降低等自主神经反应。在睁眼或转动头部时，眩晕感会加剧，而闭眼静卧时则有所缓解。眩晕发作通常持续数十分钟至数小时，之后逐渐缓解，但患者仍可能感到不平衡或不稳。随着眩晕反复发作，发作时间会逐渐延长，间歇期则变短。

（2）听力下降：呈波动性，发作期间听力受损明显，间歇期则有所恢复。发作次数增多，听力受损程度也逐渐加重，但很少出现完全丧失听力的情况。部分患者还可能出现复听现象，即同一声音在双耳中听起来音调、音色完全不同。

（3）耳鸣：通常出现在眩晕之前，音调先为持续低音调的吹风声或流水声，后为高音调的蝉鸣声、哨声或汽笛声，并在眩晕时加重，间歇期虽减轻但不会完全消失。

（4）耳闷胀感：患者可感到耳部或头部的闷胀和压迫感。

3. 辅助检查

（1）耳镜检查：显示鼓膜和声导抗均正常，咽鼓管功能良好。

（2）前庭功能检查：发作期可记录到向健侧的自发性及位置性眼震，间歇期结果可能正常，多次发作可能导致前庭功能减退或丧失。

（3）听力学检查：提示感音神经性聋。纯音听力早期为上升型或峰型，晚期为平坦型或下降型。

（4）影像学检查：内耳道 MRI 提示前庭导水管形态异常，变细、短、直。

4. 心理 - 社会状况　患者眩晕反复发作，影响生活工作，产生焦虑、悲观情绪。需评估其性格、情绪、文化程度及对疾病的认知。

（三）治疗要点

1. 患者教育　对患者进行教育，提供梅尼埃病的症状、体征、生活方式调整、诊断测试及疾病的风险宣教，激励、帮助患者遵守护理计划。

2. 一般治疗　发作时应卧床休息，选择营养丰富、低脂低盐饮食，并避免饮酒、喝咖啡。症状缓解后应逐步下床活动。如有需要，应进行心理精神治疗。

3. 药物治疗　眩晕发作时，宜对症治疗。可给予前庭神经抑制剂如地西泮、苯海拉明等，配合异丙嗪使用；使用利尿药如氢氯噻嗪以缓解眩晕、恶心等症状；可考虑应用抗胆碱能药如山莨菪碱，或血管扩张药及钙离子拮抗药如氟桂利嗪、尼莫地平。若控制效果不佳，可考虑鼓室注射庆大霉素和激素。

4. 正压疗法　Meniett 低压脉冲治疗，可短期控制眩晕症状。

5. 前庭康复治疗　适用于稳定、无波动性前庭功能损害者，可缓解头晕，改善平衡功能，包括一般性前庭康复治疗、个体化前庭康复治疗及虚拟现实平衡锻炼等。

6. 听力康复训练　适用于梅尼埃病病情稳定的患者。

7. 选配助听器　依据听力下降程度酌情选配。

8. 手术治疗　对于眩晕频发、剧烈且长期保守治疗无效，耳鸣、耳聋症状加剧的患者，可考虑手术治疗。手术方式包括内淋巴囊手术、前庭神经截除术、半规管阻塞术及迷路切除术等。

（四）护理诊断和护理措施

梅尼埃病患者的护理诊断和护理措施见表 19 - 14。

表 19 - 14　梅尼埃病患者的护理诊断和护理措施

常见护理诊断/护理问题	护理措施	措施依据
舒适度受损：眩晕	1. 观察眩晕发生的频率、程度、持续时间，关注患者自我感受；遵医嘱使用镇静药、血管扩张药及激素等	缓解眩晕症状
	2. 稳定期指导患者进行前庭康复训练	缓解头晕，改善平衡功能
	3. 间歇期嘱患者尽可能不做转体动作，扭头或者仰头时动作不宜过快、过大	防止诱发眩晕

续　表

常见护理诊断/护理问题	护理措施	措施依据
舒适度受损：眩晕	4. 发作期给予清淡、易消化饮食，避免饮酒、喝咖啡	有利于消化吸收
	5. 发作期协助患者做好生活护理，进食、洗漱、大小便等	提高患者舒适度
	6. 保持环境安静舒适，光线柔和，睡眠时刻佩戴眼罩，避免噪声	防止加重眩晕
有跌倒的危险	1. 术后评估眩晕程度，遵医嘱使用止晕药物，应尽量多卧床休息，协助活动	减轻症状，防止意外发生
	2. 患者活动时做到"四慢"，步态不稳患者应有人搀扶，加强陪护；衣裤长度适宜，穿防滑鞋	预防跌倒的发生
	3. 教会患者眩晕发作时的自我救治措施	防止伤害加重
感知障碍：听力下降	与患者沟通时，应面对面交流，尽量在听力好的一侧进行沟通，适当提高音量	保证与患者有效沟通
有电解质紊乱的危险	1. 观察恶心、呕吐情况，是否出现脱水、乏力、心律失常等其他症状；定期监测患者的电解质水平	及时发现电解质紊乱症状
	2. 根据电解质紊乱的类型和程度，及时补充水分和电解质。对于轻度电解质紊乱，可以口服补液盐；对于重度电解质紊乱，则需要静脉输液	补充水及电解质
	3. 遵医嘱使用止吐药	缓解呕吐症状
	4. 指导患者进食富含电解质的食物，避免摄入过多的油腻、辛辣食物	避免刺激胃肠道而加重呕吐
焦虑	评估患者情绪状态，耐心沟通交流，适当心理干预，给予放松疗法，必要时心理科会诊	减轻患者焦虑
知识缺乏	1. 避免肥腻、辛辣、刺激性食物，戒烟酒；低盐饮食，建议每日食盐摄入量<1g	避免诱发疾病，低钠饮食可减轻迷路水肿
	2. 适当锻炼，劳逸结合，保证充足睡眠	增强免疫力
	3. 每日按医生要求进行康复功能锻炼	加速康复
	4. 避免耳毒性药物；指导患者根据身体状况选择最佳睡眠体位	防止诱发眩晕
	5. 常备地西泮、眩晕药物，以便眩晕发作时应急使用；发作期不要单独外出，不可从事驾驶、登高等作业，及时就诊	防止意外发生

三、良性阵发性位置性眩晕

良性阵发性位置性眩晕（benign paroxysmal positional vertigo，BPPV）又称"耳石症"，是外周前庭病变，表现为头位改变诱发的反复发作的短暂眩晕和特征性眼震。该病常自限，但易复发，是常见的前庭周围性眩晕，高发于 40 岁以上人群。

（一）病因及发病机制

BPPV 分为特发性和继发性两类，前者病因不明但临床常见，后者与头部外伤、突发性耳聋、梅尼埃病、前庭神经炎及长期卧床等因素有关。关于 BPPV 的发病机制尚不明确，目前主要有两种学说。

1. 管结石症　耳石颗粒从椭圆囊囊斑脱落进入半规管，随头部运动产生位移，刺激壶腹嵴引发眼震和眩晕。

2. 嵴帽结石症　耳石颗粒脱落后黏附于壶腹嵴的嵴帽，增加其对重力变化的敏感性，从而产生相应症状。

（二）护理评估

1. 健康史　评估患者有无耳病病史、家族史，评估患者眩晕发作特点，有无伴发耳鸣、听力下降、恶心、呕吐等症状。

2. 身体状况

（1）眩晕：患者头位变化（如俯卧床、头前倾、头后仰、快速转头）常诱发短暂性眩晕（通常不超过 1 分钟），伴有眼球震颤。眩晕多为旋转性，少数为飘浮或走路不稳感。

（2）其他症状：有恶心、呕吐、出冷汗等自主神经反应，但不伴耳鸣、耳闷或听力下降。

3. 辅助检查

（1）Dix – Hallpike 变位试验：是后半规管 BPPV 的特异性检查。

（2）翻转试验（roll test）：是外半规管 BPPV 的特异性检查。

（3）听力检查：听力一般正常。

（4）影像学检查和前庭功能检查：可应用于鉴别诊断。

4. 心理 – 社会状况　患者眩晕反复发作，影响生活工作，导致焦虑。护士需评估患者年龄、文化程度、情绪状态及对疾病的认知。

（三）治疗要点

1. 耳石复位治疗　是治疗 BPPV 的首选方法，如 Dix – Hallpike 试验、翻滚试验（roll test）、耳石复位仪。

2. 药物治疗　原则上药物并不能使耳石复位，但合并其他疾病时，可给予改善内耳微循环的药物。

3. 手术治疗　适用于极少数手法复位后迁延不愈，难治性患者若活动严重受限，可考虑手术治疗，如半规管阻塞术。

4. 前庭康复训练　可作为 BPPV 耳石复位后的辅助治疗。

（四）护理诊断和护理措施

良性阵发性位置性眩晕患者的护理诊断和护理措施见表 19 – 15。

表 19 – 15　良性阵发性位置性眩晕患者的护理诊断和护理措施

常见护理诊断/护理问题	护理措施	措施依据
舒适度受损：眩晕	1. 观察眩晕发生的频率、程度、持续时间，关注患者自我感受；遵医嘱使用镇静药、血管扩张药及激素等	缓解眩晕症状
	2. 稳定期指导患者进行前庭康复训练	缓解头晕，改善平衡功能
	3. 间歇期嘱患者尽可能不做转体动作，扭头或者仰头时动作不宜过快、过大	防止诱发眩晕
	4. 发作期给予清淡、易消化饮食，避免饮酒、喝咖啡	有利于消化吸收
	5. 发作期协助患者做好生活护理，进食、洗漱、大小便等	提高患者舒适度
	6. 保持环境安静舒适，光线柔和，睡眠时刻佩戴眼罩，避免噪声	防止加重眩晕
有跌倒的危险	1. 术后评估眩晕程度，遵医嘱使用止晕药物，应尽量多卧床休息，协助活动	减轻症状，防止意外发生
	2. 患者活动时做到"四慢"，步态不稳患者应有人搀扶，加强陪护；衣裤长度适宜，穿防滑鞋	预防跌倒的发生
	3. 教会患者眩晕发作时的自我救治措施	防止伤害加重
焦虑	评估患者情绪状态，耐心沟通交流，适当心理干预，给予放松疗法，必要时心理科会诊	减轻患者焦虑
知识缺乏	1. 指导患者识别可能导致 BPPV 发作的诱因，如头部快速运动、突然改变变体位（如躺下、坐起、转头等）、耳部感染等	提醒患者避免诱发因素，以减少眩晕发作的次数和严重程度
	2. 保证充足睡眠，适度体育锻炼，均衡饮食均衡，积极治疗高血压等基础疾病	降低耳石症复发概率
	3. 在进行手法复位过程中，观察患者有无恶心、呕吐等，必要时给予镇静药及抗眩晕药物	及时发现病情变化，减轻患者症状
	4. 发作期注意安全，加强陪护	避免意外发生

 知识拓展

后半规管 BPPV 与外半规管 BPPV 鉴别

后半规管 BPPV 与外半规管 BPPV 鉴别见表 19 – 16。

表 19 – 16　后半规管 BPPV 与外半规管 BPPV 鉴别

鉴别点	后半规管 BPPV	外半规管 BPPV
常见诱发体位	起床、卧床、头前倾和后仰	床上翻身、转头
眩晕持续时间	多数 <30 秒	多数 30 ~ 60 秒
潜伏期	一般 3 ~ 5 秒	无或 <3 秒
眼震方向	垂直旋转性	水平
疲劳性	有	无
特征性变位试验	Dix – Hallpike 试验	翻滚试验

第六节　耳聋患者的护理

一、概述

耳聋（hearing loss）是影响人类生活质量和导致终身残疾的最主要问题之一。据 WHO 统计，全球患有致残性听力损失的人数约为 4.66 亿人，占世界总人口的 5%。

耳是人体的声音接收器官，其核心功能是听觉。正常情况下，人耳能感知 20 ~ 20 000Hz、声强为 0dB HL 的声音。听觉系统中任一环节的结构异常或功能障碍，如传音、感音、神经冲动、综合分析等障碍，均可能导致不同程度的听觉损伤，统称耳聋。

耳聋可根据病变性质和部位分为器质性和功能性两大类。器质性耳聋又细分为传导性、感音神经性和混合性聋。功能性聋则因无器质性病变，常被称为精神性或癔症性聋。根据发病时间，耳聋可分为先天性和后天性，先天性耳聋又进一步分为遗传性和非遗传性。按语言功能发育程度，耳聋可分为语前聋和语后聋，前者为言语形成前发生，后者则为之后。

按 WHO（2021）听力障碍分级标准，根据纯音测听的言语频率听阈的平均值，听力障碍分为：轻度听力障碍者听低声谈话有困难，语频听阈为 20 ~ 35dB。中度听力障碍者听正常谈话困难，听阈为 35 ~ 50dB。中重度听力障碍者需大声交谈才能听见，听阈 50 ~ 65dB。重度听力障碍者需在耳边大声交谈才能听见，听阈 65 ~ 80dB。极重度听力障碍者即使大声也听不清，听阈 80 ~ 95dB。全聋者听阈 >95dB，几乎无法听到声音。

耳聋诱因多样，包括长期噪声暴露，耳部外伤、感染，耳毒药物使用、免疫性疾病、遗传及化学物质中毒等，均可导致听力受损。

二、传导性聋

传导性聋（conductive hearing loss）指声波在空气传导过程中，因外耳或中耳病变而减弱进入内耳的声能，进而引发不同程度的听力减退。

（一）病因及发病机制

1. 耳郭畸形　先天残缺或后天畸形，影响集声功能，但对听力影响有限。

2. 外耳道畸形、炎症、异物、肿瘤或外伤　可致外耳道狭窄、堵塞、闭锁，影响鼓膜运动，进而听力受损。

3. 鼓膜病变　如炎症、粘连或穿孔，可减少鼓膜振动面积和振幅，导致声能损失。

4. 中耳病变　听骨链异常、咽鼓管阻塞或感染引发的中耳炎，均可导致声能传导障碍和听力下降。

5. 内耳病变　内耳免疫性疾病、迷路积水、迷路炎等因素可致蜗窗闭塞，出现听力下降。

（二）护理评估

1. 健康史　询问患者既往耳部病史、用药史、家族史及工作、居住环境等；评估其听力损失程度、时长、发展及伴随的耳部症状。

2. 身体状况　主要表现为听力下降程度不一，常伴低音调耳鸣、耳闷胀感、耳痛、耳流脓等。

3. 辅助检查

（1）听功能检查：通过音叉试验判断传导性耳聋特征，纯音听阈测定评估听力损失程度，声导抗检查确定鼓室压力及鼓膜完整性。

（2）影像学检查：根据听功能情况，选择 X 线、CT 或 MRI 等检查，帮助确定病变的具体部位、范围及程度，为治疗提供依据。

4. 心理 – 社会状况　患者因听力下降、耳鸣而产生焦虑、悲观情绪，以及患者在疾病初期不以为然，导致未能及时治疗而加重听力下降。护士需评估患者的情绪状态、经济状况、对疾病的认知程度等。

（三）治疗要点

传导性聋的治疗应基于病因进行针对性治疗。

1. 手术治疗　各型鼓室成形术是目前治疗的主要手段。

2. 药物治疗　对于炎症引起的传导性聋，应及时采用抗生素、激素和抗组胺药物控制感染，减少渗出，促进听力恢复。

3. 选配适宜的助听器　当药物治疗和手术无效时，可根据患者听力损失程度和具体情况，选择适合的助听器以改善听力。

（四）护理诊断和护理措施

传导性聋患者的护理诊断和护理措施见表 19 – 17。

表 19 – 17　传导性聋患者的护理诊断和护理措施

常见护理诊断/护理问题	护理措施	措施依据
感知障碍：听力下降	1. 遵医嘱给予用药治疗，禁止使用耳毒性药物。需手术治疗的患者，积极做好术前准备	对症治疗，减轻症状
	2. 根据听力损失程度，选配适宜助听器	助听效果使患者满意
	3. 为患者提供适宜手写板、笔、纸或者图片等工具或者手势进行非语言沟通	促进有效沟通
	4. 进行安全知识宣教，加强陪护	因双耳听力下降导致的避险能力下降
焦虑	1. 多与患者接触，注意沟通交流技巧，安抚患者情绪，进行恰当疏导	保持患者情绪稳定
	2. 讲解疾病知识，让患者了解疾病的预后，增强治疗信心	使患者积极配合治疗
	3. 加强与家属交流，争取家属及亲友在情感与生活上的支持与帮助	提高患者社会适应力
知识缺乏	1. 积极治疗各类耳部疾病，鼓膜穿孔或急性中耳炎等需及时就医	避免慢性中耳炎损害听力
	2. 指导患者正确使用助听器，妥善保管，并按时复诊	保证助听器正常使用

三、感音神经性聋

感音神经性聋（sensorineural hearing loss）涉及耳蜗、听神经和听觉中枢的病变或代谢障碍，导致声音感受、分析和神经传导受阻，进而引发听力下降或丧失。毛细胞受损导致的听力下降称为感音性聋，听神经及其传导路径病变为神经性聋，而听中枢受损则为中枢性聋。

（一）病因及发病机制

1. 先天性聋　是出生或出生后不久即出现的听力障碍，其中由基因或染色体异常导致的为遗传性聋，而由母体病毒感染、耳毒性药物使用或产伤等引发的则为非遗传性聋。

2. 非遗传性获得性聋　更为常见，占90%以上，包括老年性聋、传染病源性聋、全身系统疾病性聋、耳毒性聋、创伤性聋等多种类型。

（二）护理评估

1. 健康史　了解患者出生时情况、疾病、用药及家族史等情况，评估听力损失程度及是否伴随耳鸣等症状。

2. 身体状况　患者表现为听力减退或丧失，耳鸣音调可为低频音或高调音，并可能伴有眩晕等症状。

3. 辅助检查

（1）听功能检查：音叉试验结果提示 Rinner 试验弱阳性，Weber 试验偏向健侧，Schwabach 试验受试耳骨导缩短。纯音测听提示气、骨导曲线均下降，高频听力损失较重。

（2）影像学检查：根据听功能情况选择 X 线、CT 或 MRI 检查，确定病变部位、范围及程度。

4. 心理–社会状况　患者表现为听力减退、耳鸣，影响社交，易产生焦虑、悲观情绪。护士需评估其情绪、经济状况、疾病认知和文化背景，以制订个性化护理方案。

（三）治疗要点

1. 药物治疗　根据病因选用扩血管、降血黏度、溶解小血栓、能量制剂及神经营养药物；针对细菌或病毒感染，给予抗生素或抗病毒药；自身免疫性聋可用类固醇激素或免疫抑制剂。药物治疗无效时，可佩戴助听器。

2. 手术治疗　具备手术指征的患者，可行手术治疗以去除病变，改善听力。

3. 人工耳蜗植入　主要适用于双耳重度以上感音神经性聋、使用助听器等助听装置无法改善听力和言语理解能力的患者等。

（四）护理诊断和护理措施

感音神经性聋患者的护理诊断和护理措施见表 19 – 18。

表 19 – 18　感音神经性聋患者的护理诊断和护理措施

常见护理诊断/ 护理问题	护理措施	措施依据
感知障碍： 听力下降	1. 遵医嘱给予用药治疗，禁止使用耳毒性药物。需手术治疗的患者，积极做好术前准备	对症治疗，减轻症状
	2. 根据听力损失程度，选配适宜助听器	助听效果使患者满意
	3. 为患者提供适宜手写板、笔、纸或者图片等工具或者手势进行非语言沟通	促进有效沟通
	4. 进行安全知识宣教，加强陪护	因双耳听力下降导致的避险能力下降
焦虑	1. 多与患者接触，注意沟通交流技巧，安抚患者情绪，进行恰当疏导	保持患者情绪稳定
	2. 讲解疾病知识，让患者了解疾病的预后，增强治疗信心	使患者积极配合治疗
	3. 加强与家属交流，争取家属及亲友在情感与生活上的支持与帮助	提高患者社会适应力
知识缺乏	1. 杜绝近亲结婚，防止妊娠疾病，减少产伤，推广新生儿听力筛查	预防不必要的先天性耳聋，早发现、早治疗
	2. 避免强噪声，注重自我保护，戴好耳罩、耳塞等	避免强噪声对听力的损害
	3. 慎用耳毒性药物，用药期间密切监测听力，一旦发现听力受损，应立即停药并进行治疗	以防耳毒性药物损害听力
	4. 积极锻炼身体，增强体质，防治高血压、糖尿病等全身疾病	延缓老年性耳聋
	5. 积极治疗耳部疾病，如耳部的急、慢性疾病	避免加重听力损害
	6. 指导患者如何正确使用、保管助听器或人工耳蜗外机，定时随访、复诊	保证助听设备的正常功能

⬡ 知识拓展　●●

我国人工耳蜗植入的适应证

　　语前聋患者的选择标准：双耳重度或极重度感音神经性聋，人工耳蜗植入最佳年龄应在 12 个月至 5 岁，家庭和植入者需对人工耳蜗有正确认识及合理期望，并具备听力语言康复教育的条件。

　　语后聋患者的选择标准：无论年龄大小，双耳重度或极重度感音神经性聋且助听器效果不佳者均可考虑人工耳蜗植入，要求开放短句识别率低于 30%，并具备良好心理素质和主观能动性，对人工耳蜗有正确认识和期望。

第七节　耳鸣患者的护理

　　耳鸣（tinnitus）是在无外界声源或刺激的情况下，主观上感觉耳内或颅内有声音，为耳科常见症状。患者自我感知的耳鸣为主观性耳鸣，多见；若他人也能听到的则为客观性耳鸣。耳鸣发病率高，有 10% ~15% 的人群存在耳鸣症状，1% ~7% 的人群生活质量受耳鸣严重困扰。

（一）病因及发病机制

1. 听觉系统内病变

（1）外耳与中耳的疾病：可能导致声波传导受阻，环境噪声的掩盖效应减弱，进而使体内生理性杂音相对增强，引发耳鸣。

（2）耳蜗病变：引起的耳鸣，其确切机制尚不明确，但多数学者认为与病变区域的自发性放电活动有关。

（3）蜗后病变：如听神经瘤、血管异常等，可能压迫听神经，产生异常神经冲动，从而引发耳鸣。

（4）中枢听觉径路病变：如肿瘤、血管病变等，可能干扰听觉传导路径的反射弧，导致耳鸣的出现。

2. 听觉系统外病变

（1）血管源性病变：颅内外血管病变引发与脉搏同步的搏动性或吹风样杂音。

（2）肌源性病变：腭肌痉挛常导致不规则的"咯咯"声，与软腭痉挛收缩同步；中耳肌的痉挛性收缩则产生典型的"咔嗒"声。

（3）咽鼓管病变：如牙齿咬合不平衡或关节炎，在张口或闭口时外耳道附近会发出"咔嗒"声。

（4）颞颌关节病：如牙齿咬合不平衡或颞颌关节炎等，可在张口或闭口时听到外耳道附近有"咔嗒"声。

（5）其他疾病：甲状腺功能异常、颈椎病、高血压和自身免疫性疾病等也可能引发耳鸣。值得注意的是，精神心理疾病患者的幻听，如听见被责骂的语言样声音，并不属于耳鸣范畴。

（二）护理评估

1. 健康史　评估耳鸣的类型、性质、特点、响度、出现的时间、持续的时间、变化过程、严重程度、是否合并听力损失及眩晕等；评估耳鸣触发或加剧的因素；评估患者有无耳科疾病史及耳病相关的全身性疾病，有无头外伤、声创伤、噪声接触史、高血压、糖尿病、甲状腺功能异常、神经症等病史。

2. 身体状况

（1）局部症状：主观性耳鸣较为常见，表现为单侧或双侧的耳鸣，声音多样，如"嗡嗡"声、蝉鸣、汽笛或响铃声等，复杂时甚至像音乐声。其声调、持续时间和影响程度不定，轻微时仅在静谧中察觉，严重时则干扰日常生活。客观性耳鸣则包括血管搏动声、肌肉痉挛声和咽鼓管异常开放的呼吸音，颞下颌关节紊乱时张口或闭口可闻"咔嗒"声。

（2）全身症状：听觉系统疾病出现的耳鸣可伴随听力下降或眩晕，若由全身性疾病引起，则无听力或眩晕障碍，但可能反映疾病本身的症状加重。例如，高血压患者耳鸣加重可能意味着血压上升；长期注射链霉素出现耳鸣则可能是药物毒性反应。

3. 辅助检查

（1）听功能检查：纯音测听、声导抗、畸变产物耳声发射（DPOAE）等。

（2）前庭功能检查：如平衡试验、协调试验及眼动检查等。

（3）影像学检查：必要时可行 CT 或增强磁共振和血管磁共振，如搏动性耳鸣需做 MRA、MRV 及颈部血管 B 超、脑血管 CTA。

4. 心理－社会状况 长期耳鸣可导致患者出现注意力不集中、睡眠障碍，继而诱发焦虑、抑郁等负面情绪，而焦虑情绪也会加重耳鸣。护士需评估患者的情绪状态、睡眠障碍程度、经济状况、文化层次、对疾病的认知程度等。

（三）治疗要点

1. 病因治疗 积极治疗原发病，符合手术指征的原发耳病可选择手术治疗。

2. 耳鸣习服疗法 含咨询和声治疗两部分。①咨询：即专业人员给予患者初步心理诊断和治疗心理；②声治疗：是用很小音量的自然界声音、音乐等干扰耳鸣并转移注意力，疗程一般为 12～24 个月，疗效比较稳定。

3. 佩戴助听器 伴有听力下降的持续耳鸣患者，可通过佩戴助听器改善听力障碍从而减少患者对耳鸣的关注。

4. 认知行为疗法 推荐于持续耳鸣的患者，方法是指导患者认识到导致压力的消极想法并将其转变为有益的想法。

5. 药物治疗 血管扩张药、钙通道阻滞药等可改善内耳血液微循环；局部麻醉药、肌松药可短期治疗耳蜗或蜗后病变所致的耳鸣；抗惊厥药、抗焦虑药、抗抑郁药等，可治疗患者焦虑、抑郁的情绪，注意药物不良反应。

（四）护理诊断和护理措施

耳鸣患者的护理诊断和护理措施见表 19－19。

表 19－19 耳鸣患者的护理诊断和护理措施

常见护理诊断/护理问题	护理措施	措施依据
舒适度受损：耳鸣	1. 评估耳鸣的类型、性质、特点、响度、出现的时间、持续时间、变化过程、严重程度、是否合并听力损失及眩晕等；评估耳鸣触发或加剧的因素	及时发现病情变化，为诊断和治疗提供依据
	2. 遵医嘱用药，指导患者耳鸣习服疗法、认知行为疗法的相关知识；原发耳病需行手术治疗者，做好围手术期护理	对因治疗，减轻症状
睡眠型态紊乱	1. 评估患者睡眠障碍的原因、入睡时间、睡眠时长、睡眠效率等，必要时请神经内科会诊，药物辅助睡眠	了解睡眠障碍原因，对因治疗
	2. 减少白天睡眠时间，根据患者病情合理开展有氧活动，以柔和、舒缓运动为主，睡前热水泡脚，喝温牛奶；保证缓解舒适，温、湿度适宜，睡眠后保持环境安静	促进患者睡眠
	3. 应用中医适宜项目进行中医护理，如穴位按摩、耳穴压豆、针灸、中药泡脚等项目，促进患者睡眠	改善患者睡眠障碍

续　表

常见护理诊断/护理问题	护理措施	措施依据
焦虑	1. 多与患者接触，注意沟通交流技巧，安抚患者情绪，进行恰当疏导	保持患者情绪稳定
	2. 讲解疾病知识，让患者了解疾病的预后，提高治疗信心	使患者积极配合治疗
	3. 加强与家属交流，争取家属及亲友在情感与生活上的支持与帮助	提高患者社会适应力
知识缺乏	1. 指导防寒保暖，夏季可行日光浴，禁忌吹电风扇、空调等；减少戴耳机、使用手机的频率及时间；避免接触强噪声及使用耳毒性药物	避免对耳部造成不良刺激
	2. 合理膳食结构、适宜运动、保证充足睡眠；积极治疗原发疾病，如高血压、糖尿病等	避免免疫性耳鸣的发生发展
	3. 调整工作节奏，劳逸结合，注意休息，放松心情	缓解压力，避免耳鸣加重

 知识拓展

血管搏动性耳鸣

（1）动脉性搏动性耳鸣：耳鸣声常尖锐粗糙，压颈试验对耳鸣无影响。其成因多样，涵盖发育异常、外伤、感染、肿瘤及内科疾病等。

（2）静脉性搏动性耳鸣：多见右侧，耳鸣声如"嗡嗡"样低调声，与脉搏同步。压颈后耳鸣减弱或消失。听力损失超 20dB 时，指压同侧颈静脉再测听力，听力可改善或恢复。

第八节　面神经疾病患者的护理

一、贝尔面瘫

贝尔面瘫（Bell palsy）是单纯性周围性面瘫，主要表现为面部表情肌群麻痹，不伴随其他症状或体征。本病为一种自限性、非进行性、可自发性缓解、不危及生命的疾病，是最常见的面神经疾病。

（一）病因及发病机制

本病病因尚不明确，多数学者认为与潜伏的Ⅰ型单纯疱疹病毒和水痘带状疱疹病毒的重新激活有关，也有认为与自身免疫反应、面神经管解剖结构异常有关；另外，气候温度的急剧变化、糖尿病、高血压、肥胖、严重先兆子痫等也可能是面瘫的危险因素。其发病机制为各种原因导致面神经水肿，面神经管腔内压力增高，致面神经兴奋性传导障碍，出现面瘫；也可由于水肿长时间压迫面神经，导致其缺血性改变，严重者出现神经坏死；另外，病毒性脱髓鞘病变也可出现长久或永久性面瘫。

（二）护理评估

1. 健康史　询问患者近期是否有上呼吸道感染、疱疹病毒感染等感染史，是否感到身体疲劳或受凉，以及有无家族史。评估其病情起始时间及进展情况。

2. 身体状况　急性起病，多数在 3 天左右临床表现明显，表现为单侧周围性面瘫，而且查不出其他继发因素。多数患者 3 周内出现面神经功能恢复的迹象，几乎所有患者 6 个月内均有不同程度的功能恢复。

（1）症状：口角歪斜表现为患侧口角下垂，笑或露齿时口角偏向健侧，口唇闭合不全，伴有流涎现象，眼睑闭合不全。泪腺分泌异常则包括溢泪、无泪或鳄鱼泪症状。味觉异常可能因患侧鼓索神经受损导致舌部味觉改变。听觉过敏则因镫骨肌受累，患者对强声刺激难以忍受。

（2）体征：静态观察可见患侧额纹消失，鼻唇沟变浅或消失，睑裂增大。动态观察则显示患侧眉毛无法上抬，眼睑无法闭合，闭眼时眼球不自主向外上方运动，巩膜外露，称为贝尔（Bell）现象。

3. 辅助检查　行面神经电图和肌电图检查，对判断患者的预后、手术时机的选择有重要的作用。此外，需进行 CT、MRI 检查排除面神经及内听道肿瘤等。

4. 心理–社会状况　患者因突发面瘫，担心治疗效果不佳，产生焦虑和恐惧心理。护士需评估患者情绪状态、文化层次及对疾病的认知程度。

（三）治疗要点

1. 非手术治疗　适用于完全性面瘫但面神经可逆病变及不完全性面瘫患者。

（1）药物治疗，如糖皮质激素类药、抗病毒药、神经营养药、血管扩张药、脱水药等。

（2）高压氧治疗。

（3）面部肌肉康复治疗。

（4）中医辨证论疗、穴位治疗、中医推拿、针灸等。

2. 手术治疗　对于完全性面瘫且面神经不可逆病变者，可考虑行面神经减压术。

（四）护理诊断和护理措施

贝尔面瘫患者的护理诊断和护理措施见表 19–20。

表 19–20　贝尔面瘫患者的护理诊断和护理措施

常见护理诊断/护理问题	护理措施	措施依据
体象受损	1. 评估面瘫的发病时间及进展情况	及时发现病情变化
	2. 遵医嘱用药，协助患者做好中医、高压氧等治疗，督促持续进行面神经功能训练，定期评估训练及恢复情况	对症治疗，减轻症状
	3. 指导外出时可佩戴墨镜、口罩	维护自我形象
防止角膜炎、角膜溃疡的发生	1. 眼睑闭合不全者需做好眼部护理，遵医嘱应用滴眼液或眼膏；夜间用手指协助闭合上、下眼睑，并用无菌棉纱或眼罩覆盖；避免用手揉眼，适当减少用眼时间；外出佩戴太阳眼镜，避免阳光及灰尘的刺激	防止角膜炎、角膜溃疡的发生
	2. 加强口腔护理，餐后用漱口液漱口。患侧颊肌乏力者可先用纱布包裹示指清洁齿颊之间残留的食物，用手指捏住嘴角进行鼓腮式漱口，然后再常规清洁口腔	防止口腔溃疡
	3. 遵医嘱使用抗病毒、糖皮质激素等药物	对症治疗，减轻症状

续　表

常见护理诊断/护理问题	护理措施	措施依据
焦虑	1. 多与患者接触,注意沟通交流技巧,安抚患者情绪,进行恰当疏导	保持患者情绪稳定
	2. 讲解疾病知识,让患者了解疾病的预后,增强治疗信心	使患者积极配合治疗
	3. 加强与家属交流,争取家属及亲友在情感与生活上的支持与帮助	提高患者社会适应力
知识缺乏	1. 指导防寒保暖,夏季可行日光浴,禁忌吹电风扇、空调等;减少戴耳机、使用手机的频率及时间;避免接触强噪声及使用耳毒性药物	避免对耳部造成不良刺激
	2. 合理膳食结构、适宜运动、保证充足睡眠;积极治疗原发疾病,如高血压、糖尿病等	避免免疫性耳鸣的发生发展
	3. 调整工作节奏,劳逸结合,注意休息,放松心情	缓解压力,避免耳鸣加重

 知识拓展

House – Brackmann 面神经评级系统

House – Brackmann 面神经评级系统见表 19 –21。

表 19 –21　House – Brackmann 面神经评级系统

分级	程度	症状
I	正常	各区面部功能正常
II	轻度功能异常	总体:仔细检查时有轻度的面肌无力,可有非常轻的联带运动 静态:面部基本对称 动态:抬眉中度以下减弱,轻微用力闭眼完全,口角轻度不对称
III	中度功能异常	总体:明显的面肌无力,但无面部变形,连带运动明显或半面痉挛 静态:面部基本对称 动态:抬眉可轻、中度运动,用力后闭眼完全,口角最大力轻度不对称
IV	中、重度功能异常	总体:明显的面肌无力和/或面部变形 静态:面部基本对称 动态:不能抬眉,闭眼不完全,口角用最大力后不对称
V	重度功能异常	总体:仅有几乎不能察觉的面部运动 静态:面部明显不对称 动态:不能抬眉,闭眼不完全,口角轻微运动
VI	完全麻痹	静态:面部明显不对称 动态:患侧面肌无运动

二、半面痉挛

半面痉挛(hemifacial spasm,HFS)指面部一侧肌肉不自主、阵发性、反复抽搐的症状,好发于 40 岁以上的中、老年人。根据病因分为特发性和继发性半面痉挛两种,一般所说的半面痉挛指的是特发性半面痉挛。

（一）病因及发病机制

半面痉挛的病理机制为阵发性面神经异常兴奋，其确切病因尚未明确。目前存在两种主要学说：①微血管压迫学说认为，面神经在脑桥小脑外被小动脉或静脉压迫，以小脑前下动脉及小脑后下动脉为主，导致半面痉挛。②核团学说则认为，脑桥面神经运动核受炎症或压迫影响，使神经节细胞出现异常突触联系，引发局灶性癫痫样放电。

（二）护理评估

1. 健康史　评估患者年龄、性别、精神状态，以及是否有疲劳感等。评估面部痉挛发作频率、持续时间及伴随症状。

2. 身体状况

（1）眼睑痉挛：初期为一侧眼睑阵发性抽搐，逐渐影响到双侧面肌。

（2）面部肌肉不自主痉挛，症状轻重不一。轻微者间歇出现，分散注意可缓解；严重者频繁发作，难以自控，生活紧张或情绪激动时痉挛加重。

（3）可伴有三叉神经痛。

3. 辅助检查

（1）脑电图、肌电图检查。

（2）影像学检查：必要时行中耳乳突 X 线、头颅 CT 或 MRI 检查，以排除听神经瘤等病因。

4. 心理－社会状况　面部抽搐、形象改变使患者承受身心压力。护士需评估患者情绪状态、生活工作影响、文化层次及对疾病的认知。

（三）治疗要点

1. 药物治疗　可选用镇静药、抗癫痫药物，如卡马西平、奥卡西平及地西泮等，用于发病初期或症状轻微的患者。

2. 肉毒毒素注射　是常用的半面痉挛的对症手法。

3. 针刺疗法　主要取交会穴、神庭穴，以此达到安神和调气血的功效。

4. 手术治疗　症状严重者可考虑手术治疗，如微血管减压术、面神经梳理术、射频消融术、针刀神经刺激术等。

（四）护理诊断和护理措施

半面痉挛患者的护理诊断和护理措施见表 19－22。

表 19－22　半面痉挛患者的护理诊断和护理措施

常见护理诊断/护理问题	护理措施	措施依据
舒适度受损：面部抽搐	1. 评估患者发病频率、持续时间及有无三叉神经痛等伴随症状	及时发现病情变化
	2. 遵医嘱用药，配合医生行神经阻滞或针刺治疗。如需手术，应加强围手术期护理	对症治疗，减轻症状

续　表

常见护理诊断/护理问题	护理措施	措施依据
焦虑	1. 多与患者接触，注意沟通交流技巧，安抚患者情绪，进行恰当疏导	保持患者情绪稳定
	2. 讲解疾病知识，让患者了解疾病的预后，增强治疗信心	使患者积极配合治疗
	3. 加强与家属交流，争取家属及亲友在情感与生活上的支持与帮助	提高患者社会适应力
知识缺乏	1. 讲解面肌痉挛相关知识和康复措施，让患者正确认识和理解疾病	促进患者树立战胜疾病的信心，积极配合治疗
	2. 保持积极心态，愉悦心情，饮食营养均衡，加强锻炼增强体质	提高免疫力，促进面肌康复

第九节　耳肿瘤患者的护理

一、听神经瘤

听神经瘤（acoustic neuroma，AN）指起源于第Ⅷ对脑神经的良性肿瘤，又称前庭神经鞘瘤。发病率为 10～13/100 万，占颅内肿瘤的 6%～10%。多见于成人，好发于 30～50 岁，无显著的种族和性别差异，单侧多发。

（一）病因及发病机制

AN 最常起源于内听道段前庭神经的鞘膜细胞，多来自前庭下神经，其次为前庭上神经。肿瘤生长速度缓慢，据文献报道，为每年 0.4～2.4mm。临床症状与肿瘤的位置和大小直接相关。早期肿瘤较小可引发耳部症状，后期肿瘤增大突出内耳道，影响三叉神经、面神经、听神经或压迫小脑及脑干，导致相应症状出现。

（二）护理评估

1. 健康史　评估患者年龄、听力下降、耳鸣等，询问既往诊疗经过、慢性病史及用药史。

2. 身体状况

（1）早期症状：肿瘤位于内听道时，主要表现为单侧渐进性听力下降、单侧持续高音调耳鸣和轻度头晕、步态不稳。

（2）后期症状：肿瘤进入脑桥小脑角后出现早期症状加重，压迫三叉神经时可出现角膜异物感、患侧面部麻木、疼痛或感觉异常；当肿瘤进一步增长压迫脑干，可出现头痛、脑积水、颅内压增高等一系列症状，严重者可因脑疝而死亡。

3. 辅助检查

（1）听力学检查：纯音测听显示单耳感音神经性耳聋，多为高频下降型，少数表现为缓慢或陡降型。言语测试则显示言语识别率与纯音听阈不成比例下降。脑干听觉诱发电位检查对听神经瘤极为敏感，Ⅴ波延迟或缺失可能提示脑桥小脑角占位。声导抗测试还提示镫骨肌声反射衰减。

（2）前庭功能检查：70%～90%的听神经瘤患者眼震电图异常，患侧在冷热试验中刺激反应减弱或消失。

（3）影像学检查：颞骨高分辨率 CT 和增强 MRI 是诊断听神经瘤的重要依据。

4. 心理 - 社会状况　患者因耳鸣、听力下降等症状加重，易产生痛苦、悲观、焦虑情绪。护士需评估患者情绪状态、生活工作影响、文化层次及对疾病的认知。

（三）治疗要点

1. 手术切除　彻底手术切除肿瘤是首选，主要手术路径有迷路入路、颅中窝入路和乙状窦后入路。

2. 观察随访　适用于肿瘤局限于内听道的小肿瘤、生长不明显且听力尚好者。

3. 立体定向放射手术和放疗　适用于 70 岁以上、全身条件差、无手术适应证的Ⅲ期以下肿瘤或拒绝手术者，需强调的是，此治疗手段只能部分控制肿瘤生长，且可明显增加手术风险，降低脑神经、面神经等的保存率。

（四）护理诊断和护理措施

1. 术前护理　听神经瘤患者的术前护理诊断和护理措施见表 19 - 23。

表 19 - 23　听神经瘤患者的术前护理诊断和护理措施

常见护理诊断/ 护理问题	护理措施	措施依据
感知障碍： 听力下降	1. 做好术前准备，禁止使用耳毒性药物	对症治疗，减轻症状
	2. 保持环境安静、舒适，避免噪声及长时间佩戴耳机	有助于保护听力
	3. 给患者提供适宜手写板、笔、纸或者图片等工具或者手势进行非语言沟通	促进有效沟通
有误吸的危险	面部麻木、饮食呛咳等有神经麻痹的患者，进食时宜小口慢咽，避免摄入不易嚼碎或容易误吸的食物，避免使用吸管吸水	防止误吸发生
有跌倒的危险	评估患者头晕的程度，落实预防跌倒措施，加强陪护	防止意外伤害
焦虑	1. 进行针对性心理疏导，多用支持性语言与其交流，鼓励家属多陪伴患者，引导患者参加集体活动，主动与病友聊天	缓解患者焦虑情绪
	2. 鼓励其通过深呼吸、冥想等方式缓解压力，向患者讲解疾病知识，分享术后恢复良好的典型案例	坚定患者战胜疾病的信心，积极配合治疗
营养失衡：低于 机体需要量	对于吞咽反射功能减弱的患者，进行营养评估，必要时营养科会诊；饮食规律，粗细搭配，多摄入营养神经的食物，并适当补充锌元素；禁食辛辣、过烫、过硬食物；遵医嘱静脉营养，必要时进行鼻饲饮食	满足机体需要量，提高手术耐力

2. 术后护理　听神经瘤患者的术后护理诊断和护理措施见表19-24。

表 19-24　听神经瘤患者的术后护理诊断和护理措施

常见护理诊断/护理问题	护理措施	措施依据
有窒息的危险	1. 观察患者吞咽功能是否减弱，进食不宜过早，选择不易误咽的糊状食物，从少量开始逐渐增加，进食时宜取坐位或半位，必要时留置胃管鼻饲	防止误吸，导致窒息的发生
	2. 观察患者呼吸情况，定时翻身拍背，必要时及时吸痰，给予氧气吸入，床旁备抢救用物，必要时行气管切开术	避免呼吸道梗阻的发生
有感染的危险	1. 观察创口敷料情况，若有渗血、渗液，及时更换敷料，保持引流管通畅；更换引流袋时，严格无菌操作	防止颅内感染
	2. 给予患者做好胸肺物理疗法，勤翻身拍背，鼓励有效咳嗽，若痰液黏稠不易咳出，遵医嘱给予雾化治疗；行气管切开术者，做好气管切开术护理	防止肺部感染
	3. 关注体温及血常规变化，若发热予以降温处理，遵医嘱抗感染治疗	积极控制感染
	4. 观察眼部有无分泌物，给予生理盐水棉球轻轻擦拭眼部分泌物；若出现角膜红肿，则遵医嘱使用滴眼液或眼膏；眼睑闭合不全者用凡士林纱布覆盖患者的双眼	防止角膜炎
	5. 做好口腔护理，使用漱口水漱口，及时清除口腔食物残渣	防止口腔感染
有跌倒的危险	评估患者头晕的程度，落实预防跌倒措施，加强陪护	防止意外伤害
潜在并发症：颅内血肿、脑水肿、脑出血、脑干损伤	1. 观察患者神志、瞳孔、生命体征变化情况，有无颅内压增高的症状	警惕术后并发颅内出血，甚至脑疝
	2. 观察创口敷料及引流情况，做好管道护理，关注引流液的色、质、量	警惕术后并发颅内血肿
	3. 床头抬高 15°~30°，术后 48 小时以内禁止侧卧位，在患者翻身时要用力均匀、动作轻柔	促进颅内静脉回流，减轻脑水肿
	4. 遵医嘱应用脱水药，观察药物疗效	对症治疗，减轻术后脑水肿
体象受损	1. 评估面瘫的发病时间及进展情况	及时发现病情变化
	2. 遵医嘱用药，协助患者做好中医、高压氧等治疗，督促持续进行面神经功能训练，定期评估训练及恢复情况	对症治疗，减轻症状
	3. 指导外出时可佩戴墨镜、口罩	维护自我形象
舒适度受损	术前备皮区域编发，不使用发夹；术后患耳加压包扎松紧适宜，可提前在额部等部位放置减压敷料，嘱患者不可随意调节绷带	缓解术区加压包扎带来的不适
知识缺乏	1. 做好出院指导，讲解疾病康复知识，定期随诊复查	随诊病情，预防旧病复发
	2. 做好院后延续性护理，鼓励患者坚持进行面神经康复治疗及功能锻炼，如针灸、理疗、按摩、营养神经药物干预等	促进面瘫康复

知识拓展

耳鼻咽喉科听神经瘤手术路径

听神经瘤手术径路的选择需综合考虑肿瘤大小、听力及年龄等因素。

（1）迷路入路：适用于任何大小且不考虑保留听力的肿瘤，具有创伤小、安全性高、完全切除肿瘤和易保存面神经的优势。若术中面神经受损，吻合方便。但此术式将导致患侧听力和前庭功能完全丧失。

（2）乙状窦后入路：适用于各种大小和生长方向的听神经瘤，解剖标志清晰，能充分展现脑桥小脑角区。但无法完全暴露内耳道底，难以直视清除内耳道外侧 1/3 的肿瘤。此技术将导致听觉功能丧失。

（3）颅中窝入路：优点在于从上方直接暴露内听道中部，减少内耳损伤并避免脑干受压。然而，其术野较小，解剖标志难以识别，相较于乙状窦后入路，定位内耳道更困难，从而增加了术中损伤面神经的风险。

二、中耳癌

中耳癌（carcinoma of middle ear）是原发于中耳，可继发于外耳道、耳郭或来自腮腺、鼻咽和颅底处的癌肿侵犯，以鳞状细胞癌最多见。好发于 40～60 岁。

（一）病因及发病机制

1. 与耳部炎症有关　约80%的患者有长达10年以上的慢性中耳炎史。长期炎症反复刺激产生血性分泌物时，应警惕中耳癌。

2. 其他因素　电离辐射等理化因素，以及外耳道癌、鼻咽癌等癌肿对中耳的侵犯，也可能导致中耳癌的发生。

（二）护理评估

1. 健康史　询问患者是否有慢性化脓性中耳炎及家族肿瘤病史。了解该病的病程及发病情况。

2. 身体状况

（1）局部症状：①出血，最早的症状为耳道出血或血性分泌物。②耳痛，早期仅有耳闷胀感，稍晚出现疼痛，晚期疼痛剧烈，表现为持续性耳道深部刺痛或跳痛，夜间和侧卧加重，不易缓解。③听力下降，早期为传导性聋，晚期侵犯迷路后表现为混合性聋。④眩晕，晚期肿瘤侵犯迷路所致。

（2）张口困难：晚期中耳癌侵犯至颞颌关节等造成张口困难。

（3）神经症状：肿瘤侵犯面神经致同侧面瘫，侵犯脑神经则引发相应症状。

（4）淋巴结肿大：多位于颈部及耳下，质地多偏硬，固定，触痛不明显。

3. 辅助检查

（1）耳镜检查：外耳道及中耳腔可见红色肉芽或息肉样组织，触之较软，易出血，有血脓性分泌物，伴恶臭。

（2）CT 和 MRI 检查：CT 可发现中耳腔或乳突异常病灶，MRI 则能明确肿瘤是否侵犯颅内或腮腺。

（3）病理检查：可确诊，通过取中耳腔或外耳道肉芽组织进行病理分析。

4. 心理－社会状况　中耳癌的一系列症状可导致患者产生焦虑、恐惧、绝望等情绪。护士应评估患者情绪、社会支持、文化水平及疾病认知。

（三）治疗要点

争取早期手术彻底切除，术后辅助放疗；晚期则根据患者情况，先放疗缩小病灶，再行手术治疗。手术应行颞骨次全切除术，根据病变侵犯范围，同时切除腮腺浅叶或全切腮腺，以及颈部淋巴结清扫。若患者无法行手术治疗，可先行单纯放疗。

（四）护理诊断和护理措施

中耳癌患者的护理诊断和护理措施见表 19－25。

表 19－25　中耳癌患者的护理诊断和护理措施

常见护理诊断/护理问题	护理措施	措施依据
慢性疼痛	指导患者疼痛评估方法，转移注意力，必要时遵医嘱药物镇痛	缓解患者疼痛
感知障碍：听力下降	1. 做好术前准备，禁止使用耳毒性药物	对症治疗，减轻症状
	2. 保持环境安静、舒适，避免噪声及长时间佩戴耳机	有助于保护听力
	3. 给患者提供适宜手写板、笔、纸或者图片等工具或者手势进行非语言沟通	促进有效沟通
有跌倒的危险	评估患者头晕的程度，落实预防跌倒措施，加强陪护	防止意外伤害
潜在并发症：脑水肿、脑出血	1. 患者术后清醒后给予抬高床头 15°～30°	促进颈静脉回流，减轻脑水肿
	2. 观察患者的神志、瞳孔、生命体征变化情况，有无颅内压增高的症状；观察创口敷料情况，如有异常及时告知医生	警惕术后并发症，如脑水肿、脑出血，甚至脑疝的发生
有感染的危险	1. 关注患者体温及血常规变化，对发热患者予以降温处理，遵医嘱抗感染治疗	预防和控制感染
	2. 根据患者情况，鼓励早期下床活动，加强翻身、拍背，鼓励有效咳嗽，保持呼吸道通畅	避免肺部感染的发生
	3. 需密切观察创口敷料渗血、渗液情况，及时更换以保持干燥。确保引流管畅通，更换引流袋时须严格无菌操作。观察患者有无脑脊液漏，一旦发现异常，立即通知医生处理	颞骨切除术损伤硬脑膜易致脑脊液漏，需及时处理并预防感染
体象受损	1. 评估面瘫的发病时间及进展情况	及时发现病情变化
	2. 遵医嘱用药，协助患者做好中医、高压氧等治疗，督促持续进行面神经功能训练，定期评估训练及恢复情况	对症治疗，减轻症状
	3. 指导外出时可佩戴墨镜、口罩	维护自我形象

续　表

常见护理诊断/护理问题	护理措施	措施依据
焦虑	1. 进行针对性心理疏导，多用支持性语言与其交流，鼓励家属多陪伴患者，引导患者参加集体活动，主动与病友聊天	缓解患者焦虑情绪
	2. 鼓励其通过深呼吸、冥想等方式缓解压力，向患者讲解疾病知识，分享术后恢复良好的典型案例	坚定患者战胜疾病的信心，积极配合治疗
知识缺乏	1. 劳逸结合，保证充足睡眠，适当锻炼	增强体质，促进疾病康复
	2. 进食高蛋白饮食、高热量、易消化的半流质，忌刺激、辛辣、坚硬食物，禁烟酒	加强营养，防止用力咀嚼影响伤口愈合
	3. 避免噪声、过度使用耳机及手机，保持耳道清洁干燥，避免污水入耳	保护听力，防止耳道感染

本章小结

思考题

1. 若发生外耳道异物应如何处置？是否所有外耳道异物的处理方法都是一样的？

2. 如何提高耳部手术患者术后绷带加压包扎的舒适度？

3. 如何做好眩晕患者的护理？

更多练习

（徐惠双）

第二十章　鼻部疾病患者的护理

教学课件

学习目标

1. 素质目标

（1）耐心引导学生进行鼻科疾病及人文关怀相关知识拓展的阅读和讨论，强调医务工作者对鼻科疾病人群的理解和关注。

（2）学生根据自身对本章内容的理解，阅读本章案例，触发对临床工作的探究，激发决策和创新能力。

2. 知识目标

（1）掌握：外鼻及鼻腔炎症、鼻中隔疾病、鼻窦炎等患者的临床表现、护理评估、围手术期主要护理诊断及护理措施。

（2）熟悉：鼻中隔血肿及脓肿的定义及处理措施，急慢性鼻炎、鼻窦炎及鼻出血的病因。

（3）了解：鼻黏膜高反应性疾病的病因及发病机制，鼻窦恶性肿瘤的诊断及主要治疗方式。

3. 能力目标

（1）能运用鼻疖的理论知识对患者进行健康宣教。

（2）能运用变应性鼻炎患者的护理措施对季节性鼻炎患者进行干预。

（3）能运用鼻部疾病患者护理方法对鼻科围手术期患者进行健康宣教。

案例

【案例导入】

患者，男性，26 岁。2 年前无明显诱因出现双侧鼻塞，呈间断性，右侧更重，伴憋气。憋气时有心悸，嗅觉减退，外鼻右偏。以"鼻中隔偏曲"收入院。患者主诉因嗅觉减退、外鼻右偏导致自卑心理。

【请思考】

1. 对该患者心理情况进行评估，并讨论如何做好护理干预？

2. 针对该患者鼻塞情况如何进行术后指导？

【案例分析】

第一节　外鼻及鼻腔炎症患者的护理

一、鼻疖

鼻疖（nasal furuncle）指鼻前庭或鼻尖部的毛囊、皮脂腺或汗腺的局限性、急性、化脓性炎症。

（一）病因及发病机制

1. 挖鼻、拔鼻毛是常见的个人习惯，容易伤害鼻前庭的皮肤，导致细菌侵入。

2. 鼻前庭炎。

3. 机体抵抗力低，免疫系统无法有效抵抗细菌入侵，可增加患病风险。

4. 金黄色葡萄球菌是主要致病菌。

（二）护理评估

1. 健康史

（1）了解患者生活习惯，是否有拔鼻毛、挖鼻，有无鼻前庭炎病史。

（2）了解是否有糖尿病病史。

2. 身体状况

（1）轻症者：疼痛是最初感受，通常非常剧烈，局部表现红、肿、热、痛，皮肤会出现局限性隆起，形成一个小结节或包块。还可能出现颌下淋巴结肿大，大约1周后，疖肿会逐渐成熟并破溃，排出脓栓后症状会明显减轻。

（2）重症者：炎症向上扩散时，能引起面颊部及上唇的蜂窝织炎。炎症向深层扩散，可能波及软骨膜导致鼻翼或鼻尖部的软骨膜炎。鼻疖还可能引起颅内并发症，最常见的是海绵窦血栓性静脉炎，是由于挤压疖肿，导致感染扩散至内眦静脉，眼上、下静脉，最终进入海绵窦，导致寒战、高热、剧烈头痛等全身症状。

3. 心理－社会状况　鼻疖局部触痛、灼热、红肿，可导致患者心情焦虑，护士在护理过程中需要特别注意评估患者心理状态及对疾病认知和期望。对待患者亲切耐心、密切注意病情变化。

（三）治疗要点

1. 全身治疗　酌情使用抗生素，适当镇痛，多次发病者可试用自身免疫注射。

2. 局部治疗　①疖未成熟时严禁挤压或切开，辅助理疗，消炎镇痛。②疖已成熟，待其自行穿破，用碘伏消毒后挑破脓头，切忌挤压。③疖破溃时，局部清洁消毒，促进引流，防止结痂，促进愈合。

3. 其他　合并海绵窦血栓性静脉炎者必须住院治疗。

（四）护理诊断和措施

鼻疖患者的护理诊断和护理措施见表20－1。

表20－1　鼻疖患者的护理诊断和护理措施

常见护理诊断/护理问题	护理措施	措施依据
急性疼痛	1. 评估疼痛程度，遵医嘱预防性镇痛	降低患者疼痛程度，缓解患者紧张、焦虑情绪
	2. 解释疼痛是由于局部的炎症所引起，随着炎症得到控制，或疖肿成熟后自行破溃并排出脓栓，疼痛感会逐渐减轻	提高信息支持，减轻患者焦虑、恐惧情绪
潜在并发症：海绵窦栓塞性静脉炎	1. 保持疖局部清洁卫生，应避免触碰、挤压疖肿区域，避免热敷	面部静脉解剖特殊，没有瓣膜，血液可以在静脉中双向流动。外鼻静脉通过面静脉、内眦静脉及眼静脉与颅内海绵窦相交通，鼻疖如被挤压，感染可以轻易地通过小静脉、面静脉和眼上静脉直接向上传播，直至达到海绵窦
	2. 遵医嘱使用抗生素，对于疖未成熟的患者，局部涂抹抗生素软膏，并配合理疗	抗生素软膏可以杀灭或抑制细菌，减轻炎症并防止扩散。促进局部组织软化，有助于加快疖肿成熟。应确保软膏能够均匀地涂抹在伤口表面，不是让伤口结痂
	3. 观察体温变化、疼痛剧烈、眼球突出等情况	海绵窦栓塞可能因挤压疖肿导致感染扩散至海绵窦而发生。可能导致寒战、高热、剧烈头痛等全身症状
知识缺乏	1. 切忌拔鼻毛、挖鼻	皮肤破损、化脓性细菌感染概率增加
	2. 积极控制血糖	血糖升高可能导致皮肤黏膜抵抗力下降
	3. 劳逸结合，避免进食辛辣、刺激性食物	健康的生活方式提高机体免疫力

二、急性鼻炎

急性鼻炎（aouterhinitis）是病毒感染引起的鼻腔黏膜急性炎性疾病。常作为上呼吸道感染的一部分出现，四季均可发病，以冬季多见。

（一）病因及发病机制

病因主要为病毒感染，在病毒感染基础上可合并细菌感染。常见病毒有鼻病毒、腺病毒、流感病毒、副流感病毒、冠状病毒等，主要经呼吸道传播。

（二）护理评估

1. 健康史　评估患者健康状况、接触史，是否有引发本病的局部或全身性因素。

2. 身体状况

（1）局部症状：初期表现为鼻腔干、痒，喷嚏、鼻塞、水样鼻涕、嗅觉减退和闭塞性鼻音。继发细菌感染时，鼻涕变为黏液性、黏脓性或脓性。同时伴有耳部闷胀、堵塞感，听力下降或耳鸣。

（2）全身症状：因个体差异而异，发病初期，多数患者会感到全身不适、倦怠无力，同时伴随头痛和发热。儿童免疫系统尚未完全发育成熟，全身症状往往较成人更为严重，常伴有高热和消化道症状，如呕吐、腹泻等。

（3）并发症：鼻腔黏膜炎症经鼻窦开口向鼻窦内蔓延时，可能引起急性化脓性鼻窦炎；炎症通过咽鼓管向中耳扩散，可导致急性中耳炎；炎症若经鼻咽部向下扩散，还可能引发急性咽炎、喉炎、气管炎及支气管炎等。对于儿童、老人及抵抗力低下者，可能并发肺炎。

3. 辅助检查

（1）鼻腔检查：可见鼻黏膜充血、肿胀，下鼻甲充血、肿大，总鼻道、鼻底出现较多分泌物等症状（图 20 - 1）。

（2）实验室检查：合并细菌感染时，可能出现白细胞升高。

4. 心理 - 社会状况　患者因鼻塞引起头痛不适，致使患者烦躁不安，这都是患者常见的心理反应。准确评估患者心理状态至关重要，可酌情给予镇痛治疗。

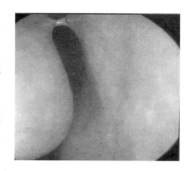

图 20 - 1　急性鼻炎

（三）治疗要点

呼吸道病毒感染一般为自限性疾病，因此感染病毒引起的急性鼻炎主要是对症治疗，多饮热水、饮食清淡、大便通畅、保障休息、积极预防并发症。

1. 局部治疗　鼻内可使用减充血剂，如盐酸羟甲唑啉滴鼻剂或喷雾剂，或用1%（小儿用0.5%）麻黄碱生理盐水滴鼻，减轻黏膜肿胀，缓解鼻腔通气，使用减充血滴鼻液时间不宜超过10天，以免形成药物性鼻炎。

2. 全身治疗　根据患者临床表现给予解热镇痛药、抗病毒药、全身应用生素治疗。

（四）护理诊断和护理措施

急性鼻炎患者的护理诊断和护理措施见表20 - 2。

表 20 - 2　急性鼻炎患者的护理诊断和护理措施

常见护理诊断/护理问题	护理措施	措施依据
舒适度改变：鼻塞、流涕	1. 评估导致患者不适的因素	及时发现及处理各类不适症状
	2. 遵医嘱使用减充血剂，指导患者正确滴鼻	血管扩张，鼻腔腺体及杯状细胞分泌增加，造成鼻腔黏膜水肿
发热	1. 指导患者提高饮水量，休息，及时更换潮湿衣物	避免消耗体力，维持体液平衡，防止受凉
	2. 给予口腔护理，保持口腔清洁	患者发热时唾液分泌减少，口腔黏膜干燥
	3. 饮食易消化食物，同时保证营养丰富	高热状态会导致消化酶活性下降，胃肠蠕动减弱，消化吸收功能降低，分解代谢增加
	4. 遵医嘱给予解热镇痛药	解热镇痛药可抑制体内前列腺素的合成，以实现解热、抗炎和镇痛功能

续　表

常见护理诊断/护理问题	护理措施	措施依据
潜在并发症：急性鼻炎、急性中耳炎、急性咽喉炎、气管炎、支气管炎	1. 观察局部及全身症状	及时发现和处理并发症
	2. 指导患者擤鼻，用手指按压住一侧鼻孔，稍用力向外吹起，对侧鼻孔的鼻涕即可擤出。一侧擤完，再擤另一侧，也可将鼻涕吸入口中后吐出	鼻腔黏膜和鼻窦黏膜相连；中耳咽鼓管咽口位于鼻咽侧壁，咽鼓管是中耳与鼻咽之间的重要管道。擤鼻方法不当，鼻腔内的分泌物被挤压至咽鼓管，引发中耳炎，分泌物还可能流入鼻窦，导致鼻窦炎；或者流入咽喉，刺激咽喉部位，引起咽炎等炎症
	3. 出现脓性鼻涕增多、耳痛、耳闷、咳嗽等，遵医嘱使用抗生素	抗感染治疗，控制感染

三、慢性鼻炎

慢性鼻炎（chronic rhinitis）是一种无明确微生物感染的鼻腔黏膜和黏膜下组织的慢性非特异性炎症性疾病。根据组织病理类型和临床表现，慢性鼻炎可分为慢性单纯性鼻炎和慢性肥厚性鼻炎。

（一）病因及发病机制

1. 局部病因

（1）急性鼻炎治疗不当或治疗不及时转变为慢性鼻炎，导致鼻腔黏膜长期炎症。

（2）如慢性鼻窦炎症性疾病，其分泌物长期刺激鼻腔黏膜，导致黏膜充血、水肿，进而引起慢性鼻炎。

（3）邻近感染性病灶如慢性扁桃体炎、腺样体肥大，这些病灶的炎症可能蔓延至鼻腔引起鼻腔黏膜炎症。

（4）鼻腔用药不当或过久，如滥用萘甲唑啉或麻黄碱滴鼻液等，导致药物性鼻炎，使鼻腔黏膜对药物反应性降低，产生依赖性。

（5）鼻腔解剖变异，如鼻中隔偏曲等，影响鼻腔通气和引流功能，当鼻腔通气不畅时，导致鼻腔黏膜干燥和破裂，增加感染风险。

2. 全身病因

（1）全身慢性疾病：如糖尿病等，导致鼻腔黏膜长期充血或反射性充血，增加鼻腔黏膜炎症风险。

（2）营养不良：缺乏维生素 A、维生素 C。

（3）内分泌疾病或失调：甲状腺功能减退可能导致鼻腔黏膜水肿，影响鼻腔通气和引流。妊娠后期或青春期由于激素水平变化，鼻腔黏膜可能出现生理性充血和肿胀。

（4）免疫功能障碍：无论是全身性还是局部性免疫功能障碍，都可能导致上呼吸道反复感染。全身性免疫功能障碍可能由先天因素（如 γ-球蛋白缺乏）或后天因素（如艾滋病、器官移植或长期使用免疫抑制剂）引起。局部免疫功能障碍，如缺乏分泌性 IgA，容易受到细菌和病毒侵袭。

（5）其他因素：如烟酒嗜好、长期过度疲劳等。

3. 职业及环境因素　长期或反复吸入粉尘及有害化学气体，对鼻腔黏膜和咽喉黏膜造成刺激，温度变化可能导致鼻腔黏膜血管扩张和分泌物增多，湿度变化则可能影响鼻腔黏膜正常功能。

（二）护理评估

1. 健康史　评估患者是否患有慢性鼻炎时，考虑是否有烟酒嗜好、全身和局部因素及职业、工作、生活环境等因素。

2. 身体状况

（1）症状

1）慢性单纯性鼻炎：鼻塞症状具有间歇性、交替性，且在夜间、寒冷、休息时加重，白天、夏季、运动时减轻。侧卧时位于下侧鼻腔鼻塞感加重，而位于上侧鼻腔的鼻塞感减轻，两侧鼻塞可交替发生。多黏液白涕，继发感染时有脓涕。一般无鼻塞性鼻音、耳鸣及耳闭塞感等伴随症状，偶尔会有头痛、头晕等。

2）慢性肥厚性鼻炎：包括持续性无交替鼻塞、少涕、黏液性或脓性、不易擤出，闭塞性鼻音，耳闭塞感、耳鸣。此外，还包括头痛、头晕、咽干、咽痛及嗅觉减退。

（2）体征

1）慢性单纯性鼻炎：表现为下鼻甲肿胀，鼻腔黏膜充血，但表面光滑、柔软、富有弹性。这种类型的鼻炎对减充血剂敏感。

2）慢性肥厚性鼻炎：表现为下鼻甲黏膜肥厚，结节状或桑葚样改变，黏膜表面不平。对减充血剂不敏感。两类鼻炎鉴别要点见表20-3。

表20-3　慢性单纯性鼻炎与慢性肥厚性鼻炎的鉴别

鉴别要点	慢性单纯性炎	慢性肥厚性鼻炎
鼻塞	间歇性、交替性	单侧或双侧持续性
鼻涕	略多，黏液性	不多，黏液性或黏脓性
嗅觉	减退不明显	可有
闭塞性鼻音	无	有
头痛、头晕	可有	常有
咽干、咽痛	可有	常有
耳鸣、耳闭塞感	无	可有
对麻黄碱反应	明显的收缩反应	无或不收缩
下鼻甲触诊	柔软、有弹性	硬实、无弹性
治疗	非手术治疗	手术治疗

3. 辅助检查　前鼻镜检查：鼻腔黏膜慢性充血、肿胀。鼻内镜检查：可准确判断病变及部位。影像学检查：鼻窦CT扫描可显示窦腔大小、形态及窦内黏膜不同程度增厚情况。

4. 心理-社会状况　长期慢性鼻炎，特别是还伴有鼻塞、流涕等症状，会对患者工作、学习、生活及社交产生影响，从而导致他们容易出现焦虑等心理问题。护士要细心评估他们的心理状态，以了解他们对疾病的认知和期望。

（三）治疗要点

1. 慢性单纯性鼻炎　去除病因，改善鼻腔通气。

（1）减充血剂：可使用盐酸羟甲唑啉喷雾剂，应用时间不超过 7 天。如需继续使用应间隔 3～5 天。避免长期应用 0.5%～1.0% 麻黄碱滴鼻液，可损害鼻腔纤毛结构，引起药物性鼻炎。

（2）鼻用糖皮质激素。减轻鼻腔黏膜水肿、抗炎。从而减轻鼻塞等症状，增加舒适度。

2. 慢性肥厚性鼻炎

（1）保守治疗：慢性肥厚性鼻炎患者对减充血剂敏感，可以采用保守治疗方法。对于减充血剂不敏感的患者，可以考虑采用下鼻甲硬化剂注射，激光、冷冻、射频等物理治疗方法也可用于慢性鼻炎的治疗，需在医生指导下应用。

（2）手术治疗：黏膜肥厚且对减充血剂不敏感，手术治疗是一个有效选择，可行下鼻甲黏膜下下鼻甲骨质部分切除术或下鼻甲骨折外移术。

（四）护理诊断和措施

1. 术前护理　慢性鼻炎患者的术前护理诊断和护理措施见表 20－4。

表 20－4　慢性鼻炎患者的术前护理诊断和护理措施

常见护理诊断/ 护理问题	护理措施	措施依据
舒适度改变：鼻塞、 头痛、流涕	1. 评估影响患者舒适度的因素	及时处理各种不适症状
	2. 遵医嘱使用鼻用糖皮质激素	鼻腔吸收后抑制炎症反应；稳定黏膜上皮和血管内皮屏障；降低刺激受体的敏感性；降低腺体对胆碱能受体的敏感性
	3. 指导正确使用滴鼻药物	保证药物充分接触鼻腔黏膜达到治疗效果
潜在并发症： 鼻窦炎、中耳炎、 咽喉炎	1. 观察局部及全身症状转归	及时发现和处理并发症
	2. 出现脓性鼻涕增多、耳痛、耳闷、咳嗽等，遵医嘱使用抗生素	控制炎症，防止继发感染
	3. 采用正确的擤鼻方法	鼻腔黏膜和鼻窦黏膜相连；中耳咽鼓管咽口位于鼻咽侧壁，咽鼓管是中耳与鼻咽之间的重要管道。擤鼻方法不当，鼻腔内的分泌物被挤压至咽鼓管，引发中耳炎，分泌物还可能流入鼻窦，导致鼻窦炎；或者流入咽喉，刺激咽喉部位，引起咽炎等炎症
知识缺乏	1. 术前给予心理护理，做好口腔护理	保持患者情绪稳定，给予健康指导
	2. 解释疾病的发生、发展	减轻患者焦虑、恐惧

2. 术后护理　慢性鼻炎患者的术后护理诊断和护理措施见表20-5。

表20-5　慢性鼻炎患者的术后护理诊断和护理措施

常见护理诊断/问题	护理措施	措施依据
有出血的风险	1. 术后给予半卧位	促进血液回流，消除局部肿胀，减轻面部皮肤、血管张力
	2. 给予半流或软质饮食	减少张口咀嚼牵拉伤口引起疼痛
	3. 观察鼻腔填塞材料有无松脱及有无活动性出血，术后24小时内少量血性分泌物渗出为正常现象	止血材料鼻腔填塞，压迫及保护局部伤口，防止血肿及活动性出血
	4. 给予冷敷鼻根及前额部	冷疗使毛细血管收缩，血流减慢
	5. 避免用力咳嗽、打喷嚏，保持大便通畅。可深呼吸或用舌尖抵住硬腭，缓解打喷嚏症状	避免鼻腔纱条松动、脱出或鼻腔血管破裂引起伤口出血
	6. 遵医嘱使用止血药物	止血药作用于血管、改善和促进凝血因子活性、抗纤维蛋白溶解
有感染的风险	1. 术前备皮	保持术野清晰，保证术区清洁
	2. 遵医嘱应用抗生素	控制炎症，预防感染
	3. 观察生命体征变化	感染后刺激机体发生应激反应，体温升高，脉搏、呼吸增快
	4. 口腔护理或复方硼砂漱口	鼻腔分泌物及血液可流入口腔刺激口腔黏膜及在口腔停留或分解产生异味
	5. 观察鼻腔分泌物的颜色、性质、量和气味	感染细菌在体内快速生长繁殖，释放毒性物质，发生一系列病理变化
知识缺乏	1. 教会患者进行正确鼻腔冲洗	咽鼓管咽口是沟通中耳鼓室和鼻咽的管道，鼻腔冲洗时压力过大，冲洗液经咽鼓管进入中耳，易引起中耳炎
	2. 加强锻炼，注意劳逸结合，减少环境污染，忌烟、酒、辛辣刺激性食物	增强机体抵抗力，消除引发疾病的诱因
	3. 预防及控制全身慢性疾病，如贫血、糖尿病、风湿病等	全身慢性疾病导致鼻黏膜血管长期淤血或反射性充血

第二节　鼻黏膜高反应性疾病患者的护理

变应性鼻炎（allergic rhinitis，AR）是发生于鼻黏膜高反应性疾病，又称过敏性鼻炎，是特应性个体接触变应原后由IgE介导的以炎症介质（主要是组胺）释放有免疫活性细胞和细胞因子等参与的鼻黏膜慢性炎症反应性疾病。变应性鼻炎可分为常年性变应性鼻炎和季节性变应性鼻炎（花粉症）。

（一）病因及发病机制

作为一种与遗传和环境因素密切相关的疾病，变应性鼻炎患者多具备特异性体质，在面对特定的变应原时，更容易引发免疫反应。变应原包括吸入性和食物性。吸入性变应原，如植物烟草、灰尘、花粉、虫螨和动物皮屑等；食物性变应原，如牛奶、鸡蛋、花生、鱼虾等。

变应性鼻炎发病机制是一个复杂的免疫过程。当变应原首次进入机体时，会刺激机体并使之处于致敏阶段。机体的免疫系统会产生特异性的 IgE 抗体，并与肥大细胞和嗜碱性粒细胞表面的 FcεRI 受体结合，使机体处于对该变应原的致敏状态。当相同的变应原再次进入机体时，变应原会与已经吸附在肥大细胞和嗜碱性粒细胞上的 IgE 抗体结合，触发这些细胞脱颗粒并释放多种炎症介质，主要是组胺。

（二）护理评估

1. 健康史　患者经常接触某变应原，一些患者为特异性体质。

2. 身体状况

（1）症状：以阵发性喷嚏、鼻痒、水样鼻涕、鼻塞为主，部分患者嗅觉减退，季节性鼻炎伴有眼痒、结膜充血。

（2）儿童 AR：特殊体征如下。

1）变应性敬礼：为了缓解鼻痒、鼻腔通畅用手指或手掌向上揉鼻的动作。

2）变应性暗影：下眼睑肿胀，导致了静脉回流障碍出现下眼睑暗影。

3）变应性皱褶：经常向上揉鼻尖，在外鼻皮肤表面出现横行皱纹。

（3）并发症：变应性鼻窦炎、支气管哮喘、分泌性中耳炎等。

3. 辅助检查

（1）鼻镜检查：鼻腔黏膜水肿、苍白，以双下鼻甲最明显。总鼻道可见清涕，病程迁延，反复发作者中鼻甲可呈息肉样改变（图 20 - 2）。

（2）查找变应原：特异性皮肤试验、鼻黏膜激发试验、体外特异性 IgE 检测是常年性变应性鼻炎患者常用的诊断方法。对于疑为花粉症的患者，使用花粉浸液进行特异性皮肤试验。

4. 心理 - 社会状况

对于因鼻痒、鼻塞、阵发性喷嚏和大量清水样鼻涕等症状，导致正常工作、学习、生活及社交受到影响从而产生焦虑心理的患者，护士在护理过程中应特别注意评估患者的心理状态。

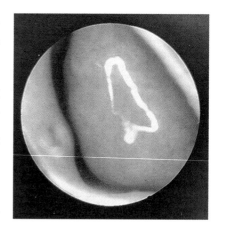

图 20 - 2　中鼻甲息肉样改变

（三）治疗要点

根据变应性鼻炎的分类和发病程度不同，可采用阶梯式治疗方法，按照由轻到重、循序渐进的原则采用抗组胺药物、糖皮质激素等治疗。主要治疗方法：①避免接触变应原。②非特异性治疗（药物治疗）。③特异性治疗（免疫治疗）。④手术治疗。

1. 避免接触变应原　避免接触变应原是一种非常有效的方法。然而由于常年性变应性鼻炎的变应原多为常年存在的吸入性变应原，因此完全避免并不容易。在这种情况下，特异性治疗就尤为重要。

2. 非特异性治疗　是变应性鼻炎治疗的重要手段，主要包括非特异性药物治疗，使用糖皮质激素（口服激素、鼻用激素）、抗肥大细胞膜稳定剂、抗组胺药、抗胆碱药、减充血剂、抗白三烯药、鼻腔冲洗、中药治疗等。

3. 特异性治疗　也称脱敏治疗，是一种针对吸入变应原引起的Ⅰ型变态反应的有效治疗方法。它采用反复和递增变应原剂量的方式，通过注射特异性变应原来提高患者对此类变应原的耐受性，从而控制或减轻过敏症状。

4. 手术　对部分药物和/或免疫治疗效果不理想的变应性鼻炎病例，手术是一种有效的治疗方法。选择性神经切断术是一种重要的手术方式，主要包括鼻后神经切断术、翼管神经切断术及下鼻甲成形术等。

（四）护理诊断和护理措施

鼻黏膜高反应性疾病患者的护理诊断和护理措施见表 20 - 6。

表 20 - 6　患者的护理诊断和护理措施

常见护理诊断/护理问题	护理措施	措施依据
舒适度改变：喷嚏、鼻痒、鼻塞、鼻分泌增多	1. 评估影响患者舒适度的因素	及时发现、处理不适症状，避免接触变应原
	2. 严格执行医嘱	确保治疗的效果
	3. 行特异性治疗者，发放跟踪治疗卡，详细记录治疗间隔时间，指导患者配合治疗	提高患者对变应原的耐受能力。特异性治疗疗程长，一般不少于 2 年
潜在并发症：变应性鼻窦炎、支气管哮喘、分泌性中耳炎等	1. 指导患者正确滴鼻、喷鼻及擤鼻	使药液与鼻黏膜充分接触，解除局部症状；防止错误的擤鼻方式导致鼻腔分泌物经咽鼓管进入中耳或鼻窦
	2. 遵医嘱服用抗过敏药物，服用时关注药物的疗效和不良反应	糖皮质激素能引发胃溃疡、胃出血
知识缺乏	1. 与患者讲解疾病病因及发病机制，提高治疗配合度	使患者了解病情，减轻焦虑
	2. 加强锻炼，劳逸结合，禁烟、禁酒，忌食辛辣刺激性食物	提升机体抵抗能力
	3. 避免在空气污染严重的环境中工作	减少对鼻腔黏膜的局部刺激
	4. 避免接触变应原，花粉症患者按季节远离花粉播散环境	避免变应原再次进入机体并与吸附在肥大细胞等靶细胞上的 IgE 结合后，致肥大细胞脱颗粒

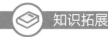

鼻黏膜高反应性疾病患者的生活指导

1. 合理安排日常生活，建议戒烟酒，保证睡眠，避免精神紧张或过度疲劳，加强锻炼，增强机体抵抗力。

2. 对于常年性变应性鼻炎患者，避免接触自己的变应原是至关重要的。常见变应原包括动物皮革、羽毛制品、化妆品、尘螨、真菌、某些食物等。

3. 干净整洁的环境有助于减少变应原的积累。定期清洁家中表面、床上用品，可以有效去除尘螨和其他变应原。勤晒衣物和被褥可以杀死尘螨。保持室内通风、清洁和干燥。

4. 如果在空气污染较严重的环境中工作，应积极寻求改善工作环境的方法，如果改善工作环境不可行，可以考虑调整工种或寻求其他工作机会。花粉季节，外出时应佩戴防护口罩。

第三节　鼻中隔疾病患者的护理

一、鼻中隔偏曲

鼻中隔偏曲（deviation of nasal septum）是鼻中隔偏向一侧或两侧，或者局部出现凸起，导致鼻腔功能障碍，引发鼻塞、鼻出血和头痛等症状的疾病。鼻中隔偏曲的原因主要是先天性发育异常，后天继发者相对少见。

（一）病因及发病机制

组成鼻中隔的骨和软骨发育不均衡，导致不同的张力曲线形成，造成骨与骨、骨与软骨之间连接异常。儿童时期腺样体肥大和硬腭高拱也是导致鼻中隔偏曲的重要因素。鼻外伤也是引起鼻中隔偏曲常见原因，鼻部受到外力冲击或碰撞时，导致鼻中隔骨折或错位，进而引发鼻中隔偏曲。

（二）护理评估

1. 健康史　评估儿童时期有无腺样体肥大病史，是否有外伤或鼻腔占位性疾病史，评估患者头痛、鼻塞、鼻出血等症状。

2. 身体状况

（1）鼻塞：表现为单侧或双侧鼻塞，程度取决于偏曲的类型、下鼻甲是否代偿性肥大。

（2）鼻出血：常发生在偏曲的凸面、骨棘或骨嵴的尖部。此处黏膜薄易发生黏膜糜烂而导致出血。

（3）头痛：可引起同侧反射性头痛，原因是偏曲的凸面挤压同侧鼻甲。

（4）邻近器官症状：鼻阻塞会导致鼻窦引流障碍，继发鼻窦炎；鼻中隔偏曲导致鼻腔通气障碍，长期张口呼吸易诱发上呼吸道感染。

3. 辅助检查

（1）鼻内镜检查：可查明偏曲位置、形状（图20-3）。

（2）影像学检查：X线、CT或MRI检查，有助于明确诊断，了解病变范围。

4. 心理-社会状况　对于患有鼻中隔偏曲并出现鼻塞、头痛等症状的患者，尤其是当症状严重到影响鼻部外形时，患者容易出现焦虑心理。护士在护理过程中需要特别注意评估患者的心理状态，并深入了解鼻中隔偏曲的发生原因。

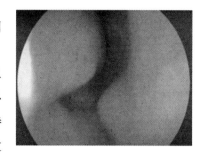

图20-3　鼻中隔偏曲

（三）治疗要点

选择手术矫正治疗，主要手术方法是鼻内镜下行鼻中隔黏骨膜下矫正术和鼻中隔黏骨膜下切除术。

（四）护理诊断和护理措施

1. 术前护理　鼻中隔偏曲患者的术前护理诊断和护理措施见表20-7。

表20-7　鼻中隔偏曲患者的术前护理诊断和护理措施

常见护理诊断/护理问题	护理措施	措施依据
舒适度改变：头痛、鼻塞	1. 评估影响患者舒适度的因素	及时发现处理各类不适症状
	2. 指导患者正确使用1%麻黄素滴鼻药（儿童使用0.5%），高血压患者慎用	药液与鼻腔黏膜充分接触，收缩鼻腔血管、解除鼻塞，减轻头痛
潜在并发症：鼻出血、鼻窦炎、中耳炎	1. 指导患者正确使用液体石蜡滴鼻药、100%鱼腥草滴鼻液	液体石蜡为油剂，可润滑鼻腔黏膜，预防鼻黏膜干燥、出血；鱼腥草为中药消炎制剂，可消炎，预防及控制鼻腔局部感染
	2. 配合医生积极行手术治疗	解除鼻中隔偏曲的状态，恢复鼻腔生理功能，通畅鼻腔
知识缺乏	1. 讲解鼻中隔偏曲相关知识，疾病的发生、发展、转归，做好术前心理护理	保持患者情绪稳定，给予健康指导
	2. 遵医嘱给予复方硼砂溶液漱口	保持口腔清洁，预防口腔溃疡

2. 术后护理　鼻中隔偏曲患者的术后护理诊断和护理措施见表20-8。

表20-8　鼻中隔偏曲患者的术后护理诊断和护理措施

常见护理诊断/护理问题	护理措施	措施依据
急性疼痛	1. 评估疼痛程度，必要时遵医嘱行给予镇痛治疗	降低术后患者疼痛程度，缓解患者紧张和焦虑情绪，最大限度增进患者的舒适度
	2. 向患者解释疼痛原因及术后康复过程	提供信息支持，提高疼痛阈值，减轻患者焦虑、恐惧

续　表

常见护理诊断/护理问题	护理措施	措施依据
有鼻中隔伤口出血、血肿和脓肿的危险	1. 术前剪鼻毛	保持术野清晰，保证术区清洁
	2. 术后取半卧位	促进血液回流，消除面部肿胀，减轻面部皮肤血管张力
	3. 进易消化饮食，同时保证营养丰富	减少张口咀嚼牵拉伤口引起的疼痛
	4. 观察鼻腔填塞材料有无松脱及有无活动性出血，术后 24 小时内少量血性分泌物渗出为正常现象	止血材料鼻腔填塞，压迫及保护局部伤口，防止血肿及活动性出血
	5. 避免用力咳嗽、打喷嚏，保持大便通畅。如想打喷嚏，可深呼吸或用舌尖抵住硬腭，缓解症状	避免鼻腔纱条松动、脱出或鼻腔血管破裂引起伤口出血
	6. 双侧鼻腔填塞者，嘱患者多饮水，口唇涂液体石蜡或使用湿纱布覆盖口腔，做好口腔护理	双侧鼻腔填塞，张口呼吸易致口腔黏膜干裂、出血、感染、口腔异味
	7. 根据医嘱给予抗炎药、止血药治疗	使用广谱抗生素控制和预防伤口感染，止血药预防手术伤口出血
知识缺乏	1. 指导患者正确滴鼻、喷鼻及擤鼻涕	使药液与鼻腔黏膜充分接触，解除局部症状；防止错误的擤鼻方式导致鼻腔分泌物经咽鼓管进入中耳或鼻窦
	2. 生活有规律，注意劳逸结合	增强抵抗力，预防感冒
	3. 戒烟，减少环境污染，改善生活及工作环境	减少对鼻腔黏膜刺激
	4. 术后短期内避免剧烈运动，避免外力碰撞，注意保护鼻部	鼻腔突出于面部表面，易受外伤影响，外伤碰撞后易造成手术伤口损伤，局部血管破裂出血或血肿发生

二、鼻中隔血肿和脓肿

鼻中隔血肿（nasal septal hematoma）指鼻中隔软骨膜下或骨膜下积血，这种情况多数为双侧性。鼻中隔脓肿（nasal septal abscess）指鼻中隔软骨膜下或骨膜下的积脓，通常是由于血肿继发感染或邻近组织器官的感染蔓延至鼻中隔导致。

（一）病因及发病机制

鼻外伤或鼻中隔骨折后，局部血管可能遭受损伤而出血，如果黏骨膜未破裂，这些血液会积聚在鼻中隔部位，形成血肿。

（二）护理评估

1. 健康史　评估患者有无鼻外伤、鼻中隔矫正手术、鼻中隔手术史，评估患者是否患急性鼻窦炎、流感、猩红热和伤寒等疾病。

2. 身体状况

（1）鼻中隔血肿：鼻镜检查发现鼻中隔单侧或双侧呈半圆形隆起，触之柔软，穿刺回抽有血但黏膜色泽正常。

（2）鼻中隔脓肿：鼻镜检查显示外鼻红肿鼻尖、鼻梁部压痛，鼻中隔两侧对称性膨隆，黏膜色暗红，触之柔软且有波动感，穿刺可抽出脓性分泌物。

3. 辅助检查

（1）鼻内镜检查：探明血肿和脓肿部位和程度。

（2）影像学检查：X 线、CT 或 MRI 检查有助于明确诊断，了解病变范围。

4. 心理 - 社会状况　外伤引起的鼻中隔血肿或脓肿不仅影响患者鼻部外形，还可能导致局部及全身不适症状，如鼻塞、疼痛、发热等。护士应重点关注患者心理状态，帮助患者更好地认识自己的疾病，增强战胜疾病的信心。

（三）治疗要点

治疗原则为全身应用抗生素、局部穿刺或切开引流。

1. 较小的血肿穿刺抽出积血局部压迫即可。对于较大的血肿或血肿已形成凝血块，可在鼻腔表面麻醉下手术清除血液或血块。如为鼻中隔偏曲矫正手术后血肿，可重新分开原切口，清除腔内积血或血块，电凝止血。清除血肿后，需用凡士林油纱条填塞两侧鼻腔，48小时后取出，同时给予抗感染治疗，防止再次出血或预防感染发生。

2. 对鼻中隔脓肿已形成的患者及时切开排脓，每天冲洗脓腔，不填塞鼻腔。同时足量抗生素控制感染，防止鼻中隔软骨破坏引起鼻部畸形。

（四）护理诊断和护理措施

鼻中隔血肿和脓肿患者的护理诊断和护理措施见表20 - 9。

表 20 - 9　鼻中隔血肿和脓肿患者的护理诊断和护理措施

常见护理诊断/护理问题	护理措施	措施依据
急性疼痛	1. 评估患者疼痛，必要时遵医嘱给予镇痛药	降低术后患者上的疼痛程度，减轻疼痛引起的相关应激，缓解患者紧张和焦虑情绪，增进患者的舒适度
	2. 向患者解释疾病的原因及疾病过程，告知疼痛原因，待血肿和脓肿消退后疼痛感会减轻或消失	提供信息支持，提高疼痛阈值，减轻患者焦虑、恐惧心理
舒适度改变：头痛、鼻塞	1. 评估影响患者舒适度的因素	及时发现、处理不适症状
	2. 遵医嘱应用抗生素	预防及控制感染
	3. 鼻腔填塞者观察鼻腔填塞物是否脱落	压迫止血，防止鼻黏膜下再次形成血肿
	4. 生理盐水清洗鼻腔者，指导患者冲洗时注意压力勿过大，冲洗喷头勿对准鼻中隔	避免损伤鼻中隔
潜在并发症：鼻中隔穿孔	1. 协助医生及时处理血肿和脓肿，正确进行切口引流	预防血肿、脓肿扩大，控制感染，避免鼻中隔穿孔
	2. 观察体温的变化	炎症可导致机体应激，引发体温升高，鼻中隔局部也可因感染穿孔
知识缺乏	1. 解释疾病的发生、发展、转归	减轻患者焦虑、恐惧情绪
	2. 营养均衡，控制出血疾病	均衡营养，减少出血性疾病导致的鼻腔黏膜下出血
	3. 预防鼻部受外力碰撞	避免引起鼻及鼻腔受损

三、鼻中隔穿孔

鼻中隔穿孔（perforation of nasal septum）指由各种原因引起的鼻中隔贯穿两侧鼻腔的永久性穿孔，其穿孔形态、部位及大小各异。

（一）病因

1. 外伤 严重的鼻中隔穿通伤、鼻或面部外伤后可遗留鼻中隔穿孔。

2. 医源性损伤 微波及激光治疗，鼻中隔手术等引起鼻中隔两侧黏膜对称性损伤。

3. 理化因素 鼻腔长期吸入有刺激性或腐蚀性物质，腐蚀黏膜，如铬酸、粉尘、水泥、石灰等，出现溃疡导致穿孔。

4. 感染 特殊感染如白喉、伤寒、梅毒、结核、狼疮等，可造成鼻部感染或鼻中隔软骨坏死致穿孔。

5. 其他 原发于鼻中隔的某些肿瘤、恶性肉芽肿累及深层时，鼻腔异物或鼻石长期压迫，也可引起鼻中隔穿孔。

（二）护理评估

1. 健康史 评估患者鼻中隔穿孔是否为独立性疾病或全身疾病在局部的表现，是否有外伤或手术史，是否长期吸入刺激性或腐蚀性有害物质。

2. 身体状况

（1）鼻部症状：单纯的鼻中隔穿孔，会表现出多种症状。鼻腔干燥和脓痂形成、头痛、鼻出血是鼻中隔穿孔的常见表现。穿孔较小且位于前部时，患者在呼吸时可能会产生吹哨音，若位于后部，则无明显症状。

（2）全身症状：与所患疾病类型相关。

3. 辅助检查

（1）鼻内镜检查：可探明穿孔部位和大小（图20-4）。

（2）影像学检查：X线、CT或MRI检查有助于明确诊断，了解病变范围。

4. 心理-社会状况 患者在患有基础疾病的同时伴发鼻中隔穿孔时，往往面临着身体和心理的双重压力。这种复杂的病情可能导致患者产生焦虑心理，护士应提供心理支持，敏锐观察患者情绪变化。

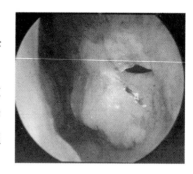

图20-4 鼻中隔穿孔

（三）治疗要点

1. 保守治疗 保持鼻腔湿润、清洁，每日用温盐水鼻腔冲洗。去除引起穿孔的病因，避免接触和吸入有害气体。

2. 手术治疗 行鼻中隔穿孔修补术（repair of nasal septal perforation）。

（四）护理诊断和护理措施

鼻中隔穿孔患者的护理诊断和护理措施见表20-10。

表 20 - 10　鼻中隔穿孔患者的护理诊断和护理措施

常见护理诊断/ 护理问题	护理措施	措施依据
慢性疼痛	1. 评估疼痛程度，必要时根据医嘱给予镇痛药	降低术后患者的疼痛程度，减轻疼痛引起的相关应激，缓解患者紧张和焦虑情绪，有助于患者早期活动，最大限度地增进患者的舒适度
	2. 向患者解释疼痛的原因及疾病过程，安慰患者	提供信息支持，提高疼痛阈值，使患者了解病情，减轻焦虑
	3. 根据根据穿孔位置和大小准备好鼻中隔穿孔修补术材料	保证鼻中隔穿孔减张缝合，促进快速康复
潜在并发症：鼻出血	1. 勿挖鼻或用力擤鼻	鼻腔黏膜萎缩变薄、干燥，挖鼻或用力擤鼻易致毛细血管破裂出血
	2. 术后观察鼻腔填塞纱条是否脱出，填塞期间采用口腔湿化器进行口腔湿化；遵医嘱使用抗感染药物	填塞无效可致鼻中隔局部出血，血肿形成；双侧鼻腔填塞后张口呼吸致口腔黏膜干燥、出血、感染
舒适度改变：鼻塞、鼻内异物感、干燥感	1. 评估影响患者舒适度的局部和全身因素	及时发现穿孔部位和大小，避免感染、外伤等引起鼻中隔软骨坏死后穿孔扩大
	2. 及时处理鼻腔异物等异常病变	避免异物长期堵塞鼻腔及压迫鼻中隔引起感染、坏死而致穿孔
	3. 使用空气加湿器，每日用温盐水冲洗鼻腔	保持吸入空气湿润，清洁鼻腔，改善鼻腔黏膜环境
知识缺乏	1. 避免吸入、接触粉尘及有害气体	避免鼻腔黏膜受到腐蚀
	2. 防止跌倒、外伤	避免碰撞鼻腔，引起鼻中隔受损
	向患者讲解修复的方法，做好心理疏导	减轻患者对修复效果的疑虑

 知识拓展

鼻中隔偏曲的预防措施

1. 避免鼻部外伤　尽量避免剧烈运动，以免发生意外碰撞，导致鼻部外伤，引起鼻中隔偏曲。

2. 注意口鼻卫生　要保持口腔及鼻部清洁，多用冷水或生理盐水清洗鼻腔，清除鼻腔细菌，提高鼻黏膜的抵抗性，增强抗病能力。

3. 合理安排饮食　饮食要以清淡为主，多吃水果、蔬菜，避免鼻腔干燥、鼻出血等，避免生冷辛辣、油炸肥腻的食品，以免刺激鼻腔。

4. 戒除不良习惯　戒烟限酒，改掉不良生活习惯，如熬夜、挖鼻、擤鼻不当等，避免鼻中隔偏曲复发。

第四节　鼻鼻窦炎患者的护理

鼻鼻窦炎是鼻腔鼻窦黏膜的炎症性疾病，鼻窦炎可以影响一侧鼻腔鼻窦，也可累及双侧鼻腔及多个窦腔。当一侧或两侧所有鼻窦都发生炎症时，称为全组鼻窦炎。鼻窦炎按照其症状体征的发生和持续时间，分为急性鼻窦炎和慢性鼻窦炎两种类型。一般症状在 12 周以内的为急性鼻鼻窦炎，超过 12 周为慢性鼻鼻窦炎。

一、急性鼻鼻窦炎

急性鼻鼻窦炎（acute sinusitis）是鼻腔鼻窦黏膜的急性炎症，多由病毒或细菌感染引起，病程在 12 周以内。

（一）病因

1. 全身因素　受寒受潮、过度疲劳、营养不良、维生素缺乏等均可引起全身抵抗力降低。生活与工作环境不洁等是诱发本病的常见原因。此外，特应性体质、全身性疾病（如糖尿病、急性传染病、贫血、甲状腺和脑垂体功能低下等）均可诱发本病。

2. 局部因素

（1）鼻腔疾病：如鼻中隔偏曲、急性或慢性鼻炎、鼻息肉、中鼻甲肥大等。

（2）邻近器官的感染病灶：如腺样体炎、扁桃体炎、根尖感染和拔牙等。

（3）创伤性：异物进入鼻窦、鼻窦外伤、骨折。

（4）医源性：置入鼻腔填塞物时间过久。

（5）气压改变：高空飞行迅速下降致窦腔负压，使鼻腔内污物被吸入鼻窦，引起非阻塞性航空性鼻窦炎。

（二）护理评估

1. 健康史　询问鼻腔有无分泌物及分泌物的性质和量。评估患者有无全身或局部病因，有无发热，头痛的部位、性质明显诱发因素等。

2. 身体状况

（1）全身症状：可出现食欲缺乏、发热、精神萎靡、全身不适等。儿童和体弱老年人可发生呕吐、腹泻、咳嗽等症状。

（2）局部症状：脓涕、鼻塞、嗅觉障碍，本病最常见症状为头痛。一般而言，前组鼻窦炎引起的头痛多在额部和颌面部，后组鼻窦炎引起的头痛则多位于颅底或枕部。

3. 辅助检查

（1）前鼻镜检查：鼻黏膜充血、肿胀，以中鼻甲和中鼻道黏膜为甚。鼻腔内有大量黏脓或脓性鼻涕。

（2）鼻内镜检查：查看鼻道和窦口及其附近黏膜的病理改变，窦口形态、黏膜红肿程度、息肉样变及脓性分泌物来源等。

（3）影像学检查：鼻窦 CT 扫描可清楚显示鼻窦黏膜增厚及病变范围等。

4. 心理-社会状况　评估患者心理状态、了解患者对疾病的认知和期望。由于鼻窦炎的症状如鼻塞、头痛和全身不适等，不仅会给患者带来身体上的痛苦，还可能严重影响其正常的工作、学习、生活和社交活动，从而引发心理上的压力和焦虑。

（三）治疗要点

主要采取药物治疗。适时采用手术治疗，如发生眶、颅并发症时。

1. 全身治疗

（1）及时控制感染，使用足量、有效抗生素，防止发生并发症或转为慢性。

（2）特应性体质如哮喘、变应性鼻炎者，给予全身或局部抗过敏药物。

（3）使用黏液促排剂，稀化黏液、促进纤毛活动。

（4）应有针对性地进行治疗全身慢性病或邻近感染病变如牙源性上颌窦炎等。

2. 局部治疗

（1）鼻用糖皮质激素和减充血剂。

（2）利用鼻窦的生理性开口引流出鼻窦内潴留分泌物。

（3）上颌窦穿刺冲洗或鼻窦负压置换。

（4）物理治疗，如短波透热、局部热敷或红外线照射等。

（5）鼻腔冲洗。

（四）护理诊断和护理措施

急性鼻窦炎患者的护理诊断和护理措施见表 20 − 11。

表 20 − 11　急性鼻窦炎患者的护理诊断和护理措施

常见护理诊断/护理问题	护理措施	措施依据
急性疼痛	1. 向患者解释原因及治疗方法，及时评估疼痛部位及程度	提供信息支持，头痛或局部头痛由脓性分泌物、细菌毒素和黏膜肿胀刺激和压迫末梢神经所致
	2. 给予正确的体位引流，促进鼻窦内的分泌物排出	利用鼻窦的生理性开口排出鼻窦内分泌物，减轻疼痛
	3. 正确指导患者使用鼻用糖皮质激素和减充血剂，告知滴鼻药的作用及用药方法	消除鼻腔水肿，减轻炎症刺激
	4. 局部热敷、红外线照射等，避免烫伤	促进血液循环，利于有毒物质的排出
	5. 必要时遵医嘱合理使用镇痛药	缓解疼痛症状
高热	1. 严密观察体温变化，高热患者给予物理降温或口服解热镇痛药	及时发现处理高热
	2. 卧床休息，多饮水，加强营养，进清淡饮食，保持大便通畅	减少体力消耗，维持体液平衡
	3. 加强口腔护理，给予生理盐水或漱口液漱口	预防口腔感染
潜在并发症：急性喉炎、急性咽炎、气管炎、扁桃体炎、眶内感染、中耳炎、颅内感染	1. 遵医嘱正确使用敏感抗生素	及时、有效控制感染，观察用药后的效果
	2. 选择适当的冲洗液，指导患者鼻腔冲洗，避免过度冲洗引起鼻腔出血	保持鼻腔清洁，及时消除鼻腔分泌物，避免炎症扩散
	3. 密切观察有无头痛加剧、眼球运动受限、持续高热等症状，发现问题及时处理	及时发现并处理并发症

续　表

常见护理诊断/ 护理问题	护理措施	措施依据
知识缺乏	1. 向患者讲解疾病发生的原因、治疗方法、效果	了解疾病相关知识，减轻焦虑，提高治疗依从性
	2. 指导患者正确滴鼻、鼻腔冲洗、体位引流，及时、彻底治疗本病	避免转化为慢性鼻窦炎，保证治疗效果
	3. 注意生活、工作环境的洁净，加强锻炼，戒烟戒酒，忌食辛辣刺激性食物	增强机体抵抗力，消除诱因

二、慢性鼻鼻窦炎

慢性鼻鼻窦炎（chronic sinusitis）常由于急性鼻鼻窦炎反复发作未彻底治愈迁延发展而来。其炎症不仅可能局限于单侧的鼻腔及鼻窦，更常见的是双侧鼻腔及鼻窦，病程在 12 周以上。

（一）病因及发病机制

慢性鼻鼻窦炎病因比较复杂，是遗传和环境等多种因素共同作用的结果，其发病初始因素并不明确。

1. 微生物因素

（1）细菌：细菌是否是引起慢性鼻鼻窦炎的初始因素尚不明确。

（2）真菌：真菌在慢性鼻鼻窦炎的发病机制中的作用尚不明确。

（3）病毒：病毒可以破坏上气道黏膜上皮屏障，在慢性鼻鼻窦炎发病中可能发挥一定作用。

2. 局部因素

（1）纤毛功能障碍：研究表明，慢性鼻鼻窦炎患者常由于鼻腔鼻窦上皮受损，出现继发性纤毛运动障碍。随着鼻腔鼻窦炎症和感染的好转，这种继发改变是可以逆转的。

（2）解剖异常：中鼻甲、鼻中隔曲、钩突位置或结构异常可成为慢性鼻鼻窦炎发病的危险因素。

（3）上皮屏障破坏：上皮细胞破坏及坏死所致的黏膜固有层突出及上皮组织修复可能在慢性鼻鼻窦炎发生中起重要作用。

（4）细菌生物膜：细菌生物膜不仅可作为感染性病原菌发挥致病作用，还可作为抗原、佐剂、毒素和炎症因子。

3. 全身因素　变态反应、免疫缺陷。

4. 其他因素　支气管哮喘、幽门螺杆菌感染、胃食管反流等。

（二）护理评估

1. 健康史　询问患者鼻腔有无分泌物及分泌物的性质和量。评估患者有无急性鼻鼻窦炎反复发作、急性鼻鼻窦炎、治疗不当或牙源性上颌窦炎病史，是否为特应性体质。

2. 身体状况

（1）全身症状：表现为头晕、头痛、精神不振、乏力、注意力不集中等。

（2）局部症状：

1）流脓涕：呈黏脓性或脓性，牙源性上颌窦炎患者的鼻涕常伴恶臭，为主要症状之一。

2）鼻塞：主要症状之一，由于鼻窦和鼻腔黏膜增厚、鼻甲反应性肿胀所致。

3）头面部胀痛：头面部胀痛及压迫感，可用于定位患侧。

4）嗅觉功能障碍：多数为暂时性，少数为永久性。

3. 辅助检查

（1）前鼻镜检查：中鼻甲肥大或息肉样变，中鼻道变窄、黏膜水肿或有息肉。鼻黏膜慢性充血、肿胀或肥厚。

（2）鼻内镜检查：可发现前鼻镜不能窥视到的其他病变，可准确判断上述各种病变及其部位。

（3）影像学检查鼻窦：CT 扫描可显示窦腔大小、形态及窦内黏膜不同程度增厚等，鼻窦 CT 冠状位对于精确判断各窦病变范围，鉴别鼻窦占位性或破坏性病变有重要价值。鼻窦 X 线片和 CT 对本病诊断也有参考价值。

4. 心理 - 社会状况　慢性鼻鼻窦炎因其病程长且反复发作，常给患者带来鼻塞、流脓涕、头痛等身体不适，以及记忆力减退等可能影响工作、学习和生活的症状。这些症状不仅严重影响了患者生活质量，还可能导致患者产生焦虑、抑郁等心理问题。护士应评估患者情绪状况、对疾病认知程度。

（三）治疗要点

1. 治疗策略　首选药物治疗。

（1）局部糖皮质激素可消除黏膜炎症，减轻黏膜水肿，利于鼻腔鼻窦通气和引流。

（2）每日可用生理盐水 1～2 次鼻腔冲洗，清除鼻腔内分泌物。

（3）慢性鼻鼻窦炎急性发作及鼻内镜手术后为预防感染可常规应用抗生素。

（4）短期使用减充血剂、黏液促排剂，伴变应性鼻炎或支气管哮喘者可使用抗过敏药物。

2. 鼻内镜手术　12 岁以下儿童原则上不宜手术。经规范药物治疗无效、具有明显解剖学异常或者发生颅内、眶内并发症患者，可考虑鼻内镜手术治疗。内镜下鼻窦手术应尽可能地保留鼻腔和鼻窦的基本结构，主要解除鼻腔和鼻窦口的引流和通气障碍，从而实现鼻腔鼻窦通气引流的重建。术后需定期随访，坚持 12 周以上综合药物治疗。术后定期进行鼻内镜检查及术腔清理，一般持续 3～6 个月。

（四）护理诊断和护理措施

1. 术前护理　慢性鼻鼻窦炎患者的术前护理诊断和护理措施见表 20 - 12。

表 20 - 12　慢性鼻鼻窦炎患者的术前护理诊断和护理措施

常见护理诊断/护理问题	护理措施	措施依据
舒适度改变：头痛、鼻塞、流涕	1. 评估影响患者舒适度的因素	及时发现及处理各类不适症状
	2. 指导患者正确使用药物，如鼻用糖皮质激素、黏液促排剂；生理盐水冲洗鼻腔，每天 1～2 次	减轻鼻腔黏膜水肿、稀化脓鼻涕，清除鼻腔内分泌物，利于鼻腔鼻窦通气和引流

续　表

常见护理诊断/护理问题	护理措施	措施依据
知识缺乏	1. 给予健康指导，告知治疗方法、手术目的及效果，手术的基本过程，术后可能出现的不适等	了解疾病基本知识，建立适当的认知，减轻患者紧张情绪
	2. 指导患者滴鼻及口腔含漱的正确方法	保持鼻腔及口腔清洁，预防口腔感染
	3. 给予术前指导，为患者鼻腔备皮，剃胡须	做好术前准备，预防术后感染

2. 术后护理　慢性鼻鼻窦炎患者的术后护理诊断和护理措施见表20 - 13。

表 20 - 13　慢性鼻鼻窦炎患者的术后护理诊断和护理措施

常见护理诊断/护理问题	护理措施	措施依据
急性疼痛	1. 给予半坐卧位，冷敷鼻根及前额部	减轻鼻面部充血肿胀及局部疼痛
	2. 评估患者疼痛的部位、性质及程度，必要时遵医嘱给予镇静、镇痛药	及时发现及处理患者不能耐受的疼痛
	3. 及时清除口腔分泌物，多饮水，必要时可用湿纱布覆盖口腔，口唇干燥者可涂液体石蜡或润唇膏	减轻因张口呼吸导致的口咽干燥，保持口腔清洁
	4. 讲解引起疼痛的原因、应对方法，术后注意事项，教会患者自我放松的方法	提供信息支持，提高患者对疼痛的耐受性
潜在并发症：出血、眶蜂窝织炎、球后视神经炎、脑脊液鼻漏	1. 指导正确使用抗生素和滴鼻液	预防术后感染
	2. 观察鼻腔分泌物颜色、性质、量和气味，生命体征变化，有无恶心、呕吐、头痛意识改变、眶周淤血或青紫情况、眼球有无外突或眼球运动障碍等	以便及时发现病情变化，正确处理并发症
	3. 观察鼻腔填塞物的松紧度，嘱患者避免用力咳嗽或打喷嚏，保持大便通畅	防止鼻腔填塞物脱落以及腹压增加而引起鼻腔伤口出血
知识缺乏	1. 向患者解释疾病发生的原因、治疗方法、治疗效果及注意事项等	使患者了解病情，减轻焦虑
	2. 教会患者鼻腔冲洗、滴鼻、体位引流，指导擤鼻方法，出院后遵医嘱坚持用药	使患者掌握正确的自护方法，保证治疗效果
	3. 增强抵抗力，戒烟戒酒，忌食辛辣刺激性食物。注意工作、生活环境的洁净	增强机体抵抗力，消除诱因
	4. 按医嘱定期复诊及鼻腔清理	及时发现，及时处理

 知识拓展

真菌性鼻窦炎

真菌性鼻窦炎（fungal rhinosinusitis，FRS）致病真菌为曲霉菌，最常见的临床类型是真菌球。真菌性鼻窦炎临床类型以病理学为依据分为侵袭型真菌性鼻窦炎（急性侵袭型真菌性鼻窦炎、慢性侵袭型真菌性鼻窦炎）和非侵袭型真菌性鼻窦炎（真菌球、变应性真菌性鼻窦炎）。真菌性鼻窦炎临床表现不一。首选手术治疗，侵袭型真菌性鼻窦炎者需配合抗真菌药物治疗。

第五节　鼻出血患者的护理

鼻出血（epistaxis，nosebleed），又称鼻衄，是鼻科中最常见的急症之一，多为单侧出血，也可双侧出血。鼻中隔前下方的利特尔（Little）区是最常见的出血点。少数情况下，鼻出血发生在鼻腔顶部、后部，鼻中隔后动脉及蝶腭动脉的出血也相对较多见。

（一）病因和发病机制

鼻出血病因分为局部因素和全身因素。①局部因素：包括外伤、鼻腔鼻窦炎症、鼻中隔病变、鼻部肿瘤、血管畸形等。②全身因素：包括心血管疾病、凝血功能障碍、急性传染病、遗传性出血性毛细血管扩张症、维生素缺乏、营养障碍等。

（二）护理评估

1. 健康史　询问有无鼻部外伤史、近期有无手术史、不良挖鼻习惯等因素。评估患者是否有鼻出血相关的局部及全身因素。有无凝血功能障碍、高血压、使用抗凝药等因素。有无出血倾向的家族史。

2. 身体状况　评估出血量，观察患者的面色、神志、生命体征的变化等。失血量≤50ml时，生命体征无明显变化。短时间达到500ml时，患者可出现头晕、恶心、乏力、面色苍白等症状。失血量在500~100ml时，可出现血压下降、脉速无力等休克症状。

3. 辅助检查

（1）鼻内镜检查：可直接发现鼻腔出血点（图20-5）。

（2）实验室检查：血常规、凝血功能、肝肾功能等。

4. 心理-社会状况　掌握患者对疾病的认知和期望值。评估患者及家属心理状态；评估患者年龄、文化程度、对疾病的认知程度。

（三）治疗要点

维持患者生命体征、选择恰当止血方法、针对出血原因进行治疗。稳定患者紧张、焦虑情绪，采取坐位或者半卧位，休克患者采取平卧低头位。

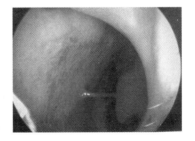

图20-5　鼻出血

1. 指压法　协助患者用手指紧捏双侧鼻翼10~15分钟。

2. 电凝止血　经鼻内镜检查有明确出血点者，可采取内镜下电凝止血。

3. 鼻腔填塞止血法　对于出血面积较大、出血点不明确者，可选用鼻腔填塞法。

4. 血管结扎栓塞法　对于严重出血者，可对相应供血动脉进行结扎。

（四）护理诊断和护理措施

1. 术前护理　鼻出血患者的术前护理诊断和护理措施见表20-14。

表 20 - 14　鼻出血患者的术前护理诊断和护理措施

常见护理诊断/护理问题	护理措施	措施依据
潜在并发症：失血性休克	1. 严密观察患者生命体征变化并记录	及时发现休克征象，并通知医生
	2. 观察鼻腔有无活动性出血，口鼻分泌物的颜色、性质、量等	仔细观察出血量并记录
	3. 保持静脉通路通畅	必要时静脉补液并给予止血药
	4. 嘱患者卧床休息，协助患者取半坐位，根据身体状况适当下床活动	促进回心血量，预防休克发生
	5. 观察患者鼻腔填塞物填塞情况，是否松动、脱落；鼻腔填塞期间，每日给予鼻腔内滴入液体石蜡 4~6 次，以润滑鼻腔黏膜和填塞物	预防鼻腔填塞物脱出及抽出填塞物时损伤鼻黏膜引起再次出血
焦虑	1. 向患者介绍治疗的过程、止血的配合及术后可能出现的情况等	提供信息支持，提高患者依从性
	2. 护士应加强与患者的沟通，耐心安慰患者	安抚情绪，避免情绪紧张加重病情

2. 术后护理　鼻出血患者的术后护理诊断和护理措施见表 20 - 15。

表 20 - 15　鼻出血患者的术后护理诊断和护理措施

常见护理诊断/护理问题	护理措施	措施依据
急性疼痛	1. 评估疼痛的程度、部位、时间等	评估疼痛的特点和原因便于制订治疗方案
	2. 指导患者缓解鼻腔填塞疼痛的方法，如冷敷、低流量吸氧、体位改变等	使局部血管收缩、改善缺氧症状
	3. 告知疼痛与鼻腔填塞有关，告知疼痛缓解方法及持续时间	使患者在心理上对鼻腔填塞后的不适提高认知
	4. 必要时遵医嘱使用镇痛药	降低中、重度疼痛的发生，提高患者舒适度
	5. 鼓励患者多饮水，协助患者漱口或行口腔护理。进食营养丰富、易消化软食	保持口腔湿润，避免咽痛。避免咀嚼时鼻腔填塞物牵拉加重疼痛
有感染的风险	1. 密切监测体温变化。若体温升高或鼻腔分泌物性质发生改变，应及时通知医生予以处理	及时发现感染征象
	2. 严密观察鼻腔分泌物性质、气味	及时发现感染征象
	3. 遵医嘱使用抗生素预防感染	药物预防感染
知识缺乏	1. 嘱患者勿咽下鼻出血血液，及时吐出	吐出口中血液，及时观察出血量，咽下的血液刺激胃部，应避免咽下
	2. 鼻腔填塞后，嘱患者卧床休息，避免剧烈活动	大力咳嗽、打喷嚏、便秘等使鼻腔压力过大，致鼻腔填塞物松动、脱出而引起再次出血
	3. 鼻腔填塞物抽出后，指导患者按医嘱正确使用滴鼻剂	保持鼻腔通气，油类可润滑鼻腔黏膜，避免干燥
	4. 抽出鼻腔填塞物后，2 小时内宜卧床休息，出院后短期内，避免用力擤鼻、重体力劳动或剧烈运动	擤鼻不当可引起鼻腔血管破裂；活动剧烈引起动静脉压升高，导致再次出血
	5. 指导患者患者及家属简易止血法。若院外出血，可先自行采取简易止血法处理，再到院就诊	提高患者的自护能力，再次发生出血时能正确急救处理

第六节　鼻窦肿瘤患者的护理

一、良性肿瘤

鼻窦良性肿瘤好发于鼻腔内，其次是鼻窦，外鼻相对较少见。分类主要基于其组织来源，包括内翻乳头状瘤、骨瘤、软骨瘤、血管瘤及神经纤维瘤等。每种良性肿瘤都有其特定好发部位，通常生长速度缓慢，生长过程中对周围器官破坏力强，手术不易彻底切除，容易复发，有恶变可能。

（一）病因

病因复杂多样，尚未明确，可能与外伤、慢性炎症、发育缺陷、内分泌功能紊乱及人乳头状瘤病毒（human papillomavirus，HPV）感染有关。

（二）护理评估

1. 健康史　评估患者的既往史，鼻面部外伤史，如骨瘤多与额部外伤史或慢性鼻窦炎史有关；内翻性乳头瘤与HPV感染有关。

2. 身体状况

（1）乳头状瘤：多见于50～60岁男性，多单侧发病，鼻腔内可见红色或灰红色，表面不平，质地较硬，触之易出血的新生物（图20-6）。一侧鼻腔出现持续性鼻塞，渐进性加重伴脓涕，偶有血性涕或反复出血，偶有头痛或嗅觉异常。

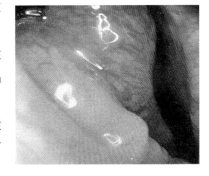

图20-6　鼻窦乳头状瘤

（2）骨瘤：约50%的骨瘤有额部外伤史，少数慢性鼻窦炎患者，伴发单个或多个骨瘤，提示骨瘤的发生可能与慢性炎症刺激有关。

（3）软骨瘤：好发于筛窦，其次上额窦和蝶窦，很少见。

（4）血管瘤：是脉管组织良性肿瘤，鼻及鼻窦为好发部位之一。血管瘤能导致鼻出血反复发作，每次出血量不等，出现鼻腔进行性鼻塞。鼻塞多为单侧，肿瘤逐渐长大，可将鼻中隔压向对侧，出现双侧鼻塞。肿瘤侵及邻近器官，会引起面部畸形、眼球移位、复视、头痛等症状。继发感染者鼻腔有臭味。

（5）神经鞘膜瘤：生长缓慢病程长，早期无明显症状，后期因肿瘤生长部位和大小不同出现不同症状，位于外鼻，可能会呈现象皮肿样外观。生长在鼻腔或鼻窦时，可能导致鼻塞、少量的鼻出血、局部畸形及头痛等症状。肿瘤过大可侵及多个鼻窦，侵入颅内会出现脑组织受压迫症状。

3. 辅助检查

（1）前鼻镜检查：可见瘤体的形态、质地和颜色。

（2）影像学检查：鼻窦CT扫描或X线摄片。

（3）组织病理学：可明确诊断。

4. 心理-社会状况　鼻塞、反复鼻腔出血、面部畸形等症状，给患者及其家属带来极大的心理压力，使他们容易陷入恐惧和焦虑的情绪中，护士在关注患者生理症状同时，更要注重心理状态。

（三）治疗要点

手术切除鼻部肿瘤是首选治疗方法。由于肿瘤具有易复发和恶变的特点，因此应尽早进行手术，并确保肿瘤切除彻底。手术方式上包括鼻内镜手术、鼻侧切开或上唇下进路手术等。如果肿瘤侵入颅内，此时可能需要进行颅面联合手术。

（四）护理诊断和护理措施

1. 术前护理　鼻窦肿瘤患者的术前护理诊断和护理措施见表20-16。

表20-16　鼻窦肿瘤患者的术前护理诊断和护理措施

常见护理诊断/ 护理问题	护理措施	措施依据
焦虑	1. 评估患者的焦虑原因及程度，引导患者表达自己的不良情绪	掌握患者心理动态，及时采取有针对性、有效的心理护理措施，缓解不良情绪
	2. 给予患者和家属关于疾病的健康指导	使患者了解病情，减轻焦虑
	3. 提供安静整洁舒适的环境	避免不良刺激，给予亲情支持
舒适度改变： 头痛、鼻塞	1. 评估影响患者舒适度的因素	及时发现及处理各类不适症状
	2. 指导患者正确使用滴鼻药，告知药物的作用及注意事项	保证局部用药的效果，解除鼻塞，减轻头痛
知识缺乏	1. 告知患者疾病的相关知识，后期康复治疗相关信息以及注意事项	提高患者对疾病治疗的依从性
	2. 保持鼻腔及口腔清洁，避免用力擤鼻及挖鼻腔；戒烟酒，防止粉尘、冷空气等对鼻腔黏膜的不良刺激	增强机体抵抗力，消除诱发感染的因素
	3. 加强病情观察，若出现鼻腔出血、鼻塞、头痛、视力下降等症状，应及时告知医护人员	及早发现及处理病情变化

2. 术后护理　鼻窦肿瘤患者的术后护理诊断和护理措施见表20-17。

表20-17　鼻窦肿瘤患者的术后护理诊断和护理措施

常见护理诊断/ 护理问题	护理措施	措施依据
急性疼痛	1. 向患者解释疼痛原因，及时评估疼痛的部位、性质、程度和持续时间；必要时遵医嘱给予镇痛药	有助于减轻患者焦虑、恐惧；疼痛剧烈时能得到及时处理
	2. 给予患者术后健康指导	提供信息支持，提高疼痛阈值，减轻患者焦虑、恐惧
舒适度改变	1. 评估患者不舒适的症状及影响舒适度的因素	及时发现及处理各种不适症状
	2. 鼻腔填塞患者给予半卧位，冰敷前额。鼻侧切开患者保持面部敷料包扎完整无松脱，包扎解除后，观察伤口有无红、肿、热、痛等局部感染征象	保持呼吸通畅，减轻患者鼻面部的充血肿胀，缓解局部不适
	3. 鼓励多饮水，每日淡盐水或漱口液漱口，口唇涂抹液体石蜡或润唇膏，保持口唇湿润	减轻张口呼吸引起的口腔干燥，防止口唇干裂及口腔炎

续　表

常见护理诊断/护理问题	护理措施	措施依据
潜在并发症：术后出血、伤口感染	1. 观察生命体征变化及鼻腔填塞物有无松脱；观察分泌物性质、颜色和量，指导患者正确滴鼻或擤鼻	术后给予止血材料鼻腔填塞，防止填塞物松脱引起出血
	2. 观察鼻腔及伤口分泌物的颜色、性质及有无异味，及时抽取鼻腔填塞物	防止鼻腔填塞时间过长引起伤口感染
知识缺乏	1. 告知患者疾病相关知识，围手术期的注意事项等	了解疾病相关知识，提高自护能力
	2. 术后避免剧烈活动，适当锻炼，合理饮食，宜食温冷、易咀嚼、易消化食物，忌食刺激性食物，戒烟戒酒	增强机体抵抗力，消除诱因，保证治疗效果
	3. 指导患者掌握正确的滴鼻和擤鼻方式	保证局部用药的有效性
	4. 生活有规律，注意劳逸结合	增强抵抗力，预防疾病复发

二、恶性肿瘤

上颌窦恶性肿瘤最为多见，其次是筛窦肿瘤。蝶窦、额窦肿瘤少见。鼻窦解剖位置相对隐蔽，早期症状不明显，肿瘤在初期阶段很难被确诊，早期瘤可局限于鼻腔或鼻窦某一解剖部位，晚期肿瘤可累及多个解剖部位，很难鉴别是鼻腔或鼻窦恶性肿瘤。

（一）病因

病因不明，可能与下列因素有关。

1. 持续慢性炎症刺激　使鼻黏膜上皮大面积鳞状化生，是形成鳞状细胞癌的发生基础之一。

2. 经常接触致癌物质　长期吸入刺激性或化学性物质，如镍、砷、铬或其他化合物。

3. 良性肿瘤恶变　鼻息肉或内翻性乳头状瘤反复复发，则有恶变的危险。

4. 放射性物质　因鼻及鼻窦良性病变而行放疗者，多年后有诱发恶性肿瘤的可能。

5. 外伤　研究发现肉瘤患者常伴有外伤史。

（二）护理评估

1. 健康史　评估患者生活居住环境、既往健康状况、家族史、外伤史，有无慢性鼻炎、慢性鼻窦炎、鼻良性肿瘤病史，是否接受过治疗，目前治疗情况。

2. 身体状况

（1）鼻腔恶性肿瘤：早期常有单侧进行性鼻塞、涕血、恶臭脓涕或肉色水样涕，头痛、嗅觉减退等症状。多数继发于鼻窦、外鼻、眼眶、鼻咽等处的恶性肿瘤的直接扩散。

（2）鼻窦恶性肿瘤：症状因肿瘤原发部位或累及范围不同而异。

1）上颌窦恶性肿瘤：早期肿瘤较小，局限于窦腔某一部位，以内上角区多，常无明显症状。随着肿瘤的发展先后出现单侧脓血鼻涕、面颊部疼痛或麻木感，单侧进行性鼻塞，单侧上颌磨牙疼痛、松动。晚期肿瘤破坏窦壁，向邻近组织扩展，可出现面颊部隆起、流泪、眼球向上移位、眶缘变钝或饱满，硬腭隆起、张口困难、头痛、耳痛、颈淋巴结转移等症状。

2）筛窦恶性肿瘤：早期肿瘤局限于筛房可无症状。一旦肿瘤开始侵入鼻腔则出现单侧鼻塞、血性涕、头痛和嗅觉障碍。肿瘤会进一步向各个方向扩展，出现相应结构受累的临床表现。

3）额窦恶性肿瘤：极少见，早期多无症状，肿瘤发展后，可有局部肿痛、麻木感和鼻出血。

4）蝶窦恶性肿瘤：原发性肿瘤少见。早期无症状，随着肿瘤的发展，可有颅顶、眼眶深部、枕部的顽固性头疼，常向颈后放射。

3. 辅助检查

（1）鼻内镜检查：观察肿瘤大小、原发部位、鼻窦开口、外形等情况。

（2）影像学检查：鼻部 CT 扫描或 MRI 可明确肿瘤来源、大小和累及范围。

（3）肿瘤组织及鼻腔、鼻窦穿刺：最终确诊的依据是细胞涂片病理学检查。

4. 心理 - 社会状况　恶性肿瘤对患者及其家属无疑是一次沉重的打击，不仅是生理上的痛苦，更多的是心理上的折磨。手术可能带来面部形象改变等问题，都会让患者产生恐惧、退缩等消极情绪，对治疗失去信心。护士需要全面了解患者文化程度、职业、家庭及社会关系、家庭支持状况及对疾病认知程度等信息。有助于护士更深入地了解患者内心世界，为制定有效心理疏导措施提供依据。

（三）治疗要点

治疗方式主要有手术治疗、放射治疗和化学治疗 3 种方法。

1. 手术治疗　多数鼻腔鼻窦恶性肿瘤患者首选手术治疗，尤其是早期、肿瘤范围较局限者。对周围结构较复杂、范围较大、单纯手术难以根治性切除者，术前或术后应配合放疗或化疗，减少复发提高疗效。

2. 放射治疗　可以单独使用也可以和手术联合进行。

3. 化学治疗　据肿瘤生物学特性及对化学治疗敏感性来选择。根据情况选择术前诱导同步化疗或术后同步化疗。

（四）护理诊断和护理措施

1. 术前护理　鼻窦恶性肿瘤患者的术前护理诊断和护理措施见表 20 – 18。

表 20 – 18　鼻窦恶性肿瘤患者的术前护理诊断和护理措施

常见护理诊断/护理问题	护理措施	措施依据
焦虑	1. 做好患者心理评估，判断恐惧程度，动态观察情绪变化	掌握患者情绪变化，做好心理疏导
	2. 给予健康宣教，告知可能发生的面容改变及重要生理功能缺失后的补救措施及方法	提供信息支持，稳定患者情绪，提高患者心理承受能力
	3. 鼓励家属给予情感支持，增强患者战胜疾病信心	增强患者安全感及战胜疾病的信心
舒适度改变：鼻塞、鼻溢、头痛	1. 评估影响患者舒适度的局部和全身因素，以及不适的程度	及时处理各种不适症状
	2. 评估疼痛，疼痛剧烈的患者，在排除颅内转移、颅内高压等的情况下，遵医嘱使用镇痛药	及时发现和处理疼痛，减少疼痛引起的情绪变化
	3. 勿挖鼻或用力擤鼻，保持鼻腔黏膜湿润，保持排便通畅	鼻腔黏膜受肿瘤影响变薄、干燥，血管较脆，挖鼻或用力擤鼻易致毛细血管破裂引起出血

2. 术后护理　鼻窦恶性肿瘤患者的术后护理诊断和护理措施见表20-19。

表20-19　鼻窦恶性肿瘤患者的术后护理诊断和护理措施

常见护理诊断/护理问题	护理措施	措施依据
急性疼痛	1. 评估疼痛，根据医嘱给予镇痛药	及时发现并处理患者疼痛
	2. 解释疼痛原因，告知术后疼痛可能持续的时间及大致过程	提供信息支持，提高疼痛阈值及对疼痛的耐受性
	3. 给予半卧位，避免剧烈咳嗽及打喷嚏	减轻鼻面部的充血肿胀，避免鼻腔压力突然增大而牵拉伤口致疼痛加剧
有感染的危险	1. 观察生命体征，特别是体温变化，注意观察分泌物的颜色、性质及量，有无剧烈头痛、恶心、呕吐等，检测白细胞计数、分类	及时观察感染症状和体征
	2. 遵医嘱应用抗生素，术腔内填塞物取出后，保持术腔清洁每日用生理盐水冲洗鼻腔	保持局部清洁，预防术腔及伤口感染
	3. 做好口腔护理，每日清洁牙托1次，观察牙托是否在位，有无松动。进餐后及时漱口	减少牙托对口腔黏膜的损伤
	4. 鼓励进食富含维生素、蛋白质的流质或半流质食物，少量多餐	减少食物对口腔的刺激，促进切口愈合
潜在并发症：术后出血、脑脊液鼻漏、脑膜炎	1. 密切观察患者的血压、心率变化，鼻腔、口腔分泌物的颜色、性质及量，伤口渗血情况等；遵医嘱使用止血药	及时发现及处理伤口出血
	2. 观察患者有无高热、剧烈头痛、恶心、喷射性呕吐、意识改变及鼻腔有无异常液体流出，嘱患者勿低头用力，避免增加腹压的各种活动	及时发现并发症的早期症状并正确处理，防止病情加重
	3. 取半坐位，保持大便通畅，避免剧烈咳嗽及活动	减少降低颅内压，减少脑部充血水肿，利于伤口愈合
形象紊乱	1. 对于术后面容有改变的患者，需要给予足够关心和支持	提供信息及心理支持，增强患者应对外貌改变的接受度
	2. 指导患者进行正确口腔功能恢复训练，防止术后瘢痕挛缩引起的张口困难和吐字不清	促进功能恢复，降低面容毁损的程度
	3. 协助患者佩戴牙托时，需要确保牙托的大小合适、位置正确，并且没有松动	帮助修复面部缺失，改善自身形象
知识缺乏	1. 告知患者疾病相关知识，围手术期的注意事项等	了解疾病相关知识，提高自护能力，利于恢复
	2. 术后适当身体锻炼，宜进食温冷、营养丰富、易咀嚼、消化食物，忌刺激性食物及烟酒，避免剧烈活动	增强机体抵抗力，预防疾病复发，保证治疗效果
	3. 指导患者清洁牙托和张口训练，以预防翼腭窝瘢痕增生挛缩张口困难	掌握改善手术后遗症的方法，促进口腔及面部功能的恢复
	4. 鼓励患者克服放疗、化疗的不良反应，坚持治疗、定期随访	监测及预防术后复发

知识拓展

鼻内镜手术的并发症

　　鼻内镜手术具有诸多优势，由于其手术部位邻近前颅底、眼眶及重要血管和神经，手术的难度和风险也相应增加。并发症种类包括鼻内并发症如鼻出血、鼻腔粘连和鼻中隔穿孔等，眶内并发症如眶周淤血、眶内血肿、眶内感染、鼻泪管损伤。颅内并发症如脑脊液鼻漏、脑膜炎、脑脓肿、颅内出血、海绵窦损伤大出血等。

本章小结

思考题

1. 鼻出血的正确止血方法有哪些？
2. 慢性单纯性鼻炎的症状有哪些？

更多练习

（李桂杰）

第二十一章　咽部疾病患者的护理

教学课件

学习目标

1. 素质目标

（1）耐心引导学生进行咽部疾病及人文关怀相关知识拓展的阅读和讨论，强调医务工作者对咽部疾病人群的理解和关注。

（2）引导学生关注咽科护理领域的新知识、新技术，具有不断学习和进取的精神，不断提升自身专业水平，树立高尚的职业道德，以患者为中心的服务意识，为患者提供整体护理。

2. 知识目标

（1）掌握：咽部疾病的护理操作技术，如护理评估、护理诊断、护理计划制订、护理措施执行等。

（2）熟悉：咽部疾病的基本特征，常见病的病因、发病机制、症状、体征，以及相关的护理知识。

（3）了解：咽部疾病之间的异同点。

3. 能力目标

（1）能够运用咽部疾病的理论知识对患者提出护理问题，制定全面的护理措施。

（2）能够运用咽部疾病的护理措施对患者进行护理干预。

（3）能够运用咽部疾病护理方法对患者进行健康宣教。

案例

【案例导入】

　　患者，女性，35岁。4个月前出现上呼吸道感染，继而出现咽干、咽痛症状，未就医。现出现刺激性咳嗽，有颗粒状藕粉样分泌物咳出。喉镜检查显示咽黏膜弥漫性充血，患者主诉咽部不适，因疾病反复而产生焦虑情绪。

【请思考】

　　1. 对该患者心理情况进行评估，并讨论如何做好护理干预？

　　2. 该患者治疗前后，应如何做健康教育？

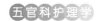

【案例分析】

第一节　咽炎患者的护理

一、急性咽炎

急性咽炎（acute pharyngitis）是咽部黏膜及黏膜下的急性炎症，多累及咽部淋巴组织。此病可单独发生，也常继发于急性鼻炎或急性扁桃体炎。常见于秋、冬季及冬、春季之交时。

（一）病因及发病机制

1. 病毒感染　常由病毒引起，如柯萨奇病毒、腺病毒、流感病毒和副流感病毒等。

2. 细菌感染　如溶血性链球菌或肺炎双球菌，也可以引起急性咽炎。

3. 环境因素　长期暴露于高温、粉尘、烟雾、刺激性气体等环境中，可以刺激咽部黏膜，引起急性咽炎。

4. 全身因素　全身抵抗力下降，如疲劳、饮酒过度、全身慢性疾病等，使咽部黏膜受到病原体的侵袭。

5. 局部因素　鼻部疾病、扁桃体炎等局部病变累及咽部，导致急性咽炎。

6. 过敏因素　对某些物质过敏，如花粉、尘螨等，引起咽部的急性炎症反应。

7. 胃食管反流　胃酸反流至咽部可刺激黏膜，引起咽部炎症。

（二）护理评估

1. 健康史　询问患者主诉、现病史、既往史、个人史、家族史和环境因素，以及药物史和过敏史；了解患者的社会环境、饮食习惯和营养状况；评估患者的心理状态、免疫状态等。

2. 身体状况

（1）全身症状：一般较轻，可有发热、寒战、乏力和疲倦、头痛、食欲缺乏、肌肉酸痛、周身不适等全身症状。

（2）局部症状：主要集中在咽部及其周围组织。常出现咽痛、咽部充血、咽部干燥感、异物感、咳嗽、声音嘶哑等。

（3）体征：患者出现咽部黏膜充血、肿胀、扁桃体肿大、淋巴结肿大和压痛、咽后壁淋巴滤泡肿大、咽部分泌物增多、声音嘶哑、悬雍垂水肿及下垂等。

3. 辅助检查

（1）血常规检查：细菌感染时，血常规可能显示白细胞计数增高，特别是中性粒细胞升高，可能出现核左移；病毒感染时，白细胞计数可能正常或降低，淋巴细胞比例增高；过敏因素引起时，血常规中可能观察到嗜酸性粒细胞增加。

（2）咽拭子培养：帮助确定感染的具体病原体类型，进行药物敏感试验，指导临床用药。

4. 心理－社会状况　护士注意评估患者的情绪压力、社交影响、经济状况、生活、工作以及学习环境等，需要综合考虑和关注，以提供全面的护理和支持。

（三）治疗要点

1. 局部治疗　无全身症状或症状较轻者，选用对口腔具有清洁、杀菌作用的含漱液，亦可采用抗病毒、抗菌药物进行局部喷涂。

2. 全身治疗　对症治疗以缓解症状，保持充足的水分摄入，缓解咽部不适和干燥感；抗感染治疗；免疫支持增强机体免疫力；环境控制，避免接触刺激性物质；减少并发症的风险，促进患者的快速恢复。

3. 中医中药治疗　应用具有抗病毒和抗菌作用的中药制剂。

（四）护理诊断和护理措施

急性咽炎患者的护理诊断和护理措施见表 21－1。

表 21－1　急性咽炎患者的护理诊断和护理措施

常见护理诊断/ 护理问题	护理措施	措施依据
急性疼痛	1. 指导学会疼痛评估的方法	了解患者疼痛时的问题，及时处理
	2. 保持口腔清洁	降低咽部黏膜的刺激，缓解疼痛
	3. 解释疼痛的原因，指导转移注意力的方法，必要时遵医嘱使用镇痛药	认知和行为干预能够提高疼痛阈值，减弱疼痛感受
潜在并发症：鼻窦炎、中耳炎、急性肾炎、败血症等	1. 观察有无耳部症状及鼻部症状等	咽部炎症可向周围组织器官蔓延
	2. 观察有无蛋白尿、关节疼痛、水肿等全身症状	机体感染链球菌后，各个靶器官可能会对链球菌产生Ⅲ型变态反应
知识缺乏	1. 指导学会正确的含漱方法，注意不要吞入漱口液	正确的含漱姿势可以使含漱液与咽腔充分接触，增强治疗效果，缓解疼痛
	2. 告知尽早就诊的重要性	早期及时就诊，防止并发症的发生
	3. 鼓励定期锻炼身体	增强抵抗力
	4. 保持空气流通，避免刺激咽喉部	减少刺激，预防感染
	5. 发病期间做好防护	急性咽炎会通过密切接触和飞沫传播

二、慢性咽炎

慢性咽炎（chronic pharyngitis）是咽部黏膜、黏膜下组织及淋巴组织的弥漫性慢性炎症，常为上呼吸道慢性炎症的一部分，该病多见于成人。病程较长，症状持久和反复出现，难以彻底治愈。

（一）病因及发病机制

慢性咽炎的病因及发病机制涉及多个方面，包括细菌和非细菌感染、多种生理和环境因素，以及复杂的生物化学和免疫学过程。本病主要涉及神经生理学机制和细菌L型机制。神经生理学机制可能与咽部的感觉和运动神经功能紊乱有关，而细菌L型机制则可能与某些细菌在特定条件下形成的L型形态有关。除此之外，慢性咽炎的发病还可能与个体的免疫状态、环境因素和生活习惯等有关。

（二）护理评估

1. 健康史　询问患者是否存在急性咽炎反复发作、全身慢性疾病史及临近器官的慢性炎症等；了解患者的生活、学习和工作环境、职业状况、理化因素接触史和有无诱发及加重的因素。

2. 身体状况

（1）症状：主要表现咽部不适或异物感、咽部干燥、痒感或烧灼感、持续性干咳或清嗓动作、咽部分泌物增多，可能伴有黏稠痰液、声音嘶哑及反复咽部感染等。

（2）体征：部分患者因咽后壁附着有黏稠分泌物而导致晨起时出现频繁的刺激性咳嗽，伴有恶心。患者一般无痰，或仅有颗粒状藕粉样分泌物咳出。慢性单纯性咽炎可见黏膜弥漫性充血和血管扩张。慢性肥厚性咽炎可见咽后壁多个颗粒状滤泡隆起，有时会融为一体，顶部可能形成囊状白点，破溃时可见黄白色渗出物，咽侧索淋巴组织增厚呈条索状。慢性萎缩性咽炎可见咽部附有干痂，可能伴有口臭，咽黏膜干燥、菲薄，严重时呈鳞状、发亮。

3. 辅助检查

（1）鼻咽喉镜：检查咽部是否有黏膜充血、分泌物等。

（2）血常规：明确是否有急性感染。

（3）咽拭子：咽分泌物检查明确病因。

（4）胃镜或X线胸片等：疑与食管、下呼吸道病变有关可以做相关检查。

4. 心理－社会状况　患者常因咽部不适但久治不愈而焦虑。护士应正确评估并给予相应处理。

（三）治疗要点

1. 病因治疗　积极治疗鼻炎、气管炎、支气管炎等呼吸道慢性炎症及其他全身性疾病；改善工作和生活环境，避免粉尘及有害气体的刺激；对于胃食管反流的患者，必要时服用抑酸制剂。

2. 药物治疗　是缓解咽部症状的重要手段。常用的药物包括复方硼砂溶液、呋喃西林溶液、复方氯己定含漱液等含漱药物，以及碘喉片、薄荷喉片等含服药物。对于慢性肥厚性咽炎，也可采用激光、低温等离子等治疗方法。

3. 中医治疗　有一定的疗效。采用益气养阴、滋阴降火、化痰利咽等治疗方法。常用的中药材包括金银花、野菊花、生甘草、玄参、麦门冬、胖大海等。

（四）护理诊断和护理措施

慢性咽炎患者的护理诊断和护理措施见表21-2。

表 21 – 2 慢性咽炎患者的护理诊断和护理措施

常见护理诊断/护理问题	护理措施	措施依据
舒适度改变：咽痛、咽干、咽部烧灼感	1. 指导学会疼痛评估的方法	了解疼痛时的护理问题，及时处理
	2. 保持口腔清洁，坚持局部用药	降低咽黏膜刺激，防止口腔黏膜损伤
	3. 注意保护用嗓，避免烟尘刺激	减少理化因素刺激
	4. 多饮水，晚饭不可过晚或过饱	防止胃食管反流刺激咽喉
焦虑	耐心交流，了解患者具体情况	提供信息支持，促进康复
知识缺乏	1. 避免急性咽炎反复发作	减少各种刺激性因素，积极治疗可能诱发慢性咽炎的各种局部和全身疾病
	2. 改善工作环境	
	3. 戒烟限酒，保持口腔清洁	

 知识拓展

急、慢性咽炎患者的健康教育

作为医务人员，需要时刻关注患者的心理和生理需求，提供全方位的治疗和服务。

（1）注意锻炼身体，保持规律作息，放好心态提高自身免疫力。

（2）加强口腔管理，减少张口呼吸，保持口腔清洁，清淡饮食，戒烟限酒。

（3）注意保护用嗓，避免长期过度用嗓。

（4）保持室内通风，避免接触粉尘、有害气体等对咽部有害的刺激性因素。

（5）及时治疗急性咽炎，避免急性咽炎反复发作。

第二节 扁桃体炎患者的护理

一、急性扁桃体炎

急性扁桃体炎（acute tonsillitis）是腭扁桃体的急性非特异性炎症，多同时伴有不同程度的咽部黏膜和淋巴组织的急性炎症（图 21 – 1）。本病可发生于任何年龄，多见于学龄前期和学龄期儿童，春、秋两季及气温变化时易发病。

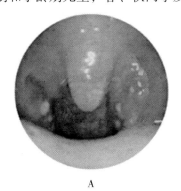 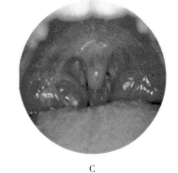

A B C

图 21 – 1 急性扁桃体炎

（一）病因及发病机制

1. 感染因素　主要致病菌为乙型溶血性链球菌。其他细菌如葡萄球菌、肺炎双球菌，以及病毒，如腺病毒、流感病毒、副流感病毒、EB 病毒、巨细胞病毒等也可以引起急性扁桃体炎。细菌和病毒混合感染的情况也不少见。

2. 免疫因素　当机体因劳累、受凉或其他原因导致抵抗力减弱时，病原体可迅速繁殖而引起发病。

3. 邻近器官的急性炎症　由于邻近器官的急性炎症蔓延而发生，如鼻炎、咽炎等上呼吸道感染。

4. 环境与个人因素　气温降低、季节更替、有害气体刺激等环境因素，以及个人因素如过度劳累、烟酒过度等都可能导致全身或局部的免疫力降低，从而使病原体得以侵入或大量繁殖，引起扁桃体炎。

5. 传播途径　具有传染性，病原体可通过飞沫、直接接触等途径传播。

（二）护理评估

1. 健康史　了解患者的工作和生活环境；询问患者既往史、上呼吸道感染史；询问患者是否有受凉、潮湿、劳累、过度烟酒等诱发因素存在；了解患者家族史、过敏史等。

2. 身体状况

（1）局部症状：剧烈咽痛，常放射至耳部，多伴有吞咽困难。可能出现转头受限及耳闷、耳鸣、耳痛，甚至听力下降。

（2）全身症状：发热、畏寒、头痛、食欲缺乏、疲乏无力、周身不适等全身症状。儿童高热时也可能引起抽搐、呕吐及昏睡等症状。

（3）体征：咽部黏膜弥漫性充血，扁桃体肿大，表面出现黄白色脓点或豆渣样渗出物，有时可连成一片形似假膜，通常不超出扁桃体范围，并且易于拭去。部分患者伴有下颌角淋巴结肿大。

3. 辅助检查　实验室检查可见白细胞增多、红细胞沉降率（ESR）及 C 反应蛋白（CRP）增高。

4. 心理–社会状况　患者常起病急、症状明显，因此通常及时就诊。护士应评估患者的年龄、文化程度、职业及工作和生活习惯等，给予相应的护理。

（三）治疗要点

1. 一般疗法　本病具有传染性，需适当隔离。保证充足的睡眠，加强营养。

2. 抗生素治疗　是主要的治疗方式，首选药物为青霉素。若治疗 2～3 天后无好转倾向，应及时根据药敏试验结果选择合适的抗生素，疗程一般不少于 5 天。

3. 对症治疗　发热者可采取物理降温措施，高热不退时，可使用非甾体抗炎药物进行退热。咽痛剧烈者，可口服镇痛药。

4. 局部治疗　常用复方硼砂溶液、复方氯已定含漱液等漱口。

5. 手术治疗　对于反复发作的急性扁桃体炎，或者扁桃体过度肥大影响正常呼吸和吞咽功能的患者，可考虑在炎症控制后进行扁桃体切除术。

（四）护理诊断和护理措施

急性扁桃体炎患者的护理诊断和护理措施见表 21–3。

表 21 - 3　急性扁桃体炎患者的护理诊断和护理措施

常见护理诊断/护理问题	护理措施	措施依据
急性疼痛	1. 指导学会疼痛评估的方法	了解患者疼痛时的问题，及时处理
	2. 保持口腔清洁	降低咽部黏膜的刺激，缓解疼痛
	3. 解释疼痛的原因，指导转移注意力的方法，必要时遵医嘱使用镇痛药	认知和行为干预能够提高疼痛阈值，减弱疼痛感受
高热	1. 注意观察体温变化	达到降温效果
	2. 保证充足睡眠及足量的水分摄入	提高舒适度，维持体液平衡
	3. 清淡饮食，注意营养均衡	机体分解代谢增高
	4. 睡前以及进食后使用含漱液漱口	口腔黏膜干燥，保持口腔清洁
潜在并发症：急性鼻炎及鼻窦炎、急性喉炎、中耳炎、扁桃体周脓肿、风湿性关节炎、风湿热、心肌炎、肾炎等	1. 观察有无扁桃体周脓肿的症状，是否合并耳部症状及鼻部症状	炎症可直接波及临近组织
	2. 观察有无心脏疼痛、关节疼痛、蛋白尿、水肿等全身症状	炎症可蔓延至全身各个系统，其病理机制尚未明确
知识缺乏	1. 讲解病因、诱发因素及发病病程	提供基本信息支持
	2. 指导正确使用含漱液	使含漱液充分与患者口腔接触
	3. 出现不适症状时及时就诊	
	4. 锻炼身体，保证营养均衡	增强机体的免疫力，减少发病诱因
	5. 室内空气流通，勿接触有害气体	减少对咽部的刺激，预防呼吸道感染
	6. 发病期间注意个人防护	发病期间具有传染性

二、慢性扁桃体炎

慢性扁桃体炎（chronic tonsillitis）是一种常见的咽部疾病，为扁桃体炎的持续感染性炎症，主要由急性扁桃体炎反复发作或因腭扁桃体隐窝引流不畅，窝内细菌、病毒滋生感染而演变为慢性炎症。通常发生于大龄儿童和年轻人（图 21 - 2）。

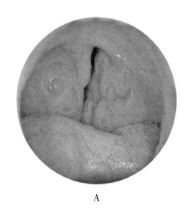

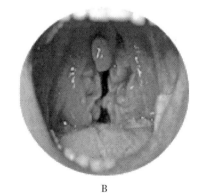

A　　　　　　　　　　　　　　　　　　B

图 21 - 2　慢性扁桃体炎

（一）病因及发病机制

1. 细菌和病毒感染　由急性扁桃体炎反复发作或因腭扁桃体隐窝引流不畅，窝内细菌、病毒滋生感染而演变为慢性炎症。本病主要病原体包括链球菌和葡萄球菌等，以及腺病毒、流感病毒、副流感病毒、EB 病毒等。

2. 自身变态反应 扁桃体长期接触隐窝内的抗原微生物，导致细菌性变态反应及内源性变应原的形成，从而引起复合的变态反应。

3. 生活习惯和环境因素 吸烟、饮酒、机体抵抗力下降等生活习惯和环境因素也可能诱发。

（二）护理评估

1. 健康史 询问患者起病时间，发病缓急；评估患者有无反复发作的咽部疼痛、急性扁桃体炎、上呼吸道感染及相关并发症（如肾炎、风湿热、心脏病等）发作史、急性传染病史及周围器官感染等，以及相关疾病的发作次数、持续时间等；了解患者有无受凉、劳累等诱因。

2. 身体状况

（1）症状：出现咽部不适和异物感、口臭、吞咽困难和呼吸不畅、反复咽痛和发热等症状；全身症状如消化不良、头痛、四肢乏力、容易疲劳或低热等。

（2）体征：扁桃体呈慢性充血，表面不平，有瘢痕，与周围组织粘连，有时可见隐窝口封闭，呈黄白色小点，其上覆有菲薄黏膜或粘连物。颈部和下颌角淋巴结肿大，并伴有压痛。

3. 辅助检查 红细胞沉降率、抗链球菌溶血素"O"、血清黏蛋白检查可见异常。

4. 心理 - 社会状况 患者因为疼痛和不适感到焦虑或抑郁，家庭成员的支持和社会环境的理解对患者的恢复有积极影响。

（三）治疗要点

1. 非手术治疗

（1）药物治疗及免疫疗法：药物治疗并结合免疫疗法或抗变应措施。

（2）局部治疗：多采用口腔含漱的方法，如温盐水或含有抗菌成分的漱口液。

（3）生活方式的调整：戒断烟酒，加强体育锻炼，增强体质和抗病能力。

（4）物理治疗：如 CO_2 激光气化、液氮冷冻、低频超声离子透入疗法、等离子等。

2. 手术治疗 扁桃体切除术是主要的治疗方式。

（四）护理诊断和护理措施

1. 术前护理 见耳鼻咽喉科患者术前常规护理。

2. 术后护理 慢性扁桃体炎患者的术后护理诊断和护理措施见表 21 - 4。

表 21 - 4 慢性扁桃体炎患者的术后护理诊断和护理措施

常见护理诊断/护理问题	护理措施	措施依据
有窒息的危险	注意观察呼吸情况，及时清理分泌物	防止血凝块及分泌物堵塞呼吸道
有出血的危险	1. 术后当日勿大声讲话及剧烈咳嗽	避免刺激咽部引起出血
	2. 口内分泌物轻吐出不可吞咽并观察，及时发现大出血	防止血液被咽下而刺激胃肠道，且不易及时发现新的出血
	3. 嘱患者漱口，注意漱口力度不可过大，禁食辛辣、刺激性、生硬食物	避免创面受刺激而致出血

续　表

常见护理诊断/护理问题	护理措施	措施依据
急性疼痛	1. 评估术后伤口疼痛的程度	及时发现疼痛，了解疼痛程度
	2. 术后进食冷流质食物，采用颈部冷敷等方式，必要时使用镇痛药	缓解疼痛，减轻痛苦
	3. 通过分散注意力的方式缓解疼痛	减轻患者的担心与焦虑
有感染的危险	1. 术后观察咽部充血、创面白膜生长情况，疼痛程度以及持续时间	创面感染时会出现咽部红肿、疼痛加重且持续时间长、白膜不完整
	2. 指导24小时后正确含漱	保持口腔清洁
	3. 遵医嘱应用适量的抗生素	预防创面感染
	4. 术后监测体温	发生感染时，体温升高
知识缺乏	1. 术后清醒后，指导漱口及讲话	适当增加咽部活动，防止伤口粘连
	2. 清醒后进食冷流食，逐渐过渡，术后2周后进普食，1个月内避免刺激饮食	避免引起伤口出血
	3. 介绍本病情况及处理措施	提供信息支持，利于减轻疑虑和焦虑

三、扁桃体周脓肿

扁桃体周脓肿（peritonsillar abscess）指发生在扁桃体周围组织间隙的化脓性炎症。最初表现为蜂窝织炎，随着病情的发展，组织坏死液化，最终形成脓肿（图21-3）。通常发生于青少年和青壮年，尤其在春、秋两季较为常见。

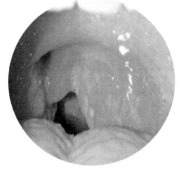

图21-3　扁桃体周脓肿

（一）病因及发病机制

1. 感染因素　由链球菌和葡萄球菌等细菌感染引起。

2. 急性扁桃体炎　急性扁桃体炎未能得到及时治疗或治疗不彻底时，炎症可蔓延至扁桃体周围的组织，形成脓肿。

3. 免疫状态　机体免疫力的下降是发病的一个重要因素。

4. 解剖因素　扁桃体位于咽喉部，是呼吸道和消化道的交叉点，易受到病原体的侵袭。扁桃体表面的隐窝可以捕捉和积聚食物残渣和细菌，形成病灶，进而发展为脓肿。

（二）护理评估

1. 健康史　评估患者发病前是否存在急、慢性扁桃体炎反复发作史，有无上呼吸道感染史及咽部异物，有无影响机体免疫力的疾病；了解患者的生活、学习和工作环境等。

2. 身体状况

（1）症状：持续发热，一侧咽痛加重，且吞咽时更加显著，并放射至患侧耳部或牙齿，伴乏力、食欲缺乏、肌肉酸痛等症状。出现语音含混不清，严重时患者会出现张口困难，唾液分泌增多、口臭等症状。

（2）体征：扁桃体周围组织出现肿胀和发红，扁桃体本身也可能肿大。同侧颈部淋巴结肿大并伴有压痛。患者为减轻疼痛可能出现头部偏向患侧的现象。扁桃体表面有白斑或黄白色脓点。

3. 辅助检查

（1）实验室检查：血白细胞计数和中性粒细胞比例增多。

（2）影像学检查：口内超声检查可显示脓肿的大小和位置。CT扫描可以提供更详细的信息，有助于确定脓肿的存在和范围。

（3）穿刺检查：试验性穿刺抽脓可明确诊断。

4. 心理-社会状况　患者会经历一系列心理和社会方面的挑战，如焦虑、恐惧、社交障碍等。因此，护士应关注患者的生理健康，提供心理支持和社会资源以帮助患者全面应对。

（三）治疗要点

1. 抗生素治疗　抗生素治疗是关键。选择合适的抗生素，常用的有青霉素类、头孢菌素类、甲硝唑等。

2. 脓液引流术　对于已经形成的脓肿，通过手术切开排脓或穿刺抽脓来缓解症状。手术通常在局部麻醉下进行，可以快速减轻患者的疼痛和改善局部炎症。前上型患者可在穿刺获脓处，或选择最隆起处和最软处切开排脓；也可按常规定位，即从悬雍垂根部做一条假想水平线，再从腭舌弓游离缘下端（与舌根交接处）做一假想垂直线，两者交点外为切口处（图21-4）。

3. 扁桃体切除术　对于反复发作的扁桃体周脓肿，或在脓肿治疗后仍有扁桃体炎频繁发作的患者，需要进行扁桃体切除术。手术可以在脓肿控制后2~4周进行，以降低复发风险。

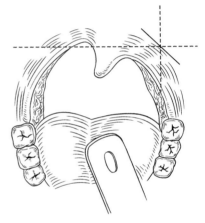

图21-4　扁桃体周脓肿切开切口部位

4. 支持性治疗　包括镇痛、退热、补液等措施，以缓解症状和支持机体恢复。患者应保持充足的休息，避免进食刺激性食物，使用温盐水漱口帮助减轻局部不适。

（四）护理诊断和护理措施

扁桃体周脓肿患者的护理诊断和护理措施见表21-5。

表21-5　扁桃体周脓肿患者的护理诊断和护理措施

常见护理诊断/护理问题	护理措施	措施依据
疼痛	1. 评估疼痛严重程度	及时发现并处理疼痛
	2. 遵医嘱用药控制炎症	控制感染，消炎镇痛
	3. 安慰患者	减轻担心与焦虑
高热	多饮水，清淡饮食，补充维生素	补充营养，维持体液平衡
知识缺乏	1. 告知本病的相关知识	预防各种发病诱因
	2. 积极治疗急、慢性扁桃体炎等	

知识拓展

易与慢性扁桃体炎混淆的疾病

1. 扁桃体角化症　扁桃体隐窝口上皮细胞过度角化，形成黄白色角状或尖形砂粒样角化物，触之坚硬，根基牢固，不能拭掉，无明显自觉症状或感到咽部不适。

2. 扁桃体肿瘤　一侧扁桃体迅速增大或扁桃体肿大并有溃疡，应考虑肿瘤的可能性。如扁桃体肉瘤，早期可能局限于扁桃体黏膜下，表面光滑，主要症状为一侧扁桃体迅速增大，常有颈淋巴结转移。

3. 扁桃体症状性肥大　作为某些全身性疾病的局部表现，如白血病时，扁桃体可呈对称性肿大。有时咽部症状可能是其首发症状，可根据周围血常规及骨髓象进行诊断。

第三节　腺样体疾病患者的护理

腺样体又称咽扁桃体或增殖体，是位于鼻咽顶部与咽后壁处的淋巴组织，属于人体免疫系统的一部分，起到防御病原体的作用。腺样体在儿童时期发育最为活跃，通常在 6 岁左右达到最大程度，之后逐渐退化。

一、急性腺样体炎

急性腺样体炎（acute adenoiditis）指发生于腺样体的急性炎症，为儿童常见的疾病，男女患病比例无差异。成人腺样体多已经退化消失，很少患此疾病。

（一）病因及发病机制

与急性扁桃体炎相似，多为细菌或病毒感染。乙型溶血性链球菌、腺病毒、流感病毒、副流感病毒和肠病毒是最常见的病原体。

（二）护理评估

1. 健康史　了解患儿既往史；评估患儿有无急慢性咽炎反复发作史；是否存在慢性扁桃体肥大和炎症反应；有无劳累、受凉及上呼吸道感染史；评估患儿症状发生的时间、频次和程度；是否伴有睡眠时打鼾、耳痛、高热、头痛等全身症状。

2. 身体状况　常继发于急性上呼吸道感染，患儿常突然出现发热，体温可高达 40℃，鼻塞严重，张口呼吸，哺乳困难，如并发咽炎则出现吞咽疼痛。如炎症蔓延至咽鼓管口，可引起耳内闷胀、耳痛、听力减退等症状，感染严重时，可引起化脓性中耳炎。

3. 辅助检查　鼻咽镜检查见腺样体肿大、充血，表面附有渗出物。鼻腔黏膜肿胀，口咽部黏膜充血，咽后壁附有分泌物。

4. 心理-社会状况　本病症状明显，大多能得到及时治疗，护士应注意评估患儿的年龄、情绪、家长的文化程度与职业、对疾病的认知程度和家庭经济情况等。

（三）治疗要点

1. 一般治疗　预防感冒，增加机体营养，提高免疫力。咽痛剧烈或高热时，可服用解热镇痛药，并辅以物理降温。

2. 手术治疗　若保守治疗无效，应尽早行腺样体摘除术。

（四）护理诊断和护理措施

急性腺样体炎患者的护理诊断和护理措施见表21-6。

表21-6　急性腺样体炎患者的护理诊断和护理措施

常见护理诊断/护理问题	护理措施	措施依据
高热	1. 观察体温变化	及时发现高热达到降温效果
	2. 保持室内温湿度适宜，加强营养	减少体力消耗，维持体液平衡
潜在并发症：中耳炎	观察是否出现耳部症状	鼻咽的症状会波及咽鼓管引发中耳炎
知识缺乏	1. 告知本病的相关知识	提供信息支持，预防各种发病诱因
	2. 积极治疗急、慢性扁桃体炎	
	3. 指导正确滴鼻及擤鼻的方法	减轻局部症状，防止进一步感染

二、腺样体肥大

腺样体肥大（adenoid vegetation）是由于腺样体反复因炎症刺激而发生病理性增生肥大，而引起相应症状。本病多见于2~6岁儿童（图21-5），成人罕见。

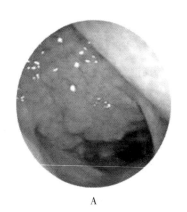
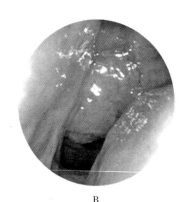

A　　　　　　　　　　　　　　　B

图21-5　腺样体肥大

（一）病因及发病机制

鼻腔、鼻窦、扁桃体的炎症反复发作，刺激腺样体组织病理性增生肥大，阻塞鼻腔影响鼻腔通畅引流，产生的分泌物刺激腺样体继续增生，两者形成互为因果的恶性循环。患儿感染的某些慢性传染病，变态反应疾病也可以导致本病。此外，恶劣环境、室内通风不良也可能是本病的诱因。

（二）护理评估

1. 健康史　询问患儿家长关于患儿的症状、既往史、家族史；评估患儿听力问题及面部形态、患儿的营养状况、生长发育及智力发育状况。

2. 身体状况

（1）局部症状：鼻塞和呼吸困难、打鼾和睡眠障碍。压迫咽鼓管时引起分泌性中耳炎，甚至影响听力。易反复发生上呼吸道感染，如鼻鼻窦炎等。

（2）全身症状：腺样体肥大导致的长期缺氧影响儿童的身体和智力发育。由于长期缺氧和睡眠质量差，出现精神萎靡、注意力不集中、反应迟钝等现象。

（3）体征：长期张口呼吸会导致面部骨骼和肌肉发育异常，形成"腺样体面容"，表现为上唇短厚翘起、下颌骨下垂、鼻唇沟消失、硬腭高拱等。口咽后壁附有脓性分泌物；鼻腔内大量分泌物，鼻黏膜肿胀。

3. 辅助检查　鼻咽镜检查可见肥大的腺样体阻塞后鼻孔；鼻咽侧位 X 线片可观察到腺样体大小及鼻咽部气道宽窄；鼻咽 CT、MRI 扫描可判断腺样体大小，还可与鼻窦炎、鼻炎、鼻咽部肿瘤鉴别。

4. 心理－社会状况　本病常引起面部发育异常及鼻、咽、喉和下呼吸道感染。因此，护士要注意评估患儿的生活、学习环境，自我感知、年龄、性格特点等，以及患儿家属的文化水平、对疾病的认知程度和疾病对患儿的影响情况。

（三）治疗要点

1. 保守治疗　对于轻度或中度的腺样体肥大，可以首选保守治疗，包括药物治疗和生活方式的调整。药物治疗包括鼻用激素喷雾以减轻炎症，抗生素治疗用于控制感染，以及抗过敏药物来缓解过敏性鼻炎的症状。生活方式的调整包括保持室内空气清新、湿度适宜，避免接触过敏原和刺激物，保持良好的饮食习惯和增强身体锻炼。

2. 手术治疗　对于保守治疗无效或症状严重的患儿，可考虑进行手术治疗。手术可以改善呼吸道阻塞症状，提高睡眠质量，有助于减轻耳部和鼻部的并发症。

（四）护理诊断和护理措施

1. 术前护理　腺样体肥大患者的术前护理诊断和护理措施见表21－7。

表 21－7　腺样体肥大患者的术前护理诊断和护理措施

常见护理诊断/护理问题	护理措施	措施依据
焦虑	耐心解释本病的相关知识	安慰患者情绪，减轻焦虑
低效性呼吸型态	1. 保持舒适体位	提供信息支持，预防各种发病诱因
	2. 观察呼吸型态，必要时吸氧，监测血氧饱和度	及时发现低通气的状况，改善通气，及时处理呼吸困难

2. 术后护理　腺样体肥大患者的术后护理诊断和护理措施见表21－8。

表 21－8　腺样体肥大患者的术后护理诊断和护理措施

常见护理诊断/护理问题	护理措施	措施依据
有出血的危险	1. 观察口中分泌物，观察大便性状	及时发现新的出血
	2. 术后冷敷，或者减充血剂滴鼻	收缩鼻部血管，减少出血
	3. 术后禁止擤鼻、剧烈咳嗽、打喷嚏	避免刺激伤口，引起出血
急性疼痛	1. 必要时遵医嘱使用镇痛药	及时发现并处理疼痛
	2. 给予抗生素药物，注意评估药物疗效	预防术后感染，消炎镇痛
	3. 安慰患儿及家长	减轻担心与焦虑

续　表

常见护理诊断/护理问题	护理措施	措施依据
知识缺乏	1. 麻醉清醒后可进食冷流质食物，术后1周逐步过渡到软食，术后2周进食普食，禁食辛辣刺激性坚硬食物	冷流食可以减少出血及镇痛效果，刺激性食物引起伤口疼痛，呛咳致食物进入鼻腔污染伤口，致伤口继发感染
	2. 劳逸结合，增强机体免疫力	减少发病诱因
	3. 同期行中耳置管者，耳内勿进水并需定期复查	加强中耳置管的护理，促进康复

 知识拓展

腺样体肥大的分型

1. **中央型腺样体肥大**　该类腺样体中央向前突出，堵塞鼻中隔后缘，未堵塞鼻咽侧壁。表现症状是交替鼻塞、平卧打鼾，侧卧位时通常无症状。

2. **整体型腺样体肥大**　腺样体向前整体突出，合并扁桃体肥大，呼吸通道完全堵塞。症状较严重，鼻塞严重、憋气、打鼾，任何体位均打鼾，部分患者伴随鼻窦炎、鼻甲肥大。

3. **侧方型腺样体肥大**　患者常因耳部不适而就诊，腺样体主要突出在两侧，突向后鼻孔，堵塞鼻咽壁，压迫中耳，形成分泌性中耳炎。主要症状是呼吸重，可能打鼾，伴有听力下降、耳闷、耳痛。

第四节　咽部肿瘤患者的护理

一、鼻咽纤维血管瘤

鼻咽纤维血管瘤（angiofibroma of nasopharynx）是一种起源于鼻咽部的良性肿瘤，由纤维组织和血管构成，具有高度血管化的特点，并且可能向周围组织广泛侵犯，包括眼眶、颅底等。好发于青春期男性，尤其是10~25岁的青年人，因此又称"男性青春期出血性鼻咽血管纤维瘤"（图21-6）。其病因尚未明确。

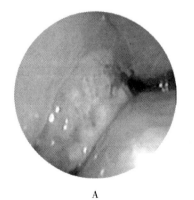 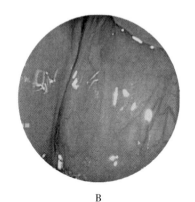

A　　　　　　　　　　　　　　　　　　B

图 21 - 6　鼻咽纤维血管瘤

（一）护理评估

1. 健康史　评估患者既往鼻部出血的时间、频次及量，贫血程度，是否出现肿瘤压迫的症状，是否出现鼻塞及严重程度；了解患者及其家属对疾病的认知程度及心理承受程度等。

2. 身体状况

（1）症状：反复鼻出血，有时出血量较大，可能导致贫血；肿瘤堵塞后鼻孔引起鼻塞；软腭膨胀导致进食障碍和呼吸困难；邻近组织受压，如侵入眼眶可能导致视力下降，侵入颅内可能引起头痛和神经功能障碍，压迫咽鼓管时，出现耳鸣及听力下降的表现。

（2）体征：鼻咽触诊瘤体中等硬度，易出血。若肿瘤侵入颊部，触诊可了解瘤体与邻近部位的粘连情况；若瘤体侵入后鼻孔或鼻腔，前鼻镜下可见瘤体，可能会引起外鼻畸形或软腭下塌。

3. 辅助检查

（1）前鼻镜检查：发现一侧或双侧鼻腔存在炎性改变。收缩下鼻甲后，可见鼻腔后部粉红色肿瘤。

（2）鼻咽镜检查：能够更清晰地观察到鼻咽部的肿瘤。肿瘤通常表现为圆形或分叶状的红色肿块，表面光滑且富含血管。

（3）影像学检查：CT 扫描可以清晰显示瘤体的位置、大小和形态，以及是否侵犯周围结构。MRI 扫描能够提供更详细的软组织对比，有助于评估肿瘤与周围重要组织的关系。数字减影血管造影（DSA）能够显示肿瘤的血供情况，并可进行血管栓塞，以减少术中出血的风险。

4. 心理–社会状况　疾病通常发生于青春期男性，患者会出现焦虑和恐惧、社交障碍、学业和职业影响、家庭和关系压力、经济压力、关心治疗后的生活质量等。因此，护士应关注患者的生理健康，提供心理支持和社会资源，以帮助患者全面应对这一挑战。

（二）治疗要点

治疗主要方法是手术切除。手术方法的选择取决于肿瘤的大小、位置和侵犯范围，包括传统开放手术，如面中部掀翻进路或经硬腭进路；鼻内镜手术，具有创伤小、出血量少、复发率低的优点；对于较高分期的肿瘤，需要采用鼻内镜联合鼻外径路入路。

（三）护理诊断和护理措施

1. 术前护理　鼻咽纤维血管瘤患者的术前护理诊断和护理措施见表 21 – 9。

表 21 – 9　鼻咽纤维血管瘤患者的术前护理诊断和护理措施

常见护理诊断/护理问题	护理措施	措施依据
焦虑	1. 解释疾病发生发展过程及预后	给予信息支持，减少焦虑
	2. 介绍疾病相关知识	
体液不足	1. 密切观察出血情况	及时发现和处理低血容量
	2. 建立静脉通路	及时补充血容量，防治休克
	3. 进食含铁丰富的食物	及时纠正贫血状况
	4. 备血，做好术中输血的准备	肿瘤血供丰富，可能引起术中大出血

续　表

常见护理诊断/护理问题	护理措施	措施依据
知识缺乏	1. 告知本病的基本知识	做好个人护理，避免伤口感染
	2. 注意保持营养均衡	改善术前营养状态

2. 术后护理　鼻咽纤维血管瘤患者的术后护理诊断和护理措施见表21－10。

表21－10　鼻咽纤维血管瘤患者的术后护理诊断和护理措施

常见护理诊断/护理问题	护理措施	措施依据
疼痛	1. 评估疼痛的严重程度，必要时遵医嘱使用镇痛药	及时发现并处理疼痛
	2. 患者取半卧位	半卧位有利于鼻腔引流
	3. 应用抗生素，评估药物疗效	预防术后感染，消炎镇痛
	4. 安慰患者	减轻担心与焦虑
潜在并发症：伤口出血、感染、低氧血症及窒息、颅内感染、脑脊液漏、脑损伤	1. 掌握术中的麻醉方式、手术方式及术中情况	及时发现和处理窒息状况
	2. 观察血压、中心静脉压等	预防伤口出血情况
	3. 严密观察呼吸状况	防止发生低氧血症及窒息
	4. 遵医嘱合理使用抗生素	预防伤口感染
	5. 密切观察意识状态	及时发现并处理颅内并发症
	6. 观察鼻腔有无清水样液体流出	及时发现是否发生脑脊液漏
知识缺乏	1. 患者麻醉清醒后进冷流质食物，术后1个月内忌食辛辣刺激食物，戒烟戒酒	冷食可以起到减少出血及镇痛效果，刺激性食物会引起伤口疼痛
	2. 指导患者出院后口服用药及鼻腔滴药，增强机体免疫力	减轻鼻黏膜肿胀，增强机体抵抗力，减少发病诱因
	3. 注意患者口腔卫生，治疗呼吸相关疾病	做好口鼻护理，避免伤口感染
	4. 术后1、3、6个月复查，之后每半年复查1次，持续5年及以上	指导定期复诊检查，发现问题及时处理

二、鼻咽癌

鼻咽癌（carcinoma of nasopharynx）是一种发生在鼻咽部位的恶性肿瘤（图21－7）。流行病学调查资料显示，我国广东省、广西省、湖南省、福建省、江西省为世界鼻咽癌高发区，其中男性发病率为女性的2～3倍，高发年龄为40～50岁。

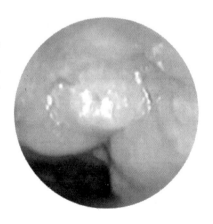

图21－7　鼻咽癌

（一）病因及发病机制

鼻咽癌的病因及发病机制是多因素和多步骤的过程，涉及遗传、环境、病毒感染等因素的相互作用。

1. 病毒感染　EB病毒感染是鼻咽癌的主要致病因

素之一。主要感染 EB 淋巴细胞和上皮细胞，其感染机制涉及病毒多个表面糖蛋白及多个细胞受体的多步骤过程。

2. 遗传因素 家族史和某些遗传变异与鼻咽癌的风险增加有关。特定的基因突变导致正常细胞失控生长，最终形成癌症。

3. 环境因素 饮食习惯，尤其是高盐和腌制食品的摄入，与鼻咽癌的发病风险增加有关。此外，接触某些化学物质和环境污染物也可能增加鼻咽癌的风险。

4. 免疫系统的影响 免疫系统的异常可能导致 EB 病毒感染的持续和癌症的发展。EB 病毒感染的上皮细胞可以逃避宿主的免疫监视，促进癌症的发展。

（二）护理评估

1. 健康史 评估患者的居住地及出生地、近期有无 EB 病毒感染史和家族患病史、饮食习惯等。

2. 身体状况 鼻咽解剖位置隐蔽，早期症状不典型，因此临床上容易延误诊断。

（1）鼻部症状：肿瘤生长在鼻咽部阻塞鼻腔，导致单侧或双侧鼻塞；鼻出血，特别是晨起回吸性咳痰时发现带血。

（2）耳部症状：肿瘤压迫咽鼓管，出现耳闷、听力下降、耳鸣等症状，甚至出现分泌性中耳炎，患者常因出现耳部症状而就诊。

（3）颈部淋巴结肿大：可能引起颈部淋巴结肿大，形成无痛性肿块。

（4）神经症状：鼻咽癌侵犯颅底时，会影响多对脑神经，导致视物模糊或双视、声音嘶哑、吞咽困难、面部肌肉无力等症状；如果肿瘤侵犯面部神经或其他结构，会出现面部疼痛或麻木感。

（5）远处转移症状：发生远处转移时会出现相应器官的症状，如肺转移引起的呼吸困难、骨转移引起的骨痛等。

3. 辅助检查

（1）鼻咽镜检查：发现鼻咽部肿物、溃疡、坏死和出血等异常病变。

（2）EB 病毒检测：血清中 EBV 抗体的检测，如 VCA – IgA 和 EA – IgA，可以作为鼻咽癌筛查和诊断的血清学标志物。

（3）影像学检查：磁共振成像（MRI）是评估鼻咽癌的首选影像学方法，对于原发肿瘤的位置判断以及颅内结构和咽后间隙受累情况的评估具有优势。计算机断层扫描（CT）也常用于鼻咽癌的诊断，特别是用于评估颅底骨质改变，效果优于 MRI。正电子发射断层扫描（PET – CT）可以评估肿瘤的代谢活性，有助于发现潜在的转移灶和评估治疗效果。

（4）病理学检查：是确诊的依据。通过鼻咽镜下活检或颈部肿块穿刺细胞学检查获取组织样本，进行病理学分析以确诊鼻咽癌。

4. 心理 – 社会状况 患者在心理社会方面面临着多重挑战，普遍存在心理痛苦，对治疗过程的担忧、对未来的不确定性及社会角色的改变等，护士应关注和改善这些心理社会问题，对于提高患者的生活质量具有重要意义。

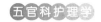

（三）治疗要点

1. 放疗　是鼻咽癌的主要治疗手段。放疗技术包括固定野调强放疗、容积旋转调强放疗及螺旋断层放射治疗等。

2. 化疗　在鼻咽癌治疗中也起到重要作用。对于局部晚期鼻咽癌，推荐在放疗的基础上联合系统性治疗，其中联合铂类同步化疗是主要的治疗模式。

3. 分子靶向及免疫治疗　为鼻咽癌治疗提供了新的选择。例如，EGFR 单克隆抗体联合同期放化疗应用于 III ~ IV 期鼻咽癌。不适宜接受化疗的 III ~ IV 期鼻咽癌，可与放疗联合应用。

4. 营养支持治疗　对保证患者放化疗的顺利完成起着重要作用，并影响患者的康复和预后。应根据患者的营养状况及能量需要，制订适合患者的营养方案。

（四）护理诊断和护理措施

鼻咽癌患者的护理诊断和护理措施见表 21 - 11。

表 21 - 11　鼻咽癌患者的护理诊断和护理措施

常见护理诊断/护理问题	护理措施	措施依据
焦虑、恐惧	1. 解释疾病的相关知识	提供信息支持，解除疑虑
	2. 鼓励倾诉焦虑、恐惧的原因	释放情绪
	3. 介绍成功案例，鼓励患者	积极应对疾病
	4. 提供安静舒适的居住环境	改善不良情绪
急、慢性疼痛	1. 评估疼痛的严重程度	及时发现及处理疼痛
	2. 解释疼痛为正常现象并做处理	给予心理支持
	3. 注意口腔卫生，治疗口腔相关疾病	做好口鼻护理，预防疼痛发生
潜在并发症：鼻部出血、放射性皮炎、张口困难	1. 观察鼻部分泌物的性质，及时建立静脉通路，输血补液	及时预防和发现窒息，及时止血，维持患者体液平衡
	2. 放疗区域皮肤温水清洗即可，避免化学物品刺激，穿柔软的衣物	放疗会损伤放射野的皮肤和黏膜
	3. 指导坚持张口训练，每日进行口腔护理	放疗会损伤皮肤及其周围肌肉，导致肌肉组织纤维化，会出现张口困难
知识缺乏	1. 讲解本病的常见病因和诱因	提供信息支持，积极预防和应对
	2. 注意营养均衡，保持大便通畅	加强营养支持，增强机体免疫力
	3. 讲解并发症及处理办法	积极预防和治疗相关并发症
	4. 若出现邻近组织症状及时就医	及时发现和处理癌症转移的症状

鼻咽癌的治疗后随访

鼻咽癌的治疗后随访非常重要，其目的在于评估治疗效果、早期发现复发和转移病灶、监测和处理治疗相关并发症、促进功能康复等。鼻咽癌的随访应在完成放化疗后的 12 ~ 16 周开始。对于肿瘤分期较晚或具有其他预后不良因素的患者，可加强随访频率，如治疗后第 1 ~ 3 年，每 3 个月进行一次随访；患者每次随访需要进行体格检查、鼻咽镜检查和相关的影像学检查，推荐每次随访均进行外周血 EBV DNA 拷贝数检测。如果临床怀疑肿瘤发生局部区域淋巴结或远处器官转移，可以考虑行 PET – CT 检查。对于治疗后仍有病灶残留的患者，建议 3 个月后进行鼻咽和颈部 MRI 或 PET – CT 检查以决定是否需要处理肿瘤原发灶或对颈部淋巴结进行清扫。鼻咽癌患者调强放疗治疗后，约有 3% 发生第二原发肿瘤，以肺癌、上消化道肿瘤、肝癌、结直肠癌、甲状腺癌等较为常见，因此，治疗后随访需要注意筛查常见的早期第二原发肿瘤。对于放疗后的鼻咽癌患者，推荐定期检查甲状腺功能以防止甲状腺功能减退，同时定期进行牙齿功能的检查。根治性放疗有可能损害头颈部器官的重要生理功能，推荐有条件的患者定期接受听力、视力、吞咽、营养等功能评估，并积极接受康复治疗。

三、扁桃体恶性肿瘤

扁桃体恶性肿瘤（malignant tumor of tonsil）为口咽部常见的恶性肿瘤，多见鳞状细胞癌与淋巴瘤，多发于 40 岁以上的中年人，男性发病约为女性的 2.5 倍（图 21 – 8）。

（一）病因及发病机制

1. 过度饮酒　饮酒会引起咽部黏膜上皮水肿、充血、增生和鳞状上皮化生，增加癌变的发生率。

2. 癌症前期病变　过度角化症、白斑病、长期炎症刺激可以使黏膜上皮变性，为扁桃体癌的前期病变。

（二）护理评估

1. 健康史　评估患者是否有吸烟史及嗜酒史；评估既往身体状况，是否出现咽痛、吞咽困难、呼吸困难等症状；是否存在长期炎症刺激、白斑病等癌前病变表现。

2. 身体状况

（1）症状：早期可能出现咽部不适或异物感，在吞咽时更为明显，出现咽痛、出血、颈部淋巴结肿大、消瘦、张口受限、口臭、吞咽困难和呼吸困难、耳痛等，晚期患者可能出现全身症状，如疲劳、发热和恶病质。

（2）体征：单侧扁桃体肿大，质地较硬，容易出血，表面溃疡或坏死，颈淋巴结转移者，颈部或下颌下方可触及肿大淋巴结，质硬、固定、无压痛。

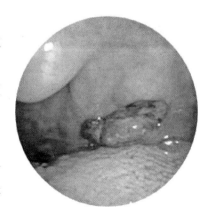

图 21 – 8　扁桃体恶性肿瘤

3. 辅助检查

（1）影像学检查：CT 和 MRI 检查可以了解瘤体的实际大小、周围浸润情况及淋巴结转移情况。

（2）组织学检查：病理组织活检为确诊扁桃体恶性肿瘤的依据。

4. 心理－社会状况　本病早期症状不典型，不易发现，确诊时多已为晚期。肿瘤引起机体出现的不适症状，治疗带来的并发症及医疗费用，均会给患者带来焦虑和恐惧的心理压力。因此，护士应注意评估患者的性格特点、对疾病的认知状况、情绪状态、家庭经济状况、社会及家庭支持情况等。

（三）治疗要点

1. 综合治疗　通常采用多学科综合治疗方法（MDT），结合患者的具体情况，包括手术、放疗和化疗等多种治疗手段。

2. 手术治疗　包括扁桃体切除术、颈部淋巴结清扫术等，以及修复手术，如使用游离皮瓣进行缺损修复。

3. 放疗　是扁桃体癌治疗的重要组成部分，尤其对于早期或中期的扁桃体癌。放疗可以单独使用，也可以与化疗联合使用提高治疗效果。

4. 化疗　可以与手术和放疗联合使用，尤其是在局部晚期或已有转移的情况下。

5. 个体化治疗　治疗应根据癌症的分期、患者的整体健康状况和偏好等因素进行个体化设计。

（四）护理诊断和护理措施

1. 术前护理　扁桃体恶性肿瘤患者的术前护理诊断和护理措施见表 21－12。

表 21－12　扁桃体恶性肿瘤患者的术前护理诊断和护理措施

常见护理诊断/护理问题	护理措施	措施依据
疼痛	1. 解释疼痛的原因	给予信息支持，改善对疼痛的关注
	2. 使用镇痛药，评价用药后疗效	缓解疼痛
焦虑、恐惧	1. 引导说出内心感受	评估心理状态
	2. 详细说明注意事项，给予安慰	提供信息支持

2. 术后护理　扁桃体恶性肿瘤患者的术后护理诊断和护理措施见表 21－13。

表 21－13　扁桃体恶性肿瘤患者的术后护理诊断和护理措施

常见护理诊断/护理问题	护理措施	措施依据
疼痛	1. 解释术后疼痛为正常现象	通过物理或化学方法缓解疼痛
	2. 术后鼻饲饮食 7～10 天，逐渐恢复经口进食，逐步过渡到软食、普食	给予营养支持，避免食物刺激口腔

续　表

常见护理诊断/护理问题	护理措施	措施依据
潜在并发症：皮瓣坏死、切口感染、下颌骨坏死、颈部瘘管、颈动脉破裂等	1. 行游离皮瓣修复手术，切口处留置负压引流管48小时。每日更换伤口敷料，口腔护理，检查移植皮瓣的颜色、温度及存活情况：①频率。每日检查，术后当日每30分钟检查记录，术后第1~3天每1小时检查记录，术后第4~5天每2小时检查记录，常规术后第6天停止观察。②颜色。观察皮瓣是否存在动脉供血不足的症状。③温度。皮温低于邻近正常组织时，有可能发生血液循环障碍。④毛细血管充盈试验。压迫皮肤，暂时阻断血流，观察血流恢复的速度来评估血管的充盈情况。正常情况下，毛细血管充盈时间<2秒，如果>3秒，则可能意味着存在缺血或其他循环问题。⑤针刺出血试验。不能判断是否存在血管危象时，使用无菌针头刺入皮瓣约0.5cm，针头拔出后若见鲜红血液渗出，说明血供正常；若不见血液渗出或渗出血液颜色加深，提示可能存在血管危象	及时发现和处理伤口感染；血管牵拉导致皮瓣血供受阻；血管危象主要发生在术后72小时，早期要注意观察，及时处理是抢救患者的重要措施
	2. 观察有无疼痛、咽部干燥、张口困难、食物反流至口腔、下颌骨放射性坏死、伤口感染、颈部瘘管、颈动脉破裂等症状	及时发现和处理并发症
	3. 指导每日进行口腔护理，三餐前后及睡前漱口	保护皮肤完整性，及时治疗放疗引起的皮肤受损
知识缺乏	1. 若出现咽部不适感，持续咽痛，应及时就诊	提供信息支持，积极引导及时就诊
	2. 讲解鼻饲的注意事项	保护伤口，促进口腔伤口愈合
	3. 解释放疗期间的并发症	及时治疗并发症
	4. 化疗过程中，观察有无静脉炎、消化道反应、骨髓移植、肝肾损害、脱发等反应，定期检查血常规	
	5. 定期复查，如有不适及时就医	及时发现和处理转移症状
	6. 注意营养均衡，适当锻炼身体	增强机体抵抗力

第五节　阻塞性睡眠呼吸暂停低通气综合征患者的护理

阻塞性睡眠呼吸暂停低通气综合征（obstructive sleep apnea hypopnea syndrome，OSAHS）是一种常见的睡眠障碍，其特征是在睡眠过程中反复发生上气道部分或完全阻塞，导致呼吸暂停和低通气事件。患者主要表现为在睡眠中出现打鼾、呼吸暂停、夜间频繁觉醒、白天嗜睡、注意力不集中、记忆力减退等症状。OSAHS具体指成人睡眠时出现口鼻呼吸气流均消失，持续时间≥10秒；或睡眠过程中口鼻气流强度较基础水平降低≥30%，同时伴有动脉血氧饱和度下降≥4%，持续时间≥10秒；睡眠呼吸暂停低通气指数（apnea hypopnea index，AHI）即平均每小时睡眠过程中呼吸暂停和低通气的总数≥5次。

（一）病因及发病机制

OSAHS 的病因及发病机制是多因素的，涉及解剖结构、生理功能、生活习惯和遗传因素等多个方面。

1. 上气道解剖结构异常或病变　包括鼻中隔偏曲、鼻息肉、扁桃体肥大、软腭过长、悬雍垂过长或过粗、舌根后坠、下颌后缩、颞颌关节功能障碍和小颌畸形等，这些异常均可能导致上气道狭窄，增加 OSAHS 的风险。睡眠期间，肌肉张力的降低和解剖结构的异常导致上气道容易塌陷和阻塞，引起呼吸暂停和低通气事件。

2. 上气道扩张肌张力异常　在睡眠期间，上气道肌肉对呼吸刺激的反应性降低，导致无法有效对抗气道塌陷。

3. 呼吸中枢调节异常　睡眠过程中，呼吸中枢的调节功能受到影响，导致对气道阻塞的反应减弱，从而发生呼吸暂停。

4. 觉醒阈值降低　患者的觉醒阈值降低，导致频繁的觉醒和睡眠片段化，进一步加剧气道阻塞和呼吸暂停的发生。

5. 胸腔内负压增加　上气道阻力增加导致胸腔内负压增加，促进气道塌陷，尤其是在睡眠期间。

6. 神经驱动和肌肉活性的改变　睡眠期间，神经驱动和肌肉活性的改变导致上气道肌肉无法产生适当的保护性反应，从而易发生气道阻塞。

（二）护理评估

1. 健康史　询问患者的主诉、症状、家族史，了解患者睡眠习惯、生活习惯，职业和工作环境等，以及用药史，记录既往史，评估患者心理状态。

2. 身体状况

（1）症状：患者常出现白天嗜睡、疲劳和注意力不集中，睡眠时打鼾和呼吸暂停、夜间觉醒，晨起头痛和口干，出现情绪变化，如烦躁、抑郁等。患者可能出现高血压、心律失常等症状，部分患者出现性欲下降或勃起功能障碍等。儿童患者可能出现学习困难、认知发展迟缓等问题。

（2）体征：成年患者多肥胖，咽腔狭窄、扁桃体肿大、悬雍垂粗大，部分患者可有明显的上、下颌骨发育不良，也可见鼻息肉、鼻甲肥大、鼻中隔偏曲、腺样体肥大等病变。儿童患者出现颅面及胸廓发育异常。

3. 辅助检查

（1）多导睡眠（PSG）监测：是诊断 OSAHS 的"金标准"。可以全面评估患者的睡眠结构、呼吸事件、心血管功能等。PSG 监测包括脑电图、眼电图、心电图、呼吸气流和胸腹部运动、血氧饱和度等。

（2）便携式睡眠监测：适用于基层医院或无法进行 PSG 监测的患者，可以初步筛查 OSAHS。通常记录血氧饱和度、呼吸气流和胸腹运动等参数。

（3）影像学检查：头颅和上气道的 CT 或 MRI 检查，评估上气道的结构异常。

（4）纤维鼻咽喉镜检查：观察鼻腔、鼻咽、口咽和喉部的解剖结构，发现可能导致上气道阻塞的病变。

（5）声学检查：用声级计与频谱仪测量鼾声，可用于判定治疗效果。

诊断 OSAHS 主要根据患者临床症状、体征和多导睡眠监测结果来综合判定。成人 OSAHS 病情程度评估及低氧血症的识别依据（表 21 - 14）。

表 21 - 14　成人 OSAHS 病情程度评估及低氧血症的识别依据

程度	AHI/次·h⁻¹	最低 SaO_2/%
轻度	5 ~ 15	85 ~ 90
中度	>15 ~ 30	80 ~ 85
重度	>30	<80

4. 心理 - 社会状况　OSAHS 不仅对患者的身体健康产生影响，对心理和社会状况也带来一系列挑战。患者出现情绪波动，如烦躁、抑郁等；社交障碍、伴侣关系紧张；白天嗜睡和注意力不集中，对职业发展和经济状况产生不利影响，增加驾驶时发生事故的风险，生活质量下降等。护士应通过综合治疗和心理支持来改善患者的生活质量和社会功能。

（三）治疗要点

1. 一般治疗　进行生活方式的改变，如减重、避免酒精和镇静药的使用，改变睡眠体位等。

2. 非手术治疗

（1）无创气道正压通气治疗：包括持续正压通气（continuous positive airway pressure，CPAP）和双水平气道正压通气（bi - level positive airway pressure，BiPAP），可以有效改善患者的睡眠质量和降低相关并发症的风险。

（2）口腔矫治器治疗：适用于轻至中度 OSAHS 患者，特别是有下颌后缩者。对于不能耐受 CPAP 治疗的患者，口腔矫治器可以作为替代治疗。

3. 手术治疗　对于有明显解剖学异常导致的上气道阻塞的患者，如扁桃体肥大、鼻中隔偏曲等，可以通过手术治疗。

（四）护理诊断和护理措施

1. 非手术治疗　成人 OSAHS 患者非手术治疗的护理诊断和护理措施见表 21 - 15。

表 21 - 15　成人 OSAHS 患者非手术治疗的护理诊断和护理措施

常见护理诊断/护理问题	护理措施	措施依据
有窒息的危险	1. 多导睡眠监测，观察睡眠时状态	及时发现和处理窒息、低氧血症
	2. 采用侧卧位睡眠，睡前勿饮酒，避免自行服用镇静药等	防止软腭及舌根塌陷导致的气道阻塞和药物引起的窒息
	3. 备好抢救药物和物品	气道梗阻时，及时建立人工气道
潜在并发症：脑卒中、心律失常、心肌梗死、猝死等	密切观察呼吸、心率、血压和血氧饱和度等	及时发现并发症的征兆，以便及时抢救

续　表

常见护理诊断/护理问题	护理措施	措施依据
睡眠型态紊乱	指导养成良好的睡眠习惯	提高睡眠质量
舒适度改变	1. 正压通气治疗者，调整固定带的松紧度，防止鼻部皮肤受损	减轻使用呼吸机时的不适感
	2. 口腔矫治器治疗者，睡前在口中放置舌保护器	减轻气道阻塞的症状
焦虑	1. 讲解本病的发生发展过程及常见病因和诱因，帮助建立积极信心	提供心理支持，增强治疗信心，减轻心理负担
	2. 鼓励表达内心感受	针对性的改善情绪状态
知识缺乏	1. 解释本病的发生、发展过程，以及病因、并发症、预防措施	提供信息支持，有效预防和治疗本病
	2. 指导养成良好的生活习惯	有效控制体重
	3. 注意口腔卫生，治疗相关疾病	防止发生口腔感染
	4. 按医嘱服药，忌用或慎用安眠药	避免影响睡眠及呼吸

2. 手术治疗

（1）术前护理　同非手术治疗。

（2）术后护理　成人 OSAHS 患者手术治疗的术后护理诊断和护理措施见表 21 – 16。

表 21 – 16　成人 OSAHS 患者手术治疗的术后护理诊断和护理措施

常见护理诊断/护理问题	护理措施	措施依据
有窒息的危险	密切观察生命体征、血氧饱和度变化	及时发现并处理术后窒息
急性疼痛	1. 评估术后伤口疼痛的程度	及时发现疼痛，了解疼痛程度
	2. 术后进食冷流质食物，采用颈部冷敷等方式，必要时使用镇痛药	缓解疼痛，减轻痛苦
	3. 通过分散注意力的方式缓解疼痛	减轻患者的担心与焦虑
潜在并发症：出血、鼻咽反呛、感染、体液不足	1. 取半卧位或平卧位，观察切口状态	及时发现和处理继发性出血
	2. 解释鼻咽反呛原因，于术后24小时进行咽部功能训练	尽早恢复口咽肌肉功能，防止瘢痕挛缩
	3. 口腔清洁护理	预防术后感染
	4. 记录出入量，遵医嘱给予静脉补液	维持水、电解质平衡
舒适度改变	1. 术后给予颈部及颌下冷敷，可口中含冰块减轻疼痛，保持病室安静、舒适	冷敷以促进血管收缩，缓解疼痛；提供安静的环境可以减少刺激
	2. 告知术后可能会出现饮食呛咳、鼻部反流的症状	消除担心疑虑，保护伤口，促进伤口愈合

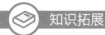 知识拓展

持续气道正压通气 （CPAP） 治疗过程中的注意事项

1. 选择合适的面罩　确保治疗效果和患者的舒适度。

2. 压力滴定　确定最适合患者的治疗压力。

3. 治疗参数的调整　根据患者的反应和舒适度调整 CPAP 的压力设置。

4. 监测疗效和依从性　治疗期间应定期监测疗效和患者的依从性。

5. 管理潜在的不良反应　不良反应如面罩压迫、鼻部症状、幽闭恐惧症等。医护人员应教会患者如何处理这些不良反应，并在必要时提供适当的支持和干预。

6. 患者教育　患者和家属应接受有关 CPAP 治疗的教育。

7. 长期随访　定期随访对于评估治疗效果、调整治疗参数和处理长期依从性问题非常重要。

8. 注意体位　保持适当的体位，如床头抬高30°~35°。

9. 备用频率的设置　对于使用 BiPAP 的患者，设置合适的备用频率，以确保患者在没有自主呼吸时能够得到充分的通气支持。

10. 避免漏气　通过选择合适的面罩和正确的佩戴方式来最小化漏气。

本章小结

思考题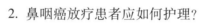

1. 扁桃体切除术患者术后如何护理？

2. 鼻咽癌放疗患者应如何护理？

更多练习

（蔡　郁）

第二十二章　喉部疾病患者的护理

教学课件

学习目标

1. 素质目标

（1）提高学生的职业素养、沟通能力、团队协作能力、人文关怀能力及判断能力。

（2）培养学生的责任感和敬业精神。

（3）提升学生自我学习和专业发展能力，注重职业道德和伦理意识。

2. 知识目标

（1）掌握：喉部炎症、喉阻塞和喉部肿瘤疾病的典型临床表现、主要护理诊断和护理措施。

（2）熟悉：喉部炎症、喉阻塞和喉部肿瘤疾病的治疗要点及喉阻塞的分度。

（3）了解：喉部炎症、喉阻塞和喉部肿瘤疾病的病因及发病机制。

3. 能力目标

（1）能够运用喉部炎症、喉阻塞和喉部肿瘤疾病的理论知识对患者进行健康宣教。

（2）能够将理论知识运用于临床实践中，对患者进行护理干预。

（3）能够迅速处理各种突发情况，为患者提供个性化、针对性的护理措施。

案例

【案例导入】

患者，男性，62岁。既往有吸烟史30年，每日1包，经常饮酒应酬，平日体健，性格开朗，半年前出现声嘶，近1个月加重，活动后呼吸困难。经检查诊断为喉癌，须行喉全切除术。患者及其家属无法接受手术治疗。

【请思考】

1. 该患者导致喉癌的危险因素有哪些？

2. 出院时护士应为该患者及其家属提供哪些健康指导？

【案例分析】

第一节 喉部炎症患者的护理

一、急性会厌炎

急性会厌炎（acute epiglottitis）又称急性声门上喉炎，是一种以会厌为中心的急性喉部炎症，严重感染时可危及生命（图 22 – 1）。成人和儿童均可发病，男性多于女性，成人平均发病年龄约为 45 岁，儿童通常发生于 2 ~ 4 岁，全年均可发生，以春、冬季节较多见。

（一）病因及发病机制

1. 感染 是最常见的原因，尤其是细菌感染。乙型流感嗜血杆菌是最常见的致病病原体，其他致病菌还包括副流感嗜血杆菌、A 群链球菌、肺炎链球菌、金黄色葡萄球菌、分枝杆菌、链球菌、阴沟肠杆菌、大肠埃希菌、坏死梭杆菌、肺炎克雷伯菌、脑膜炎奈瑟菌等。

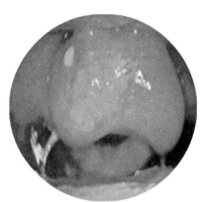

图 22 – 1 急性会厌炎

病毒感染，如水痘 – 带状疱疹病毒、Ⅰ型单纯疱疹病毒等，也可能导致该病。

2. 外伤和环境因素 热损伤（如高温饮品、吸入蒸气等）、机械损伤（如异物外伤、医源性器械损伤等）、化学损伤（如刺激性有害气体、刺激性食物等）及放射线损伤都可以引起会厌黏膜的炎性病变，继而导致水肿。

3. 变态反应 可以引起会厌区黏膜及杓会厌襞的高度水肿。全身性的变态反应也可能侵及会厌黏膜，引起水肿。

4. 周围器官的急性炎症 如急性扁桃体炎、咽炎、口底炎、鼻炎等周围器官的急性炎症可蔓延至会厌黏膜，引起水肿，也可继发于急性传染病后。

5. 解剖结构特点 会厌及其周围组织的急性炎性病变可能导致会厌高度水肿，从而引起剧烈咽喉痛、吞咽困难和呼吸困难等症状。

（二）护理评估

1. 健康史 评估患者既往史；有无声音嘶哑与呼吸困难；是否易感体制；近期是否患有某种传染病；了解患者的生活习惯、用药史；是否有外伤史及是否接触过可能引起变态反应的环境因素。

2. 身体状况

（1）全身症状：患者可能出现发热、寒战、乏力等症状，体温多在 37.5～39.5℃，少数患者体温可能超过 40℃。发热的程度与感染的严重程度和病原菌种类有关。

（2）局部症状：多数患者出现咽喉疼痛剧烈，吞咽时加重，导致吞咽困难，会厌肿胀导致讲话发声含混不清，肿胀严重者可致吸气性呼吸困难，甚至发生窒息。一般情况下病灶不累及声带，所以很少出现声音嘶哑。

（3）体征：患者可能表现出急性病容，严重时可能出现喉阻塞的体征。通过间接喉镜检查，可以观察到会厌充血、水肿，严重时会厌可能呈球形，这是急性会厌炎的典型表现。

3. 辅助检查

（1）间接喉镜检查：是诊断急性会厌炎的关键步骤，通过间接喉镜可以观察到会厌的充血、肿胀等情况。

（2）鼻咽喉镜检查：可明确诊断。

（3）影像学检查：急性会厌炎时，会厌肿胀增大。X 线片显示喉咽腔气道阴影缩小，会厌谷影可能消失，有助于评估会厌的肿胀程度。颈部 CT 扫描可以用来观察脓肿的形成，并排除其他疾病，如颈深部脓肿、咽喉异物等。

4. 心理-社会状况　由于疾病的突然发作和潜在的窒息风险，患者及家属可能会感到极度焦虑和恐惧。护士应评估患者及家属的心理状态，并提供必要的心理支持和安慰。

（三）治疗要点

1. 药物治疗　是急性会厌炎治疗的重要组成部分，主要包括糖皮质激素和抗生素的使用。糖皮质激素可以减轻炎性水肿，如地塞米松肌内注射或静脉滴注。抗生素的使用应针对可能的病原体，常选用头孢类抗生素，并应静脉给药。

2. 手术治疗　在药物治疗无效或有局部脓肿形成的情况下，需要进行手术治疗，如切开排脓术或建立人工气道（气管插管术、环甲膜切开术、气管切开术等）。

3. 支持治疗　包括吸氧治疗以补充通气不足，改善全身情况。对于进食困难的患者，需要静脉补液等支持治疗。

（四）护理诊断和护理措施

急性会厌炎患者的护理诊断和护理措施见表 22-1。

表 22-1　急性会厌炎患者的护理诊断和护理措施

常见护理诊断/ 护理问题	护理措施	措施依据
有窒息的危险	1. 卧床休息，维持室内温湿度，给予清淡的流质或半流质饮食	保存体力，减少全身不适症状，避免刺激会厌部导致病情加重
	2. 应用糖皮质激素和抗生素	减轻会厌部水肿
	3. 确保患者处于适当的体位	保持呼吸道通畅
	4. 床旁备好急救物品，气管切开者按气管切开术后护理	发生窒息时，迅速行气管切开术，建立人工气道，保证呼吸道通畅
	5. 做好疾病知识指导，自觉症状加重时及时告知医生，勿随意离开病房	增加对疾病的了解，避免随意离开病房而发生窒息的危险

续 表

常见护理诊断/护理问题	护理措施	措施依据
急性疼痛	1. 评估疼痛程度和持续时间，安抚患者情绪	避免因焦虑不安而导致疼痛加剧
	2. 嘱患者不发音或少发音、轻声咳嗽，卧床休息，忌辛辣刺激性食物	减轻刺激
	3. 保持口腔清洁	避免口腔感染导致疼痛加重
高热	1. 体温监测	及时发现并对症处理
	2. 保证液体摄入量	维持体液平衡，防止脱水
恐惧	1. 鼓励表达内心感受，评估恐惧程度，解释呼吸困难原因，保持情绪稳定	及时发现心理变化，提供有针对性的心理护理，缓解不良情绪
	2. 鼓励多交流，提供舒适的病房环境	增强社会支持，增强战胜疾病的信心
知识缺乏	1. 做好疾病知识指导，讲解疾病的病因、表现、预防措施等相关知识	增强对疾病的重视，学会预防疾病的发生和自我护理，及时就医避免病情加重
	2. 由变态反应性炎症所致者，告知其避免与变应原接触	再次接触相同抗原时，会诱发Ⅰ型变态反应
	3. 生活规律，戒烟戒酒，适当运动	增强机体抵抗力，可以预防疾病的发生
	4. 学会观察自身病情变化，如有异常立即就近就医	可能是喉阻塞的前兆，应及时就医，处理危及生命的病情变化

二、小儿急性喉炎

急性喉炎（acute laryngitis）是喉黏膜的急性卡他性炎症。小儿急性喉炎，又称急性喉头炎或吠声喉炎，是一种常见的儿童呼吸道疾病（图22-2），主要影响儿童喉部。本病通常由病毒或细菌感染引起，尤其在冬春季节较为常见。小儿急性喉炎的主要特点是声音嘶哑、吠样咳嗽、呼吸困难和吸气时的喘鸣声。

（一）病因及发病机制

小儿急性喉炎通常是由病毒或细菌感染引起的，病原体从上呼吸道向下蔓延，导致喉部黏膜发生炎症。最常见的病毒包括副流感病毒、腺病毒、流感病毒和麻疹病毒等，常见的细菌感染包括金黄色葡萄球菌、乙型链球菌和肺炎双球菌等。

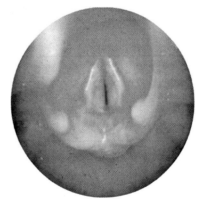

图22-2 小儿急性喉炎

（二）护理评估

1. 健康史 评估患儿有无发热、咳嗽、呼吸困难、乏力等症状及其发生和持续时间；评估患儿营养发育状况；有无急性上呼吸道感染病史、上呼吸道慢性疾病史、急性传染病病史、受凉等诱因。

2. 身体状况 起病较急，多伴有发热、声音嘶哑、犬吠样咳嗽、吸气性呼吸困难及喉喘鸣等症状。病情加重时，患儿可表现出烦躁不安、喉鸣，尤其在吸气时更为明显。在严重的情况下，患儿会出现面色或口唇发绀、鼻翼扇动、不能平卧等缺氧表现，应立即就医进行评估和治疗。

3. 辅助检查　间接喉镜检查对于评估小儿急性喉炎的严重程度、判断气道是否通畅及是否存在喉阻塞的潜在风险非常重要。可以观察到喉部黏膜的充血、肿胀，声带的充血和扩张血管，以及声门下黏膜的肿胀情况，从而为治疗提供依据。但因患儿配合性差，在临床工作中很少对小儿行间接喉镜检查，直接采用纤维（电子）鼻咽喉镜检查可明确诊断。

4. 心理 - 社会状况　小儿急性喉炎不仅是一种生理上的疾病，还可能对患儿及家庭产生心理和社会方面的影响。患儿的焦虑和恐惧、家长的担忧和紧张、家庭功能的影响、社会支持的需求、经济负担、对医疗资源的需求、健康教育的需求、长期心理影响等，需要医护人员在治疗过程中予以关注，并提供相应的支持和干预。

（三）治疗要点

小儿急性喉炎可能导致严重的呼吸困难甚至窒息，应立即采取有效措施解除呼吸困难。

1. 药物治疗　局部或全身使用激素，如地塞米松，以减轻喉头水肿，缓解呼吸困难；同时应用抗生素控制感染，一般选用青霉素类或头孢菌素类抗生素。

2. 对症治疗　给予雾化吸入、吸氧、解痉及化痰治疗。雾化吸入可起到祛痰、止咳、湿润呼吸道、抗炎的目的。声门下有干痂或痰液黏稠的患儿应增加雾化吸入的次数，利于痰液排出。

3. 气管切开术　对于出现严重喉梗阻的患儿，需要行气管切开术或气管插管术，以确保气道通畅。

4. 支持治疗　包括补充足够的水分，保持咽喉局部湿润，有助于局部清洁和减轻症状。

（四）护理诊断和护理措施

小儿急性喉炎患者的护理诊断和护理措施见表22 - 2。

表22 - 2　小儿急性喉炎患儿的护理诊断和护理措施

常见护理诊断/护理问题	护理措施	措施依据
有窒息的危险	1. 应用糖皮质激素和抗生素药物治疗，观察疗效及不良反应	控制感染，促进消肿，保持呼吸道通畅，避免窒息
	2. 氧气吸入，监测生命体征，发现异常立即报告医生	及时发现急性呼吸道梗阻的现象，配合医生进行处理
	3. 床旁备好急救物品	发生窒息时，迅速行气管切开术
	4. 讲解本病的病因、发展及危险性，积极配合治疗	避免误认为本病只是普通感冒或咽喉炎，对病情不重视或对抢救不配合
	5. 安抚情绪，避免哭闹	防止哭闹增加氧耗，加重缺氧症状
高热	1. 做好体温监测	及时发现并对症处理高热
	2. 指导多饮水，保证充足的液体摄入	多饮水以维持体液平衡，避免脱水
知识缺乏	1. 做好疾病知识指导，发现不适及时就医	增强对疾病的重视
	2. 指导感冒后勿随意服用镇咳药或镇静药	防止咳嗽反射受抑制而导致排痰困难
	3. 若出现呼吸困难、犬吠样咳嗽、喉喘鸣等症状，应及时就医	尽早识别小儿急性喉炎的症状，及时就医避免病情加重
	4. 指导合理喂养	增强机体抵抗力，预防疾病的发生

三、声带小结和声带息肉

声带小结（vocal nodules），也称歌者小结或教师小结，是一种特殊类型的慢性喉炎，通常出现在声带前中 1/3 交界处，形成对称性结节样增生，这些结节状肿物一般呈苍白色，半透明，表面光滑，基底可见小血管（图 22 - 3）。声带息肉（polyp of vocal cord）是一种常见的声带良性病变，通常发生在声带的前中部边缘，表现为半透明、白色或粉红色的肿物，表面光滑。这种病变多为单侧发生，但也可能双侧同时出现（图 22 - 4）。

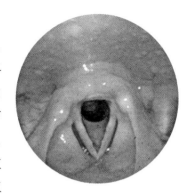

图 22 - 3　声带小结

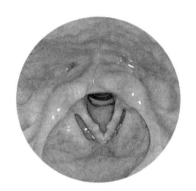

A. 双侧

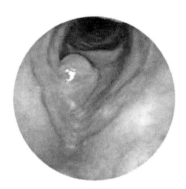

B. 单侧

图 22 - 4　声带息肉

（一）病因及发病机制

声带小结和声带息肉的形成与多种因素有关，包括长期用声过度、发声不当、上呼吸道感染、接触刺激性致病因子、内分泌紊乱、某些全身疾病、变态反应及喉咽反流等。

（二）护理评估

1. 健康史　询问患者职业和用声习惯；了解患者的声音使用情况；记录患者声音嘶哑或其他症状的起始时间、发展过程和严重程度，以及是否有间歇性失声或间歇性发音乏力的情况；询问患者是否有胃食管反流、吸烟、饮酒等可能加重声带病变的既往史；是否使用过药物，以及是否接受过发声训练或其他治疗方法等。

2. 身体状况　主要临床表现为声音嘶哑。早期声带小结患者症状较轻，表现为间歇性声嘶、发声疲倦。声带息肉患者因息肉部位和大小的不同，声嘶程度也有所区别。息肉小者表现为间歇性声嘶，仅发高音困难，息肉大者声音严重嘶哑，巨大息肉者会引起失声，甚至堵塞声门引起喉喘鸣和呼吸困难；息肉长在声带上表面时声音嘶哑程度较小，息肉长在声带游离缘处会出现明显声音嘶哑。

3. 辅助检查　喉镜检查是诊断声带小结和声带息肉的重要手段，通过间接喉镜、直接喉镜、纤维喉镜、电子喉镜等可以观察到声带上的息肉样新生物及其大小、位置。

4. 心理 - 社会状况　评估患者的心理状态，如是否有因声音问题导致的焦虑、压力或社交障碍，以及社会支持系统的强弱等，做好知识指导，提供个性化的护理措施。

（三）治疗要点

1. 禁声休息　通过声音休息得到缓解。儿童的声带小结多在青春发育期自行消失。

2. 药物治疗　可用中成药治疗，如金嗓散结丸等。

3. 手术治疗　较大或长期存在的声带小结或影响生活质量的声带息肉，可采用手术切除治疗。

4. 发声训练　纠正不良的发声习惯。

（四）护理诊断和护理措施

1. 术前护理　术前按耳鼻咽喉科患者常规护理。

2. 术后护理　声带小结和声带息肉患者的护理诊断和护理措施见表22-3。

表22-3　声带小结和声带息肉患者的护理诊断和护理措施

常见护理诊断/护理问题	护理措施	措施依据
有出血的危险	1. 术后避免剧烈咳嗽，轻轻吐出口内分泌物勿咽下	预防和及时发现并处理术后创口出血
	2. 术后3天进食温凉无刺激流食或软食	避免刺激手术创口，防止再次出血
知识缺乏	1. 术后3天为黏膜水肿期，嘱患者禁声或少发声，使声带充分休息	促进手术创口愈合
	2. 指导正确的发声方式，进行发声训练	减轻声带充血，避免声带摩擦
	3. 戒烟戒酒，忌食辛辣刺激性食物	减少对声带的刺激

 知识拓展

喉镜检查的类型

1. 间接喉镜检查　是一种常用的耳鼻喉科临床检查方法，检查喉咽及喉腔有无病变，帮助诊断喉部疾病。

2. 直接喉镜检查　用于进一步窥清喉部病变。主要适用于：儿童支气管镜检查时导入支气管镜；间接喉镜检查不能查清的喉部病变；需要喉部活检者；气管内插管；气管内吸引等。

3. 纤维（电子）喉镜检查　用于进一步对喉部及喉咽部病变进行检查，可进行活检、息肉摘除、异物取出等。主要适用于：间接喉镜检查不满意；颈部有畸形、张口困难及年老体弱者；对直接喉镜检查不能耐受者。

4. 显微喉镜检查　是一种用手术显微镜通过支撑式或悬吊式直接喉镜进行更细致、更精确的检查方法，可观察一些细微病变，也可用于声带小结和小新生物的摘除，视野清晰。

第二节　喉阻塞患者的护理

喉阻塞（laryngeal obstruction），又称喉梗阻，指因喉部或其邻近组织的病变导致喉部通道发生狭窄或阻塞，引起呼吸困难，是一种耳鼻咽喉头颈外科常见的急症之一。本病需紧急处理，若处理不及时会引起窒息，甚至危及患者生命。

（一）病因

喉阻塞的病因可以由喉部本身的病变引起，也可以由邻近组织或全身性疾病导致。其主要病因如下。

1. 炎症　包括急性喉炎、急性会厌炎、喉白喉、咽后脓肿等急性炎症性疾病，是引起喉阻塞最常见的原因。

2. 喉部异物　特别是较大的嵌顿性异物，如塑料瓶盖、玻璃球等，可以造成机械性阻塞，并可能引起喉痉挛。

3. 外伤　如喉部挫伤、切割伤、烧灼伤、火器伤、高热蒸汽或毒气吸入等。

4. 肿瘤　包括喉癌、多发性喉乳头状瘤、喉咽肿瘤、甲状腺肿瘤等，可能导致喉部通道狭窄。

5. 畸形　如先天性喉蹼、喉软骨畸形、喉瘢痕狭窄等，可能导致喉部通道的结构性狭窄。

6. 声带瘫痪　双侧声带外展瘫痪，导致声带不能正常外展，从而引起喉阻塞。

7. 水肿　喉血管神经性水肿、药物变态反应、心肾疾病引起的水肿等，都可能导致喉部黏膜肿胀，进而引起阻塞。

8. 全身性疾病　某些全身性疾病，如心力衰竭、严重的肺部疾病等，也可能引起或加重喉阻塞症状。

（二）护理评估

1. 健康史　询问患者既往史，是否有相关的呼吸系统疾病；询问药物和过敏史；评估患者的生活习惯；了解患者的家族病史；询问患者是否有手术和外伤史；了解患者是否有近期的上呼吸道感染等。

2. 身体状况

（1）吸气性呼吸困难：喉阻塞导致的吸气性呼吸困难是一种严重的临床症状，通常患者表现为在吸气时出现困难，可能伴有高调的喘鸣声。这种呼吸困难是由于喉部通道狭窄或阻塞导致的，严重时甚至可能导致窒息（图22-5）。

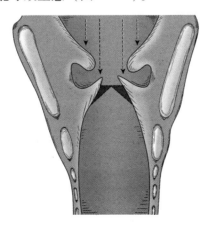

图 22-5　喉阻塞吸气性呼吸困难示意图

（2）吸气性喘鸣：由于气道狭窄，空气通过时会产生高调的喘鸣声，这种声音在吸气时尤为明显。

（3）声音嘶哑：喉部肿瘤、炎症或水肿可能导致声带功能受损，从而引起声音嘶哑或变化。

（4）喉鸣音：在某些情况下，喉阻塞可能导致患者在呼吸时发出异常的喉鸣音。

（5）"四凹征"：严重喉阻塞时，患者会出现胸骨上窝、锁骨上窝、肋间隙和腹上窝的凹陷，这是由于患者在吸气时努力扩张胸腔以克服气道阻力所产生（图22-6）。

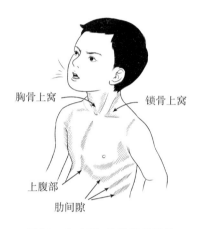

图 22-6　吸气性软组织凹陷

（6）缺氧：由于气道受阻，患者可能出现面色苍白、口唇发绀、出汗、烦躁不安等缺氧症状。

（7）全身症状：在某些情况下，喉阻塞可能伴有全身症状，如发热、乏力、体重减轻等，这些症状可能与喉阻塞的原发病因有关。

3. 喉阻塞分度　根据呼吸困难严重程度，将喉阻塞分为4度。

（1）Ⅰ度：患者在平静时无明显的呼吸困难，只有在进行体力活动或哭闹时才可能出现轻度的吸气性呼吸困难，通常不伴有胸廓周围软组织的凹陷。

（2）Ⅱ度：即使在安静状态下，患者也可能出现轻度至中度的呼吸困难，吸气时可观察到胸廓周围软组织的凹陷（如锁骨上窝、肋间隙等），但患者尚无明显的缺氧症状，生活质量受到影响但未完全受限。

（3）Ⅲ度：患者即使在安静时也会有明显的呼吸困难，吸气时胸廓周围软组织的凹陷更为明显，可能伴有缺氧症状，如烦躁不安、出冷汗、精神烦躁等。

（4）Ⅳ度：喉阻塞最严重的形式，患者会出现极度的呼吸困难，可能伴有面色苍白、脉搏细弱、血压下降等严重缺氧症状，甚至可能出现心律失常、昏迷或心力衰竭。

4. 心理-社会状况　喉阻塞患者受到多方面的影响，来源于疾病本身、治疗过程、患者的心理状态及社会环境等因素。患者的心理-社会状况是复杂多变的，需要医疗专业人员、家庭成员和社会支持网络的共同努力，以提供全面的护理和支持。

（三）治疗要点

喉阻塞的治疗要点主要集中在迅速解除呼吸困难、治疗病因，以及根据喉阻塞的程度采取相应的治疗措施。

1. 病因治疗　针对喉阻塞的具体病因进行治疗，如治疗感染、移除异物、治疗肿瘤等。

2. 保持呼吸道通畅　对于轻度喉阻塞，通过保持平静、避免活动和给予适当的体位（如半坐位）来减轻症状。对于严重喉阻塞，需要立即进行气管切开或气管插管以确保气道通畅。

3. 药物治疗　根据喉阻塞的原因，使用相应的药物进行治疗。例如，对于由炎症引起的喉阻塞，使用抗生素和激素来减轻炎症和水肿；对于过敏性喉阻塞，使用抗过敏药物和皮质类固醇。

4. 手术治疗　对于由肿瘤、异物或其他机械性因素引起的喉阻塞，需要通过手术来移除阻塞物。

5. 中医治疗　中医药治疗可以作为辅助治疗手段，通过中药和针灸等方法来缓解症状和改善患者的整体状况。

（四）护理诊断和护理措施

声带小结和声带息肉患者的护理诊断和护理措施见表22-4。

表22-4　声带小结和声带息肉患者的护理诊断和护理措施

常见护理诊断/护理问题	护理措施	措施依据
有窒息的危险	1. 遵医嘱用药，注意观察药物疗效	控制炎症减轻水肿，缓解缺氧症状
	2. 因各种原因引起的喉阻塞，做好急救准备	保持呼吸通畅
	3. 密切观察生命体征、血氧饱和度、神志状况、面色及口唇颜色等变化	窒息发生时，迅速实施气管切开术，恢复呼吸通畅
	4. 卧床休息，取半卧位，减少不必要的活动，避免哭闹	活动和哭闹会增加耗氧量，易加重呼吸困难
	5. 行气管切开术者，保持气管套管通畅	防止分泌物结痂阻塞套管，发生窒息
	6. 气管切开术后1周，注意更换气管套管	避免因切开处窦道未形成而导致套管插入困难
	7. 气管套管管芯应放在随手可取之处，以便抢救时能及时取到	发生窒息时能立即取用管芯，争分夺秒抢救
潜在并发症：术后纵隔气肿、气胸、皮下气肿等	1. 严密观察生命体征变化及缺氧症状有无明显改善	早期发现并处理并发症
	2. 气管切开术后1~2天易发生皮下气肿，一般在1周左右自然吸收，无须特殊处理。注意观察皮下气肿消退情况	皮下气肿情况会影响系带松紧，气肿消退后应及时调整
有感染的危险	1. 每日清洁消毒切口，更换套管垫	避免切口及肺部感染
	2. 监测生命体征变化及伤口管理	及时发现感染征象并给予适当处理
	3. 药物管理，正确使用并监测药物疗效	控制感染
	4. 向家属提供有关感染预防的知识	教育和指导
	5. 营养支持	增强机体抵抗力
恐惧	1. 多沟通交流，鼓励患者表达自身感受，评估其恐惧程度，告知治疗方法及疗效	掌握患者心理状态，提供有针对性的心理护理，安抚情绪
	2. 提供安静舒适的病房环境，鼓励病友间交流，鼓励家属多陪伴	提供情感支持，增强战胜疾病的信心

续　表

常见护理诊断/护理问题	护理措施	措施依据
知识缺乏	1. 通过各种途径向公众普及喉阻塞的病因、预防、表现及预后等相关知识	提高公众对喉阻塞的认知水平，增强对疾病的重视
	2. 养成良好的进食习惯	防止异物吸入导致喉阻塞
	3. 过敏者避免与过敏原接触	防止诱发变态反应导致喉部水肿
	4. 喉损伤者应尽早到医院就诊	早期发现并处理闭合性喉损伤

 知识拓展

海姆立克急救法

异物卡住喉咙引起喉阻塞时，最有效的急救措施是海姆立克急救法，针对成人和儿童有不同的方法，应根据情况进行选择。

1. 成人　急救者将两臂从患者腋下抱住患者，一手握拳将拇指与示指放在患者脐上两指的位置，另一手抓住拳头。急救者向上用力压迫患者腹部，让患者弯腰，张开嘴巴，反复多次进行，直至异物排出体外。

2. 儿童　将患儿抱起，一只手托住患儿下颌，让患儿趴在手臂上并打开口腔，使其面部朝下趴在膝盖或大腿上，另一只手轻拍患儿背部，观察患儿是否将异物吐出。或者将患儿翻转，面部朝上，托住患儿的前臂靠在大腿上，急救者将中指和示指放在两侧乳头连线下方，快速向上方压迫，注意力道不要太重，重复操作直至异物排出。

如果不能及时排出异物，应及时就诊取出异物，以免引发窒息而造成生命威胁。

第三节　喉部肿瘤患者的护理

一、喉乳头状瘤

喉乳头状瘤（papilloma of larynx）是一种起源于喉部上皮组织的良性肿瘤（图 22 - 7）。可发生于任何年龄，多见于儿童，成人也可出现该病。儿童型喉乳头状瘤通常在 5 岁之前确诊，而成人型则多在 20 岁以后发病。喉乳头状瘤的特点是生长快、易复发，并且存在恶变的可能性，易造成呼吸道梗阻，多次手术易引起喉狭窄和发声障碍，给患者及家庭造成一定的精神和心理负担。

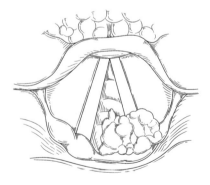

图 22 - 7　喉乳头状瘤

（一）病因

喉乳头状瘤通常是由人乳头状瘤病毒（human papilloma virus，HPV）感染引起的，其中儿童以 HPV-6、HPV-11 为主，成人以 HPV-16、HPV-18 常见。有研究认为，儿童喉乳头状瘤的发生可能与母亲生殖系统 HPV 感染有关，成人喉乳头状瘤的发生可能与儿童时期 HPV 感染潜伏或不洁性生活有关。此外，也有研究认为，喉乳头状瘤随年龄的增长有自愈倾向，该病的发生可能与激素分泌水平有关。

（二）护理评估

1. 健康史　评估患者有无明显诱因的感染史，如 HPV 感染、上呼吸道感染、免疫系统疾病等；有无家族史；有无手术和治疗史；有无药物使用史；评估患者有无喉异物感、声嘶、咳嗽、疼痛、喉喘鸣及呼吸困难等症状；了解患者症状的起始时间、发展过程和严重程度，如声嘶、失声、呼吸困难等，询问患者的生活习惯，如吸烟、饮酒等，儿童患者需评估营养发育状况、是否复发及既往手术史。

2. 身体状况　会受到多种因素的影响，具体取决于肿瘤的大小、位置、数量及是否发生恶变。喉乳头状瘤最常见的症状之一是声音嘶哑，如果肿瘤较大或多发，会阻塞气道，导致呼吸困难，肿瘤的位置和大小也会影响吞咽功能，导致吞咽不适或困难。由于气道受阻，易导致反复发作的肺炎等呼吸道感染。肿瘤生长在咽部时，患者会感到咽部有异物感，尤其在吞咽时更为明显。在儿童中，由于长期的呼吸困难或营养不良，喉乳头状瘤可能导致生长发育障碍。

3. 辅助检查

（1）喉镜检查：可直接观察喉部的乳头状瘤，评估其大小、位置和数量。可见肿瘤呈苍白、淡红或暗红色，表面不光滑，呈乳头状增生。窄带成像（NBI）内镜有助于检出微小、浅表、隐匿的多发小乳头状瘤，对于术前评估和减少复发具有重要意义。

（2）影像学检查：CT 或 MRI 扫描可以帮助评估肿瘤的范围和是否有侵犯周围结构的情况，对于手术规划和评估治疗效果有帮助。

（3）组织学检查：喉镜下取肿瘤组织送病理检查可明确诊断。通过免疫组化方法可以检测 HPV 的特定类型，如 HPV-16、18 型，有助于判断乳头状瘤的严重程度和癌变的可能性，因成人患病有恶变可能，应多个部位取组织标本送检。

4. 心理-社会状况　儿童患者因肿瘤反复发作，需多次手术，家庭精神压力和经济负担较重。成人患者因担心肿瘤癌变的可能，会导致焦虑、抑郁等心理问题，护士应更好地理解患者，制订个性化的护理计划，以提高患者的生活质量并减少疾病的影响。

（三）治疗要点

手术切除是最主要的治疗办法，通常在支撑喉镜下行激光肿瘤切除术。成人多次复发者，应注意有癌变可能。若并发喉梗阻导致呼吸困难者，应优先考虑行气管切开术。随着免疫治疗的不断发展，应用干扰素及中药等药物治疗对喉乳头状瘤也有一定的疗效。

（四）护理诊断和护理措施

1. 术前护理　喉乳头状瘤患者的术前护理诊断和护理措施见表 22-5。

表 22-5 喉乳头状瘤患者的术前护理诊断和护理措施

常见护理诊断/护理问题	护理措施	措施依据
有窒息的危险	1. 严密观察病情变化	及时发现缺氧征兆并及时处理
	2. 持续氧气吸入，床旁备好急救物品	如发生窒息，能迅速抢救
	3. 取半卧位，儿童减少外界刺激，避免哭闹	活动和哭闹会增加耗氧量，易加重呼吸困难，增加窒息的危险
	4. 行气管切开术后短期内不能拔管时，应解释气管切开的必要性	达到良好的心理预知，积极配合治疗
知识缺乏	1. 讲解疾病发生的原因、预防、治疗、预后及复发的可能性	增加对疾病的认知，正确认识疾病复发的特点，避免焦虑
	2. 讲解手术治疗方法及术后注意事项	积极配合治疗
	3. 解释喉乳头状瘤为良性肿瘤，鼓励其按时复诊，及时发现早期癌变	增强战胜疾病的信心

2. 术后护理 喉乳头状瘤患者的术后护理诊断和护理措施见表 22-6。

表 22-6 喉乳头状瘤患者的术后护理诊断和护理措施

常见护理诊断/护理问题	护理措施	措施依据
潜在并发症：出血	1. 术后严密观察患者生命体征变化，有异常变化及时通知医生	若出血量 >500ml，会出现心率增快，血压下降等症状
	2. 勿咽下口腔分泌物，并记录口腔分泌物的颜色、量和性质	及时发现出血征兆，并给予及时处理
	3. 床旁备好气管切开包及其他抢救物品	随时做好抢救准备
	4. 建立静脉通路，保持静脉输液管路通畅	为输液、输血、给药提供输液通道
	5. 术后避免剧烈咳嗽，进食温凉软食 3 天	避免对喉部的刺激引起出血
焦虑	1. 讲解疾病的预后、发病机制及可能反复发作的特点	加深对疾病的认知，正确认识疾病，增强其战胜疾病的信心
	2. 定期复查，改变不良生活习惯	预防本病复发，减少对疾病的担忧
	3. 介绍疾病治疗最新方法，使其理解本病为可治疗可控制的疾病	增强战胜疾病的信心

二、喉癌

喉癌（laryngeal carcinoma）是头颈部常见的恶性肿瘤之一，好发于 40~60 岁男性，96%~98% 为鳞状细胞癌，其他病理类型少见。喉癌的发病率在全球范围内因地区和人群而异，以中欧、东欧、古巴、西班牙及乌拉圭发病率较高，在我国华北和东北地区的发病率高于华南地区。根据肿瘤发生部位和区域，临床上分为声门上型、声门型和声门下型 3 种类型，具有局部浸润和扩散转移等特点（图 22-8）。

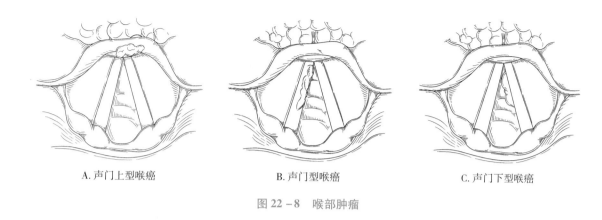

A. 声门上型喉癌　　　　　　　B. 声门型喉癌　　　　　　　C. 声门下型喉癌

图 22-8 喉部肿瘤

（一）病因

喉癌的病因目前尚不明确，喉癌的发生可能与多种因素有关。

1. 吸烟 吸烟是喉鳞状细胞癌重要的独立危险因素，几乎所有喉癌患者都有长期大量吸烟的历史。

2. 饮酒 饮酒者患喉癌的危险性比非饮酒者高，尤其是声门上型喉癌与饮酒关系密切。同吸烟联合存在时可产生倍增效应。

3. 病毒感染 某些类型的人乳头瘤病毒（尤其是 HPV-16 和 HPV-18 型）已成为喉癌的一个常见原因，但其机制尚未确定。

4. 环境因素 长期吸入工业产生的粉尘、二氧化硫、铬、砷等可能导致呼吸道肿瘤。长期接触放射性核素，如镭、铀、氡等，可引起恶性肿瘤。某些职业如接触石棉、木屑、油漆烟雾和某些化学物质，可能增加患喉癌的风险。

5. 其他因素 喉癌发生还可能与性激素代谢紊乱、微量元素的缺乏、接触放射线及遗传有关。

（二）护理评估

1. 健康史 评估患者的饮食习惯、体重变化、活动水平、职业、生活习惯等；评估吸烟和饮酒史；评估家族史和个人病史；询问患者有关声音嘶哑、咽喉部异物感、呼吸困难等症状的起始时间、持续时间和严重程度，以及是否有颈部包块或其他相关体征；询问患者既往治疗史等。

2. 身体状况 注意评估患者有无声音嘶哑、咽喉部异物感、呼吸困难、吞咽困难、淋巴结转移表现及程度。根据肿瘤发生的部位，喉癌主要分为 3 种类型，各型临床表现各不相同。

（1）声门上型：约占 30%。评估患者有无咽部不适、痒感、异物感、咽痛、放射性耳痛、吞咽困难、咳嗽、痰中带血及口臭等。

（2）声门型：最为多见，约占 60%。评估患者有无进行性发声疲倦、声音粗哑、声嘶甚至失声；有无呼吸困难等。

（3）声门下型：评估患者有无刺激性咳嗽、声嘶、痰中带血、咯血及呼吸困难等。

3. 辅助检查

（1）喉镜检查：这是诊断喉癌的基本方法。可观察肿瘤的部位、大小、形态及声门大小、声带运动情况。可见喉部有菜花样、结节样或溃疡性新生物。

（2）影像学检查：CT 扫描、MRI 和 X 线检查可帮助评估肿瘤的部位、大小、范围、形状及软骨受累情况。CT 和 MRI 扫描对于判断肿瘤是否侵犯周围组织和淋巴结转移提供了重要信息。PET - CT 检查结合了正电子发射断层扫描（PET）和计算机断层扫描（CT），可以显示身体的代谢活动，有助于发现癌症的早期病变和复发情况。

（3）组织学检查：喉镜下取肿瘤组织送病理检查是喉癌确诊的主要依据。

4. 心理 - 社会状况　喉癌患者在面对疾病的过程中，往往会经历一系列复杂的心理和社会变化。这些变化不仅影响患者的生活质量，还可能对治疗效果产生重要影响。喉癌患者在治疗过程中需要得到全面的心理和社会支持，医护人员和家属应共同努力，为患者提供必要的心理疏导、情感支持和社会资源链接，帮助他们更好地应对疾病带来的挑战，提高患者的生活质量，增强治疗依从性，从而提高治疗效果。

（三）喉癌的 TNM 分期

根据肿瘤的大小、淋巴结的受累情况及是否有远处转移来评估癌症的临床阶段。按国际抗癌联盟（UICC）2017 年第 8 版公布的 TNM 分类分期，适用于声门上、声门、声门下喉癌。

1. T（原发肿瘤）

（1）T_x：原发肿瘤不能估计。

（2）T_{is}：原位癌。

（3）T_1：肿瘤局限于原发部位，大小和范围有限。

（4）T_2：肿瘤超出了 T_1 的范围，但仍局限于喉部。

（5）T_3：肿瘤进一步扩散，可能伴有声带活动受限，但未侵及喉外组织。

（6）T_{4a}：肿瘤侵犯到喉外的组织，如甲状软骨，但未侵及喉外重要的结构。

（7）T_{4b}：肿瘤侵犯到喉外重要的结构，如气管或食管。

2. N（区域淋巴结）

（1）N_x：不能评估有无区域性淋巴结转移。

（2）N_0：无区域性淋巴结转移证据。

（3）N_1：转移至单侧颈部淋巴结，且淋巴结最大直径≤3cm。

（4）N_2：转移至单侧颈部淋巴结，且淋巴结最大直径 3～6cm；或双侧颈部淋巴结转移，且淋巴结最大直径均≤6cm。

（5）N_3：淋巴结转移至颈部，且淋巴结最大直径 >6cm。

3. M（远处转移）

（1）M_0：无远处转移证据。

（2）M_1：有远处转移证据。

（四）治疗要点

喉癌的治疗涉及多种方法的选择和综合应用，目的是在控制疾病的同时，尽可能地保留喉部功能和提高患者的生活质量。

1. 手术治疗　是目前治疗喉癌的主要手段。根据肿瘤的位置和分期，可采取不同的手术方式，如支撑喉镜下切除术、喉部分切除术或全喉切除术。

2. 放疗　放疗适用于早期喉癌患者，尤其是原位癌或 T_{1-2} 期喉癌。放疗可以单独使用，也可以与手术联合应用，以提高局部控制率和生存率。

3. 化疗　化疗通常作为辅助治疗手段，用于辅助放疗或手术后，以减少复发风险。对于晚期喉癌患者，化疗可与放疗联合应用，作为同步放化疗。

4. 生物靶向治疗　包括细胞因子及免疫细胞治疗，主张采用西妥昔单抗、厄洛替尼等靶向表皮生长因子单克隆抗体将药物或其他杀伤肿瘤细胞的活性物质选择性地运送到肿瘤部位，但研究仍处于临床试验阶段，疗效尚未肯定。

（五）护理诊断和护理措施

1. 术前护理　喉癌患者的术前护理诊断和护理措施见表 22 - 7。

表 22 - 7　喉癌患者的术前护理诊断和护理措施

常见护理诊断/ 护理问题	护理措施	措施依据
有窒息的危险	1. 密切观察病情变化	及时发现缺氧征兆并处理
	2. 持续氧气吸入，床旁备好抢救物品	做好抢救准备，能迅速抢救
	3. 行气管切开术后短期内不能拔管者，解释气管切开的必要性	使患者及家属达到良好的心理预知，积极配合治疗
	4. 多卧床休息，床旁活动，避免剧烈活动和情绪激动，避免加重呼吸困难	剧烈活动会增加耗氧量和心脏负担，易加重呼吸困难，增加窒息的危险
焦虑	1. 多沟通交流，鼓励表达自身感受	同理患者处境
	2. 介绍疾病的相关知识，包括治疗过程及术后可能出现的情况等	提供信息支持，使其达到良好的心理预知，树立战胜疾病的信心
	3. 介绍喉癌术后发声问题、吞咽问题及形象改变的解决方法	增强信心，使其主动接受自我改变
	4. 鼓励家属多陪伴，鼓励病友相互交流	增加情感支持和社会支持

2. 术后护理　喉癌患者的术后护理诊断和护理措施见表 22 - 8。

表 22 - 8　喉癌患者的术后护理诊断和护理措施

常见护理诊断/ 护理问题	护理措施	措施依据
有窒息的危险	1. 指导适应新的呼吸方式	避免阻塞呼吸道
	2. 密切监测生命体征变化情况	及时发现窒息征兆并给予处理
	3. 保持室内温湿度适宜，鼓励轻声咳嗽，排除气道分泌物，定时吸痰和雾化吸入	防止痰液结痂堵塞呼吸道，保持呼吸道通畅
潜在并发症：出血	1. 严密观察生命体征及呼吸等变化，有异常变化及时通知医生	若出血量 >500ml，会出现心率增快，血压下降等症状
	2. 观察颈部伤口渗血情况，切口加压敷料是否松脱，引流管内引流物及口鼻分泌物的颜色、性质、量等	及时发现出血征兆并处理
	3. 建立静脉通路，保持静脉输液管路通畅	为输液、输血、给药提供输液通道
	4. 吸痰动作轻柔，术后 1 周内勿做吞咽动作	避免对喉部的刺激，保证伤口正常愈合，避免引起出血

续　表

常见护理诊断/护理问题	护理措施	措施依据
潜在并发症：咽瘘	1. 注意观察颈部敷料渗血渗液情况，引流管内引流液的颜色、性质、量等	防治伤口出现无效腔，及时发现咽瘘征兆并处理
	2. 加强口腔护理，出院前督促学会正确的刷牙及漱口方式	防止口腔出现感染，降低咽瘘发生率
	3. 遵医嘱使用抑酸药，预防胃食管反流	防止胃食管反流继发伤口感染，降低咽瘘发病率
	4. 加强营养支持，制订鼻饲方案，保证各种营养素的全面供给	充足的营养支持能预防感染发生，降低咽瘘发病率
潜在并发症：深静脉血栓	1. 进行血栓风险评估	及时发现血栓风险，积极采取预防
	2. 遵医嘱定期复查 D-二聚体，必要时行床旁超声检查	早期发现血栓形成征兆，积极采取预防措施
	3. 卧床期间多进行床上活动，尤其是双下肢活动，保持充足的水分摄入	活动可促进下肢深静脉血液回流，饮水可降低血液黏稠度，预防血栓的发生
	4. 根据风险评估分数，采取相应的物理及药物预防措施	物理和药物均可预防血栓的发生
潜在并发症：乳糜漏	1. 观察颈部敷料渗血渗液情况，引流管内引流物的颜色、性质、量等	及时发现乳糜漏征兆，并给予及时处理
	2. 观察颈部加压包扎情况，是否松脱或过紧，观察呼吸、颈肩部肿胀及疼痛情况	包扎过紧会使静脉回流受阻，同时导致呼吸困难，增加乳糜漏发生的风险
	3. 如诊断为乳糜漏，应给予高热量、高蛋白、低脂、低钠饮食。根据引流液情况，遵医嘱给予禁食及胃肠外营养支持	在满足机体所需营养的同时，减少淋巴液生成
急性疼痛	1. 评估疼痛的部位、程度、持续时间等	了解疼痛的情况，制定护理措施，减轻患者担忧，使其配合
	2. 必要时遵医嘱应用镇痛药或镇痛泵	用药物缓解疼痛
	3. 半卧位休息，颈部制动，指导保护颈部的方法，避免剧烈咳嗽引发伤口疼痛	减轻颈部切口张力，使皮肤、肌肉放松，避免各种刺激引起疼痛
有感染的危险	1. 取半卧位，协助患者定时翻身扣背，按需吸痰，做好口腔护理，鼓励下床活动	保持呼吸道通畅，预防肺部及口腔感染
	2. 注意观察体温变化，观察痰液及引流液颜色、性质、量的变化，观察术区有无红、肿、热、痛等感染征兆	及时发现感染征兆，并处理
	3. 定期更换敷料，注意严格无菌操作，敷料污染时随时更换。定时清洗、消毒气管套管。保持引流管通畅，防止无效腔的形成	保持伤口清洁、干燥，减少细菌污染伤口，引流通畅以减少感染机会
	4. 加强口腔护理，出院前督促患者学会正确的刷牙及漱口方式	预防口腔感染
	5. 必要时遵医嘱使用抗生素	药物预防感染
	6. 增强营养摄入，保证各种营养素的供给	营养充足可提高机体抵抗力

续　表

常见护理诊断/ 护理问题	护理措施	措施依据
语言沟通障碍	1. 评估读写能力，教会简单的手语，指导使用写字板、纸、笔来交流，不能写字者用手语或动作表达	学会利用非语言沟通方式进行交流，便于术后患者与医务人员、家属的沟通
	2. 鼓励多与医务人员交流	积极面对沟通障碍、敢于交流
	3. 将呼叫器放置于触手可及的地方，指导使用辅助装置或其他发音方法	保证及时沟通，帮助患者重建发声功能，使其更好地回归家庭和社会
有营养失调的危险： 低于机体需要量	1. 定期进行营养风险评估及筛查	监测营养状态，制订营养方案
	2. 积极早期应用肠内营养，制订鼻饲计划，保证各种营养素的全面供给	早期肠内营养保证患者的营养需求，维持正氮平衡，促进胃肠功能恢复
	3. 应用肠内营养期间，做好鼻饲管路护理，观察有无不适并及时处理	保证鼻饲管路通畅，及时处理胃肠道不适，保证营养充分吸收
	4. 必要时遵医嘱给予胃肠外营养补充	肠外营养可增强患者营养补给
	5. 根据伤口恢复情况，鼓励和指导患者经口进食，同时指导进行吞咽功能训练	促进吞咽功能恢复，尽早脱离鼻饲和肠外营养
自我形象紊乱	1. 多沟通交流，鼓励患者倾诉对自我形象紊乱的感受；教会患者用物品（如围巾等）遮挡或修饰外观形象	帮助患者适应自身形象改变，缓解不良情绪，增强自信心
	2. 鼓励多与病友交流经验，帮助患者接受形象改变，主动与社会交往	充分利用各种社会支持，帮助患者早日回归社会正常生活
知识缺乏	1. 讲解疾病相关知识，病因、预防、预后及术后可能出现的护理问题	对疾病有充分的了解，使其更好地配合护理治疗并学会自我护理
	2. 注意清洁、消毒造口，观察造口是否有痰液或痰痂附着	学会自我护理，避免结痂堵塞气道，保持呼吸道通畅
	3. 指导管理套管的方法	确保患者出院后可以自我管理
	4. 指导患者进行头颈、颈肩功能锻炼	促进颈肩功能恢复
	5. 提供有关放化疗的相关知识指导	促进患者了解后续治疗的相关知识，避免恐惧和无助情绪
	6. 提供康复训练及治疗的信息	帮助获取社会支持

机器人辅助手术治疗喉癌

喉癌的治疗方法多样，包括传统的开放手术、放疗、化疗及近年来逐渐发展起来的机器人辅助手术。机器人辅助手术，尤其是经口机器人手术，因其微创、精准和安全性高的特点，在喉癌治疗领域得到了广泛关注和应用。

经口机器人手术是一种通过口腔进入，利用机器人手臂进行操作的手术方式。这种手术方式具有以下特点和优势。

1. 微创性　与传统的开放手术相比，经口机器人手术不需要在颈部进行大切口，减少了手术创伤和术后恢复时间。

2. 精准性　机器人手术系统提供高清的 3D 视野，使医生能够更清晰地观察手术区域，提高了手术的精确性和安全性。

3. 功能性保护　经口机器人手术能够在有效切除肿瘤的同时，尽可能地保留喉部的正常功能，如发声和吞咽功能，提高了患者的生活质量。

4. 安全性　机器人手术系统的震颤过滤技术可以减少手术过程中的手部颤抖，提高了手术的稳定性和安全性。

然而，尽管经口机器人手术在喉癌治疗中展现出了诸多优势，但也有其局限性和挑战。例如，经口机器人手术主要适用于早期喉癌，对于晚期或侵犯范围广泛的喉癌，可能需要结合其他治疗方法，如放疗或化疗。此外，经口机器人手术的开展需要专业的培训和经验丰富的手术团队，以确保手术的效果和安全性。

总之，经口机器人手术为喉癌患者提供了一种新的治疗选择，特别是对于早期喉癌患者，它能够在有效治疗肿瘤的同时，最大限度地保留喉部功能和提高生活质量。随着技术的不断进步和临床经验的积累，经口机器人手术在喉癌治疗中的应用前景将会更加广阔。

本章小结

思考题

1. 急性会厌炎的治疗原则有哪些？

2. 小儿急性喉炎的护理措施主要有哪些？

3. 喉癌术后的观察要点有哪些？

更多练习

（蔡　郁）

第二十三章　气管、支气管及食管异物患者的护理

学习目标

1. 素质目标

（1）引导学生耐心关注婴幼儿、老年人及特殊人群的进食方式及种类，理解气管、支气管及食管异物的严重性，培养对患者的同情心和人文关怀。

（2）鼓励学生通过阅读和讨论，加深对气管、支气管及食管异物的理解，培养临床工作中的决策和创新能力。

2. 知识目标

（1）掌握：气管、支气管及食管异物患者的主要护理诊断及护理措施。

（2）熟悉：气管、支气管及食管异物临床表现与治疗要点。

（3）了解：气管、支气管及食管异物的病因与发病机制，以及在治疗和护理中存在的异同点。

3. 能力目标

（1）能运用气管、支气管异物及食管异物的理论知识对患者进行健康宣教。

（2）能运用气管、支气管异物及食管异物的护理措施对患者进行护理干预。

（3）能运用气管、支气管异物及食管异物护理方法对围手术期患者进行健康宣教。

案例

【案例导入】

　　患儿，男，2岁8个月。3天前因误吸夏威夷果后出现剧烈呛咳、短暂憋气、面色青紫后缓解。近3天出现反复咳嗽，呈阵发性，不剧烈，伴有痰多、气促、发热，哭闹时不伴有三凹征。听诊右侧呼吸音降低。胸部CT提示：右主支气管异物，伴右肺少许渗出性改变。以"右支气管异物"收入院。

【请思考】

　　1. 护士应优先为该患儿提供的护理措施有哪些？

　　2. 术后如何对该患儿及家属进行健康指导？

【案例分析】

第一节　气管、支气管异物患者的护理

气管、支气管异物（tracheobronchial foreign body）是耳鼻咽喉科常见的急诊之一，若治疗不及时，可能导致急性上呼吸道梗阻，甚至引发心肺、呼吸衰竭等严重并发症，威胁患者生命。多见于儿童，特别是 1~3 岁的幼儿，占 80% 。老年人和昏迷患者因咽反射减弱，易发生误吸。健康成人偶见此类情况。异物来源分为内源性和外源性，前者为气管、支气管内部产生的物质，如假膜、血块等；后者为外界物质误入，如花生、瓜子等。

（一）病因及发病机制

1. 婴幼儿牙齿与咀嚼功能不完善，咽喉反射功能不健全，在哭、笑、嬉戏、跌倒过程中进食容易发生误吸。

2. 全麻、昏迷、酒醉状态的患者或老年人，因吞咽功能受损和咽反射减弱，易误吸口咽部异物如义齿至呼吸道，若呕吐物未及时清除，也可能吸入气管。

3. 健康成人中，部分因职业习惯常口中含物，如针、钉等，遭遇刺激或突然说话时可能误吸。

4. 长期滞留食管的尖锐异物可能刺入气管，导致气管食管瘘及气管异物。

5. 医疗护理操作中，如口咽、鼻腔异物诊治时位置变动或咽喉部滴药时注射器针头脱落，均可能导致异物误入气道。

6. 精神病患者或企图自杀者的主动行为。

（二）护理评估

1. 健康史　评估患儿是否有食用果冻、坚果史，是否将豆类、玩具等放入口鼻，进食时是否哭闹、跌倒或嬉戏，以及是否有异物吸入导致的剧烈呛咳史。同时，观察患儿是否出现面色发绀、呼吸困难、咳嗽及喘鸣等症状，并详细询问发病经过、异物种类及大小等信息。

2. 身体状况

（1）气管、支气管异物的临床分期可分为 4 期。①异物吸入期：异物通过声门进入气管，会引起剧烈咳嗽和反射性喉痉挛，导致憋气和面色发绀。小异物可能只有轻微咳嗽或憋气症状，有时甚至能被咳出；但若异物卡在声门，会立即引发重度呼吸困难，甚至窒息。②安静期：进入气道的异物如瓜子，若质地轻而光滑，可随呼吸上下移动，引发阵发性咳嗽。若异物停留在小支气管内，可能长时间无症状或症状轻微，因此常被忽视。③刺激与炎症期：异物长期刺激气管黏膜，可能引发炎症反应，导致肺不张、肺气肿。若感染细菌，会引起咳嗽和痰多。长期存在的异物还可能导致支气管炎、肺炎。④并发症期：可并发心力衰竭、肺脓肿或脓胸，其严重程度和持续时间受异物大小、性质、患者体质和治疗情况影响。

（2）异物部位及存留时长不同，临床表现也各异。①喉异物：当异物侵入喉部时，会立即引起反射性喉痉挛，导致吸气性呼吸困难和剧烈刺激性咳嗽。异物若停留在喉部入口，会引起吞咽疼痛或困难；若嵌顿于声门区，大异物可能引发窒息，小异物则会导致呛咳、声音嘶哑、喉鸣及不同程度的呼吸困难。如异物尖锐并刺伤喉部，还可能出现咯血和皮下气肿。②气管异物：异物侵入气管会立刻引发剧烈呛咳，呼吸不畅甚至憋气。异物附着于气管壁时，症状可能会暂时缓解。轻巧光滑的异物可随呼吸在气管内移动，引起刺激性咳嗽，并伴随拍击声。大异物若阻塞气管，有可能上移至声门，引发窒息风险。③支气管异物：早期症状与气管异物相仿，但呛咳较轻。随时间推移，患者会出现咳嗽、喘息和发热。异物长期留存可导致支气管扩张、肺脓肿。尖锐异物可损伤支气管，引发气胸和纵隔气肿。当主支气管完全堵塞时，患侧的呼吸音会消失；若不完全堵塞，则呼吸音会减弱。

3. 辅助检查

（1）X线检查：金属等不透光异物可直接显影，以确定其位置、大小和形态。而植物等可透光异物虽不能直接显影，但可通过观察间接征象来推测其存在和位置，如纵隔摆动、肺气肿、肺不张等。

（2）CT检查：可明确异物存在及阻塞位置（图23-1）。

（3）支气管镜检查：作为气管、支气管异物诊断的"金标准"，该方法既能准确诊断或排除异物，又能有效地取出异物。

4. 心理-社会状况　患者和家属因剧烈咳嗽、憋气等症状可能产生极度的恐惧、紧张和焦虑。护士需关注他们的情绪状态、疾病认知、文化背景、接受程度及社会支持情况。

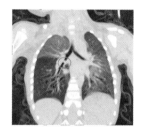

图23-1　右侧支气管异物

（三）治疗要点

气管、支气管异物可危及生命，唯一有效的治疗方法只有取出异物。关键在于及时诊断并尽早取出，以预防窒息和其他呼吸道并发症。

（四）护理诊断和护理措施

1. 术前护理　气管、支气管异物患者的术前护理诊断和护理措施见表23-1。

表23-1　气管、支气管异物患者的术前护理诊断和护理措施

常见护理诊断/护理问题	护理措施	措施依据
有窒息的危险	1. 立即报告医生，予球囊加压给氧，直接喉镜下迅速钳取异物；异物取出困难，配合医生经气管插管将异物从主气道推入一侧，必要时紧急行气管切开术或急诊手术抢救	呼吸变化直接体现呼吸道堵塞情况，需及时清除气管异物
	2. 做好术前准备，保持患者安静、避免哭闹、减少活动，绝对禁止患者自行离开病房。婴幼儿患者不宜摇晃、拍背等，避免抽血等刺激	防止异物移位引起的呼吸困难或窒息
	3. 床旁备好抢救物品，如简易呼吸球囊、气管切开包、负压吸引装置、氧气吸入装置、心电监护仪等	便于患者发生窒息时及时抢救

续 表

常见护理诊断/护理问题	护理措施	措施依据
恐惧、焦虑	评估患者恐惧、焦虑程度，主动沟通交流，进行心理疏导	消除患者恐惧情绪，缓解家属焦虑状态，积极配合治疗
潜在并发症：肺炎、肺气肿、肺不张、气胸、心力衰竭等	1. 观察患者有无发热、咳嗽、痰多等症状，遵医嘱予抗生素、激素等治疗	及时发现并控制继发感染
	2. 观察患者是否呼吸困难加重、心率加快、烦躁不安、面色苍白或发绀。给予氧气吸入，心电监护，保持患者安静、减少活动与外界刺激	及时取出异物，避免加重心力衰竭
	3. 观察患者有无患侧呼吸音减低或消失，给予氧气吸入，密切观察患者呼吸情况，尽早行急诊异物取出术	及时取出异物，避免导致并发症

2. 术后护理 气管、支气管异物患者的术后护理诊断和护理措施见表 23 – 2。

表 23 – 2 气管、支气管异物患者的术后护理诊断和护理措施

常见护理诊断/护理问题	护理措施	措施依据
有窒息的危险	1. 术后需要了解术中异物取出情况，保持呼吸道通畅，术后予半坐卧位。严密观察患者呼吸情况，监测血氧饱和度，必要时予吸氧，遵医嘱使用抗生素、激素及雾化等治疗。如患者术后出现明显呼吸困难则可能发生喉头水肿，立即报告医生，及时处理，必要时行气管插管术或气管切开术	预防误吸、及时发现喉头水肿，避免呼吸道阻塞
	2. 床旁备好抢救物品，如简易呼吸球囊、气管切开包、负压吸引装置、氧气吸入装置等	便于患者发生窒息时及时抢救
有感染的危险	1. 观察患者有无发热、咳嗽、痰多等症状，遵医嘱使用抗生素、激素等治疗	及时发现并控制继发感染
	2. 保持口腔清洁，口腔护理每日 2~3 次，可遵医嘱使用含漱液漱口	预防口腔感染
	3. 全麻清醒后，可少量饮水，无呛咳、呕吐等不适后，可指导患者进温凉半流质饮食	增强机体抵抗力
知识缺乏	1. 婴幼儿应避免食用坚果类或滑润食物。若口中有异物，应诱导其自行吐出，不强行挖取。儿童进食应保持安静，避免哭闹、嬉笑、玩耍。应纠正孩子口中含物的习惯，并避免边吃饭边看电视或手机	指导患者正确的生活及进食习惯，避免异物误入呼吸道
	2. 对昏迷或全麻患者应加强监护，予以头侧向一边，取出义齿及拔除松动的牙齿，及时清理呼吸道分泌物	避免呕吐物、异物误入呼吸道
	3. 教导患者和家属了解气管异物的危险性，学会观察病情，特别是注意患者面色和呼吸，发现任何异常都应立即就医	加强防范意识，避免延误治疗

知识拓展 ●●

气管异物的院外急救

气管异物的预防和急救教育是国家安全和公共卫生的重要组成部分。在紧急情况下，正确的急救处理可以有效地减少因气管异物梗阻而导致的伤亡人数，降低医疗资源的负担和社会成本。同时，通过加强气管异物的预防和急救教育，也可以提高公众的健康素养和自救互救能力，为构建健康中国、平安中国做出积极贡献。

1. 海姆立克腹部冲击法 通过向上腹部施压，造成膈肌上升和胸腔压力增加，此压力会推动胸腔内气体快速流入气管，产生 450～500ml 的气体量，有助于排出异物，恢复气道通畅。

2. 推压腹部法 使患儿平放在桌子上，救助者将手放在脐与剑突之间紧贴腹部向上加压，另一只手放在胸壁上，向上和向胸腔内适当加压，反复多次，可使异物咯出。

3. 拍打背法 立位时，施救者站在儿童侧后方，一手置于儿童胸部，另一手掌根连续、有力的拍击肩胛间区脊柱上，以助异物排出。

4. 倒立拍背法 适用于婴幼儿，将婴幼儿两腿提起，使其头朝下，同时轻拍背部，借助异物重力和咳嗽时的冲力，促使异物咳出。

第二节 食管异物患者的护理

食管异物（esophageal foreign body）指各种原因引起的在食管内难以排出而滞留的各类异物，耳鼻喉科常见急症，常发生于老年人与儿童中。异物多因注意力不集中或饮食不慎卡在食管内，食管入口处最易发生，中段次之，下段较少见。

（一）病因

1. 老年人牙齿脱落或佩戴义齿，咀嚼能力减弱，口腔感知不灵敏，且食管口松弛，容易误吞异物，如义齿、骨头、肉块等。

2. 儿童常因口中含有玩具或不当进食而误吞小物件，如硬币、纽扣等。

3. 成人可能因嬉戏、饮食不当、意识模糊或自杀倾向而误吞大或尖锐物品。

4. 食管疾病如狭窄或肿瘤，也可能导致异物吞咽。

异物种类繁多，最常见的是动物性异物如骨刺、家禽骨头，其次是金属性异物如硬币、铁钉，还有植物性异物如坚果核，以及化学合成物品如纽扣电池等。

（二）护理评估

1. 健康史 询问患者和家属是否有误吞或自行服用异物，了解异物详情、停留时间和位置，询问发病过程、相关症状，以及患者的精神状态、既往史，是否已接受其他处理。

2. 身体状况 异物影响因素包括大小、形状、性质、停留时间及部位，以及是否感染。

（1）异物梗阻感：若异物在食管上段则症状较为明显。

（2）吞咽困难：与异物引起食管梗阻程度相关。若完全梗阻，出现饮水苦难，伴吞咽后恶心、呕吐；如部分梗阻，可进食半流质或流质食物。

（3）疼痛：小或圆钝异物可能仅导致轻微梗阻感，而尖锐或带棱角异物会引起明显吞咽痛。异物嵌在上段食管可能导致颈根或胸骨上窝痛，中段则可能引起胸骨后或肩背痛。

（4）呼吸困难：异物大压迫气管后壁或位置高压迫喉部时，可引起呼吸困难，严重时甚至导致窒息。

（5）呕血或黑便：当尖锐、腐蚀性异物损伤食管壁时，出现呕血或黑便的症状，若异物损伤食管第 2 狭窄处，则可能存在损伤主动脉弓的危险造成致命性大出血。

3. 辅助检查

（1）间接喉镜检查：可观察食管入口上方的异物，可见梨状窝积液。

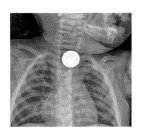

图 23 - 2　食管异物

（2）X 线检查：金属、动物类不透光异物可通过颈、胸部 X 线片定位（图 23 - 2），不推荐使用钡餐检查。

（3）CT 检查：是首选的影像学检查，可确定异物的位置、形状、大小等。

（4）胃镜或食管镜检查：同时具有诊断和治疗作用，若 CT 检查未发现异物但症状持续，可通过胃镜或食管镜检查进一步确诊。

（5）实验室检查：血常规能够评估出血、感染可能，凝血功能、肝及肾功能有助于评估后续内镜或手术操作风险。

4. 心理 - 社会状况　患者因吞咽困难、疼痛、呼吸困难引发的恐惧和焦虑，需综合评估其年龄饮食习惯、进食方式及情绪、心理状态和对疾病的了解。

（三）治疗要点

食管异物确诊后，应全面评估并选择最佳治疗方案，尽量在 24 小时内取出异物，预防并发症。

1. 内镜治疗　是首选的治疗措施。

（1）软质胃镜：适用于穿孔风险低、体积小、形状圆钝、嵌顿位置远离食管上口的异物。

（2）硬质食管镜：常用于嵌顿于食管上段或穿孔风险高的尖锐异物。

（3）钳取及保护器械：对于难以取出的异物，可使用双钳内镜；对于尖锐异物，可利用透明帽、保护罩等前端保护设备进行取出。

2. Folye 法　适用于外形规则、表面平滑的异物。

3. 手术治疗　若异物导致穿孔或内镜操作不可行或失败，需尽快通过外科手术取出异物。

4. 其他治疗　若异物滞留超 24 小时且患者进食难，需术前补液。提示并发感染者，需及时进行抗感染治疗。

（四）护理诊断和护理措施

1. 术前护理　食管异物患者的术前护理诊断和护理措施见表 23 - 3。

表 23 – 3　食管异物患者的术前护理诊断和护理措施

常见护理诊断/护理问题	护理措施	措施依据
有窒息的危险	1. 了解异物特性及滞留时长，询问相关症状，如呼吸困难、呛咳、咯血等。严密观察患者生命体征，监测血氧水平。若突发呼吸困难或呼吸困难加重，应立即报告医生，给予心电监护及吸氧，严重者应先紧急行气管切开术或急诊手术抢救	异物压迫气管后壁或异物存留位置压迫喉部
	2. 患者取坐位或半卧位，不宜平躺，保持安静，禁食禁水，减少活动，绝对禁止患者自行离开病房。婴幼儿不宜拍背、摇晃等，避免抽血等刺激	避免异物变位引起呼吸困难或窒息
	3. 床旁备好抢救物品，如简易呼吸球囊、气管切开包、氧气及负压吸引装置等	便于患者发生窒息时及时抢救
潜在并发症：出血、感染等	1. 严密观察患者口腔内有无血性分泌物、有无血便及呕血先兆，绝对卧床休息，颈部制动，建立静脉通路，一旦发现异常，警惕大出血可能，做好抢救准备工作	尖锐异物可刺破主动脉致大出血，感染也可能导致血管出血
	2. 若食管穿孔时，禁止经口进食，术前不主张放置鼻饲管，尽早安排手术，必要时给予静脉高营养	避免异物加重对食管及周围组织的损伤，保证机体营养供给
	3. 全身支持及抗感染治疗，并注意观察体温及血常规等变化情况，观察药物疗效	观察及预防继发感染
	4. 备好急救物品。脓肿者需切开引流，呼吸困难者给予吸氧，必要时气管切开	对症治疗，及时抢救
吞咽受损营养失衡：低于机体需要量	异物未取出前，禁食禁水，尽早安排手术，建立静脉路道补充营养，维持水与电解质的平衡	吞咽时异物可能损伤食管或阻塞食物通行
急性疼痛	动态进行疼痛评估，转移注意力，给予心理安抚，遵医嘱给予镇痛药。协助患者取坐位或半卧位	缓解患者疼痛
恐惧、焦虑	讲解疾病的治疗方法和预后情况，进行言语安慰及心理疏导	缓解患者焦虑情绪

2. 术后护理　食管异物患者的术后护理诊断和护理措施见表 23 – 4。

表 23 – 4　食管异物患者的术后护理诊断和护理措施

常见护理诊断/护理问题	护理措施	措施依据
有窒息的危险	1. 了解异物取出状况，术后取半坐卧，监测呼吸与血氧，及时吸氧并使用抗生素、激素。如患者呼吸困难，可能提示喉头水肿，需立即告知医生并遵医嘱处理，必要时进行气管插管或切开	预防误吸，及时发现喉头水肿，避免呼吸道阻塞
	2. 备好急救物品，脓肿者需切开引流，呼吸困难者给予吸氧，必要时行气管切开术	便于患者发生窒息时及时抢救

续　表

常见护理诊断/护理问题	护理措施	措施依据
营养失衡：低于机体需要量	1. 异物完整取出且黏膜无损伤，患者清醒后可进流食或半流食，2~3 天后逐渐过渡到普通饮食	保证机体营养供给
	2. 疑有食管黏膜损伤者，应至少禁食1~2天，期间静脉补液，并进行全身支持治疗	防止发生食管黏膜感染
	3. 对疑似食管穿孔患者，术中应留置胃管，采用鼻饲。待8~10天后症状消退、穿孔愈合，方可经口进流质食物	预防感染，保证机体营养供给
潜在并发症：食管炎、食管周围炎、食管周围脓肿、食管穿孔、气管食管瘘、纵隔炎或脓肿、颈部皮下气肿、纵隔气肿	1. 了解异物取出情况，并密切监测生命体征。如遇高热、呼吸困难、皮下气肿等症状，或疼痛突然加剧、吞咽时呛咳、大量出血，立即告知医生	观察及发现感染和相关并发症状的前驱征象，及时处理
	2. 并发食管穿孔时，术中需留置胃管，鼻饲饮食，注意管道护理，保持水电解质平衡	预防感染，保证机体营养供给及水、电解质平衡
	3. 关注生命体征，遵医嘱给予抗感染及全身支持治疗，观察药物疗效	防止由感染导致患者出现生命危险
	4. 准备好急救物品。脓肿者需切开引流，呼吸困难者吸氧，必要时行气管切开术	对症治疗，及时抢救
知识缺乏	1. 应养成正确的用餐习惯，进食时细嚼慢咽，勿高声谈笑、嬉笑打闹，避免口含食物说话，避免误咽	预防由于不良的生活及饮食习惯导致的食管异物
	2. 佩戴义齿者经常检查义齿有无松动，睡前取下，勿进食黏性强的食物；全身麻醉或昏迷的患者，如有义齿，应及时取下，防止义齿脱落进入食管	
	3. 误吞异物后，请立即就医取出，避免采用强行咽下如饭团等错误方式，以防加重伤害和手术难度，同时防止出现并发症	

 知识拓展　　　　　　　　　　　　　　　　　　　　●●

食管的3处生理狭窄

1. 食管起始处　距中切牙约15cm处，为环咽肌长期保持收缩所致，食管异物最常嵌顿于此。

2. 食管与左主支气管交点处　距中切牙约25cm，处相当于第4、第5胸椎水平，第2狭窄由主动脉弓压迫食管壁所致，第3狭窄由左主支气管压迫所致，两处狭窄相距较近，临床上常统称为第2狭窄。

3. 食管穿过膈的食管裂孔处　距中切牙约40cm处，约在第10胸椎水平，膈肌收缩压迫食管所致。

本章小结

思考题

　　1. 气管、支气管异物患者围手术期首要的护理措施是什么？

　　2. 患者误咽异物，如何在临床表现上区分是消化道异物还是气管异物？

　　3. 患者发生食管异物时，需注意哪些并发症？

更多练习

（徐惠双）

第二十四章　口腔颌面部的应用解剖和生理

教学课件

学习目标

1. 素质目标

(1) 教学过程中重点培养学生临床思维能力、疾病观察能力、综合护理及自学能力，并为从事临床专科护理工作奠定良好基础。

(2) 学生根据自身对本章内容的理解，通过阅读本章的案例，有助于拓展学生的学习潜力，促进学生综合职业素质的养成。

2. 知识目标

(1) 掌握：口腔前庭、固有口腔的解剖与生理特点，牙齿的分类、名称、萌出时间和顺序，牙周支持组织结构。

(2) 熟悉：口腔颌面部区域划分、唾液腺的位置及导管的开口，下颌骨骨折的好发部位。

(3) 了解：颌面部应用解剖与生理特点。

3. 能力目标

(1) 能运用所学的口腔应用解剖和生理特点，描述口腔组织器官相应的临床意义。

(2) 能运用所学的颌面部应用解剖和生理特点，描述颌面部组织器官相应的临床意义。

案例

【案例导入】

　　人的一生有两副牙齿，根据牙齿在口腔内存在时间是暂时还是永久，可分为乳牙和恒牙。生活中许多家长认为乳牙终将被恒牙替换，所以乳牙如果坏了，不用管它。

【请思考】

　　这样的观点你认同吗？请说出你的理由。

【案例分析】

颜面部即俗称的脸部、面部，上至发际、下至下颌骨下缘、两侧至下颌支后缘之间的区域。通常以两眉弓中间连线为第一横线，以口裂水平线为第二横线，将颜面部分为面上、面中、面下 3 部分（图 24 - 1）。口腔颌面部（oral and maxillofacial region）即口腔与颌面部的统称，位于颜面部的中 1/3 和下 1/3 两部分组成的区域。口腔颌面部的组织器官具有摄食、咀嚼、感受味觉、吞咽、表情及辅助语言和呼吸等功能。

口腔颌面部具有独特的临床意义：①位置暴露易受外伤，但罹患疾病易早期发现及治疗。②血供丰富，抗感染能力强，伤口愈合迅速，但受伤后出血量大，组织肿胀明显。③解剖结构复杂，受损可导致面瘫、麻木、涎瘘等并发症。④邻近颅脑及咽喉，炎症、外伤、肿瘤易波及相邻眼、耳、鼻器官。

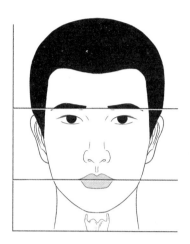

图 24 - 1　面上部、面中部、面下部示意图

第一节　口腔应用解剖和生理

口腔（oral cavity）位于颌面部，是消化道的起始部分，包括牙齿、唇、颊等组织器官，具有摄食、咀嚼、感受味觉等功能。口腔内以上下牙列、牙龈及牙槽黏膜为界，分为口腔前庭和固有口腔。

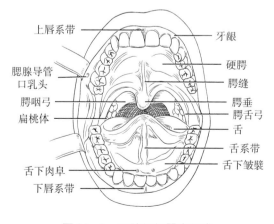

图 24 - 2　口腔组织器官组成

一、口腔前庭

口腔前庭位于唇、颊与牙列、牙龈及牙槽黏膜之间，呈马蹄形。口腔前庭有数个重要的表面解剖标志：口腔前庭沟、上唇及下唇系带、颊系带、腮腺导管开口、磨牙后区、翼下颌皱襞和颊脂垫尖等。

（一）唇

唇（lips）的上边界是鼻底，下边界是颏唇沟，两侧以鼻唇沟为分界。中部的横行口裂

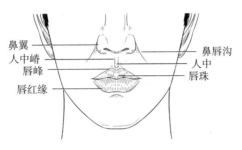

图24-3　唇表面形态示意图

将唇分为上唇和下唇，口裂两端是口角。唇红是唇的移行区，与皮肤相接，唇红缘位于唇红与皮肤的交界处。人中是上唇中央有纵形浅沟的地方，上、中1/3交点是人中穴，是急救穴位。这些解剖部位在唇裂手术和外伤修复中是重要的标志。（图24-3）。唇由皮肤、皮下、肌肉、黏膜下层及黏膜5层组成。唇部皮肤有丰富的汗腺、皮脂腺和毛囊，为疖、痈的好发部位。

（二）颊

颊（cheeks）位于口腔前庭外侧壁，由皮肤、皮下组织、颊筋膜、颊肌、黏膜下层及黏膜6层构成，其组织疏松而富有弹性。发生感染时，感染灶可经相连的蜂窝组织互相蔓延。

二、固有口腔

口腔的主要部分是固有口腔，包括腭、舌、口底、上下牙弓和咽门。

（一）腭

腭（palate）是口腔和鼻腔之间的分隔，参与发声、言语和吞咽等功能。它由硬腭和软腭两部分组成。

1. 硬腭呈穹窿状，周围有牙弓。在硬腭的两侧，有一黏膜隆起形成切牙乳头，下方是切牙孔。腭大孔位于硬腭后缘的左右两侧，是鼻腭神经阻滞麻醉的进针标志。

2. 软腭连接在硬腭前方，呈垂幔状，后方是游离缘。其中央有舌状突起称为腭垂，两侧有腭舌弓和腭咽弓，内含腭扁桃体。软腭较厚，通过肌肉协调完成腭咽闭合，发挥语言功能。

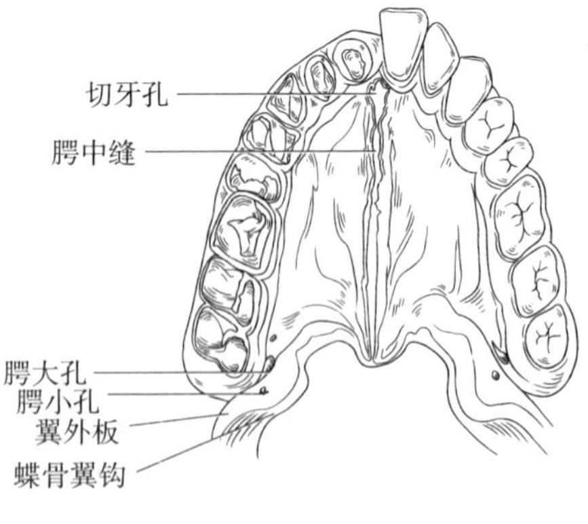

图24-4　腭部结构示意图

（二）舌

舌（tongue）是口腔内重要的器官，参与了发音、咀嚼、感受味觉和吞咽等功能。舌背位于舌的上面，通过"∧"形状的界沟将舌分为前2/3的舌体部和后1/3的舌根部。舌腹位于舌的下面。舌由横纹肌组成，肌纤维呈纵横、上下交错排列。因此，舌能够实现前伸、后缩、卷曲等多方向的活动，非常灵活。

舌的前 2/3 覆盖着乳头，包括丝状乳头、菌状乳头、轮廓乳头和叶状乳头，这些乳头司掌味觉和一般感觉。舌的后 1/3 黏膜上没有乳头，但含有很多结节状淋巴组织，形成了舌扁桃体。舌腹黏膜平滑细薄，中间有一条连接到口底的黏膜褶皱，称为舌系带。如果舌系带过短，可能导致吮吸、咀嚼和言语障碍等问题，这时可以在 1~2 岁时进行舌系带矫正手术。

（三）口底

口底（floor of the mouth）又称舌下区，位于舌体和口底黏膜之下，下颌舌骨肌和舌骨肌之上，下颌骨体内侧面与舌根之间的部位。舌腹正中可见舌系带，在舌系带两侧的口底黏膜处有舌下肉阜，为下颌下腺和舌下腺导管的共同开口。口底组织较为疏松，在外伤或感染时易形成较大的血肿或脓肿，将舌推向上后方，可能导致呼吸困难或窒息，需引起特别警惕。

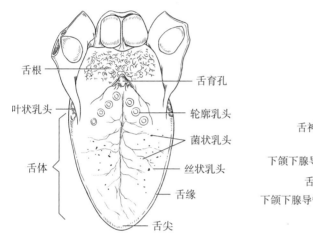

图 24-5　舌的分区及 4 种舌乳头分布示意图

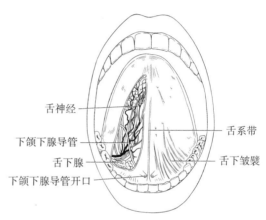

图 24-6　舌下区的结构示意图

三、牙齿的生长发育及解剖和生理特点

人体的牙齿在一生中分为乳牙和恒牙两副。

（一）乳牙

乳牙（deciduous teeth）在婴儿出生后 6~7 个月开始生长，到 2.5~3.0 岁时全部长出，共 20 颗。6~7 岁时开始脱落，被恒牙取代，直到 12~13 岁所有乳牙全部被恒牙替代。从婴儿 6 个月到 6 岁，口腔内只有乳牙，称为乳牙列时期；从 6 岁到 12~13 岁，口腔内同时存在乳牙和恒牙，称为混合牙列时期。尽管乳牙存在时间短暂，但在儿童生长发育期间起着关键作用，包括对正常恒牙发育、正确发音、心理健康等方面都有重要影响。

（二）恒牙

恒牙（permanent teeth）是继乳牙脱落后出现的第二副牙齿，通常在 6 岁左右开始生长。恒牙一般有 28~32 颗，会在 12~13 岁时全部替代乳牙。恒牙的正常生长不仅增加了咀嚼面积，还对保持牙齿高度和咬合关系至关重要。

（三）牙齿的分类

恒牙可根据其功能和形态分为切牙、尖牙、前磨牙和磨牙四类；乳牙又可分为乳切牙

（8 颗）、乳尖牙（4 颗）、乳磨牙（8 颗）3 类。切牙和尖牙位于口角之前，即前牙；前磨牙和磨牙位于口角之后，即后牙。

1. 切牙（incisor） 位于口腔前部，上、下、左、右共 8 颗。主要用于切断食物。

2. 尖牙（cuspid） 称为犬齿，位于口角处，上、下、左、右共 4 颗。主要用于撕裂食物。

3. 前磨牙（premolar） 又称双尖牙，位于尖牙之后，磨牙之前，上、下、左、右共 8 颗。主要是协调尖牙撕裂食物，同时具有捣碎食物的作用。

4. 磨牙（molar） 于前磨牙之后，上、下、左、右共 8 ~ 12 颗。主要用于磨碎食物。

（四）牙齿的萌出

牙齿的生长过程可分为牙胚发生、牙体组织形成和牙齿萌出 3 个阶段。不同牙齿的发育时间各异，但都经历生长期、钙化期和萌出期。牙胚位于上下颌骨内，随着颌骨发育，牙体组织钙化，逐渐穿破牙囊和牙龈显现于口腔。牙胚破龈出现称为出龈，从出龈到咬合接触全过程称为萌出。牙齿萌出时间指出龈时间。乳牙或恒牙萌出按一定顺序左右成对萌出，下颌牙一般略早于上颌同名牙，女性牙略早于男性。

1. 乳牙的萌出 乳牙的萌出顺序为：乳中切牙（Ⅰ）、乳侧切牙（Ⅱ）、乳尖牙（Ⅲ）、第一乳磨牙（Ⅳ）、第二乳磨牙（Ⅴ），即 Ⅰ→Ⅱ→Ⅳ→Ⅲ→Ⅴ（图 24 – 7）。其中乳中切牙最早萌出，在出生后 6 个月左右；第二乳磨牙最晚萌出，在 2 岁半左右。

2. 恒牙的萌出 6 岁左右，在第二乳磨牙远中，第一恒磨牙开始萌出，被称为"六龄牙"。这是最先出现的恒磨牙，不会替换乳牙。从 6 岁到 12 ~ 13 岁，逐渐有乳牙被恒牙替换。12 ~ 13 岁后，所有乳牙将被恒牙替换，这时期称为恒牙列时期。上颌典型的萌出顺序为：6→1→2→4→3→5→7→8；下颌典型的萌出顺序为 6→1→2→3→4→5→7→8，或为 6→1→2→4→3→5→7→8（图 24 – 8）。第三磨牙常因颌骨发育不足、间隙不够而出现萌出异常或先天缺失。

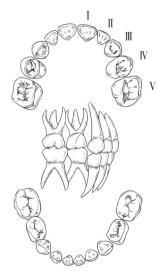

Ⅰ. 乳中切牙；Ⅱ. 乳侧切牙；Ⅲ. 乳尖牙；

Ⅳ. 第一乳磨牙；Ⅴ. 第二乳磨牙

图 24 – 7　上、下颌乳牙牙列

及其命名示意图

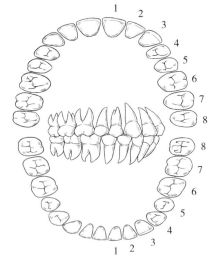

1. 中切牙；2. 侧切牙；3. 尖牙；

4. 第一前磨牙；5. 第二前磨牙；6. 第一磨牙；

7. 第二磨牙；8. 第三磨牙

图 24 – 8　上、下颌恒牙牙列

及其命名示意图

（五）牙齿的解剖与生理

1. 牙体的外部形态　牙齿又称牙体，从牙体的外部形态观察，牙体由牙冠、牙根和牙颈 3 部分组成（图 24 - 9）。牙齿具有咀嚼、辅助发音和语言及保持面部形态协调美观的功能。

（1）牙冠（dental crown）：指覆盖在牙体外层的牙釉质部分，是口腔咀嚼功能的主要组成部分。不同位置和功能的牙齿具有不同形态的牙冠表面。前牙的邻面观牙冠呈楔形，咬合面由唇、舌面相交形成切缘，颈部厚而切缘薄，主要用于食物的切割；后牙的牙冠具有立方形形状，具有一个咬合面，咬合面上有尖、窝等结构，前磨牙一般为双尖，磨牙咬合面宽大，有 4~5 个牙尖，结构复杂，主要用于食物的研磨和细嚼。

（2）牙根（dental root）：由覆盖在牙体外层的牙骨质构成，是牙齿的支撑部分。牙根的数量和形态会根据牙齿的功能而有所差异，例如前牙通常为单根，而磨牙则通常具有 2~3 个根，这些根通常会分叉，以增强在颌骨内的稳固性。牙根的末端被称为根尖，每个根尖都有一些小孔，称为根尖孔，供牙髓的血管和神经通过。

（3）牙颈部（dental cervix）：牙冠和牙根交界部分为牙颈部，呈一弧形曲线。

2. 牙体组织结构　牙体组织结构主要包括牙釉质、牙本质、牙骨质 3 种钙化硬组织及牙髓软组织（图 24 - 10）。

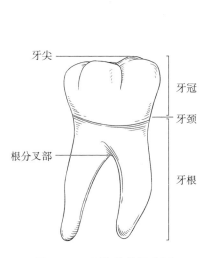

图 24 - 9　牙体结构示意图

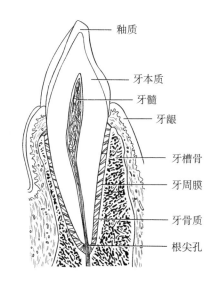

图 24 - 10　牙体及牙周组织结构示意图

（1）牙釉质（enamel）：是位于牙冠表面的一种半透明的钙化组织，具有乳白色并呈现光泽。作为人体中最坚硬的组织之一，牙釉质对牙本质和牙髓具有保护作用。一旦牙釉质缺失，将不会再生。

（2）牙本质（dentin）：是牙齿的主要组成部分，呈淡黄色并具有光泽，硬度低于牙釉质。其中含有神经末梢，作为疼痛感受器，受到刺激时会产生酸痛感。

（3）牙骨质（cementum）：是一种钙化组织，覆盖在牙根表面，色泽淡黄，硬度类似于骨组织。它通过与牙周膜的结合来将牙体固定在牙槽内。当牙根表面受损时，牙骨质可以进行新生，具有修复功能。

（4）牙髓（pulp）：是位于牙齿髓腔内的疏松结缔组织，具有丰富的血管、神经和淋巴，主要功能是供应营养给牙体组织并促进牙本质形成。牙髓内的神经是无髓鞘纤维，对外界刺激极为敏感，轻微刺激即可引发剧烈疼痛，但缺乏定位能力。

四、牙周组织

牙周组织是牙齿的支持组织，包括牙龈、牙槽骨和牙周膜。

（一）牙龈

牙龈（gum of gingival）是覆盖于牙颈部及牙槽骨的口腔黏膜，呈粉红色，具有坚韧和弹性。牙龈与牙颈部紧密相连，边缘未附着的部分称为游离龈。游离龈与牙颈部之间形成的空隙称为龈沟。正常情况下，龈沟深度不超过2mm，若龈沟过深则可能提示存在牙周病变。两牙之间凸起的牙龈称为龈乳头。在发生炎症或食物嵌塞时，龈乳头可能发生肿胀或破坏。

（二）牙槽骨

牙槽骨（alveolar bone）是上、下颌骨环绕着牙根的部分，具有松散的骨质和弹性，是支撑牙齿的重要组织。包裹牙根的凹陷被称为牙槽窝，牙根之间的骨板被称为牙槽中隔，牙槽骨的边缘被称为牙槽嵴。牙齿脱落后，牙槽骨会逐渐萎缩。

（三）牙周膜

牙周膜（periodontal brane）是位于牙根与牙槽骨之间的牙周联合结构，其纤维的一端与牙槽骨相连，另一端与牙齿颈部的龈内相连，起到支持和固定牙齿的作用。牙周膜能够调节牙齿受力的情况，内含有神经、血管和淋巴结构，具有维持牙体组织健康的功能。

五、咬合关系与牙列

牙齿按照一定的顺序排列成弓形，分为上颌牙列和下颌牙列。正中指上下牙齿最广泛接触的位置。咀嚼时，上下牙齿会互相接触，称为咬合关系。正常的覆盖和覆𬌗有助于提高咀嚼功能和保护口腔软组织。牙齿排列异常可能影响面部美观、咀嚼和发声功能。颌骨疾病的诊断与治疗可参考牙列和咬合关系的变化。

第二节　颌面部应用解剖和生理

一、颌面部骨

口腔颌面部骨由14块不同形态的骨骼构成颅面框架，支持和保护眼眶、鼻腔、口腔等结构，下颌骨是唯一可移动的颌面骨。本节重点叙述与口腔临床护理关系密切的上颌骨、下颌骨。

（一）上颌骨

上颌骨（maxilla）位于颜面中部，是面中部最大的骨骼，左右各　，互相对称。其解剖形态极不规则，由上颌骨体和额突、颧突、牙突、腭突四突构成。上颌骨与鼻骨、额骨、筛骨、泪骨、犁骨等相邻骨器相接，构成眶底、鼻腔底、口腔顶部。上颌骨体包括前、后、上、内四壁和上颌窦腔。上颌窦与上颌后牙根紧密相连，有时仅隔上颌窦黏膜，因此在上颌前磨牙和磨牙根尖感染时易导致牙根源性上颌窦炎。上颌骨骨质疏松，血运丰富，骨折后愈合较快，应及早复位以避免错位愈合。疏松的骨质有利于脓液穿破骨质引流，因此上颌骨较少发生颌骨骨髓炎。

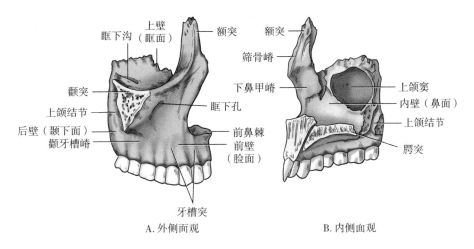

图 24 – 11　上颌骨结构示意图

（二）下颌骨

下颌骨（mandible）是颌面部的唯一可移动且最坚实的骨骼，两侧对称，在正中线处两侧联合呈马蹄形。下颌体分为上、下缘和内、外面，两侧下颌体在正中处联合，在下颌体外面有两个颏孔。下颌支分为内、外两面，上、下、前、后四缘，以及髁突与喙突。髁突是下颌骨的主要生长中心之一，若在发育完成之前受到损伤或破坏，将影响下颌骨的生长、发育，导致颌面部畸形。下颌骨为颌面部中体积最大、面积最广、位置最为突出者，其正中联合、颏孔区、下颌角髁状突颈部为最薄弱处，易发生骨折。下颌骨血供较上颌骨少，骨折愈合时间较慢。下颌骨周围有强大的肌和筋膜包绕，炎症化脓时不易引流，因此骨髓炎发生较多（图 24 – 12）。

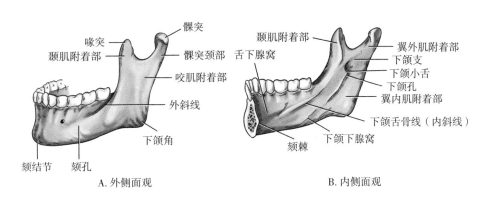

图 24 – 12　下颌骨结构示意图

二、血管

面部的动、静脉呈交错状态，血供网络和血液循环非常丰富。

（一）动脉

颌面部动脉主要来自颈外动脉的分支，包括舌动脉、面动脉、上颌动脉和颞浅动脉（图24-13）。这些分支通过末梢血管网相互吻合，使颌面部血液供应充足。在手术或外伤引起的大出血时，应当压迫动脉近心端以实现暂时止血。

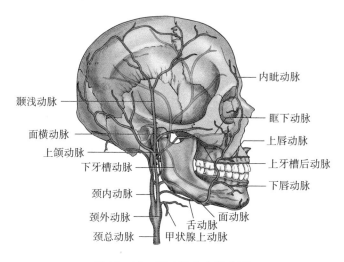

颞浅动脉
面横动脉
上颌动脉
下牙槽动脉
颈内动脉
颈外动脉
颈总动脉

内眦动脉
眶下动脉
上唇动脉
上牙槽后动脉
下唇动脉
面动脉
舌动脉
甲状腺上动脉

图24-13　颈动脉分支示意图

（二）静脉

颌面部静脉系统具有复杂的结构和变异性，通常可分为浅层静脉和深层静脉两个主要类别。浅层静脉网由面前静脉和面后静脉组成，而深层静脉网主要由翼状静脉丛构成。翼状静脉丛可通过卵圆孔和破裂孔与颅内海绵窦相通。面部静脉的特点在于静脉瓣较少，易受肌肉收缩或挤压影响而引起血液逆流。因此，颌面部感染，尤其是"危险三角区"感染，若处理不当，可能导致感染逆行向颅内传播，引发海绵窦血栓性静脉炎等严重并发症。

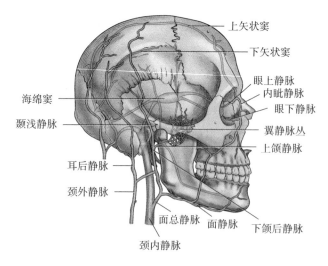

海绵窦
颞浅静脉
耳后静脉
颈外静脉
颈内静脉

上矢状窦
下矢状窦
眼上静脉
内眦静脉
眼下静脉
翼静脉丛
上颌静脉
面总静脉
面静脉
下颌后静脉

图24-14　颌面部静脉系统示意图

三、淋巴组织

颌面区域丰富的淋巴组织呈网状结构，包含淋巴管并收集淋巴液，最终汇入淋巴结，构成重要的颌面部防御系统（图 24 – 15）。这些淋巴结参与机体免疫反应。正常情况下，淋巴结小且柔软，不易触及。炎症或肿瘤的转移会导致相应淋巴结肿大。因此，对淋巴结的位置、范围和状态有着重要的临床诊断、治疗和预后意义。

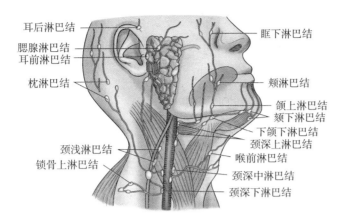

图 24 – 15   颌面部淋巴组织分布示意图

四、神经

口腔颌面部主要有面神经和三叉神经。

（一）面神经

第Ⅶ对脑神经，即面神经，又称中间神经，主要为运动神经，带有味觉和分泌神经纤维。它包括颞支、颧支、颊支、下颌缘支和颈支（图 24 – 16），支配着面部表情肌的活动。面神经损伤可能引起眼睑无法完全闭合、口角偏斜等面部畸形。

1. 颞支   位于腮腺上缘，主要分布于额肌。若受损，同侧额纹消失。

2. 颧支   穿出于腮腺前上缘，主要分布于上、下眼轮匝肌。损伤时，导致眼睑无法完全闭合。

3. 颊支   位于腮腺前缘，主要分布于颊肌、上唇方肌、笑肌和口轮匝肌。受损后，可出现鼻唇沟变平、鼓腮无力等症状。

4. 下颌缘支   穿出于腮腺前下方，分布于下唇肌群。损伤时可引起口角下垂、流涎。

5. 颈支   穿出于腮腺下缘，分布于颈阔肌。损伤时可导致颈部皮肤纹理消失。

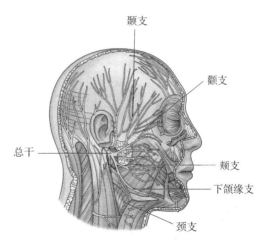

图 24 – 16   面神经及其分支示意图

腮腺病变可能影响面神经支配功能，引发暂时或永久性面部麻痹。术中需谨慎了解面神经支配分布，以避免神经损伤。

（二）三叉神经

第 V 对脑神经是脑神经中最大的 1 对，起源于脑桥峣，负责颌面部的感觉和咀嚼肌的运动。从三叉神经半月神经节分出眼支、上颌支和下颌支（图24-17），然后在感觉神经根的下方与下颌神经汇合，形成混合神经。

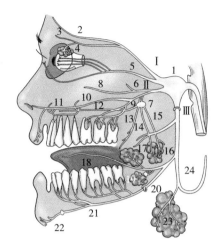

Ⅰ. 眼支；Ⅱ. 上颌支；Ⅲ. 下颌支。1. 三叉神经半月节；2. 额神经；3. 泪腺神经；4. 泪腺；5. 鼻睫状神经；6. 颧神经；7. 蝶腭节；8. 眶下神经；9. 上牙槽后神经；10. 上牙槽中神经；11. 上牙槽前神经；12. 鼻腭神经；13. 腭前神经；14. 腭中神经；15. 腭后神经；16. 扁桃体；17. 舌下腺；18. 舌神经；19. 颌下腺；20. 颌下结；21. 下牙槽神经；22. 颏神经；23. 腮腺；24. 耳颞

图24-17　三叉神经及其分支示意图

五、唾液腺

唾液腺由左右对称的腮腺、下颌下腺和舌下腺（图24-18）组成。此外，还包括分布在口腔黏膜下的小黏液腺。这些腺体各自有导管通向口腔，分泌液体进入口腔后形成唾液，具有湿润口腔黏膜、促进消化、便于吞咽等功能，同时也与口腔清洁、抗菌、免疫和味觉有关。

（一）腮腺

腮腺（parotid gland）为1对最大的唾液腺，位于两侧耳垂前下方和下颌后窝内，主要

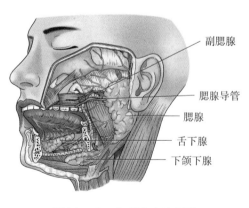

副腮腺

腮腺导管

腮腺

舌下腺

下颌下腺

图24-18　大唾液腺示意图

分泌浆液。腮腺实质内有面神经分支穿过，浅叶呈三角形，位于耳前下方和咬肌浅面，深叶呈小锥体形，经下颌后窝突出咽旁间隙。腮腺被致密的腮腺咬肌筋膜包裹，并被腮腺鞘分成数个小叶。

腮腺感染化脓时，脓肿多分散，疼痛剧烈。腮腺导管开口于正对上颌第二磨牙的颊黏膜上，面部投影标志为耳垂到鼻翼和口角中点连线的中1/3段。腮腺炎症时，腮腺管口表现为红肿，挤压时可见炎性分泌物溢出。面颊部手术时，注意保护导管，避免涎瘘的发生。

（二）下颌下腺

下颌下腺（submandibula gland）位于颌下三角，呈核桃状，其分泌为浆液为主，含少

量黏液。下颌下腺导管开口于舌系带两侧的舌下肉阜，该导管易因涎石阻塞而引发下颌下腺炎症。

（三）舌下腺

舌下腺（sublingual gland）位于口底舌下部位，是最小的一对唾液腺，主要分泌黏液，少量含有浆液，其导管数量众多，部分直接开口于口底，部分与颌下腺导管相通。导管阻塞易导致潴留性囊肿的形成。

六、颞下颌关节

颞下颌关节（temporomandibular joint）是全身唯一的联动关节，具有旋转和滑动功能，与咀嚼、吞咽、言语、表情等功能密切相关。该关节由下颌髁突、颞骨关节窝和关节结节组成，其中包括关节盘、关节囊和周围的关节韧带图（24 – 19）。

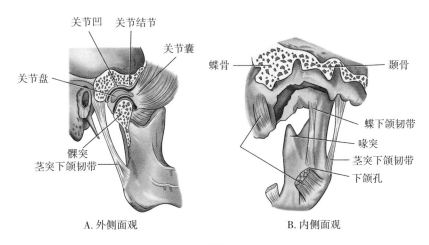

A.外侧面观　　　　　　　　　　B.内侧面观

图 24 – 19　颞下颌关节结构示意图

知识拓展

颌面部危险三角区

什么是颌面部危险三角区？此部位为什么危险？压迫危险三角区会出现哪些严重并发症？

（1）颌面部危险三角区，通常指由鼻根至两侧口角形成的三角区。

（2）该区域被称为危险三角形的原因主要取决于深部组织血管的特征。这个区域的血管，特别是静脉，静脉瓣较少，当受到肌肉收缩或挤压时，易使血液反流。

（3）位于颌面部危险三角区的小疖、丘疹等皮肤病变，如盲目挤压导致出血，可能引起血流逆行，从而使细菌易于侵入深静脉，引发败血症、脓毒血症，甚至可侵入颅内静脉窦，不仅会导致严重的海绵窦血栓性静脉炎，还会伴有剧烈头痛、恶心、呕吐，甚至危及生命。因此，切勿施加压力于颌面部危险三角区。

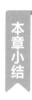 本章小结

思考题

1. 牙齿萌出的规律有哪些?
2. 下颌骨的骨折好发部位有哪些?

更多练习

（卢　虹）

第二十五章 口腔科患者护理概述

教学课件

学习目标

1. 素质目标

（1）耐心引导学生注意口腔宣教意识。

（2）熟知操作流程，与医生配合默契，关心关爱患者，为患者提供优质的护理服务。

2. 知识目标

（1）掌握：口腔科患者的护理评估，口腔科常见医疗设备、器械、材料的名称及用途。

（2）熟悉：四手操作技术，医、护、患体位要求。

（3）了解：口腔科患者常见的护理诊断及护理管理。

3. 能力目标

（1）能运用口腔科常见护理诊断，为患者制订相应的护理计划和护理措施。

（2）能理解口腔科患者的临床表现及心理特点，体现出护理人的爱伤观念。

（3）能按照四手操作要求，配合医生完成口腔疾病的治疗。

案例

【案例导入】

患者，男性，57 岁。3 天前在饮水过程中间断出现冷热刺激性疼痛，昨日疼痛加剧，尤其夜间严重，影响睡眠。经口腔探诊并拍摄 X 线片后，诊断为深龋，医护四手配合为其进行治疗。

【请思考】

1. 医、护、患体位如何设置？

2. 治疗时，如果把医、护、患的位置关系假想成一个时钟面，医、护、患工作区所在的时钟分区位置如何划分？

【案例分析】

第一节　口腔科患者的护理评估及常见的护理诊断

口腔科患者的护理评估是以护理程序为基础，为患者制定护理诊断、护理计划、护理措施、护理评价的重要手段及依据。在评估阶段，不仅要知晓患者身体情况，还应关心其心理需求、社会需求、文化层次、经济状况等情况，对患者进行全面、综合的评估。

一、健康史

关注患者主诉，收集患者的一般资料，如姓名、性别、年龄、文化程度等。询问患者有无过敏史、口腔卫生习惯、口腔清洁方式、口腔清洁频次、吸烟史、家族遗传史、高血压病史等。结合视、触、叩、听等检查手段，查看患者有无口臭、口腔溃疡、龋齿、牙龈出血、牙齿松动、张口困难等病史。

二、身体状况

（一）牙痛

牙痛是口腔科最常见和主要的就诊原因之一。它的特点包括自发性的钝痛、自发性的剧痛、咬合时的痛感以及受到刺激时的疼痛。

（二）牙齿松动

通常情况下牙齿仅有极轻微的生理活动度（大约1mm内），若活动度过大，超过生理活动度，通常多为病理因素所导致。

（三）牙龈出血

牙龈出血指牙龈组织在刷牙、吃硬食物或其他口腔活动时出现出血的现象。通常情况下，健康的牙龈是粉红色的，牢固地贴附在牙齿上，不容易出血。

（四）口臭

口臭是口腔中的异味，通常由细菌引起。口腔中有许多细菌，它们在食物残渣和口腔内的其他物质中繁殖。这些细菌会产生气味，特别是当它们分解食物残渣时会释放出硫化氢等挥发性硫化物，这些物质有很强的恶臭。

（五）牙齿颜色改变

长期饮茶和吸烟确实是导致牙齿变色的常见原因之一。这些习惯会使牙齿表面出现褐色或黑色的色素沉积。此外，牙齿受到外力撞击或在牙体治疗过程中使用某些药物也可能导致个别牙齿变色。在牙齿发育期间，环境因素和全身因素也可能对牙齿颜色产生影响，如出现四环素牙或氟斑牙等情况。

（六）牙齿张口度

牙齿张口度指一个人张开嘴巴时，上下牙齿之间的最大间距或张开程度。这个度量通常用来评估一个人口腔的功能和健康状态，以及在牙科治疗中的重要性。正常情况下，人的牙齿张口度可以达到一定的范围，这取决于个体的口腔结构和解剖学。正常的张口度可以使人们正常地进行进食、说话和口腔检查等活动。

（七）其他表现

患者存在咀嚼功能障碍、吞咽困难、口腔黏膜病损、颌面部肿痛等表现。

三、辅助检查

（一）实验室检查

实验室检查包括临床检验、生物化学检验、细菌学检验等。其对颌面部外科疾病患者的诊断、治疗及全身情况监测具有重要意义。

（二）影像学检查

通过借助 X 线摄片、超声、CT、MRI、DSA 等影像学检查方法查看牙体、牙周、涎腺、颌骨及其关节等疾病，根据病变部位、性质、程度、检查目的的不同，采用不同的检查方法。

（三）牙髓活力的检查

正常牙髓能耐受一定量的电流刺激、温度刺激，患者无不适症状。目前临床上常用牙髓对温度和电流的不同反应，协助医生诊断牙髓是否患病，病变发展阶段，牙髓的活力是否存在。正常情况下，牙髓能耐受 20~50℃的温度刺激，而不产生反应。

1. 冷试法　可用冷水、冰棒、冷气氯乙烷、无水酒精等方法。临床上首选用冷水，即用三用枪喷试。

2. 热试法　用 50~60℃热水喷注患牙，或选择将热牙胶放置患者受检牙牙面上，测试时应和对侧同名牙或相邻牙作比照，观察患者反应。

3. 电流检查　应用牙髓活力检测仪，通过电测验器进行检测。

（四）穿刺及细胞学涂片检查

细针穿刺和粗针穿刺是口腔颌面部肿物患者进行检查时常用的方法。对于口腔颌面部肿物患者，通常会使用细针穿刺进行检查。这种方法通过使用较细的针头对肿物进行穿刺采样，以获取组织样本进行病理学检查，以确定肿物的性质和病因。而对于颌面部感染患者，通常会使用粗针穿刺进行检查。这种方法使用较粗的针头对感染部位进行穿刺，以获取分泌物或组织样本，帮助确定感染的病原体和程度。对于疑似颈动脉体瘤或动脉瘤患者，禁止进行穿刺检查。

（五）活体组织检查

从患者体内切取、钳取、穿刺等方法获取病变组织进行病理学检测在临床上广泛应用。

通过这些方法获取的组织样本可以进行显微镜下的病理学检查，以明确肿瘤病变的性质、类型和分化程度。通过病理学检测，医生可以确定病变是否为恶性肿瘤、良性肿瘤或其他疾病，以及肿瘤的组织来源、生长特点等信息。这有助于医生制定针对性的治疗方案，并评估患者的预后情况。此方法并非绝对可靠，样本的获取和处理过程可能会影响到检测结果的准确性。

四、心理－社会状况

（一）延迟就医心理

口腔疾病患者往往常无自觉症状，不容易第一时间发现。患者自感持续疼痛或其他不适症状时才就诊。

（二）钻牙恐惧心理

对于一些患者来说，对钻牙治疗存有畏惧心理是很常见的。这种恐惧通常源于对可能的疼痛和不适的担忧，导致他们对治牙所产生心理负担，从而延迟或避免就诊。

（三）美观要求高

口腔疾病发生在口腔颌面部，因此，患者在疾病治疗的同时，会对面部的美观提出较高的要求，预期值也相对较高。

（四）社会交往障碍

患有口腔疾病如唇腭裂等患者，由于语言不便、颜面清晰度下降等原因，常常会产生自卑等心理问题。在这种情况下，患者可能会将自己禁锢在一个狭小的个人空间中，导致社交障碍。因此，需要对这些困扰患者心理的问题加以关注和支持，从而帮助他们缓解焦虑和恐惧，重新融入社会生活。

五、护理诊断

1. 急性疼痛　与牙髓腔和根尖周组织受到压力增大或口腔黏膜病损受到食物刺激，导致疼痛发作有关。

2. 窒息危险　与口腔颌面部损伤手术后，呼吸道的分泌物和阻塞物无法有效清理有关。

3. 感染危险　与口腔颌面部损伤或手术后，个体的病原体感染危险增加有关。

4. 体温过高　与急性炎症引起的体内反应有关。

5. 牙齿受损　与牙体硬组织脱矿、牙菌斑堆积、食物嵌塞和不良口腔卫生习惯有关。

6. 组织完整性受损　与颌面部外伤、肿瘤手术后和慢性根尖周炎等有关。

7. 口腔黏膜受损　与牙龈萎缩、口腔炎症、黏膜剥脱等有关。

8. 语言沟通障碍　与张口受限、颌面部外伤、骨折固定和术后禁止说话等有关。

9. 吞咽障碍　与口腔疾病引起口腔、咽部结构和功能的缺陷及异常运动有关。

10. 睡眠紊乱　与患者在住院后的心理、生理因素变化及环境改变导致睡眠模式的紊乱有关。

11. 自我形象紊乱　与颌面部外伤或手术后，患者面部和功能的改变影响了自我形象有关。

12. **自理能力缺陷**　与口腔颌面部手术后，进食和口腔护理能力受到损害有关。

13. **营养失调**　与颌面部组织损伤、炎症和张口困难等因素影响进食、食欲降低有关。

14. **焦虑**　与身体不适感、对疾病预后的担忧有关。

15. **恐惧**　与对手术、麻醉意外的担忧，以及对疼痛或治疗器械的恐惧有关。

16. **知识缺乏**　与患者缺乏口腔疾病预防保健和治疗方面的知识有关。

17. **社交障碍**　与牙龈出血、口臭有关。

18. **潜在并发症**　与手术、伤口感染等有关。

 知识拓展

全国爱牙日

1987 年 4 月 6 日，中华人民共和国铁道部兰州设计院门诊部牙科发起了我国有史以来第 1 个"爱牙日"活动，向大众宣传牙齿保健和合理刷牙的知识。1989 年 7 月 14 日由中华人民共和国卫生部、全国爱国卫生运动委员会、国家教育委员会、文化部、广播电影电视部、中华全国总工会、中国共产主义青年团中央委员会、中华全国妇女联合会、中国老龄问题全国委员会 9 个部委联合签署，确定每年的 9 月 20 日为"全国爱牙日"，并以"爱牙，健齿，强身"为中心主题，开展全国爱牙活动。

第二节　口腔科患者的检查及护理配合

口腔颌面部检查是诊断口腔颌面部疾病的基础。在进行检查之前，医生需要仔细询问病史，充分了解患者的病情，并进行科学的分析和判断。除了重点检查牙齿、牙周、口腔黏膜及颌面部，还需要考虑整体情况，有时也需要进行全身系统检查。在进行口腔颌面部检查时，护士需要与医生合作，准备好所需的检查物品。

一、口腔及颌面部一般检查

（一）检查要求

1. 环境及设备要求　为了保持诊室环境的良好状态，应该注意以下几点。

（1）保持安静和整洁：诊室应当时刻保持安静，确保患者和医护人员能够在一个安静的环境中进行诊疗。同时，及时清理和整理诊室内的杂物，保持室内的整洁度。

（2）光线充足：保证光线充足，利于医生和护士操作；定时开窗通风。

（3）控制室温和湿度：保持室温在 20 ~ 24℃，这个温度区间会让患者感到舒适。同时，相对湿度应保持在 55% ~ 60%，这有助于维持空气湿润的程度，减少灰尘和细菌的滋生。

（4）设备器材布局合理：诊室的设备和器材布置应方便医生和护士的操作。应确保在诊室内放置医疗设备和工具的位置合理，易于取用，并且不会对医护人员的操作造成困扰。

2. 体位　患者在牙椅上仰卧时，诊疗过程中需要注意以下几点。

（1）腰部支撑：调整椅背的高度，使其与患者肩部平齐，以支撑患者的腰部。这样可以减轻腰部的不适感，使患者更加舒适。

（2）头枕调整：确保头枕支撑住患者的枕骨部分，并固定头部，帮助患者保持头部的稳定，方便医生进行检查和治疗。

（3）椅位调整：根据具体的检查需要，调整牙椅的角度。当检查上颌牙齿时，患者的背部和头部轻微后仰，使上颌牙齿与地面成45°~60°。而当检查下颌牙齿时，患者要坐直，使下颌面与地面平行，同时调整椅位的高度，使之与医生的肘部平齐。

（4）牙齿松动或张口困难：在进行诊疗之前，了解患者的病史，特别是牙齿松动或张口困难的情况。医生需要谨慎操作，避免对患者造成不必要的不适感。

（二）常用检查器械

口腔检查的基本器械是口镜、探针和镊子。

1. 口镜　主要功能包括以下3个方面。

（1）反射影像：口镜可以反映视线无法直接观察到的部位的影像，如牙齿的远中面、舌面等。通过口镜的镜面，医生可以观察到平时难以看到的区域，提高检查的准确性。

（2）增加照明：口镜可以反向或聚集光线到检查部位，增加局部的照明。在一些较为阴暗的口腔内部，口镜的使用可以提供更好的照明条件，使医生能够更清晰地看到细节。

（3）牵引和拨压：口镜可以用于牵引或拨压唇、颊、舌等软组织，以便检查或手术操作。口镜柄的端部也可以用于叩诊，即通过敲击来观察患者的症状。

2. 牙用镊子　它可以用于夹取敷料，除去异物及检查牙齿活动度，其柄可作叩诊检查。

3. 牙用探针　这种工具有两个尖锐的工作端，形状各异并带有一定的弯曲。它们通常被用于检查牙齿上的龋洞、敏感区域，以及探测牙周盲袋和窦道等情况。根据需要，医生可以选择不同形状的探针来进行检查。对于检测牙周盲袋和窦道，通常会选择钝头和带刻度的探针进行使用。

（三）基本检查法

1. 问诊　通过询问患者问题，医生可以了解病情的起因、发展过程、治疗方法和预后，同时会了解患者既往史及家族史等。对于医生判断病情、制订治疗方案及预测疾病可能的发展趋势都有着重要的意义。

2. 视诊　观察病变部位的外观特征，如色泽、形状、大小和有无分泌物等，可以初步了解病变的情况。

3. 探诊　用探针检查并确认病变的位置、范围、程度，病变是否产生疼痛反应，以及瘘道的走向。

4. 叩诊　通过叩击牙齿，根据声音和叩击程度判断病变的范围和性质，与正常牙的对比可以更准确地评估病变情况。

5. 触诊　是一种口腔检查技术，通过用手指或工具轻压或触碰病变部位，来判断病变的范围、形状、硬度及是否存在压痛等情况。

6. 嗅诊　通过嗅别口腔气味来辅助诊断特殊的口腔疾病，如口腔感染或组织坏死等。

7. 咬诊　可以了解患者在咬合时牙齿是否松动或疼痛的鉴别方法。有两种方法可以进行咬诊，分别是空咬和实咬。

（四）口腔检查

1. 唇　主要观察皮肤和黏膜的形态与色泽，是否存在肿胀、脱屑、皲裂、口角糜烂、色素沉着、白斑等情况。正常的唇呈粉红色，苍白或青紫色可能是由于疾病所导致。

2. 颊　主要观察颊部的色泽与对称性，是否存在肿胀、压痛、瘘管、感觉障碍、过敏等情况。在检查颊黏膜时，要注意观察色泽、形态和质地是否正常。特别要注意腮腺导管乳头的充血、水肿、溢脓和触痛等情况。

3. 牙龈　主要观察牙龈的色泽、形态、质地，是否存在色素沉着、瘘管、出血等情况。正常的牙龈呈粉红色，稍带点彩。点彩减少或消失可能是牙龈炎和/或牙周病所致。

4. 系带　指连接人体组织或器官的一种结缔组织结构，通常由纤维性或弹性组织构成。在人体中，系带可以承担多种功能，如提供支持、限制运动范围、维持器官位置稳定等。

在口腔颌面部解剖学中，几种常见的系带有舌系带、唇系带、颊系带、牙龈系带。这些系带在口腔颌面部的功能中起到重要作用，但有时它们的长度或位置可能会引起问题，例如口腔运动受限或影响口腔卫生。在某些情况下，可能需要进行系带切除手术以改善相关问题。

5. 腭　分为硬腭和软腭，硬腭黏膜呈粉红色，下方有骨质支撑；软腭黏膜稍微呈暗红色，下方没有骨质支撑。主要观察有无畸形、充血、水肿、溃疡、白斑等情况。

6. 舌　正常舌质是淡红色，舌体柔软、滋润有光泽，舌背覆盖着薄层白色苔，没有裂隙。检查舌时需要注意舌质的色泽，舌苔的变化，舌背是否有裂纹，舌乳头是否充血、肿大、有无肿物。

7. 口底　主要观察舌系带是否过短，舌下肉阜是否有异常分泌物，腺导管乳头是否红肿，口底是否肿胀、有无包块，以及硬度、活动度等情况。

（五）牙齿检查

1. 视诊　首先检查主诉部位，再观察牙齿的数目、形态、颜色、位置、萌出替换情况、牙体和牙周组织及咬合关系等。

2. 探诊　通过使用牙科探针或牙用镊子来检查和确定病变部位的范围和反应情况的方法。当有充填物时，可以检查充填物边缘与牙体是否密合，并观察是否有继发性龋坏。在牙本质过敏的情况下，可以探测敏感的部位，并使用探针检查牙龈是否出血、牙周袋的深度及龈下牙石和瘘管的分布方向等。必要时，可以使用钝头牙周探针检查牙周袋的深度。

3. 扣诊　是用口镜或牙用镊子柄垂直或从侧方敲击牙齿，以检查是否存在根尖周或牙周病变。

4. 扪诊　用手指轻压牙周组织进行触诊，轻压龈缘处观察是否有脓液溢出，并触诊根尖部的牙龈，注意是否有压痛和波动感。

5. 牙齿松动度检查　评估牙周膜和牙槽骨健康状况的重要指标。健康的牙齿可以有 1mm 的活动度，超过这个范围可能表示存在病理性松动。检查方法是使用牙科镊子夹住前牙的牙冠进行唇舌向摇动，后牙可以将镊子的尖端并在咬合面的中央窝，进行颊舌（腭）向及近远中向的摇动。根据牙齿松动程度的轻重，分为 3 度：①当牙齿松动度为 I 度时，牙齿只在向唇（颊）舌侧方向活动，活动幅度在 1mm 以内。②当牙齿松动度为 II 度时，牙齿在向唇（颊）舌侧方向活动，活动幅度在 1～2mm，并且伴随近远中方向的活动。③当牙齿松动度为Ⅲ度时，牙齿在向唇（颊）舌侧方向上松动，活动幅度超过2mm，并且伴随近远中和垂直方向的多重活动。

二、口腔专科检查

（一）颞下颌关节检查

观察面部外形是否对称、协调，有无畸形。检查下颌的开闭颌运动、前伸和侧颌运动。通过口内和口外触诊法，检查肌肉收缩力、是否有压痛。

（二）颌面部检查

视诊时观察面部表情、皮肤状况、对称性、肿胀等。触诊时按部位逐一触诊，注意病变的形态、大小、硬度、与邻近组织的关系、压痛、波动等。检查骨组织时注意骨膨隆、硬度等。淋巴结检查要注意淋巴结数目、大小、硬度、活动度、压痛等。

（三）涎腺检查

重点检查腮腺、颌下腺和舌下腺。观察腺体的对称性、形态大小的变化，导管开口有无异常。用手指揉压腺体和导管，观察分泌物的颜色、量和性质。对于颌下腺和舌下腺的检查，需要使用双手同时进行触诊。

（四）张口度检查

使用圆规或卡尺测量上、下切牙间的距离，也可以用手指的宽度来表示。根据测量结果，描述张口度的程度，如轻度、中度、重度等，或者用具体的距离值来表述。

1. 轻度张口受限　上、下切牙切缘间距可置入两横指，为2～3cm。
2. 中度张口受限　上、下切牙切缘间距可置入一横指，为1～2cm。
3. 重度张口受限　上、下切牙切缘间距不足一横指，小于1cm。
4. 完全性张口受限　完全不能张口，也称牙关紧闭。
5. 张口过度　张口度超过4.5cm。

第三节　口腔科患者常见护理技术操作

一、口腔四手操作技术

口腔四手操作技术是在医治的过程中，医生和护士共同使用四只手进行操作的技术。在这种技术下，医护选择合适的位置，而患者则采取仰卧位保持放松状态。医护人员同时使用双手，平稳而快速准确地传递和交换所需的器械和材料。这种技术可以提高医护人员和患者的舒适度，缩短治疗时长，提高口腔诊疗的效率和质量，并降低交叉感染的风险。

（一）设备要求

1. 综合治疗台　是口腔诊治的基本设备，包括牙椅、全方位无影灯、器械台、观片灯、吸引器、排唾器和三用枪等。

2. 医生用椅　座椅应具备上下调节功能，坐垫要适当厚度且柔软，可完全支撑医生的臀部。医生的小腿和椅脚之间需要有足够的空间，以方便医生更换体位。座椅高度应使医生的大腿与地面平行，下肢可自然下垂。

3. 护士用椅　护士座椅与医生座椅基本相似，但高度要比医生座椅高 10～15cm。椅子的底座宽大且稳定，并配有可供放脚的基座。椅背能旋转，并带扶手，以便手臂放置。

4. 洗手池　是口腔治疗中不可或缺的设备，用于预防医院感染。最好选择脚踏式或感应式开关，以减少洗手后再次污染的可能性。

（二）基本操作要求

1. 节力原则　尽量使用涉及手指、手腕和手肘的动作，避免过多涉及手臂和上半身的动作，以达到最大工作效率。

2. 安全原则　加强防护措施，确保医生、护士和患者的安全。

3. 视野清晰原则　通过调整体位、灯光、隔湿、吸引、牵拉软组织和清洁口镜等方法，保持清晰的操作视野。

（三）操作者体位

1. 医生体位　应采用舒适的体位，不妨碍操作视野，并能支撑身体的相应部位。紧靠座椅椅背就坐，使腰部得到支撑，椅垫前部边缘触及腘窝；调节座椅高度，使前臂与地面平行；大腿与地面平行，膝盖略低于臀部；操作时双腿分开并与肩同宽，脚平放于地面（图 25－1）。

2. 护士体位　护士应靠近牙科椅就坐，腿部与牙科椅长轴平行，方便拿取和传递物品。腰部和左侧手臂应得到支撑，保持身体平衡，减轻疲劳。双脚放在座椅脚踏上，使大腿与地面平行。视线应高于医生视线 10～15cm，获取更好的操作视野（图 25－2）。

3. 患者体位　常用的患者体位有仰卧位和垂直坐位。在仰卧位下，患者的头部、膝盖约在同一水平上，脊柱及下肢保持放松状态。牙科椅靠背通常是水平或抬高 7°～15°。患者的口腔与医生的眼睛距离宜为 36～46cm。垂直坐位用于特定情况下，如诊疗前后、拍摄照片及制作印模等。

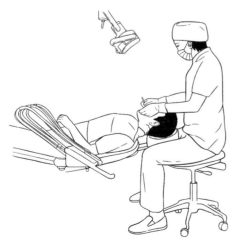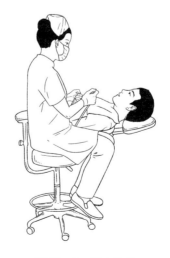

图 25－1　医生体位　　　　　　　　图 25－2　护士体位

（四）医、护、患的位置关系

在四手操作中，医生和护士应分别处于不相互干扰的工作区域，以提供良好的视野和顺利的工作线路。通常将操作者（医生）、护士和患者的位置关系比作钟面，以患者面部为中心划分为操作者工作区、静止区、护士工作区和传递区4个区域。操作者工作区为7点到12点的区域，护士工作区为2点到4点的区域，传递区为4点到7点的区域，静止区为12点到2点的区域。这些操作要求、体位及位置关系的安排有助于提高口腔治疗的效率和质量，同时保障医护人员和患者的舒适和安全（图25-3）。

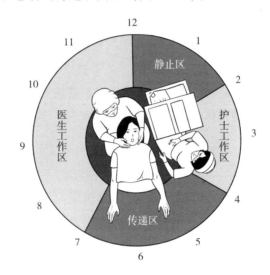

图25-3　四手操作分区

二、口腔吸引技术

口腔吸引技术是口腔治疗中用于清除口内液体、牵拉软组织、减少气溶胶和去除异味的一种技术。常用的吸引装置包括吸唾器和强力吸引器管。

（一）吸唾器

吸唾器多为小巧、易预弯的塑料软管，可用于间断或持续吸除口内液体，它不能去除碎屑。常放置在唾液易聚集的区域，多用于涂布封闭剂、涂布氟化物等操作。

（二）强力吸引器管

它是一种强力的控水设备，可快速去除口腔治疗中产生的唾液、血液、水、碎屑和气溶胶。材质包括一次性硬塑料或不锈钢等。管口直径较大，为直管或中部略弯，前部呈斜面，以提供更好的吸引效果。外科手术用的吸引器管通常由不锈钢制成，直径较小，适合放置在空间及视野有限的手术区域。在使用吸引器管时，有以下几点需要注意。

1. 握持　护士一般使用右手握持吸引器管，左手握持三用枪。主要的握持方法包括握笔式和掌-拇式。当颊黏膜较厚或牵拉困难时，可以使用反掌-拇式握持方式。

2. 放置　强力吸引器管的放置位置与治疗牙位有关。放置原则如下。

（1）位置应便于吸引，不影响医生的操作视线和路径。

（2）吸引器管口的斜面应与牙列平行，以保证最大的吸引效果。

（3）与牙科手机的出水口保持一定距离，避免吸走冷却水。

（4）吸引器管口宜平齐或稍高于牙咬合面或切端。

（5）动作应轻柔，避免紧贴黏膜，并避免持续吸引对局部软组织造成损伤。

（6）避免触及敏感区域，如软腭和咽部，以免引起不适。

（7）在吸引口内积存的液体时，吸引器管口只需触及液面，无须过深吸引。

第四节　口腔卫生与保健

口腔卫生与保健是保持口腔健康的基础，并且在口腔医学的各个领域中广泛应用。口腔卫生的目标是保持口腔清洁，控制牙菌斑，消除软垢和食物残渣，在口腔中创造一个健康的环境，使牙齿能够正常发挥生理功能。

一、口腔卫生

（一）漱口

饭后漱口能够帮助清除残留在牙齿缝隙和牙龈中的食物残渣和部分牙垢，同时减少口腔中病菌的数量。常见的漱口方式包括用自来水或温开水漱口。近年来，人们开始使用含氟的防龋漱口剂及具有杀菌作用的氯已定漱口液。另外，用茶水漱口也是一种有效的方法，因为茶水里含有氟元素，可以预防龋齿，同时茶水中的鞣质有助于预防牙龈炎。

（二）刷牙

刷牙的好处不仅在于有效去除口腔内的牙菌斑、软垢和食物残渣，还因为牙刷适当的按摩刺激，可以促进牙龈血液循环和牙周组织的新陈代谢。这有助于提高上皮组织的角化程度，增强牙周组织的抗病能力，进而保护牙龈的健康。我们应该养成每天早晚刷牙、饭后漱口的好习惯，同时选择适合口腔健康的牙刷及含氟牙膏。刷牙可以使口腔内的微生物数量减少50%～60%，特别是晚上刷牙可以延长口腔清洁的作用时间。

1. 牙刷的选择

（1）理想的牙刷应具备清洁牙面、按摩牙龈的功能，并且不会损伤口腔组织。

（2）目前有普通牙刷、电动牙刷、指套牙刷、牙间隙刷等不同种类的牙刷，我们应根据个人的年龄、口腔大小及牙周组织的健康状况来选择适合自己的牙刷。

（3）牙刷刷毛宜挑选软硬度适宜。例如，儿童、老年人和牙周病患者宜选择刷毛稍软、刷头较小的牙刷；吸烟或者牙石较多的人群宜选择中等硬度的刷毛。

（4）牙刷必须专人专用，防止疾病交叉感染。刷牙后用清水反复冲洗牙刷，并将其放置在通风干燥的地方。要注意不要倒置放在漱口杯或者密闭容器中，以免滋生细菌。

（5）牙刷大约每3个月应该更换1次，以保持其良好的清洁效果。

2. 牙膏的选择　牙膏是洁牙过程中最常用的产品，它除了能够辅助增强刷牙时的摩擦力和清洁作用，还能减轻口腔异味，促进刷牙兴趣。牙膏分为普通牙膏、含氟牙膏、药物牙膏3类，我们在选择牙膏时需要关注效果及安全性。对于儿童而言，最好选择专门为儿童设计的牙膏，而不要使用成人牙膏。这是因为儿童刷牙时难免会误吞牙膏，如果经常吞服过量的氟，会对儿童的健康成长造成不利影响。选择中草药牙膏可以具有消炎、止血、镇痛和去口臭的功效。脱敏牙膏能够有效治疗和预防牙齿过敏问题。含氟牙膏具有防龋和抗龋的作用

3. 刷牙方法   刷牙有多种方法，每种方法都有其独特的特点，没有一种方法适合所有人。下面是常用的四种刷牙方法。

（1）旋转法：手握牙刷刷柄，使刷毛与牙面成约45°，刷毛面向牙龈。上颌牙从上向下刷动，下颌牙从下向上刷动。用轻压的力量使刷毛弯曲，并对准牙龈轻轻刷动，可以看到牙龈变白。用手腕稍微转动牙刷，缓慢地在牙面上做旋转动作，同时保持刷毛的弯曲，部分刷毛可以进入牙间隙。在不同位置上重新放置牙刷，重复转动3次以上。

（2）竖刷法：使牙刷刷毛与牙齿的长轴线平行，紧贴合牙面，使刷毛的尖端靠近牙龈缘。用转动的动作，让刷毛进入牙间隙。上颌牙由上至下刷动，下颌牙由下至上刷动，动作要慢。对于个别部位，重复刷7～10次，以清除前牙唇（舌）面和后牙颊侧（舌侧）面的牙菌斑；来回刷咬合面。

（3）圆弧法：这种方法青少年易于学习和掌握。在闭合牙齿的状态下，将牙刷放入颊侧的牙齿间隙，轻压刷毛使其接触上颌最后一颗磨牙的牙龈区，然后使用较快较宽的圆弧形动作，刷向下颌的牙龈。对于前牙，将上下牙齿切端对齐，进行圆弧形刷动。

（三）牙间清洁

牙间清洁方法包括牙签、牙线和牙间刷。

1. 牙签   常见的有木质、塑料和金属牙签。将牙签以45°放至入牙间隙，尖端面向咬合面，侧面靠近邻面牙颈部，至咬合面方向剔起，清除邻面的菌斑和食物残渣，并磨光牙面后漱口。

2. 牙线   可以是棉线、麻线、丝线、尼龙线或涤纶线制成，有蜡或不含蜡的牙线，也有含香料或含氟的牙线。

3. 牙间刷   适合龈乳头丧失邻间区域、暴露的根分叉、排列不齐牙邻面清洁。

二、口腔保健

（一）定期口腔健康检查

定期进行口腔检查是预防口腔疾病的重要措施。一般建议1～12岁儿童每半年检查1次，13岁以上每年检查1次，孕妇每2～3个月检查1次，做到早期预防、早期发现和早期治疗口腔问题。

（二）口腔卫生宣教

口腔卫生宣教是提高人们口腔卫生意识和知识水平的重要手段，通过宣传教育，帮助人们树立正确的口腔卫生观念和养成良好的口腔卫生习惯。同时，建立口腔预防保健组织，积极参与社会化口腔保健工作，达到预防口腔疾病、增强口腔健康的目的。

（三）一般人群口腔保健

1. 纠正不良习惯   早期纠正不良口腔习惯，如单侧咀嚼、张口呼吸、睡前吃糖等对口腔健康有不利影响的习惯。

2. 按摩牙龈　通过按摩牙龈，增强牙龈的血液循环，并促使龈沟液排出，起到清洁牙齿颈部的作用。

3. 叩齿与咽津　每天早晚空口轻咬叩齿，可以促进口腔肌肉、关节、牙龈和牙周组织的血液循环，增强牙齿的固定能力。咽津则通过舔上腭部，刺激唾液分泌，提高消化功能。

4. 合理营养　多食用适当硬度和粗糙度的食物，有利于牙齿的自洁作用和牙龈的按摩作用，增强牙齿和牙周组织的抗病能力。科学饮食碳水化合物类食物，避免睡前和刷牙后摄入碳水化合物类食物。

（四）老年人口腔保健

针对老年人口腔保健的需要，可以采取以下措施。

1. 口腔卫生宣教　定期进行口腔健康教育宣传，帮助老年人掌握正确的刷牙方法和口腔清洁技巧。特别是对于使用义齿的老年人，需要指导他们正确清洁基牙和维护义齿的方法。

2. 定期口腔检查　建议老年人每半年进行一次口腔健康咨询和检查，最好每 3 个月进行一次。及时发现口腔问题，进行处理和治疗。

3. 营养均衡　老年人应注意加强营养，合理膳食。减少碳水化合物的摄入，增加蛋白质、矿物质和维生素的摄入量，同时合理使用氟化物。这样可以提高口腔组织的适应能力，减缓口腔组织的老化速度，促进口腔健康。

第五节　口腔科护理管理

口腔科护理工作贯穿于患者的整个诊疗过程，从导诊、分诊，到协助治疗、健康指导及控制交叉感染等。在工作中，不仅需要医护人员相互配合协调，护士要熟练掌握护理技能和材料的调配，还要强调对患者的人文关怀，充分体现"以患者为中心"的护理模式，提供优质的护理服务，满足患者在生理、心理、社会等多方面的需求。

一、口腔科门诊的管理

口腔门诊护士的主要任务包括开诊前准备、患者分诊、椅旁护理和健康教育等。护理人员需要协助医生进行口腔疾病的检查和治疗。

（一）门诊的特点

1. 门诊患者的特点　口腔门诊的患者流动性和开放性较强，患者对治疗和护理的要求较高。

2. 操作区域的特点　口腔疾病的治疗和护理常在患者充满唾液、血液和多种微生物的口腔内进行。护理人员需要在口腔内进行操作，如果操作不当，很容易引起交叉感染。因此，预防和控制院内感染贯穿在口腔门诊工作中的全过程。

3. 医护合作的特点　口腔门诊治疗要求医护间密切配合。护理人员必须熟悉整个治疗过程，还需要掌握高水平的材料调配技术，材料调配的质量直接影响到治疗的成功与否。

4. 医疗器械的特点　口腔治疗过程中需要使用各种器械，这些器械的种类繁多，使用频率高，容易受污染，成为交叉感染的潜在隐患。因此，口腔门诊护士在对器械进行保养和维护等方面起着重要作用。

（二）门诊的管理

口腔科护理人员需要具备丰富的临床经验和专业知识，这样才能满足患者的就诊需求，确保患者的口腔健康和全面护理。为了做好口腔科门诊的管理工作，需要考虑以下几方面。

1. 做好诊前准备　确保诊疗室安静整洁，环境舒适，光线适宜，设备正常运转。准备好所需物品，如洗手液、擦手纸巾、无菌棉球、消毒药物、牙钻、复合树脂等，并摆放整齐。

2. 分诊工作　护士需要对患者进行初步问诊，合理分诊，优先安排急重症患者、年老体弱者和残障人士就诊。保持诊室的秩序，让患者等待时安静有序。

3. 椅旁护理　在患者就坐牙科椅上进行诊疗时，护士需要紧密配合医生的操作。指导患者坐下，调整椅位和头靠的位置，确保患者舒适。准备好检查器械、漱口杯等，并在治疗过程中及时递送药品和调配好的材料。观察患者的反应，倾听他们的意见和问题并给予解答。治疗后整理诊桌和治疗台，保持整洁有序。

4. 复诊安排　在患者治疗完毕离开前，向他们指导用药和自我护理，并在必要时预约复诊时间。

5. 器械的维护和保养　按照规定清洁、消毒常用器械，以及维护和保养相关设备。

二、颌面外科病房的管理

1. 口腔颌面外科的特点

（1）易损伤性：口腔、颌面部位暴露在外，容易受到外界的损伤。颌面部的功能包括呼吸、消化、表情、语言和咀嚼等，一旦受伤或骨折，会给患者的生活和精神带来很大的痛苦。颌面部损伤的患者常伴有出血、肿胀、张口受限和语言功能障碍等症状，还可能伴有颅脑损伤、呼吸道梗阻和休克等并发症。因此，护士需要具备急救意识和急救技能。

（2）易感性：颌面部的骨骼和窦腔较多，窦腔内有各种微生物存在，创口一旦与窦腔相通，异物的污染和细菌的存在会导致感染。颌面部血流丰富，因此在损伤后容易引起出血，但抵抗感染和愈合的能力较强。

（3）严密观察的重要性：口腔和颌面部的解剖关系复杂，窦腔较多，手术难度系数大。术后可能出现危急并发症，如误吸、舌后坠和呼吸道梗阻等。因此，在术后进行严密观察和管理非常重要。

（4）口腔护理的重要性：颌面部手术，尤其是经口腔途径的手术，在术前和术后加强口腔护理至关重要。手术后口腔的机械性自洁作用受限，加之口内分泌物和食物残渣的滞留及组织缺损等因素，口腔容易不洁净，导致口内伤口感染。因此，口腔护理在口腔颌面外科病房具有特殊的专科要求。

2. 病房管理

（1）提供清洁、安静、安全、舒适和美观的病房环境，以营造有利于患者诊治和休息的人性化环境。

（2）护士应建立良好的人际关系，与患者及家属保持良好的沟通，加强健康宣教，提高患者的自我护理能力，促进患者对治疗和护理的依从性。

（3）保持病放的空气流通，光线适宜，避免强光刺激影响患者休息。

（4）重视患者的心理反应和心理问题，解决患者存在的心理困扰，提供必要的心理支持。

（5）专人管理各种仪器设备，处于备用状态，性能良好。

（6）遵医嘱增加口腔护理频次，保持口腔清洁，预防口腔感染等并发症。

（7）对患者进行护理评估，了解患者的病情和心理状态，并做好相应的护理记录。

（8）在患者手术前后和出院时，对患者进行全面的护理评估，并针对性地向患者或家属提供健康指导。

（9）出院后，对患者的床位进行彻底清洁和消毒，确保床铺和被褥的卫生，并做好准备接收新的患者。

本章小结

思考题

1. 如何测量轻度、中度、重度张口受限？

2. 口腔治疗时，医、护、患体位要求是什么？

更多练习

（储　蕴）

第二十六章　口腔科患者的护理

教学课件

学习目标

1. 素质目标

（1）引导学生进行口腔科疾病相关知识的学习，使其逐步具备不断学习专业知识的潜力。

（2）具有口腔健康指导和为患者提供卫生保健措施的能力。

2. 知识目标

（1）掌握：龋病的病因及四联因素，牙髓炎疼痛的特点及根尖周病的发病机制，口腔修复、错𬌗畸形患者的护理评估、护理诊断和护理配合，颌面部感染、颌面部肿瘤、口腔先天性疾病患者的护理评估、护理诊断和护理措施。

（2）熟悉：不同年龄段的口腔护理保健，口腔科常见疾病的概念及治疗原则。

（3）了解：口腔科常见疾病的病因及发病因素。

3. 能力目标

（1）能够对口腔科常见疾病患者进行全面的护理评估，做出正确的护理诊断，并实施有效的护理措施。

（2）能够完成口腔科常见疾病的护理配合。

（3）能够为口腔科常见疾病患者提供全面的健康指导。

案例

【案例导入】

患者，男性，16岁。主诉准备接受正畸治疗，但近3天刷牙或咬硬物时牙龈出血、口腔异味。口腔检查：前牙唇侧龈乳头呈球状突起、颜色暗红，松软发亮，探诊出血，龈沟加形成龈袋。余未见明显异常。诊断：青春期龈炎。

【请思考】

1. 对该患者心理情况进行评估，并讨论如何做好青春期龈炎的健康宣教及用药指导？

2. 如何维持良好的口腔卫生习惯？

【案例分析】

第一节　口腔预防保健

一、口腔预防医学

口腔预防医学（preventive dentistry）是通过有组织、有计划及一定手段，达到预防口腔疾病的目的，以此来维护口腔健康以及提高生命质量的一门学科。它是以群体口腔疾病患病情况、群体口腔的预防措施和个人预防保健方法为基础，发现并掌握口腔疾病的发生与发展的规律，进而采取预防措施，促进社会口腔健康水平的提高。

（一）口腔预防的分级

1. 一级预防（primary prevention）　是对病因的一种预防措施，是在疾病发生前的预防，用于消除病因。如口腔保健、口腔健康教育、涂布氟化物、窝沟封闭、刷牙、洁牙等。

2. 二级预防（secondary prevention）　是对早期口腔疾病的预防，指在口腔疾病发生前做到早诊断、早治疗。如早期龋的充填、牙龈炎的治疗等。

3. 三级预防（tertiary prevention）　指对口腔疾病发生后的干预防治措施，通过有效的治疗手段，防止病情进一步发展，尽可能恢复和保留口腔基本功能。如牙列缺损和牙体缺失的修复等。

（二）口腔预防的发展

口腔预防医学在 20 世纪初期成为一门独立的学科。随着生活水平的提高，人们对口腔疾病的预防和重视程度也大大增加。口腔的预防也从简单的口腔清洁到现在多学科的的合作治疗。未来更要在扎实的基础上采用联合、多元化、个性化的诊疗手段对口腔疾病进行预防和控制。

二、口腔保健

（一）常见口腔保健方法

1. 有效刷牙　是日常维护口腔卫生中最基本，也是预防口腔龋病和龈炎最重要的手段之一。各种刷牙方法不尽相同，各有优缺点。成人一般建议采用巴氏刷牙法、儿童建议采用圆弧刷牙法。

2. 牙线　主要起到深度清洁的作用，用于牙刷刷不到的牙齿额面间隙嵌塞的食物、软垢及牙菌斑。使用时将牙线放置于两颗牙齿之间，不能用力过大过猛，将牙线紧贴牙面拉锯式慢慢向下抵达牙龈边缘，再拉锯式向上提拉取出。

3. 洁牙 又称超声洁治，是利用超声震荡将牙齿上牙刷不能刷掉的牙结石和牙垢清除的一门技术。定期每半年至 1 年洁牙可以避免牙周炎导致的牙龈萎缩，从而建立良好的口腔环境。

4. 按摩牙龈 上下牙齿缓慢均匀叩响，不正确的力度会导致牙齿的损伤。

（二）不同年龄段口腔保健

1. 胎儿期 由于孕期激素的变化，良好的口腔环境会降低孕期牙周炎、牙龈炎以及龋病的发生。减少因口腔疾病对胎儿生长发育造成影响。而胎儿牙齿的发育是从孕期第 6~8 周开始，而孕妇自身的营养状况也会间接影响胎儿牙胚的生长发育。因此，在怀孕期间孕妇应补充适量的富含钙和磷的食物，如鱼肉、鸡蛋、牛奶等。

2. 婴幼儿期

（1）婴儿牙未萌出时，每日早晚要进行常规的口腔清洁，建立良好的口腔习惯。父母可以将干净、消毒好的湿润纱布缠绕于手指，轻轻按摩牙龈组织、腭部及舌腹。新生儿和 6 个月以内的婴儿好发假膜型念珠菌口炎，此时应注意喂养前乳头的清洁和喂养工具的清洁与消毒，预防口腔念珠菌的感染。

（2）第一颗乳牙萌出时就可以进行第一次口腔检查，完成相关口腔保健知识及措施的咨询。此时的口腔清洁可以使用指套牙刷代替湿润纱布进行牙齿的清洁，但不能使用牙膏。在此期间还要避免不好的喂养习惯，比如避免家长用嘴喂食、用嘴吹冷食物、将婴儿食物放入自己口中试温、夜奶后不进行口腔清洁等。这样不仅会增加患龋的风险，还会将成人口中的细菌传播给孩子。避免不良喂养方式，比如躺着喂奶、长时间使用安抚奶嘴、含着奶瓶睡觉等造成儿童颌面部发育不良。

3. 学龄前期 是乳牙龋病最高发时期，此期应该让儿童知道刷牙的目的，建立早晚刷牙的习惯，并且还要使用儿童的含氟牙膏进行口腔清洁。牙线棒和刷牙要同时进行，刷牙不能代替牙线的功能。定期每 3~6 个月到儿童口腔专科医院进行口腔体检，以及时发现口腔内牙齿异常情况，定期做好口腔疾病的预防保健工作如涂氟及窝沟封闭等。纠正儿童长期啃手指、咬下唇、偏侧咀嚼、口呼吸等不良习惯造成儿童颌面部发育不良。

4. 学龄期和青春期 做好"六龄牙"的保护措施，第一颗恒牙完全萌出后应及时做窝沟封闭预防龋病的发生。青春期龈炎好发于青春后期，此时应注意口腔卫生，做好口腔局部护理和清洁。

（三）特殊人群口腔保健

1. 妊娠期口腔保健

（1）备孕阶段：应做好口腔环境的准备，由于妊娠期激素的变化免疫力降低会增加口腔疾病的发生，严重时甚至导致胎儿流产。因此怀孕前应做一个全面的口腔检查，完成龋齿的治疗、智齿的拔除、完成系列根管治疗，有牙周炎和牙龈炎的妇女还应做好口腔卫生的清洁，为妊娠期提供一个良好的口腔环境。尽量避免拍摄牙齿 X 线片。多食用富含膳食纤维食物，注意自身营养物质的摄入。

（2）妊娠早期：妊娠早期如果不可避免地发生智齿冠周炎或其他牙龈炎症，应使用生理盐水和过氧化氢溶液进行简单交替冲洗处理，不可使用碘甘油进行局部涂布。指导患者及时、有效地刷牙，注意口腔卫生。如果是牙髓炎根尖周炎患者，建议前 3 个月不做处理，避免刺激而引发流产。疼痛无法忍受患者，可以应急钻开缓解疼痛待 3 个月稳定期再进行相应的诊疗。妊娠早期禁止拍摄牙齿 X 线片及拔牙处理。

（3）妊娠中、晚期：妊娠中期胎儿情况相对稳定，此时期可以相对治疗口腔内疾病，但是尽量避免药物的使用以及强刺激的操作。

2. 老年人口腔保健　早在 2001 年，WHO 就提出了"8020 计划"，即 80 岁的老年人至少应有 20 颗功能牙。维持最基本的口腔功能状态。我们在提高老年人口腔保健意识的前提下还要做好口腔的定期护理，以达到减少口腔疾病的发病率。帮助老年人简单了解常见的口腔疾病及疾病所带来的危害，并有针对性地做好相关疾病正确的处理，如龋齿、牙周炎、牙缺失、口腔黏膜白斑等。

三、龋病的预防

龋病（dental caries）是最常见的一类口腔疾病，如果早期龋坏未得到有效控制则会发展成为牙髓炎、根尖周炎，严重情况还可能会导致牙体的缺失从而影响咀嚼功能。不仅如此，龋病及其继发病灶还可导致或加重一些全身系统性疾病的发生。

（一）龋病的三级预防

龋病的一级预防是控制龋病的危险因素，预防龋病的发生；二级预防重在龋病早期有效的控制，防止龋病的危害继续扩大；三级预防是对龋病发生后的功能修复。从预防的角度来讲，一级预防是最重要的，其次是二级预防，可以做到龋病的早期控制和治疗。

（二）龋病的预防方法

1. 控制牙菌斑　致龋细菌在牙菌斑的特定微生态中形成龋坏。有效采取控制牙菌斑数、细菌停留时间、致龋菌的毒副作用等，可达到预防龋病的目的。

2. 应用氟化物　氟化物是目前在全球被广泛应用的一种有效的防龋手段。牙膏中加入氟化钠，合理使用含氟牙膏，是一种便于推广的防龋措施之一。3 岁以上儿童或牙釉质发育儿童可定期到专业口腔诊疗机构涂氟，其防龋使用人群仅次于饮用水氟化，这是龋病发病率大幅度下降的一个主要原因。但饮水源高氟地区应慎重使用含氟牙膏。

3. 窝沟封闭　窝沟封闭（pit and fissure sealant）又称点隙窝沟封闭，指不去除牙体组织，在𬌗面、颊面或舌面的点隙窝沟涂布一层树脂或玻璃离子材料，保护牙釉质不受细菌及代谢产物侵蚀，达到预防龋病发生的一种有效防龋方法。

四、牙周疾病的预防

（一）牙周疾病的三级预防

牙周病的一级预防主要以清除牙菌斑和其他有害刺激为目的，形成定期口腔检查习惯，纠正口腔不良习惯和减少牙周疾病的局部促进因素。二级预防是早发现、早诊断、早治疗，以减轻疾病带来的伤害。三级预防指采用药物等治疗手段，最大限度治疗牙周疾病。

（二）牙菌斑的控制

牙菌斑是附着在牙面上的软而未矿化的细菌性群体，是不能被刷掉的细菌性斑块。牙菌斑的控制，是牙周病治疗的重点，也是预防牙周病的重要措施。

1. 机械性控制措施　刷牙、牙线、牙间隙刷等，齐中刷牙是清除牙菌斑最常用和最有效的方法，是维持口腔卫生健康最重要最简单的手段。

2. 化学方法　应用化学药物抑制菌斑的形成，如甲硝唑含漱液、氯己定等。

3. 相关局部因素　定期口腔检查及口腔洁治、去除不良习惯、改善食物嵌塞、预防及矫正错𬌗畸形。

（三）增强机体抵抗力

1. 在消除局部因素的同时，还要合理膳食、补充营养，积极治疗与牙周病发生有关的全身性疾病，如血液病、糖尿病、肾病。

2. 青春期和妊娠期是牙龈炎高发时期，因此应注意口腔卫生护理、定期口腔检查、提前清除诱因。

第二节　牙体牙髓疾病患者的护理

一、龋病

龋病（dental caries）又称龋齿（decay tooth），是以细菌为病原体，多种因素参与，发生在牙体硬组织的慢性、进行性、破坏性疾病。随着牙体硬组织的破坏，如果不及时干预最终造成牙体体缺失。

（一）病因及发病机制

1. 病因　主要是由细菌、食物、时间、宿主4个因素同时作用下导致，4个因素缺一不可（图26-1）。

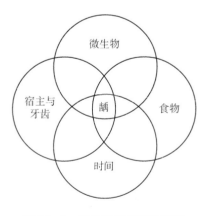

图 26-1　牙体牙髓疾病的病因

2. 发病机制　牙体硬组织在一定时间内受到细菌利用碳水化合性食物产酸的侵蚀，从而使牙体硬组织脱矿进而形成白色斑块最后形成龋坏的过程。牙颜色的改变是龋病最先出现的改变。

（二）护理评估

1. 健康史　评估患者有无全身性疾病，药物过敏史、家族史，是否患有基础性疾病；询问患者平时口腔卫生情况及饮食习惯；评估患者牙齿是否有夜间疼痛，牙齿敏感度，是否有冷、热刺激痛等。

2. 身体状况

（1）龋齿形成：一般可分为浅龋、中龋、深龋。

浅龋（superficial caries）是发生在牙釉质的龋，一般牙呈白垩色改变，余无任何症状。遇冷、热刺激时无反应。

中龋（intermediate caries）指牙本质层的龋坏，牙面呈黄褐或深褐色，除颜色变化外，对冷、热、酸、甜敏感。尤其对冷、热刺激特别敏感，但去除刺激后症状即刻消失。

深龋（deep caries）是龋损达到牙本质深层，较深龋洞形成。常有食物嵌塞，食物压迫后牙髓内部压力增加，产生疼痛。冷、热和化学刺激时，产生的疼痛较中龋时更加明显（图26-2）。

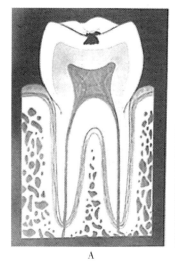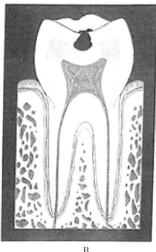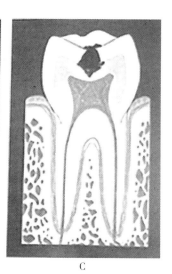

图26-2　龋齿形成

（2）牙体颜色的改变：牙体硬组织脱矿软化使牙齿表面形成白垩色、黄褐色表现。部分牙齿颌面龋表面牙体组织完整但龋坏部分的牙釉质颜色有黑色暗影区别于旁边正常牙釉质颜色。

（3）疼痛：当龋坏比较深或者食物嵌塞时会有冷热刺激痛，并且有龋洞的形成。

3. 辅助检查　牙髓活力测试、X线检查。

4. 心理-社会状况　评估患者对治疗方法的接受程度及对疾病的认知程度，以及患者对疾病治疗后美观程度的期望。

（三）治疗要点

对于早期龋的治疗主要以非手术治疗为主如再矿化治疗和定期检查龋齿的发展情况。如果已经形成龋坏有龋洞的形成，可采用复合树脂修复术和玻璃离子充填技术对缺损的牙体进行修复。对于缺损面积比较大和修复后易脱落的龋坏可以采用冠修复技术。

（四）复合树脂充填术治疗的配合要点

1. 护理诊断

（1）牙体组织完整性受损：与龋坏造成牙体组织缺损有关。

（2）知识缺乏：缺乏龋病的预防及早期治疗的知识。

2. 护理配合

（1）用物准备：一次性口腔治疗盘（内含镊子、口镜、探针、治疗巾）、口杯、三用枪、吸唾管、棉球、检查手套、面屏、避污膜、医用纸巾、橡皮障系统、局部麻醉物品、高速手机、低速手机、备牙车针、抛光/调𬌗车针或硒离子、水门汀充填器、树脂刀、挖匙、粘接棒、咬合纸、颌面洞还需准备成形片和成形夹、全酸蚀粘接剂、复合树脂材料、光固化灯、灯套、光固型护髓剂、牙科止血凝胶、酸蚀剂。

（2）复合树脂充填术：治疗的护理配合见表26-1。

表 26 - 1　复合树脂充填术治疗的护理配合

医生操作流程	护士配合流程
诊疗前准备	1. 操作前贴避污膜、上吸唾管等操作前准备工作。再次核对用物有无遗漏，使用器械及材料按操作过程中使用顺序排放
	2. 做好患者心理护理
	3. 安装局部麻醉药，及时传递（注意评估患者过敏史，避开患者头部传递）
	4. 协助橡皮障系统的安装
牙体预备	1. 高速手机安装牙体预备用裂钻、球钻或微创车针，低速手机安装球钻，并依次传递给医生
	2. 及时吸唾，保持术区视野清晰
牙髓保护	依次传递光固型护髓剂和光固化灯（操作时医护人员需注意眼部防护，佩戴光固化防护镜）
粘接	1. 传递酸蚀剂，并及时吸唾，配合医生冲洗、干燥（使用强力吸引器及时吸除酸蚀剂及冲洗液，减少喷溅）
	2. 传递有粘接剂的粘接棒
	3. 传递三用枪头轻吹粘接剂，使其涂布更均匀
	4. 传递光固化灯进行固化
复合树脂充填	1. 评估洞型大小按需求取适量固体树脂切成若干放入遮光盒内（取出的复合树脂应注意避光）
	2. 根据医生要求传递流体或固体树脂
	3. 流体树脂使用后传递探针、固体树脂使用后传递水门汀充填器或者树脂刀进行塑形雕刻（接触过患者的水门汀充填器械不能重复取材，避免交叉感染，使用后及时清洁；充填过程中先移开光源，防止光照引起树脂加速固化）
	4. 传递光固化灯
修形、抛光	1. 协助拆卸橡皮障
	2. 用锁镊传递咬合纸
	3. 高速手机更换抛光，调矜车针，低速手机更换硒离子，依次传递
	4. 传递探针
用物整理	1. 协助患者离开椅位并做好宣教
	2. 整理操作台用物
	3. 将复用器械清洁后放置污区，一次性口镜、探针、镊子放入锐器盒，其余垃圾放入医疗垃圾
	4. 消毒湿巾擦拭椅位

3. 治疗后护理

（1）治疗结束后可能会有轻度不适，2～3 天消失。如出现较明显不适，应及时就诊。

（2）树脂类材料易着色，建议患者少食用带色素的食物或饮料。

（3）注意保持口腔卫生，预防龋齿的发生。

二、牙髓炎

（一）组织病理学分类

1. 急性牙髓炎（acute pulpitis）　其临床特点是发病急、疼痛剧烈。临床上绝大多数属于慢性牙髓炎急性发作而致，龋源性者尤为显著。无慢性过程的急性牙髓炎多出现在牙髓受到急性的物理损伤、化学刺激及感染的情况下，如制洞时切割牙体组织等导致的过度产热、充填材料的化学刺激等。

2. 慢性牙髓炎（chronic pulpitis）　是临床最常见的一型牙髓炎，龋源性的牙髓炎多数是慢性牙髓炎，出现急性症状时多数是慢性牙髓炎急性发作。慢性牙髓炎可根据穿髓与否分为两类，未穿髓者称为慢性闭锁性牙髓炎，穿髓者称为慢性开放性牙髓炎。慢性开放性牙髓炎又可分为慢性溃疡性牙髓炎（chronic ulcerative pulpitis）和慢性增生性牙髓炎（chronichy-perplastic pulpitis）。

（二）临床分类

1. 可复性牙髓炎　是一种病变较轻的牙髓炎，相当于"牙髓充血"。当牙髓受到温度刺激时，产生短暂、尖锐的疼痛，刺激去除后，疼痛立即消失。临床检查时，去尽龋坏组织，无穿髓孔；牙髓电测仪检查，反应与正常牙相同或稍高，冷刺激试验产生疼痛，去除刺激后，疼痛立即消失。其主要特点是无自发痛史，去除刺激后，疼痛立即消失。治疗可复性牙髓炎的原则：去除刺激，消除炎症。在去除龋坏组织后，用氧化锌丁香油粘固粉暂时封闭窝洞，待无症状后按深龋处理。

2. 不可复性牙髓炎　是一类病变比较严重的牙髓炎症，可发生于牙髓的某一部分，也可涉及全部牙髓，最终发展成牙髓全部坏死。分为急性牙髓炎、慢性牙髓炎、逆行性牙髓炎、残髓炎4种。

（三）病因及发病机制

主要病因有细菌感染、物理因素和化学因素等。

1. 细菌感染　是主要因素，炎症牙髓中所分离到的细菌主要是兼性厌氧球菌和厌氧杆菌，如链球菌、放线菌等。细菌侵入牙髓后产生多种致病物质，可直接或间接侵害组织细胞。

2. 物理因素　也是常见的致病因素，包括创伤、温度、电流及激光刺激等，通过影响牙髓血供或刺激牙髓，引起牙髓组织不同程度的损伤。

3. 化学因素　指诊疗过程中使用的各类口腔材料，如充填材料、酸蚀剂、粘接剂等，均可引起牙髓变性。

（四）护理评估

1. 健康史　评估患者有无全身性疾病、药物过敏史、家族史、是否患有基础性疾病；询问患者平时口腔卫生情况及饮食习惯；评估患者牙齿疼痛的部位和方式、疼痛持续时间及疼痛的性质。

2. 口腔局部情况

（1）急性牙髓炎：疼痛剧烈、病程急是牙髓炎的重要症状，有自发痛、夜间痛及阵发性疼痛。冷、热、酸、甜刺激时疼痛更加明显。多数由慢性牙髓炎急性发作和深龋导致。

（2）慢性牙髓炎：牙体硬组织脱矿软化使牙齿表面形成白垩色、黄褐色表现。部分牙齿颌面龋表面牙体组织完整但龋坏部分的牙釉质颜色有黑色暗影区别于旁边正常牙釉质颜色。

（3）疼痛：当龋坏比较深或者食物嵌塞时会有冷热刺激痛，并且有龋洞的形成。

3. 辅助检查　牙髓活力测试、X 线检查、冷热刺激试验。

4. 心理 - 社会状况　评估患者对治疗方法的接受程度及对疾病的认知程度，以及患者对疾病治疗后美观程度的期望。

（五）治疗要点

首先是缓解症状，开髓引流、去除感染牙髓组织、消炎止痛。其次是减轻髓腔因炎症引起的压力。最后待炎症消退后行根管治疗术。年轻恒牙可采取牙髓切断术或血运重建术，乳牙还可采取牙髓切断术以保留健康牙髓组织。

（六）牙髓炎治疗的配合要点

1. 护理诊断

（1）急性疼痛：与炎症引起血管扩张，髓腔压力增加压迫神经有关。

（2）舒适的改变：与疼痛影响日常生活及睡眠有关。

2. 护理配合

（1）根管治疗术治疗的护理配合：用物准备包括一次性口腔治疗盘（内含镊子、口镜、探针、治疗巾）、口杯、三用枪、吸唾管、棉球、检查手套、面屏、避污膜、医用纸巾、橡皮障系统、局部麻醉物品、高速手机、开髓用车针、挖匙、拔髓针、髓针柄、根管用扩锉针、清洁台、根管测量仪、机扩、镍钛锉、测量尺、唇钩、冲洗针、根管润滑剂、根管冲洗液、根管消毒剂、暂封材料、爱汝特（iRoot SP）、热牙胶系统、牙胶尖、垫底材料等。

（2）根管治疗术：治疗的护理配合见表 26 - 2。

表 26 - 2　根管治疗术的护理配合

医生操作流程	护士配合流程
诊疗前准备	1. 操作前贴避污膜、上吸唾管等操作前准备工作。再次核对用物有无遗漏，使用器械及材料按操作过程中使用顺序排放
	2. 做好患者心理护理
	3. 安装局部麻醉药，及时传递（注意评估患者过敏史，避开患者头部传递）
	4. 协助橡皮障系统的安装
去净腐质、揭髓室顶	1. 高速手机安装开髓用车针，并传递给医生
	2. 及时吸唾，保持术区视野清晰
探查根管口	传递探针以探查根管口及根管数量
牙髓摘除	1. 安装拔髓针在髓针柄上，并传递给医生（拔髓针随时保持清洁必要时更换新的拔髓针）
	2. 冲洗针抽取根管冲洗液，传递给医生
	3. 及时吸唾，将冲洗后的冲洗液及时吸走
根管预备	1. 准备根管润滑剂
	2. 将根管锉按 6# ~ 40# 顺序依次插放清洁台，并传递给医生
	3. 每使用完一根锉针及时传递冲洗液进行冲洗
	4. 及时吸唾，将冲洗后的冲洗液及时吸走
	5. 准备根管测量仪，连接唇钩挂于患者治牙对侧的口角，打开电源。传递合适的根管锉给医生，协助医生测量根管长度，并准确记录
	6. 将镍钛锉按测量工作长度标记后传递给医生，进行根管疏通

续　表

医生操作流程	护士配合流程
根管预备	7. 每使用完一次镍钛锉及时传递冲洗液进行冲洗
	8. 锁镊夹取棉球传递给医生，协助隔湿后传递水枪头进行吹干
	9. 传递吸潮纸尖干燥根管
	10. 传递根管消毒剂后，按洞型大小选择合适的小棉球，用锁镊夹取传递给医生
	11. 水门汀充填器取适量暂封膏传递给医生
根管充填（以垂直加压充填为例）	1. 传递高速手机去除根管预备时的暂封材料
	2. 传递挖匙或探针取出髓腔内小棉球
	3. 传递冲洗液，并及时吸唾
	4. 协助隔湿
	5. 传递吸潮纸尖干燥根管
	6. 根据根管数量准备适量 iRoot SP 在调拌纸上
	7. 选择合适锥度的主牙胶尖，用牙胶尖切割尺修剪尖端，标记工作长度，75% 酒精消毒备用
	8. 用锁镊夹持蘸有 iRoot SP 的主牙胶尖，并传递给医生
	9. 引导患者拍摄 X 线片检查
	10. 传递携热器，以去除多余牙胶
	11. 传递垂直加压器将牙胶尖向根尖方向加压
	12. 交替传递携热器和垂直加压器
	13. 传递牙胶注射枪
	14. 交替传递牙胶注射枪和垂直加压器，直至充填完成
暂封或永久性充填	水门汀充填器传递暂封材料，或调拌垫底用材料
用物整理	1. 协助患者离开椅位，并做好宣教工作
	2. 整理操作台用物
	3. 将复用器械清洁后放置污区，一次性口镜、探针、镊子放入锐器盒，其余垃圾放入医疗垃圾
	4. 消毒湿巾擦拭椅位

3. 治疗后护理

（1）术后患牙可出现轻度疼痛或不适，如出现较明显的肿胀、疼痛，应及时复诊。

（2）嘱患者在根管治疗期间可正常刷牙，保持口腔卫生。

（3）嘱患者避免用患侧咀嚼硬物。

（4）根管治疗后牙体组织变脆，为防止牙体劈裂，建议行全冠修复。

三、根尖周病

根尖周病（periapical diseases）指发生于根尖周围组织的炎症性疾病，又称根尖周炎，多为牙髓病的继发病，主要由根管内的感染通过根尖孔作用于根尖周组织引发。临床上分为急性根尖周炎和慢性根尖周炎，以慢性根尖周炎最为常见。

（一）病因及发病机制

1. 根尖周病 多由感染的牙髓通过根尖孔刺激根尖周组织，引起急性感染。创伤和牙髓治疗时如使用砷剂失活用量过大，封药时间过长，药物渗出根尖孔也能引起化学性根尖周炎（图 26-3）。

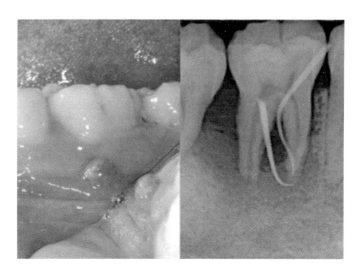

图 26 - 3　牙间周病

2. 慢性根尖周炎　由于根尖部长期受病原物刺激而发生慢性炎症性变化，病理表现为根尖肉芽肿、根尖囊肿、慢性根尖脓肿。

（二）护理评估

1. 健康史　评估患者有无全身性疾病，药物过敏史、家族史，是否患有基础性疾病；询问患者平时口腔卫生情况及饮食习惯；评估患者牙齿疼痛的部位和方式、疼痛持续时间及疼痛的性质；评估患者牙病治疗史。

2. 辅助检查　X线检查。

（三）治疗要点

急性期应及时开髓引流、疏通根尖孔，建立引流通道。严重的根尖周炎需要切开引流排脓，待炎症控制后行根管治疗。若病变严重无法保守治疗时，应拔除患牙。

（四）根尖周病的治疗的配合要点

1. 护理诊断

（1）急性疼痛：与根尖周炎急性发作、牙周脓肿未引流或引流不畅有关。

（2）舒适度改变：睡眠形态紊乱。

（3）组织完整性受损：与慢性根尖周炎引起窦道有关。

2. 护理配合

（1）根尖周病治疗的护理配合：用物准备包括一次性口腔治疗盘（内含镊子、口镜、探针、治疗巾）、口杯、三用枪、吸唾管、棉球、检查手套、面屏、避污膜、医用纸巾、橡皮障系统、局部麻醉物品、高速手机、挖匙、冲洗针、无菌纱布、生理盐水、平面反射口镜、金属拉钩、手术刀片、刀柄、骨膜剥离器、骨膜牵引器、组织镊、长柄球钻、刮治器、吸潮纸尖、微型充填器、微型根管倒充填器械、持针器、调拌板、iRoot SP、缝针缝线、超声根管治疗仪、超声倒预备工作尖、超声手柄。

（2）根尖周病治疗的护理配合见表26 - 3。

表 26 – 3　根尖周病治疗的护理配合

医生操作流程	护士配合流程
诊疗前准备	1. 操作前贴避污膜、上吸唾管等操作前准备工作。再次核对用物有无遗漏，使用器械及材料按操作过程中使用顺序排放
	2. 做好患者心理护理
	3. 安装局部麻醉药，及时传递（注意评估患者过敏史，避开患者头部传递）
消毒	1. 将复方氯己定漱口液于口杯中，嘱患者使用复方氯己定含漱 1 分钟
	2. 传递碘伏棉球及镊子用于消毒口内、口外
洗手、铺巾	1. 按外科手消毒方法消毒，穿手术衣，戴无菌手套
	2. 传递孔巾配合医生铺巾
切口	1. 安装刀片后递给医生
	2. 连接强吸管及时吸净伤口渗血，保持术野清晰
翻瓣	递给医生骨膜分离器，及时用强吸管吸净伤口渗血
去骨	将裂钻安置于高速手机上递给医师，及时用强吸管吸净口内的血液及唾液
刮除根尖周病变组织	1. 根据病损大小选择合适挖匙传递给医生
	2. 用无菌纱球随时擦净器械上的血液及炎性物质
根尖切除	1. 高速手机更换无菌钻针传递给医生
	2. 及时用强吸管吸净口内的血液及唾液
	3. 传递小棉球进行止血
根尖倒预备	1. 根据医生要求安装不同型号的超声工作尖于超声手柄后并传递
	2. 及时用强吸管吸净血液及唾液
	3. 传递生理盐水冲洗器，并及时吸净生理盐水
根尖倒充填：①将肾上腺素小棉球放置于术区止血。②将小棉球放置于骨腔，干燥术区。③用无菌干燥吸潮纸尖后倒预备洞形。④用倒充填器械取适量 iRoot SP 逐层放入洞内，逐层加压，直至填满。⑤将止血干燥的小棉球取出，用生理盐水小棉球轻轻清理根切面，去除多余材料	1. 用锁镊夹取肾上腺素小棉球，并传递给医生
	2. 传递干净小棉球
	3. 用锁镊夹取传递无菌吸潮纸尖
	4. 取适量 iRoot SP 反复传给医生
	5. 传递锁镊，并协助清点小棉球
	6. 传递生理盐水小棉球
复位、缝合、止血	1. 传递生理盐水冲洗器，并及时吸净唾液
	2. 左手传递缝线后，持无菌盐水纱布以轻压术区止血，右手持眼科剪协助剪线
	3. 传递无菌生理盐水纱布，擦净患者面部血污
	4. 整理并清点手术用物，将刮除的病变组织浸泡于标本瓶中送病理检查

3. 治疗后护理

（1）嘱患者术后 2 小时禁食，术后当天以温凉流食为主，忌食刺激性食物，禁饮酒。

（2）24 小时内间歇用冰袋冷敷术区。遵医嘱术后服用抗生素。

（3）24 小时内勿刷牙、漱口、吸吮伤口及频繁吐唾液。

（4）术后 3 天内术区可能会出现轻度肿痛，为正常的术后反应。

（5）术后 5 ~ 7 天拆线，如有不适及时就诊。

（6）定期复查，复诊拍摄 X 线片，以便追踪观察根尖周组织的愈合情况。

第三节　牙周病患者的护理

一、牙龈炎

（一）牙龈炎

牙龈是附着在牙齿周围及槽突表面的黏膜。牙龈炎是发生在牙龈组织的急、慢性炎症，是一种可逆性疾病。

（二）病因及发病机制

牙龈炎始动因子是牙菌斑和细菌，长期的不良口腔卫生习惯及牙菌斑的积聚可形成牙结石。而食物嵌塞、不良修复体、牙错位拥挤、口呼吸均可促进菌斑的积聚。维生素 C 缺乏、营养障碍和一些系统疾病如糖尿病、血液系统性疾病等也可引起或加重牙龈炎。青春期、妊娠期因激素水平的改变更易引起牙龈炎。

（三）护理评估

1. 健康史　评估患者有无全身性疾病、药物过敏史、家族史、平时口腔卫生情况、有无张口呼吸习惯、是否妊娠期或月经期。

2. 身体状况　刷牙或咬硬物是牙龈出血、牙龈充血、红肿、牙龈周围呈暗红色、口腔异味、牙周探针探诊龈沟深度达 3mm 以上形成假牙周袋。牙颈部可见牙结石和牙垢沉积，探针轻触易出血。

3. 辅助检查　牙龈出血及水肿情况、X 线检查牙槽骨有无吸收。

4. 心理 - 社会状况　评估患者对疾病治疗的预期、有无焦虑自卑等心理、未及时就诊原因等。

（四）治疗要点

控制和清除牙菌斑，通过超声龈上洁治术清除牙菌斑和牙结石。症状比较严重患者可在洁治后用 1% ~3% 过氧化氢溶液进行冲洗后局部涂布碘甘油。

（五）牙龈炎的配合要点

1. 护理诊断

（1）口腔黏膜改变：与炎症引起牙龈乳头充血、红肿、点彩消失有关。

（2）牙齿异常：与无效的口腔卫生导致牙结石过多有关。

（3）知识缺乏：与缺乏牙齿保健知识有关。

2. 护理配合

（1）用物准备：一次性口腔治疗盘（内含镊子、口镜、探针、治疗巾）、口杯、三用枪、吸唾管、棉球、检查手套、面屏、护目镜、避污膜、医用纸巾、治疗铺巾、牙周探针、一次性冲洗针、3% 过氧化氢溶液、超声洁牙机、洁牙手柄、超声龈上工作尖、扳手、低速手机、抛光刷、抛光膏、碘甘油、凡士林。

（2）超声龈上洁治术：护理配合见表 26 - 4。

表 26 - 4　超声龈上洁治术的护理配合

医生操作流程	护士配合流程
诊疗前准备	1. 操作前贴避污膜、上吸唾管等操作前准备工作
	2. 做好患者心理护理，给患者围上胸巾
	3. 3% 过氧化氢溶液含漱 1 分钟
龈上洁治	1. 将手柄连接洁牙机，安装洁牙针，根据患者牙清洁程度调节洁牙机功率后传递给医生
	2. 及时用三用枪吹净口镜并及时吸唾
	3. 协助牵拉口角
	4. 及时吸唾
抛光	冲洗针抽取 3% 过氧化氢溶液传递给医生并及时吸唾
冲洗上药	1. 低速手机安装抛光杯放少许抛光膏传递给医生
	2. 协助患者漱口并擦净面部
	3. 放置适量碘甘油于口腔盘内
	4. 整理用物

3. 术后护理

（1）指导患者正确刷牙、正确使用牙线和牙间隙刷养成良好的卫生习惯。

（2）建议患者每半年或 1 年洁治 1 次。

（3）术后避免食用深色易沉着食物、过冷过热食物。

二、牙周炎

牙周炎（periodontitis）是发生在牙周支持组织的慢性破坏性疾病，表现为牙龈、牙周膜、牙骨质及牙槽骨均有改变。除有牙龈炎的症状外，牙周袋的形成是其主要临床特点。如果牙龈炎未得到及时治疗，则有可能发展成牙周炎。

（一）病因及发病机制

牙周炎病因及发病机制基本与牙龈炎相同。

（二）护理评估

1. 健康史　评估患者年龄、职业、有无牙龈炎、平时口腔卫生情况、牙解剖形态异常。

2. 身体状况　口腔异味、牙周探针探诊牙周袋的形成、有无牙周袋溢脓及牙周脓肿、有无牙齿松动。

3. 辅助检查　牙周探诊、X 线检查、牙周微生物学检测。

4. 心理 - 社会状况　评估患者有无焦虑、自卑等心理，对长期治疗有无信心，是否有较好的医从性等。

（三）治疗要点

控制和清除牙菌斑，通过超声龈上洁治术和龈下刮治术清除牙菌斑和牙结石。去除牙周袋及药物治疗。

（四）护理诊断

1. 口腔黏膜改变　与炎症造成牙龈充血、水肿、色泽改变有关。

2. 急性疼痛 与牙周脓肿有关。

3. 知识缺乏 与缺乏口腔卫生知识、对疾病早期治疗的重要性认识不足有关。

（五）护理配合

1. 用物准备 一次性口腔治疗盘（内含镊子、口镜、探针、治疗巾）、口杯、三用枪、吸唾管、棉球、检查手套、面屏、护目镜、避污膜、医用纸巾、治疗铺巾、牙周探针、一次性冲洗针、3%过氧化氢溶液、超声洁牙机、洁牙手柄、超声龈上工作尖、扳手、低速手机、牙周探针、龈下工作尖一套、手动刮治器一套、抛光刷、抛光膏、碘甘油、凡士林。

2. 龈下刮治术 护理配合见表 26-5。

表 26-5　龈下刮治术的护理配合

医生操作流程	护士配合流程
诊疗前准备	1. 操作前贴避污膜、上吸唾管等操作前准备工作
	2. 做好患者心理护理，给患者围上胸巾
	3. 安装局部麻醉药，及时传递
全口检查与记录、探诊牙周袋深度	传递口镜及牙周探针，并记录相关数据
超声龈下刮治	1. 将手柄连接洁牙机，安装洁牙针，后传递给医生
	2. 及时用三用枪吹净口镜，并及时吸唾
	3. 协助牵拉口角
	4. 及时吸唾
手工龈下刮治、根面平整术	1. 传递口镜
	2. 根据医嘱准备相应区域刮治器
	3. 协助吸唾保持术区清洁，并及时清洁刮治器上的血液
冲洗、上药	1. 冲洗针抽取3%过氧化氢溶液后固定针头传递给医生
	2. 及时吸唾
	3. 放置适量碘甘油于口腔盘内
	4. 整理用物

3. 术后护理

（1）嘱患者术后 30 分钟禁食禁饮，避免漱口，避免药物流失。

（2）指导患者正确刷牙、正确使用牙线和牙间隙刷，养成良好的卫生习惯。

（3）嘱患者定期口腔检查，并积极治疗与牙周炎关系密切的系统性疾病。

（4）吸烟患者应劝其戒烟。

第四节　口腔黏膜病患者的护理

口腔黏膜病（oral mucosal disease）是主要发生在口腔黏膜和口腔内软组织表面的多种疾病总称，可以是口腔黏膜本身固有的疾病，也可由全身系统疾病引起但从口腔局部表现而来。

一、复方性阿弗他溃疡

复发性阿弗他溃疡（recurrent aphthous ulcer，RAU）又称复发性阿弗他口炎（recurrent

aphthousstomatitis，RAS）、复发性口腔溃疡（recurrent oral ulcer，ROU），是最常见的口腔黏膜溃疡类疾病。女性患病率一般高于男性，好发于 10 ~30 岁。本病具有周期性、复发性、自限性特征，溃疡灼痛明显。

（一）病因及发病机制

本病的病因及发病机制目前尚不明确。本病具有自限性，绝大多数与机体的免疫力、遗传、慢性疾病、精神因素等多因素综合作用有关。

（二）护理评估

1. 健康史 评估患者有无全身性疾病、近期是否过度疲劳或压力过重、睡眠的改变、是否有胃肠功能紊乱、局部有无受到外界刺激。

2. 身体状况

（1）轻型：好发于舌缘、唇部黏膜、颊部黏膜。初期仅轻度不适症状，能见粟粒状红点，随之破溃形成圆形或椭圆形溃疡，直径小于 10mm，溃疡中央稍凹陷，上面覆盖一层灰黄色假膜，周围充血形成红晕，疼痛明显，遇刺激时疼痛加剧，影响进食和言语。

（2）重型：溃疡大而深，深度可达黏膜下层，直径大于 10mm。溃疡持续时间长，疼痛剧烈，常因疼痛而无法正常进食。可发生低热、乏力等全身不适症状。溃疡愈合后留有瘢痕。

（3）疱疹样型：溃疡散布在黏膜各处，小而多，相邻的溃疡可融合成片，溃疡直径 2 ~ 5mm，黏膜充血，疼痛较前两种阿弗他溃疡严重，唾液分泌增加。可伴有头痛、低热、全身不适等症状。

3. 心理－社会状况 因溃疡反复发作，疼痛明显，治疗效果不佳，造成患者睡眠的改变、影响日常生活及工作。因此患者一般多焦虑和痛苦。

（三）治疗要点

1. 局部疗法 口腔溃疡药膜贴敷、激光治疗、局部涂布镇痛药或喷剂、局部应用促愈合类药物、局部封闭。

2. 全身疗法 全身疗法主要是消除病因，改善患者发作频率及规律，延长间歇期缩短溃疡期，使病情得到有效缓解如应用免疫抑制剂或糖皮质激素。

（四）护理要点

1. 护理诊断/护理问题

（1）急性疼痛：与口腔黏膜病损、食物刺激有关。

（2）焦虑：与溃疡反复发作、难以根治有关。

2. 护理措施

（1）讲解溃疡疾病相关知识，缓解患者焦虑心理。鼓励患者积极配合治疗，促进溃疡的愈合。

（2）健康指导：①患者知道本病具有自限性，如不治疗 7 ~10 天也可自愈，但期间应进食无刺激、富含维生素类的软食，不应食用辛辣刺激性食物。②如果影响正常饮食，进食疼痛，则进食前可用镇痛药等涂布溃疡面，以减轻疼痛。③保保持良好心态、充足睡眠，减轻压力、缓解焦虑。④增强免疫力。⑤去除口腔局部刺激因素，如咬合错位的尖锐牙、不良修复体等。

3. 护理评价　口腔溃疡愈合良好，积极改正不良习惯，焦虑情绪减轻。

二、口腔单纯疱疹

口腔单纯疱疹（oralherpessimplex）是由Ⅰ型单纯疱疹病毒引起的口腔黏膜及口周皮肤以疱疹为主的感染性疾病。本病包括原发性疱疹性龈口炎及复发性疱疹性口炎。

（一）病因及发病机制

本病是由Ⅰ型单纯疱疹病毒引起，人体作为宿主病毒常潜伏在人体细胞内，当机体抵抗力免疫力降低时会导致病毒复制并发病。

（二）护理评估

1. 健康史　了解患者近期有无上呼吸道感染、有无诱因导致机体免疫力下降。

2. 身体状况　原发性疱疹性口炎多见于6岁以下儿童，以6个月至2岁比较多见。本病表现为发热、头痛、乏力、咽喉痛，婴儿啼哭烦躁，之后出现口腔黏膜充血、针尖样大小透明水疱形成、牙龈红肿等症状，继而破溃形成表浅小溃疡结痂。本病特点是形成黄白色假膜。

（三）治疗要点

1. 局部用药　局部运用镇痛药涂布达到镇痛的效果。

2. 全身治疗　给予足够的水、电解质，补充营养，给予抗病毒药物。

（四）护理要点

1. 护理诊断/护理问题

（1）急性疼痛：与疱疹破溃有关。

（2）体温升高：与病毒感染相关。

（3）口腔黏膜改变：与溃疡形成有关。

2. 护理措施

（1）遵医嘱给予抗病毒药物治疗，保证足够液体摄入。

（2）对患儿及家属进行心理疏导。

（3）保持良好心态、充足睡眠，减轻压力，缓解焦虑。

（4）增强免疫力。

（5）去除口腔局部刺激因素，如咬合错位的尖锐牙、不良修复体等。

3. 护理评价　通过系统护理计划实施，患者及时缓解疼痛、口腔黏膜恢复正常。

三、口腔扁平苔藓

口腔扁平苔藓（oral lichen planus，OLP）是一种常见口腔黏膜慢性炎性疾病，患病率为0.5%~2%，好发于中年人，女性多于男性，多数患者有疼痛、粗糙不适等症状。约15%的口腔扁平苔藓患者伴有皮肤病损。因口腔扁平苔藓的恶变率为0.4%~12.5%，WHO将其列入口腔黏膜潜在恶性疾病的范畴（图26-4）。

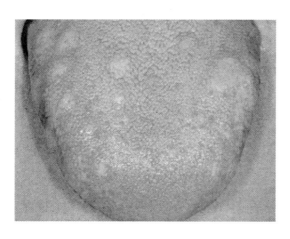

图 26 - 4　口腔扁平苔藓

（一）病因及发病机制

本病的病因及发病机制目前尚不明确。与机体免疫力、遗传、口腔局部刺激、精神因素等多因素有关。

（二）护理评估

1. 健康史　评估患者近期是否过度疲劳或压力过重、睡眠的改变、是否有胃肠功能紊乱、免疫力低下、局部有无受到外界刺激。

2. 身体状况　病损处可有白色网状条纹、充血、有不规则淡黄色假膜。患者自觉有粗糙感或虫爬、痒感。可以出现自发痛，或在吃辛辣刺激性食物时感到黏膜烧灼样疼痛、刺激性疼痛等症状。

3. 辅助检查　结合临床表现辅以免疫学和病理学检查。

（三）治疗要点

治疗可使用糖皮质激素或抗菌类药物局部涂抹消除感染病灶，也可使用光动力疗法或者激光治疗，可口服免疫抑制剂如环磷酰胺。注重心理护理，缓解患者焦虑及压力。

（四）护理要点

1. 护理诊断/护理问题

（1）急性疼痛：与口腔黏膜病损，食物刺激有关。

（2）焦虑：与疾病预后效果有关。

2. 护理措施　激光治疗 LOP 的护理配合如下。

（1）用物准备：一次性检查盘（口镜、镊子、探针治疗巾）、一次性手套、棉签、纱布、激光治疗仪、护目镜。

（2）激光治疗

1）用凡士林润滑口唇，拉开口角，充分暴露治疗部位。

2）检查激光治疗仪功能，确保光纤能正常使用。

3）根据治疗部位调节椅位及体位。

4）患者佩戴护目镜，确定并暴露治疗部位，隔湿。

5）调整激光治疗仪的照射频率为 5 ~ 10Hz，调整能量为 40 ~ 100MJ（或根据激光治疗仪厂家说明书执行），光纤距离患者口腔约1cm。

6）诊疗结束后正确处理用物，整理诊疗单元，并进行物品表面消毒。

7）去除口腔局部刺激因素，如咬合错位的尖锐牙、不良修复体等。

3. 术后护理

（1）缓解焦虑紧张情绪，避免不良外因影响，保持乐观心态。

（2）避免进食辛辣刺激性食物，戒烟戒酒。

（3）遵医嘱用药，定期复查。

第五节　口腔修复患者的护理

口腔修复学（prosthodontics）是应用符合生理的方法，采用人工装置修复口腔及颌面部各种缺损并恢复其相应生理功能，预防或治疗口颌系统疾病的一门临床科学。在口腔修复学的广阔领域中，牙体缺损或畸形的修复治疗、牙列缺损的修复治疗、牙列缺失的修复治疗均占据重要地位。此外，还包括颌面缺损、牙周疾病、颞下颌关节疾患的修复治疗。本节重点介绍牙体缺损、牙列缺损、牙列缺失的修复治疗患者的护理。

一、牙体缺损修复

牙体缺损（tooth defect）指牙体硬组织不同程度的外形和结构的破坏、缺损或发育畸形。在缺损程度较轻的情况下，充填法是一种常见且有效的治疗方式，但当牙体缺损严重时，应采用修复治疗的方法。常用的修复体有嵌体、部分冠、贴面、全瓷冠（图26-5）和桩核冠等。

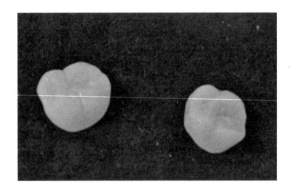

图26-5　全瓷冠

（一）病因

牙体缺损最常见的病因是龋病，其次是牙外伤、磨损、楔状缺损、酸蚀症和发育畸形等。

（二）护理评估

1. 健康史　评估患者全身健康状况，了解患者有无慢性疾病、传染性疾病，有无药物过敏史。

2. 口腔局部状况　对口腔内牙列情况、牙周状况、口腔卫生等进行整体评估，了解患者缺损具体情况。

3. 辅助检查　X 线检查。

4. 心理 - 社会状况　评估患者对于疾病本身的认知情况，是否存在紧张、担忧的心理状况，对治疗的配合及期望程度。

（三）护理诊断/护理问题

1. 牙齿受损　与龋坏、外伤等造成的牙体缺损有关。

2. 有误吞/误吸的危险　与患者体位及医护操作不当有关。

3. 社交障碍　与前牙缺损导致发音不清、影响面容有关。

4. 知识缺乏　患者及家属缺乏修复相关知识。

（四）牙体缺损修复治疗的护理配合

牙体缺损修复治疗的护理配合见表 26 - 6。

表 26 - 6　牙体缺损修复治疗的护理配合

医生操作流程	护士配合流程
1. 第一阶段：基牙牙体预备及印模制取	
（1）治疗前准备	1. 核对患者信息，用物准备
	2. 调节椅位及光源。指导患者漱口，润滑口角
（2）局部麻醉（活髓牙）	1. 核对患者过敏史及麻醉药
	2. 传递碘伏棉签、抽吸或安装麻药的注射器（图 26 - 6）
（3）牙体预备（以全冠修复治疗为例）	传递高速手机，及时吸唾
（4）排龈	选择合适的排龈线，预弯，置于预备体附近传递排龈器
（5）制取印模	调拌印模材料，盛放于托盘后递给医生（图 26 - 7）
（6）制取𬌗记录	1. 安装一次性混合头，传递咬合记录注射枪
	2. 将𬌗记录和印模密封保存，转送模型室
（7）比色	关闭牙椅灯光，传递比色板（图 26 - 8）给医生，传递镜子给患者
（8）制作临时冠并粘接	1. 传递临时冠制作材料、光固化
	2. 调改配合，吸取唾液
	3. 调拌临时粘接剂
（9）预约复诊	协助预约复诊时间
2. 第二阶段：修复体粘接	
（1）口内试戴调改	1. 去除临时冠、清洁基牙
	2. 传递清洁后的修复体，试戴
	3. 传递钻针，调𬌗，准备咬合纸及牙线
	4. 传递抛光用物
（2）修复体粘接	1. 传递酒精棉球，消毒基牙
	2. 协助医生安装橡皮障（图 26 - 9）
	3. 调拌粘接剂涂抹于修复体递给医生
	4. 粘接剂固化后，传递探针、牙线，去除多余粘接剂

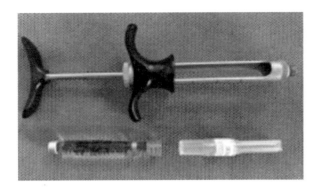

图 26 - 6　注射器

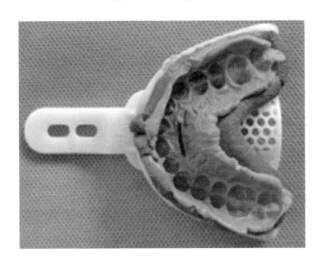

图 26 - 7　制取后印膜

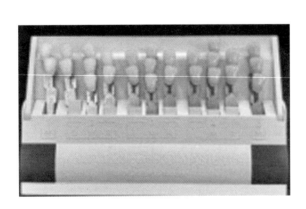

图 26 - 8　比色板

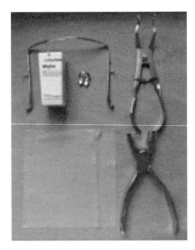

图 26 - 9　橡皮障

（五）健康指导

1. 告知患者前牙修复后不可撕咬食物，后牙修复后不可用修复体咀嚼过硬的食物。

2. 基牙为活髓牙的患者等待复诊期间，不要进食冷、热、刺激性饮食。全冠修复后 2 小时方可使用患牙，24 小时内不要咀嚼过硬过黏的食物。

3. 定期复查，不适随诊。

二、牙列缺损修复

牙列缺损（dentition defect）指在上颌或下颌的牙列内有数目不等的牙缺失，同时仍余留不同数目的天然牙。牙列缺损的修复方法有固定局部义齿（图26-10）、可摘局部义齿（图26-11）、固定-活动联合修复、种植义齿等。

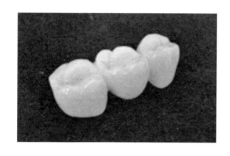

图26-10　固定局部义齿

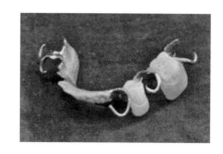

图26-11　可摘局部义齿

（一）病因

造成牙列缺损的常见原因是龋病和牙周病，其次是外伤、颌骨疾病或发育性疾病等。

（二）护理评估

参见本章"牙体缺损修复治疗患者的护理评估"。

（三）护理诊断/护理问题

1. 牙齿受损　与龋病、牙周病等导致的牙列缺损有关。

2. 有误吞/误吸的危险　与患者体位及医护操作不当有关。

3. 社交障碍　与前牙缺失有关。

4. 知识缺乏　患者及家属缺乏修复相关知识。

（四）牙列缺损修复治疗的护理配合

牙列缺损固定义齿修复治疗的护理配合分为两个阶段，第一阶段为基牙牙体预备及印模制取，第二阶段为固定义齿的粘接。固定义齿粘接的护理配合与牙体缺损修复粘接相同。下面具体介绍牙列缺损可摘局部义齿修复治疗的护理配合（表26-7）。

表26-7　牙列缺损可摘局部义齿修复治疗的护理配合

医生操作流程	护士配合流程
1. 第一阶段：基牙牙体预备及印模制取	
牙体预备、印模制取、比色	1. 传递高速手机，及时吸唾
	2. 调拌印模材料，盛放于托盘后递给医生（图26-7）
	3. 关闭牙椅灯光，传递比色板给医生，传递镜子给患者
2. 第二阶段：确定颌位关系	
（1）核对信息	将蜡基托模型与患者口腔内情况进行核对
（2）确定咬合关系	1. 准备酒精灯（图26-12）、蜡刀、蜡片（图26-13）、雕刻刀等器械
	2. 确定咬合关系后，将蜡堤和设计卡送技工室
	3. 预约复诊时间

续　表

医生操作流程	护士配合流程
3. 第三阶段：试戴蜡牙或整铸支架	
（1）试戴前准备	核对患者信息，用物准备
（2）试戴蜡牙	1. 协助患者通过镜子观察牙齿的形态、颜色、大小及位置
	2. 如个别牙齿需要调整（图26－14），准备酒精灯、蜡刀
（3）铸造支架试戴	1. 准备金刚砂磨头、咬合纸
	2. 预约复诊时间
4. 第四阶段：佩戴义齿	
佩戴义齿	1. 核对患者及义齿信息
	2. 传递消毒后的义齿
	3. 传递咬合纸
	4. 传递安装调磨磨头的手机
	5. 协助及时吸除磨除的碎屑
	6. 将抛光后的义齿消毒

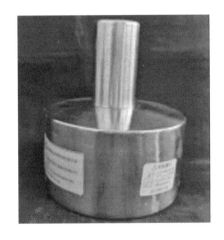

图26－12　酒精灯

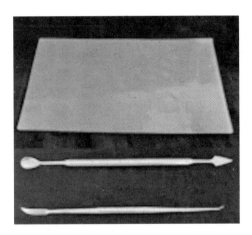

图26－13　蜡片、蜡刀和蜡勺

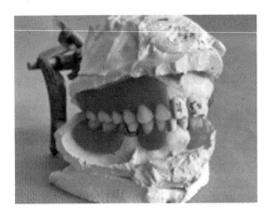

图26－14　牙列缺损可摘局部义齿试排牙

（五）健康指导

1. 告知患者正确摘戴义齿的方法。戴义齿时要手压就位，避免咬合就位。摘取义齿时多拉取基托，不要推卡环。避免强力摘戴。

2. 初戴义齿患者可能会出现恶心、发音不清，咀嚼不适等症状，应坚持佩戴，1~2周后会逐步适应。

3. 告知患者可能会出现黏膜压痛现象，应及时复诊，复诊前2~3小时坚持佩戴义齿，以便医生判断问题位置并给予处理。

4. 摘戴义齿前要洗手，双手摘戴。饭后及睡前应摘下的义齿并清洁。夜间义齿取下后应浸泡在冷水中。

5. 饮食要逐步从软食过渡到正常饮食，以便逐步适应义齿。

6. 义齿发生损坏，或佩戴时出现不适随时就诊。

三、牙列缺失修复

牙列缺失指整个牙弓上不存留任何天然牙或牙根，又称无牙颌。为牙列缺失患者制作的义齿称为全口义齿。

（一）病因

造成牙列缺失的主要原因有龋病、牙周病、生理退行性病变，其次是全身疾病、遗传疾病、外伤、不良修复体等。

（二）护理评估

参见本章"牙体缺损修复治疗患者的护理评估"。

（三）护理诊断

1. 组织完整性受损 与牙列缺失有关。

2. 社交障碍 与面容改变、发音不清有关。

3. 知识缺乏 患者及家属缺乏修复相关知识。

（四）牙列缺失修复治疗的护理配合

牙列缺失全口义齿修复治疗的护理配合见表26-8。

表26-8　牙列缺失全口义齿修复治疗的护理配合

医生操作流程	护士配合流程
1. 第一阶段：印模制取	
（1）制作个别托盘，制取终印模	1. 核对患者信息
	2. 调拌印模材料（图26-15），配合医生制取初印模
	3. 协助医生用光固化树脂制作个别托盘
	4. 调拌衬层材料制取终印模，消毒后灌注模型
（2）选色	协助选择义齿颜色，并记录
2. 第二阶段：确定颌位关系	
（1）核对信息	核对患者信息及基托
（2）制作蜡基托；牙槽嵴低平者制作恒基托	

续　表

医生操作流程	护士配合流程
（3）确定咬合关系	1. 备蜡刀、蜡片、垂直距离尺、𬌗平面规等
	2. 协助医生完成颌位记录。保管颌位咬合记录蜡块，消毒后送技工室
	3. 预约复诊时间
3. 第三阶段：试戴蜡牙	
试排牙蜡型	同"可摘局部义齿"
4. 第四阶段：佩戴全口义齿	
义齿的调磨及佩戴	1. 传递安装调磨磨头的手机
	2. 协助吸除磨除的碎屑
	3. 义齿就位后，传递咬合纸
	4. 将抛光后的义齿消毒

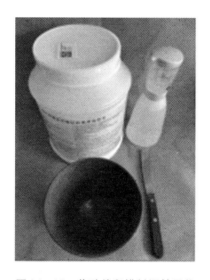

图 26-15　藻酸盐印模材调拌用物

（五）健康指导

参见本章"牙列缺损活动义齿修复治疗的健康指导第 2~6 项"。

第六节　口腔错𬌗畸形患者的护理

一、概述

错𬌗畸形（malocclusion）指在生长发育过程中，由遗传因素和环境因素导致的牙齿、颌骨、颅面的畸形，也可在生长发育完成后，因外伤、牙周病等原因造成。其临床表现为个别牙齿错位、牙弓形态和牙列排列异常及牙弓、颌骨、颅面关系异常。

（一）病因

1. 遗传因素　包括种族演化和个体发育。

2. 环境因素　包括先天因素和后天因素。先天因素包括母体因素、胎儿因素及常见的先天性牙颌发育畸形。后天因素包括全身性因素、乳牙期及替牙期的局部障碍、功能性因素及口腔不良习惯。

（二）矫治器

矫治器是一种治疗错𬌗畸形的装置。根据作用目的分为预防性、矫治性和保持性矫治器；根据矫治力来源分为机械性和功能性矫治器；根据固位方式分为固定矫治器（图26-16）和活动矫治器（图26-17）。

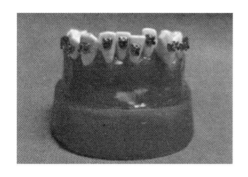 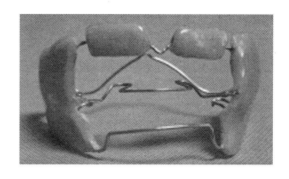

图26-16　固定矫治器　　　　　　图26-17　活动矫治器——Frankel Ⅲ型功能矫治器

（三）保持器

错𬌗畸形矫治后，牙和颌骨都有退回到原始位置的趋势，正畸临床上称为复发。为了巩固牙颌畸形矫治完成后的疗效，保持牙位于理想的美观及功能位置而采取的措施，称为保持。保持器分为活动保持器（图26-18）、固定保持器（图26-19）和功能性保持器。

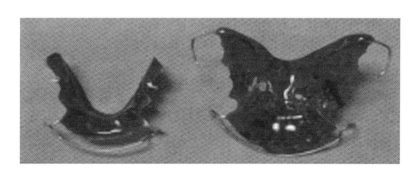

图26-18　活动保持器——标准Hawley保持器

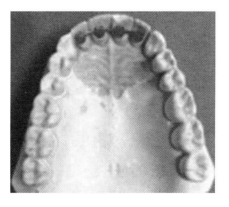

图26-19　固定舌侧保持器

二、错𬌗畸形矫治

（一）健康史

了解患者有无扁桃体炎、鼻炎、佝偻病、内分泌功能异常等可能引起错𬌗畸形的相关病史、有无全身性疾病、过敏史及家族遗传史，评估患者全身状况。

（二）口腔状况

1. 评估患者颌骨及牙齿的状况。

2. 评估患者面型及侧貌情况。

3. 有无颞下颌关节疾病、牙周及牙体牙髓疾病。

4. 口腔不良习惯　包括咬指、口呼吸、偏侧咀嚼等。

（三）辅助检查

1. 实验室检查　检查乙型肝炎、丙型肝炎、艾滋病、梅毒等传染性疾病。

2. 面部及口内照相检查　正面像、侧面像、口内像。

3. X 线检查　常规拍摄曲面断层片、头颅侧位片、颞下颌关节开闭口位片，必要时拍摄手腕部 X 线片，以了解患者生长、发育情况。

4. CBCT 检查　从三维角度反映组织情况，能够对骨组织情况和下颌关节情况进行准确的评价。

5. 模型检查　通过制取印模或者口内扫描仪复制患者口腔内情况，用于协助诊断和确定治疗方案、观察治疗前后变化及活动矫治器的制作。

（四）心理－社会状况

评估患者对于疾病的认知情况，对治疗的配合及耐受程度。评估患者个人及家庭状况，了解患者经济支付能力及社会支持情况。

三、错𬌗畸形固定矫治

（一）护理诊断

1. 疼痛　与矫治器的机械力作用于牙齿有关。

2. 口腔黏膜完整性受损　与矫治器的机械力作用于口腔黏膜有关。

3. 知识缺乏　患者及家属缺乏错𬌗畸形矫治的相关知识。

4. 潜在牙周炎　与矫治器佩戴后不便于牙齿清洁有关。

5. 潜在颞下颌关节紊乱　与矫治改变原有咬合关系有关。

6. 潜在釉质脱矿　与口腔内环境的改变、釉质酸蚀不当有关。

（二）护理措施

1. 用物准备　常规用物（图 26 - 20）、粘接托槽及带环用物和结扎弓丝用物。

2. 佩戴固定矫治器的护理配合　见表 26 - 9。

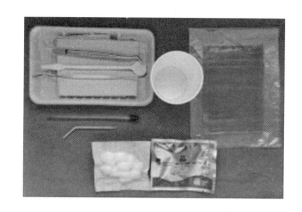

图 26 - 20　常规用物

表 26 - 9　佩戴固定矫治器患者的护理配合

医生操作流程	护士配合流程
1. 评估患者	核对患者信息，用物准备
2. 分牙及粘接带环	
（1）分牙	1. 传递持针器及橡皮分牙圈或者分牙簧
（2）通过试戴选择合适的带环	2. 消毒带环、吹干备用
（3）清洁目标牙	3. 传递75%酒精棉球清洁目标牙、吹干
（4）隔湿	4. 传递干棉球隔湿，吸唾
（5）带环就位	5. 调拌玻璃离子水门汀，涂抹于带环内侧壁，传递带环、带环推子和/或带环就位器，就位后传递纱布去除多余粘接剂，待其固化
3. 粘接托槽	
（1）清洁牙面	1. 传递低速手机、矽粒子，配合吸唾。传递酒精棉球擦拭并干燥牙面
（2）牙面酸蚀处理	2. 协助医生放置开口器，传递酸蚀剂
（3）冲洗干燥	3. 处理30~60秒后冲洗牙面，吸唾。传递干棉球重新隔湿，吹干牙面
（4）粘接	4. 传递底液涂于已酸蚀的牙面。调拌光固化水门汀，粘接于托槽背板递予医生。传递探针、光固化灯
4. 弓丝安放、结扎	1. 传递弓丝、持针器，末端切断钳
	2. 传递结扎丝或结扎圈
5. 粘接完毕	整理用物，健康指导

（三）健康指导

1. 初戴固定矫治器或者在复诊加力后，牙齿会出现不适或疼痛；可能会出现黏膜的刺激甚至破损，可使用保护蜡保护黏膜，使用溃疡软膏等涂于患处。

2. 固定矫治期间避免食用过硬、过黏、带核的食物。苹果等可切成小块后在食用，排骨等可将肉撕下后再食用，避免直接啃食。

3. 保持口腔卫生，养成进食后刷牙漱口的习惯。建议使用正畸专用牙刷，配合使用牙线和间隙刷。

4. 指导患者改变不良口腔习惯。

5. 遵医嘱按时复诊。如果出现外伤、带环及托槽脱落等意外情况随诊。

四、错𬌗畸形活动矫治

(一) 护理诊断

1. 疼痛 与矫治器机械力作用于牙齿有关。

2. 知识缺乏 患者及家属缺乏错𬌗畸形矫治的相关知识。

3. 有口腔黏膜完整性受损的危险 与矫治器的机械性刺激有关。

(二) 护理配合

1. 用物准备 常规用物、制取印模和活动矫治器治疗用物。

2. 佩戴活动矫治的护理配合 见表 26-10。

表 26-10 佩戴活动矫治器患者的护理配合

医生操作流程	护士配合流程
1. 评估患者	核对患者信息，用物准备
2. 戴活动矫治器前	
(1) 选择托盘	1. 传递托盘
(2) 制取初印膜	2. 调拌藻酸盐印模材，盛放于托盘后递给医生
(3) 制取咬合记录	3. 如需制取咬合记录，点燃酒精灯，传递蜡片、蜡刀，协助医生记录
(4) 灌注模型	
(5) 制作活动矫治器	4. 将咬合记录、模型及设计单送至技工室
3. 佩戴活动矫治器	核对患者信息。准备低速手机、车石、咬合纸。矫治器消毒，指导患者摘戴

(三) 健康指导

1. 告知患者正确佩戴活动矫治器的时间。

2. 告知患者佩戴初期可有轻微不适、口腔内异物感、发音不清等情况。

3. 早晚刷牙及进餐时取下矫治器。不佩戴的矫治器用牙刷清刷干净，不可使用开水烫、乙醇消毒，刷洗后放入专门的容器保存。佩戴前重新清洗。

4. 指导患者改变不良口腔习惯。

5. 遵医嘱按时复诊。如果保持器出现损坏或丢失随诊。

五、佩戴隐形矫治器

(一) 护理诊断

1. 疼痛 与矫治器机械力作用于牙齿有关。

2. 知识缺乏 患者及家属缺乏错𬌗畸形矫治的相关知识。

3. 潜在的并发症 龋齿或牙周炎，与佩戴矫治器期间缺乏良好的口腔卫生习惯有关。

(二) 护理配合

1. 用物准备 常规用物、硅橡胶模型制取或数字化模型制取用物、粘接附件用物。

2. 无托槽隐形矫治的护理配合 见表 26-11。

表 26-11　无托槽隐形矫治的护理配合

医生操作流程	护士配合流程
1. 模型制取	
（1）硅橡胶模型制取	
1）制取初印模	1. 将初印模材料混合后放置于托盘内，隔离膜覆盖于托盘上递给医生
2）制取二次印膜	2. 在初印模中注入终印膜材料，传递给医生
（2）数字化模型制取	协助医生利用口内扫描仪制取数字化模型
2. 粘接附件	
（1）清洁牙面	1. 准备正畸粘接模板，传递安装钻针的牙科手机，吸唾
（2）隔湿酸蚀	2. 传递开口器、挤好酸蚀剂的工作纸面和小毛刷。酸蚀后协助医生冲洗和干燥牙面
（3）附件充填	3. 传递树脂及树脂充填器
（4）粘接	4. 传递小毛刷和粘接剂，将粘接剂涂抹于酸蚀后的牙面，光固化。协助医生去除多余树脂及粘接剂

（三）健康指导

1. 嘱患者每日除吃饭、刷牙外，均需佩戴，每日佩戴时间为 20~22 小时。

2. 指导患者佩戴方法。佩戴时先对准位置，然后用手指压入就位；取下时，要轻轻从两侧摘除。每副戴到无矫治力量，且与牙面充分贴合时给与更换。建议睡前更换新矫治器。

3. 饮用 45℃ 以下的水不需要摘下矫治器，饮用热水、含色素的饮料时需摘下矫治器，以免矫治器变形。每次佩戴前清水漱口。

4. 保存使用过的矫治器，以备复发或突发情况使用。

5. 指导患者改变不良口腔习惯。

6. 遵医嘱定期复诊，如果出现附件脱落、矫治器损坏等情况随诊。

第七节　口腔颌面部感染患者的护理

一、概述

感染（infection）指由各种生物性因子在宿主体内繁殖及侵袭，在生物因子与宿主相互作用下，导致机体产生以防御为主的一系列全身及局部组织反应的疾病。口腔颌面部的感染以牙源性感染最常见。

（一）口腔颌面部感染的途径及病原菌

1. 感染的途径　颌面部感染的主要来源是牙源性感染，此外，还有腺源性感染、损伤性感染、血源性感染和医源性感染。

2. 病原菌　主要为口腔内的正常菌群，最常见的是需氧菌和厌氧菌的混合感染，也可由病毒、真菌等引起。

（二）临床表现及诊断

1. 局部症状　化脓性炎症急性期，患者局部会出现红、肿、热、痛的症状，并伴有功能障碍、引流区淋巴结肿痛等典型症状。感染的慢性期，局部形成较硬的炎性浸润块，并出现不同程度的功能障碍。脓肿形成破溃可形成窦（瘘）口。

2. 全身症状   包括畏寒、发热、头痛、全身不适、乏力、食欲缺乏、尿量减少等。病情较重也可导致水、电解质失衡，酸中毒，肝、肾功能障碍，甚至发生多器官功能衰竭。

3. 诊断   炎症初期，感染区的红、肿、热、痛及相应功能障碍等是局部感染诊断的基本依据。如果形成脓肿，诊断浅部脓肿的主要方法为波动试验。也可用穿刺法、B 超或 CT 检查协助诊断。

二、智齿冠周炎

智齿冠周炎（pericoronitis）指智齿（第三磨牙）萌出不全或阻生时，牙冠周围软组织发生的炎症，临床上以下颌智齿冠周炎多见。智齿冠周炎主要发生在 18 ~30 岁智齿萌出期的青年人和伴有萌出不全阻生智齿的患者。

（一）病因及发病机制

本病发生与人类进化造成的颌骨与牙列长度的不协调密切相关。下颌第三磨牙（图 26 – 21）没有足够的空间正常萌出，出现不同程度的阻生。萌出过程中，食物及细菌极易嵌塞于盲袋内，加之冠部牙龈常因咀嚼食物而损伤，形成溃疡。当全身抵抗力下降、局部细菌毒力增强时可引起冠周炎的急性发作。

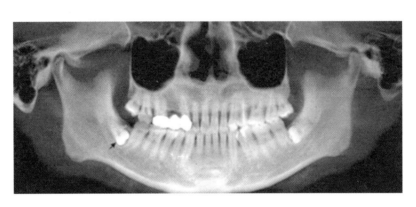

图 26 – 21   下颌阻生第三磨牙

（二）护理评估

1. 健康史   评估下颌第三磨牙的生长位置及萌出情况，冠部牙龈有无肿胀、损伤，近期有无导致身体抵抗力下降的诱因。评估患者的过敏史。

2. 身体状况   评估患者的起病时间、发作次数、有无规律等；发病时伴随的症状和体征。

3. 辅助检查   实验室检查、X 线检查。

4. 心理－社会状况   评估患者的社会支持状态和对该疾病的认知程度。

（三）治疗要点

1. 急性期

（1）局部冲洗：常用生理盐水、1% ~3% 过氧化氢、0.1% 氯己定溶液、1∶5000 高锰酸钾溶液等反复冲洗龈袋，直至溢出液清亮。局部擦干，龈袋内放入碘甘油或少量碘伏液

（图 26 – 22）。

（2）全身治疗：抗菌药物及全身支持治疗。

（3）切开引流术：脓肿形成应及时切开引流并放置引流条。

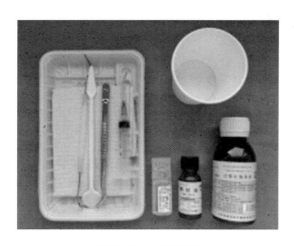

图 26 – 22 冲洗用物

2. 慢性期

（1）冠周龈瓣切除术：急性炎症消退后，对有足够位置萌出且牙位正常的智齿可行冠周龈瓣切除术。

（2）下颌智齿拔除术：适用于下颌智齿牙位不正、无足够萌出位置、相对应的上颌第三磨牙位置不正或已拔除者。

（四）护理诊断和护理措施

智齿冠周炎患者的护理诊断和护理措施见表 26 – 12。

表 26 – 12 智齿冠周炎患者的护理诊断和护理措施

常见护理诊断/护理问题	护理措施	措施依据
急性疼痛：与炎症反应有关	1. 协助医生冲洗冠周龈袋，局部上药	消除致炎因素，减少外界不良刺激以减轻疼痛
	2. 冠周脓肿患者，协助医生进行切开引流术	
	3. 疼痛评估，遵医嘱给予镇痛药，并给予用药后评估	
	4. 指导患者进食高热量、高蛋白流质或半流质饮食	
	5. 减少不良刺激，保持环境安静舒适	
有感染的危险：与炎症未及时控制有关	1. 遵医嘱使用抗菌药物，观察用药后不良反应	尽早发现病情变化，抗菌药物治疗
	2. 严密观察患者病情变化，及时通知医生	
语言沟通障碍：与张口受限有关	密切观察患者颌面部肿胀情况，及时应用抗菌药物	避免炎症扩散
知识缺乏：缺乏智齿冠周炎相关知识	1. 向其讲解疾病发病原因、早期临床变现及早期治疗的重要性等	提高患者疾病的认知水平
	2. 指导患者保持口腔清洁的方法	
	3. 嘱患者炎症消退后及时拔除病灶牙	

三、口腔颌面部间隙感染

颌面部间隙感染（space infection of maxillofacial infections）也称颌周蜂窝织炎，是颌面和口咽区潜在间隙中化脓性炎症的总称。

（一）病因及发病机制

口腔颌面部间隙感染均为继发性感染，常见为牙源性或腺源性感染，医源性、损伤性、血源性较少见。感染多为需氧菌和厌氧菌引起的混合感染。

（二）护理评估

1. 健康史 评估患者有无未彻底治疗的牙病、颌骨骨髓炎、舌下腺感染等病史，有无外伤史等诱发因素，近期有无导致身体抵抗力下降的诱因，有无过敏史。

2. 身体状况 评估患者的起病时间、起病的缓急，生命体征情况，面部红肿情况，发病时的伴随症状及体征等。

3. 辅助检查 波动试验、穿刺法、B超、CT检查、X线检查、脓液涂片、细菌培养及实验室检查。

4. 心理－社会状况 评估患者的心理状态、社会支持状态及对疾病的认知水平。

（三）治疗要点

1. 局部治疗 急性期脓肿未形成阶段，局部可外敷黄金散、六合单等。脓肿形成后，或脓肿破溃引流不畅时，行切开引流术。感染控制后，及时清除病灶。

2. 全身治疗 抗菌药物的合理使用及全身支持治疗。

（四）护理诊断和护理措施

口腔颌面部间隙感染患者的护理诊断和护理措施见表26－13。

表26－13　口腔颌面部间隙感染患者的护理诊断和护理措施

常见护理诊断／护理问题	护理措施	措施依据
有窒息的危险：与感染引起的肿胀有关	1. 观察患者的呼吸，监测血氧饱和度，判断有无呼吸困难的症状和体征。如肿胀严重引起呼吸困难，协助医生行气管切开术	及时发现呼吸困难，解除气道梗阻
	2. 观察患者的口底、舌体肿胀情况及舌体动度，必要时将后坠舌体牵出	
急性疼痛：与炎症反应有关	1. 为患者提供安静舒适的休息环境	缓解张力性疼痛、减轻炎症反应引起的疼痛
	2. 疼痛评估，遵医嘱给予镇痛药、镇静药	
	3. 协助医生完成脓肿切开引流术	
	4. 遵医嘱应用抗生素	
体温过高：与感染有关	1. 监测患者体温变化	及时发现患者病情变化物理及药物降温
	2. 高热患者给予冰敷、酒精擦浴等物理方式降温，必要时给予药物降温并观察用药反应	
	3. 鼓励患者多饮水	

续 表

常见护理诊断/护理问题	护理措施	措施依据
营养失调：低于机体需要量与吞咽困难有关	1. 术后给予患者高热量、高蛋白、高维生素的流质或半流质饮食	满足机体营养需求
	2. 张口受限患者可吸管吸吮方式进食，吞咽困难患者给予鼻饲流质	
潜在并发症：中毒性休克、脓毒血症、深静脉血栓、海绵窦血栓性静脉炎、转移性脓肿	1. 观察患者生命体征、意识及有无并发症的先兆表现	给予有效措施预防并发症，早期发现并发症先兆，及时处理
	2. 实验室检查了解细菌感染的严重程度。应用抗生素，注意用药观察	
	3. 呼吸道分泌物多且长期卧床的患者，及时吸除气道内分泌物，定时翻身拍背	
	4. 出现并发症，给予对症治疗和全身支持治疗	
知识缺乏：缺乏颌面部间隙感染疾病相关知识	1. 向患者介绍病情及治疗计划	提高患者对疾病的认知
	2. 指导患者保持口腔清洁的方法	
	3. 指导患者感染控制后，及时治疗病灶牙	

第八节 口腔颌面部肿瘤患者的护理

口腔颌面部肿瘤是头颈肿瘤的重要组成部分。良性肿瘤以牙源性及上皮源性肿瘤多见；恶性肿瘤以上皮组织来源最多见，其中鳞状上皮细胞癌约占颌面部恶性肿瘤的 80% 以上。

一、口腔颌面部良性肿瘤及瘤样病变

口腔颌面部良性肿瘤和瘤样病变临床上常见的有色素痣、牙龈瘤、纤维瘤、乳头状瘤、牙源性肿瘤、血管瘤与脉管畸形、神经源性肿瘤、嗜酸性淋巴肉芽肿、骨源性肿瘤。

（一）病因

部分肿瘤原因尚不明确，多与先天遗传、发育畸形、内分泌改变、局部刺激及环境因素等有关。

（二）护理评估

1. 健康史 评估患者一般资料、主诉、现病史、既往史、个人史、家族史、心理社会状态及社会支持系统。

2. 身体状况

（1）症状：口腔颌面部良性肿瘤大多生长缓慢，有的也可呈间断性的生长，无痛性肿块，分界清楚，与周围组织无粘连、多能移动。良性肿瘤多无自觉症状，如果压迫神经、发生感染或恶变时，则会出现疼痛。

（2）体征：根据肿瘤生长部位，可表现为无痛性肿块、颌骨畸形等。

3. 辅助检查

（1）影像学检查：X 线、CT、磁共振成像（MRI）、超声、放射性核素检查等。

（2）病理学检查：是肿瘤诊断的"金标准"，包括穿刺及细胞学检查、活体组织检查。

（3）肿瘤标志物。

4. 心理 – 社会状况　评估患者心理状态、社会支持系统以及经济状况等。

（三）治疗要点

口腔颌面部肿瘤最主要和有效的治疗方法为外科手术治疗。血管瘤或脉管畸形一般采用综合疗法，包括外科切除、激素治疗、放射治疗、激光治疗、低温治疗、硬化剂注射等。

（四）护理诊断和护理措施

口腔颌面部良性肿瘤及瘤样病变患者的护理诊断和护理措施见表 26 – 14。

表 26 – 14　口腔颌面部良性肿瘤及瘤样病变患者的护理诊断和护理措施

常见护理诊断/护理问题	护理措施	措施依据
急性疼痛：与手术引起伤口疼痛有关	1. 向患者讲解术后疼痛的原因及可能持续的时间 2. 评估患者疼痛的程度及耐受情况 3. 给予镇痛药，并观察用药后反应	评估患者的疼痛程度，采取有效措施
有感染的危险：与手术创伤及术后口腔清洁不当有关	1. 进行口腔清洁指导，每日为患者进行口腔冲洗 2. 生命体征监测，每日进行术区评估 3. 遵医嘱应用抗生素	维持较好的口腔环境，早期发现感染征象
营养失调：低于机体需要量与手术创伤导致的摄入不足有关	1. 嘱患者选择高热量、高蛋白、易消化的流质或半流质饮食，少量多餐 2. 口内伤口较大者给予鼻饲流质饮食，不能进食的患者给予静脉营养 3. 监测患者体重及营养状况，为其制订饮食参考计划	保证患者充足的能量供给
体象受损：与疾病或手术引起的颜面破坏和功能障碍有关	健康宣教，使患者正确认识疾病所导致的容貌改变和功能障碍，同时为其讲解减轻瘢痕增生和功能恢复的相关知识	提高患者认识及康复指导
焦虑：与担心手术治疗及预后不良有关	1. 了解患者心理需求，指导其缓解焦虑的方法 2. 严重者由专业的心理医生帮助其缓解焦虑情绪	良好的心理状态有助于患者疾病的康复
知识缺乏：缺乏本疾病相关知识	评估患者对疾病的了解程度、文化程度，为患者讲解疾病相关知识、术后康复指导、出院健康宣教	提高对于疾病的认知水平

二、口腔颌面部囊肿

囊肿指发生在机体软硬组织内的病理性囊腔，其内充满液体或半液体物质。口腔颌面部囊肿较多见，主要包括软组织囊肿和颌骨囊肿两大类。常见的软组织囊肿有唾液腺囊肿、皮脂腺囊肿、甲状舌管囊肿等。颌骨囊肿主要以牙源性囊肿多见。

（一）病因及发病机制

1. 唾液腺囊肿　黏液腺囊肿是由于舌体运动受下颌前牙摩擦，或者患者自觉或不自觉的咬下唇动作，导致黏膜下腺体受伤造成的。最常见于青少年，分为单纯型、口外型和哑铃型。腮腺囊肿主要因腺管阻塞，使分泌物滞留并膨胀而形成的囊肿。

2. 皮脂腺囊肿　由皮脂腺排泄管阻塞，导致皮脂腺囊状上皮因内容物逐渐增多而膨胀形成潴留性囊肿。

3. 皮样或表皮样囊肿　为胚胎发育时期遗留于组织中的上皮细胞发展而形成囊肿，也可因损伤、手术使上皮细胞植入而形成。

4. 甲状舌管囊肿　胚胎发育第6周，如甲状舌管不消失，残存上皮分泌物聚积形成甲状舌管囊肿。

5. 鳃裂囊肿　多认为由胚胎鳃裂残余组织形成。

6. 根端囊肿　与根尖周肉芽肿和慢性炎症的刺激有关，引起牙周膜内的上皮残余增生，增生的上皮团中央发生变性与液化，逐渐形成囊肿，又称根尖周囊肿（图26-23）。

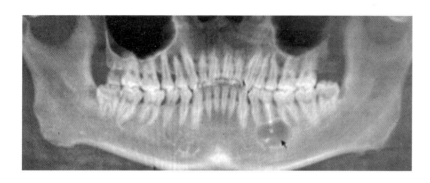

图 26-23　根端囊肿

7. 含牙囊肿　发生于牙冠或牙根形成之后，在缩余釉上皮与牙冠面之间出现液体渗出而形成含牙囊肿，又称滤泡囊肿（图26-24）。

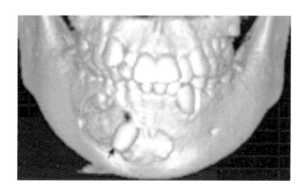

图 26-24　含牙囊肿

8. 牙源性角化囊肿　来源于原始的牙胚或牙板残余。

（二）护理评估

参见本章"口腔颌面部良性肿瘤及瘤样病变患者的护理评估"。

（三）治疗要点

颌面部囊肿外科手术治疗是一种常见的处理方法，对于伴有感染者应先用抗生素或抗菌药物控制炎症再行手术治疗。

（四）护理诊断和护理措施

参见本章"口腔颌面部良性肿瘤及瘤样病变患者的护理诊断和护理措施"。

三、口腔颌面部恶性肿瘤

口腔颌面部的恶性肿瘤以癌最常见，肉瘤较少。在癌瘤中又以鳞状细胞癌最多见。其次为腺性上皮癌及未分化癌。

（一）病因

口腔颌面部恶性肿瘤多与局部刺激因素、不良饮食习惯和长期吸烟饮酒等因素有关。内源性损伤、内分泌因素、神经精神因素、遗传因素和基因突变等也可导致口腔癌的发生。

（二）护理评估

1. 健康史　评估患者一般资料，有无不良嗜好、锐利的残根残冠或不良修复体、白斑或扁平苔藓等危险因素；了解患者有无肿瘤疾病家族史。

2. 身体状况　恶性肿瘤大都生长较快，呈侵袭性生长，无包膜，边界不清，与周围组织粘连而不能移动。早期患者可无症状，随着肿瘤的生长可出现疼痛、感觉迟钝及功能障碍，如言语不清、咀嚼及吞咽困难等。

3. 辅助检查　参见本章"口腔颌面部良性肿瘤及瘤样病变患者的辅助检查"。

4. 心理 - 社会状况　评估患者的心理状态、社会支持状态及对疾病的认知水平。

（三）治疗要点

1. 手术治疗　口腔颌面部恶性肿瘤最主要和最有效的方法。对于可能有淋巴转移的恶性肿瘤，实施颈淋巴清扫术。

2. 放疗。

3. 化疗　可分为单纯化疗和化疗联合其他疗法治疗。

（四）护理诊断和护理措施

口腔颌面部恶性肿瘤的护理诊断和护理措施见表 26 - 15。

表 26 - 15　口腔颌面部恶性肿瘤患者的护理诊断和护理措施

常见护理诊断/护理问题	护理措施	措施依据
急性/慢性疼痛，与疾病和手术治疗有关	1. 告知患者术后疼痛的原因及持续的时间	评估患者的疼痛程度，采取有效的镇痛措施
	2. 评估患者疼痛的程度及耐受情况，指导患者口服镇痛药，必要时使用强效镇痛药，如吗啡、羟考酮	
	3. 为患者提供安静舒适的治疗环境	

续　表

常见护理诊断/护理问题	护理措施	措施依据
有窒息的危险：与手术创伤和留置气管插管或通气道有关	1. 术后气道管理：密切观察病情，去枕平卧，头偏向一侧，及时清除口腔内血液及分泌物，必要时吸痰 2. 对于留置气管插管或通气道的患者，保持人工气道的正确位置，鼓励患者深呼吸和有效咳嗽 3. 密切观察患者呼吸，监测血氧饱和度 4. 每 4 小时雾化吸入 1 次，每 6 小时清洗气管内套管 1 次	通过体位、气道管理，湿化气道等预防气道阻塞的发生
有感染的危险：与手术创伤及机体抵抗力低有关	1. 严格执行无菌操作，注意观察伤口的愈合情况 2. 加强口腔护理，每日为患者口腔冲洗，指导患者术后保持口腔清洁的方法 3. 遵医嘱应用抗生素，观察患者用药反应，定期复查血常规 4. 负压引流的护理：妥善固定引流管，保持引流管的通畅，注意观察引流液的量、颜色和性质	维持较好的口腔环境预防感染，早期发现感染征象
营养失调：低于机体需要量与肿瘤导致的恶病质、手术失血失液、疼痛、张口受限有关	1. 指导患者选择高热量、高蛋白、清淡易消化的流质或半流质饮食 2. 口内伤口较大者给予鼻饲流质饮食，1 周后逐渐过度经口进食。不能进食者给予肠外营养 3. 定期监测患者体重和营养状况	保证患者充足的营养摄入
焦虑：与疾病可能引发的痛疼、面容改变、功能障碍及危及生命有关	1. 为患者进行心理情况评估，必要是由专业的心理医生进行指导 2. 制订心理调解方案，取得家属支持，唤起患者的社会认同感	心理护理
潜在并发症：出血、下肢深静脉血栓、皮瓣坏死	1. 密切观察患者意识、瞳孔、生命体征、疼痛，以及引流液的色、量，皮瓣颜色、温度、充盈情况、针刺出血状况等，并做好护理记录 2. 有游离组织瓣的患者应采取平卧，头部制动 3 ~ 7 天，两侧用沙袋固定 3. 皮瓣供皮区观察：前臂及下肢供皮区，术后肢体应抬高 15° ~ 30°，观察其血液循环和活动情况；胸部供皮区，观察呼吸情况；背部供皮区，观察伤口情况，局部使用腹带包扎 4. 卧床期间保持下肢主动和被动运动，尽早下床活动	加强观察，避免并发症的出现
知识缺乏：缺乏疾病相关知识	为患者讲解疾病相关知识、术后康复指导，指导患者家庭护理的方法	提高对于疾病的认知水平

第九节 口腔先天性疾病患者的护理

先天性口腔颌面部发育畸形以唇裂、腭裂最常见，偶见面横裂和正中裂，罕见面斜裂等。本节重点讲解唇裂和腭裂患者的护理。

唇腭裂是口腔颌面部最常见的先天性畸形。唇裂和腭裂可单独发生，也可相互伴发。唇腭裂畸形不仅影响患者的功能，还影响其容貌，同时对患儿及其家人心理状况产生极大的影响。

一、概述

胎儿发育的前 12 周，若受到某种因素的影响而使各胚突的正常发育及融合受到干扰时，就有可能使胎儿发生各种不同的畸形。上颌突与内侧鼻突有一部分或全部未融合，则发生各种不同程度的唇裂，以及不同程度的牙槽突裂。胚突融合不全或完全不融合所致导致腭裂。

（一）病因

胚突发育和融合障碍为多种因素所致，包括遗传因素、感染和损伤、营养因素、内分泌因素、物理因素、药物因素等。

（二）唇腭裂的序列治疗

唇腭裂序列治疗指在患者从出生到长大成人的每一生长发育阶段，治疗其相应的形态、功能和心理缺陷。有计划的在治疗的最佳时期，采用最合适的方法，最终得到最佳的治疗效果。

二、先天性唇裂

唇裂是口腔颌面部最常见的先天性畸形，常与腭裂伴发，少数患者还伴有身体其他部位的畸形。唇裂可分为单侧唇裂和双侧唇裂，表现为上唇不同程度的裂开和吸吮、咀嚼、语言、表情等功能障碍。

（一）护理评估

1. 健康史 评估患者全身发育情况；评估患者近 3 周内有无上呼吸道感染及胃肠道疾病史；了解患者预防接种情况；询问患儿的喂养情况；评估患者现病史、既往史、家族史、食物药物过敏史、传染病史。

2. 身体状况 评估患者的手术年龄、体重；评估患者是否为综合征性唇腭裂；裂隙程度及口周皮肤情况；检查患者咽喉部有无红肿，听诊双肺呼吸音；14 岁以下儿童进行生长发育评估。

3. 辅助检查 包括影像学检查、心电图检查、实验室检查。腭裂患者还需进行听力检查、中耳鼓室压测定、鼻咽纤维镜检查、气压气流测定、语音评估等。

4. 心理 - 社会状况 评估患儿及家属心理健康状况，对疾病相关知识的了解情况、对治疗效果的预期以及对语音康复治疗相关知识的掌握情况。

（二）治疗要点

采取以颌面外科手术治疗为中心的序列治疗。单侧唇裂整复术的最适宜年龄为3~6个月，体重达5~6kg以上为宜。双侧唇裂整复术年龄为6~12个月，还应结合患者全身健康状况、生长和发育情况来决定。

（三）护理诊断和护理措施

1. 术前护理　先天性唇裂患者的术前护理诊断和护理措施见表26-16。

表26-16　先天性唇裂患者的术前护理诊断和护理措施

常见护理诊断/护理问题	护理措施	措施依据
营养失调：低于机体需要量与缺乏唇裂患儿喂养知识有关	1. 为患儿家属提供喂养指导 （1）采用坐位、45°或直立怀抱位、面对面喂哺、少食多餐 （2）指导家属喂养时用手指指腹堵住唇裂部分，帮助形成一个密闭的口腔环境，是奶水能够更加顺畅地流出，以便患儿吸吮 （3）选择"十"字形开口的奶嘴及软塑料材质可以挤压的奶瓶 （4）喂养后及时为患儿拍嗝。拍嗝后30分钟，选择侧卧位或是头偏向一侧平卧位 （5）患儿术前3天停止母乳或奶瓶喂养，改为汤匙、专用奶瓶、滴管或针管喂养 2. 为患者提供高热量、高蛋白、高维生素，营养丰富的饮食	为患儿家属提供正确的喂养指导，提高患儿营养状况，避免误吸和窒息的发生
焦虑：与陌生的环境、人际关系的改变及对治疗的担心有关	1. 幼儿允许1名家属陪伴，并可携带熟悉的玩具 2. 评估患者及家属心理状况，主动了解其心理需求 3. 术前向患者介绍手术过程、疾病的预后、手术室及麻醉复苏室环境	了解患者心理需求，为其创造相对熟悉的环境
知识缺乏：缺乏唇裂术前相关知识	1. 术前宣教，协助患者完成术前检查，嘱患者避免着凉等引发呼吸系统疾病 2. 讲解腭裂序列治疗相关内容 3. 协助患者完成术前准备：进行口周及口鼻腔的清洁，成人剪鼻毛、剃胡须，术前4~6小时禁食禁水，术前用药	提高患者对于疾病的认知水平

2. 术后护理　先天性唇裂患者的术后护理诊断和护理措施见表26-17。

表26-17　先天性唇裂患者的术后护理诊断和护理措施

常见护理诊断/护理问题	护理措施	措施依据
有窒息/误吸的危险：与手术创伤有关	1. 全麻术后去枕平卧位，头偏向一侧，给予持续低流量吸氧、心电监护及血氧饱和度监测；清醒后取半卧位，头偏向一侧 2. 密切观察患者的呼吸，必要时给予吸痰 3. 全麻患儿清醒后4小时，可少量进水，无呛咳、无呕吐后再进食 4. 给予雾化吸入	预防窒息和误吸的发生

续　表

常见护理诊断/护理问题	护理措施	措施依据
有感染的危险：与手术创伤及术后口周清洁不当有关	1. 预防性使用抗生素	通过药物预防、伤口护理防止感染的发生
	2. 伤口的护理	
	（1）观察伤口情况。术后24小时内敷料覆盖伤口，24小时后暴露伤口，每日生理盐水清洁伤口，清洁后涂布抗生素软膏	
	（2）尽量避免患儿哭闹、伤口局部的撞击及抓挠伤口	
	3. 体温监测。体温升高时给予物理或药物降温，复查血常规。嘱患者多饮水	
	4. 成人每餐后漱口水漱口，患儿餐后多饮水	
营养失调：低于机体需要量与术后饮食方式改变及伤口不适有关	1. 嘱患者进食高热量、高蛋白、高维生素温凉流质饮食。少量多餐	选择正确的饮食种类及进食方式，保证能量供给
	2. 使用汤匙、专用奶瓶、滴管或针管喂养。营养供给不足者，可给予胃肠外营养	
潜在并发症：切口裂开	1. 切口张力较大的患者，可放置唇弓或使用减张胶条	减少患者伤口张力，避免外力刺激，促进伤口愈合
	2. 避免患儿哭闹、跑跳。适当约束患儿手臂，避免其抓挠伤口	
	3. 向患儿及家属讲解相关安全措施及其重要性	
体象受损：与手术瘢痕有关	1. 评估患者心理状态，对于患者表现出来的焦虑和失落给予情感支持	给予患者感情支持和提供康复知识
	2. 向患者介绍序列治疗的意义，后期可以通过局部按摩缓解瘢痕，或者进行二次手术修复瘢痕	
知识缺乏：缺乏唇裂术后相关知识	1. 指导家长掌握正确的喂养方法、佩戴鼻模及清洁的方法	术后康复指导
	2. 指导患者及家属术后康复的方法	

三、先天性腭裂

腭裂是口腔颌面部最常见的一种先天性畸形，可单独发生，也可与唇裂伴发。腭裂根据腭部的骨质、黏膜、肌层的裂开程度和部位分为3度，表现为硬腭和软腭不同程度的裂开，造成严重的吸吮、进食、吞咽、咀嚼、语言等功能障碍。

（一）护理评估

参见本章"先天性唇裂患者的护理评估"。

（二）治疗要点

腭裂患儿提倡个性化序列治疗。腭裂整复术是序列治疗中的关键部分，其目的是修复腭部的解剖形态，改善腭部生理功能，重建良好的腭咽闭合功能。此外，语音治疗能使患者获得清晰的语音，达到腭裂治疗的理想效果。

（二）护理诊断和护理措施

1. 术前护理　参见本章"先天性唇裂患者的术后护理诊断和护理措施"。

2. 术后护理　先天性腭裂患者的术后护理诊断和护理措施见表26 – 18。

表 26 – 18　先天性腭裂患者的术后护理诊断和护理措施

常见护理诊断/ 护理问题	护理措施	措施依据
有窒息/误吸的危险： 与腭咽腔缩小、 咽喉部水肿有关	1. 全麻术后去枕平卧位，头偏向一侧或头低位，给予持续低流量吸氧、心电监护及血氧饱和度监测；清醒后取半卧位，头偏向一侧	解除气道阻塞，保持气道通畅
	2. 术后密切观察患者的呼吸情况，必要时给予吸痰。床旁准备气管切开术用物	
	3. 为防止舌体后坠堵塞气道，可将舌体以缝线牵出固定	
	4. 全麻患儿清醒后 4 小时，可少量进水，无呛咳、无呕吐后再进食	
	5. 遵医嘱使用预防水肿的药物，必要时给予雾化吸入	
有感染的危险： 与手术创伤有关	1. 术后应用抗生素 1～3 天	通过药物及伤口护理预防感染的发生
	2. 观察伤口情况。放置碘仿纱布的伤口观察，需充分暴露软腭部。同时要注意观察口内敷料有无松动	
	3. 鼓励患儿食后多饮水，成人每餐后漱口水漱口	
	4. 体温监测，体温升高者给予物理或药物降温，必要时复查血常规	
有出血的危险： 有手术创伤有关	1. 观察伤口有无渗血、渗液、肿胀、淤血、青紫等情况	及时发现术区的出血，给予有效处理
	2. 观察患儿有无呛咳、频繁的吞咽动作及血压的变化	
	3. 静脉给予止血药	
	4. 术后口内有血凝块则应检查出血点，必要时及时送回手术室探查，彻底止血	
营养失调：低于 机体需要量 与腭部手术有关	1. 术后进食温凉无渣流质饮食，可选择高热量、高蛋白、高维生素饮食，少量多餐	保证能量供给
	2. 术后 10～14 天内流质饮食，逐渐半流质饮食或软食，1 个月后普通饮食，术后半年内不可进食坚硬饮食	
	3. 营养供给不足者可给予胃肠外营养	
潜在并发症： 创口裂开或穿孔	1. 避免患儿哭闹，或将手指等物纳入其口腔。可采取看视频、玩玩具等方法转移注意力	减少患者伤口张力及外力刺激
	2. 患儿不可进食较硬的食物。使用汤匙或滴管喂养。避免患儿进食时随意跑动，自行使用筷子、吸管等餐具	
知识缺乏： 缺乏腭裂术后 相关知识	1. 为患者进行术后及出院健康指导	术后康复指导
	2. 为患者进行腭裂语音训练相关指导：进行语音评估，制订个性化语音训练方案	

本章小结

思考题

1. 如何做到有效预防龋病？

2. 简述根尖周病的病因及发病机制。

3. 腭裂术后患儿如何预防并发症？

4. 简述全口义齿修复后的健康指导。

更多练习

（唐　红　李　静）

参考文献

［1］ 杨培增．眼科学［M］．北京：人民卫生出版社，2021．

［2］ 席淑新．眼耳鼻喉科护理学［M］．北京：人民卫生出版社，2021．

［3］ 赵铱民．口腔修复学［M］．8 版．北京：人民卫生出版社，2020．

［4］ 侯军华，田梓蓉．五官科护理学［M］．北京：科学技术文献出版社，2020．

［5］ 赵志河．口腔正畸学［M］．7 版．北京：人民卫生出版社，2020．

［6］ 张志愿．口腔颌面外科学［M］．8 版．北京：人民卫生出版社，2020．

［7］ 赵佛容，李秀娥．口腔颌面外科护理基础［M］．北京：人民卫生出版社，2019．

［8］ 赵佛容．口腔护理诊疗与操作规范［M］．北京：人民卫生出版社，2019．

［9］ 席淑新，肖惠明．眼耳鼻咽喉科护理学［M］．5 版．北京：人民卫生出版社，2021．

［10］ 韩杰，席淑新．耳鼻咽喉头颈外科护理与操作指南［M］．北京：人民卫生出版社，2019．

［11］ 田梓蓉，韩杰．耳鼻咽喉头颈外科护理健康教育与康复手册［M］．北京：人民卫生出版社，2019．

［12］ 李秀娥，毛靖．口腔护理与保健［M］．北京：人民卫生出版社，2022．

［13］ 赵佛容，毕小琴．口腔护理学［M］．4 版．上海：复旦大学出版社，2022．

［14］ 陈燕燕，赵佛容．眼耳鼻咽喉口腔科护理学［M］．4 版．北京：人民卫生出版社，2022．

［15］ 韩杰，李越．眼科护理与操作指南［M］．北京：人民卫生出版社，2019．

［16］ 喻京生．五官科护理学［M］．北京：中国中医药出版社，2021．